李明忠名老中医辑录

韩守峰　李长凯　魏　峰
孙振杰　李秀莲　编

中医古籍出版社

图书在版编目（CIP）数据

李明忠名老中医辑录/韩守峰主编 . －北京：中医古籍出版社，2015.4
ISBN 978－7－5152－0644－8

Ⅰ.①李…　Ⅱ.①韩…　Ⅲ.①中医学－临床医学－经验－中国－现代
Ⅳ.①R249.7

中国版本图书馆 CIP 数据核字（2014）第 142145 号

李明忠名老中医辑录

韩守峰　等主编

责任编辑　刘　婷
封面设计　韩博玥
出版发行　中医古籍出版社
社　　址　北京东直门内南小街 16 号（100700）
印　　刷　三河市华东印刷有限公司
开　　本　710mm×1000mm　1/16
印　　张　27.625
字　　数　700 千字
版　　次　2015 年 4 月第 1 版　2015 年 4 月第 1 次印刷
印　　数　0001~2000 册
书　　号　ISBN 978－7－5152－0644－8
定　　价　48.00 元

编 委 会

李明忠简介

李明忠，字信之，1940 年 2 月 15 日生于山东省邹平县。1967 年毕业于山东中医学院医疗系。现任邹平县中医院名誉院长、主任中医师，兼任山东省首届老中医药专家继承工作指导老师、山东半岛中医药研究协会副理事长、中国中医药学会会员、全国唯象中医研究会常务理事，为山东省名中医药专家、全国卫生先进工作者、山东省优秀医务工作者、"富民兴鲁""振兴惠民"五一劳动奖章获得者等。

李院长学用中医药 50 多年，基础理论扎实，临床经验丰富，精于中医内科；擅长中医药治疗心脑、肝肾、糖尿病、肿瘤、妇科等疑难杂症，熟谙针灸、推拿、正骨、心理等非药物疗法，拯疾救患，频挽垂危，屡起沉疴，建树颇多，遐迩闻名；为继承发扬传统医学、弘扬中医药事业、培养中医后继人才，做出了重大贡献。李院长深得杏林同行的推崇和广大病患赞誉，其科研成果显著，多次获奖，其中《中风病中医诊断疗效标准》获卫生部重大科研成果乙等奖；《益心口服液治疗真心痛》获山东省卫生厅科研进步二等奖；主编《名医良方编决》在首届国际民族医药科技研讨会及展览会上获论著二等奖；参编著书 9 部，撰写学术论文 50 余篇。被评为"当代世界传统文化名人""世界优秀专家人才""传统医学博士（T．M．D)"，获"世界医药文化名人"奖等。

序

三年前，闻学兄明忠先生患痼疾，曾数次罹手术之苦，于是赴邹平探望，以慰平安。2009年余受莱阳市残联之聘，出任残疾人康复服务中心主任，因而忙于筹建莱阳复健医院及助残诸事。其间又忙于主编《名老中医之路续编》，先后共三辑。余学研《内经》，验于临证，而有《中国象数医学概论》《经络泛论》《五运六气导论》结集。守欧阳修"文章不为空言，而期于有用"之训，二十年间，删繁就简、数易其稿，而未付梓。壬辰之春，因感于己至"而传"之年，故翻出"三论"书稿，再行校改，此时方悟"改章难于造篇，易字艰于代句"之意。日间忙于诊务及日常事务，文字亦均成于夜深人静时，殚厥心力，非求收获，乃作传道解惑计。"三论"于近日定稿，故想做的第一件事，就是去邹平探望学兄明忠先生。

凡相知者有三：知音者，志趣相投；知心者，心腹相照；知己者，恩德相加。明忠兄，余之相知也。兄长我三岁，虽说有山东中医学院学友之源薮，然真正成相知之交，当始于20世纪70年代山东中医学会在济南召开的第一次学术会议。此即"以文会友，唯德自成邻"之谓也。

明忠先生中医基础理论知识雄厚，又以其精湛的医术，高尚的医德，成为全国卫生先进工作者，山东省名中医药专家，及山东省首届中医药专家继承工作指导老师。此次赴邹平，兄告知省已批邹平县中医院建"李明忠中医传承工作室"。为了学术传承，医院立题汇集其经年之讲记、诗作，编撰《李明忠名老中医辑录》。今特邀余为之序。并附耳语云："知我者，少逸老弟也。"

李明忠，字信之，号忠信，故其书屋谓忠信斋。《易·系辞上》云："人之所助者，信也。"《管子·枢言》云："诚信者，天下之结也。"《礼记·儒行》云："忠信以为甲胄，礼义以为干橹。"由此可知其名、字、号之深意也。

明忠先生于1961年高中毕业后，就读于山东中医学院医疗系。六年的正规教育，得刘惠民、张珍玉、李克绍等名家亲授，系统地掌握了中医基础理论及中医各科临床和西医学知识。并以此成为其毕业后教书育人、治病救人之根基。

明忠先生从医之路，有"李明忠医林珪步三十年浅述"为题，于1995

年入选《齐鲁名医学术思想荟萃》；2012 年，又以"痴心岐黄，悟奉橘杏"为题自述，而入选《名老中医之路续编》第三辑。诚如国医大师邓铁涛教授所评："《名老中医之路》是一部 20 世纪当代名医的'成才史'，是历史学的新分支；是一部世界独有的中医教育史；也是一本 20 世纪中医传奇文学。因此这本巨著是 21 世纪青年中医和有志于发扬中医药学的人们的必读之书，是一部值得中医教育家和高等教育行政部门深入研究的重要著作。"从明忠先生业医之路，可见证邓老书评之中肯。值"李明忠中医传承工作室"之运行，建议当以此二文为内容，追寻其学医、业医之轨迹，和世医形成的学术渊源，即通过系统地总结明忠先生的临床经验和学术思想，则有益于其中医学术的传承。而名老中医传承工作室的建立，亦是解决中医乏人乏术的一条良好途径。

在《名老中医之路续编》三辑中，明忠先生在"中医之路，唯痴唯勤"一节中述云："临证如临阵，用药如用兵，必须明辨证候，详慎组方，灵活用药；不知医理，即难辨证，辨证不明，无从立法，用药临阵，难以愈疾。故古今名医多自明理始，学以由深出浅法。明理之法，首重读书。中医院校教材提纲挈领，示人以规范，自可为初学入门之必读书。然欲求精进，尚须遍读历代典籍名著。经典著作是祖国医学之根本，是必须精读熟读之书。熟读《内经》增人智慧，于病理可左右逢源；熟读《本草》则方由我出，不受古方局限；熟读《伤寒》《金匮》则辨证论治有法可循。"由此可知，明忠先生学术之渊源。《礼记·曲礼》云："医不三世，不服其药。"明·盛寅《医经秘旨·医不三世辨》云："古之医师必通于三世之书，所谓三世者，一曰《黄帝针灸》，二曰《神农本草》，三曰《素女脉诀》。《脉诀》所以察证，《本草》所以辨药，《针灸》所以去疾，非是三者，不可以言医。"《针灸》，又名《针经》，即《灵枢》。《素问》《脉诀》古称《素女脉诀》《夫子脉诀》，即《素问》。刘完素《素问·病机气宜保命集》云："夫医道者，以济世为良，以愈疾为善。盖济世者凭乎术，愈疾者仗乎法，故法之与术，悉出《内经》之玄机，此经固不可力求，智而得也。"由此可知，医家之《素问》，即儒者之六经，其词隐，其旨深，非资禀上智，功极研究者，不能洞窥其奥隐。而仲景、河间、丹溪，是皆禀上智之资，致研究之功，而能读其书以悟之者也。明忠先生亦以悟之者也。其耽聤杏林五十载，勤求古训，博采众长，潜心研究四大经典及后世医家之学，具有较高的医学造诣和丰富的临床经验。其于辨证，彰明隐奥，调陈脉理，区别阴阳，昭然表里。其于用药，通明名号之由，彰显药性之主，明补泻之所适，又皆引《内经》，旁附众说，方法之辨，莫不允当。此其深得仲景之深意也。故从其知识结构和医学建树，可知明忠先生乃三世之医也。

《伤寒类证·序》云："窃闻天地师道以覆载，圣人立医以济物，道德医学皆原于一。医不通道无以知造物之机，道不通医，无以尽养生之理。然欲学此道者，必先立其志，志立则格物，格物则学专，学虽专也，必得师匠，则可入其门矣。更能敏惠爱物，公正无私，方合其道。"明忠先生为邹平中医院首任院长。在任期间，医院连续六年被评为省级文明单位，1988年被卫生部命名为"全国卫生文明建设先进集体"，而明忠先生亦先后被评为山东省和全国卫生先进工作者，及县、地区两级劳动模范、优秀共产党员。故明忠先生乃"道德"之医也。

恽铁樵，《伤寒论辑义按》云："医学深处，实与儒家道家相通者，故欲中医真正改革，治医者必须选读几种古书，如《孟子》论性诸篇，《易经·系辞》及《书·洪苑》《礼·月记》之类。"明忠先生亦熟谙之。阅《李明忠名老中医辑录》，集中文章，多为明忠先生平素之讲记，从内容可知，其尚通晓古典时间医学、医易学、诗词、训诂学。其技术全面，医理娴熟，明忠先生乃儒医也。

邹平县中医院建"李明忠中医传承工作室"，明忠学兄又要在而传之年，以疾苦之躯，献身于中医传承事业，可谓"老骥伏枥，志在千里"。宋·王安石有云："忠者不饰行以徼荣，信者不食言以从利。"是为序，非矜明忠先生之成也，乃述其忠信之品也。

柳少逸
癸巳年仲秋六日于三余书屋

自 序

今年以来，从媒体到报刊，从中央到地方，从干部到群众，谈论"中国梦"成了生活美餐，天天享用。什么是"中国梦"？习近平总书记在十二届全国人大一次闭幕会上，以新当选国家主席的身份，用了讲话稿近三分之一的篇幅作了详细阐述。其中让人印象最深的是："中国梦是民族的梦，也是每一个中国人的梦"。"生活在我们的伟大祖国和伟大时代的中国人民，共同享有人生出彩的机会，共同享有梦想成真的机会，共同享有同祖国和时代一起成长与进步的机会。"言简意赅、质朴无华的话语，却让人周身充满了活力。我深刻体会到，要走进中国梦，必须要了解现实，紧跟时代，《易》称"与时偕行"，今曰"与时俱进"。

习总书记还讲道："中国梦归根到底是人民的梦，必须紧紧依靠人民来实现，必须不断为人民造福。"这就是说，中国梦与我们每个中国人既相互依存，又相互支撑，和我们每个人的命运息息相关，而我们每个人的具体梦想又是中国梦的真切展开。我们必须明白，如果中国不发展，每个人实现梦想的机会则非常小；同样，如果每个人没有为梦想而进行坚实努力，就不可能有中国的进步和发展。我身为一个老共产党员、老中医医生，仍有决心孜孜以求，继续勤奋，坚持实践，立足临床，嗜学不厌，诲人不倦，营造自我，发扬传承，鞠躬尽瘁，死而后已。力争完成我嗜读善写的终生梦想，是我余生的追求和快乐。

嗜读：说实话，我真正养成嗜书如命、酷爱读书、勤苦好学的良好习惯，是从步入大学始。因院领导和授课老师经常强调、反复教导：中医药学是传统文化的一部分，源远流长，要想学好她，必须学好古汉语，学好文、史、哲，做到博览群书，持之以恒。要效发孔圣人提出的"学而时习之"以及"博学、审问、慎思、明辨、笃行"和"温故知新"的传统学习方法。它成了我一直遵循的律条，从而做到了自觉地早起晚眠、见缝插针、手不释卷、坚持不懈的读书之习。不仅对中医的四大经典学而不厌，临床各科务实精学，还尽力研读历代诸名医的著述、治学经验等。同时也欣读了中国的四大文学名著《三国演义》《西游记》《水浒传》《红楼梦》；诵读了《三字经》《百家姓》《千字文》《古今贤文》《弟子规》《庄稼杂字》等，许多内容至今能够背诵。古今诗词也背诵不少，特别是毛泽东主席的诗词，发表过的全部背熟，未曾发表的也抄录了数遍，有的也进行了背诵。尤其是对《周易》《道德经》《佛经》及四书（《论语》《大学》《中庸》《孟子》）都边学边抄，有的抄过几遍，许多警句都能背诵。经过半个多世纪的努力拼搏，尽管确实辛苦劳累，但经多磨炼，却收获很大。1994 年晋升为主任中医师，2003 年 12 月被山东省人事厅、卫生厅授予山东省名中医药专家荣誉称号。不过我认为职称高、荣誉好，并不是最重要的，重要的是广大群众的评价和口碑。只要群众认可、信任，公认医德好、医风好、医技好、服务态度好，才是衡量真才实学的试金石。只是当今世界，高科技迅猛发展，电子时代盛行弥高，诸多中青年人热心电脑，迷恋上网，虽无可厚非，但我认为还是多读书为更好，既可养脑健体，又能增益学识。汉字、汉语是传统文化，有特殊教义，央视连续举办"快乐汉语"，已重点说明了学好汉字、汉语的非凡重要性。所以，我愿意与中青年中医师们共同研学《易经》《道德经》及佛家经典。因经我几十年对儒、道、释诸经典的探研，不仅懂得了"不知易，不足以言太医"的道理，更明确了"谨熟阴阳，无与众谋"缘由。阴阳哲理，要求万事万物都取得平衡，莫太过，勿不及，协调才是健康。就是说易经是用来追求吉祥、避免忧患的。对儒、释、道之概要，演讲大师李燕杰言简意赅地说："儒家讲正气，道家讲清气，佛家讲出入讲善心；学儒家必须洒脱，学道家必须超脱，学佛家必须解脱；学儒家要拿得起，学道家要想得开，学佛家要放得下……儒家是智者乐水，道家是上善若水，佛家讲智慧如海。儒家以诗书来教化，道家以玄学来点化，佛家以慈悲来度化。"这些看似浅显的说教，其含义弥深，必须要真切参悟，努力践行。

总之，殷切企望中医院及社会上的中青年朋友自觉养成刻苦读书的习惯，形成广收博览的氛围，做到"以易增智，以道强慧，以儒修身，以佛养心，以医（《黄帝内经》）养生"等，力争早日实现中国梦和自己的梦。

善写：我不仅嗜读酷学，更喜爱动手抄写笔录，著书立说，拙写文章。

对古今中外的格言、名言、名文等，经常认真择抄，兼以诵背，防备遗忘，亦利学用。我曾主编、主审、参编过九部著作，拙写发表过五十多篇论文，但与古今诸多名老中医相比，真是菜豆之微，望尘莫及，愧疚不如。所以，我计划在今后的日子里，不遗余力，奋力前行，殚精竭虑，编写出承上启下、传承中医药的更多著述。

本书在编辑出版过程中，首先是院领导特别重视，组成了以院长宋晨光为首的编委会，孙振杰副院长亲自与中医古籍出版社的同志沟通、出谋划策；全国著名中医药专家柳少逸挚友热心写序，更有许多同志帮助编排、打印、校对等，对诸多好心的同志及中医古籍出版社的同志，一并表示衷心感谢。

李明忠

癸巳、中秋节于忠信斋

先生之风　山高水长

——李明忠恩师治学思想浅述

　　本人自 1993 年与恩师李明忠先生相识并拜师于其门下，至今整整二十载。二十年来，白天时侍诊于恩师身边，夜晚常求教于恩师书房。余由一个懵懂少年，在恩师辛勤教诲下，逐渐成长并沉潜于祖国传统医学之中的得力成员之一。每当聆听恩师解答病案难点、解惑经典，多插讲故事，或添加美谈，通俗易懂，耐人寻味，让我豁然醒悟，茅塞顿开。

　　恩师齐鲁邹平人也。邹平自古人文荟萃、俊才星棋。上及"齐之巨擘"陈仲子有《于陵子》12 篇流传于世、"尚书再造"之伏生口传《尚书》；中及"先忧后乐之名相"范仲淹、《鸽经》撰写者张万钟；近代"末代硕儒"梁漱溟等等。李明忠教授就是生长于斯进而工作于斯，在这人杰地灵之所施仁术、济众生，淡泊名利，默默奉献。

　　自授业于恩师至今，亲炙其渊博的医易知识、严谨的治学态度及其完善的学术思想。我不揣鄙陋试将李明忠恩师平素对我之教导归纳为三点：一是，勤临证，多读书；他常说："临证如临阵，用药如用兵，必须明辨症候，详慎组方，灵活用药；不知医理，即难辨证，辨证不明，无以立法，用药临阵，难以愈疾。故古今名医多自明理始，学以由深出浅法。明理之法，首重读书。"所以，余不敢丝毫松懈。工作之余居家常以读医书为娱，外出之际即觅书店览医籍为乐。且尽力做到博览群书，儒、释、道诸圣教，也经常研读。二是，淡泊名利，勿欺诈患者。吾师常常告诫：医者务必真心体察病家之愁乐，要善于调其情志（心理疏导），宽其心志，舒其意念，从而使方药之效以期事半功倍。平素不要计较个人之名利得失，对于病家赞誉应一笑而过，对于患者的批评应诚心改正。三是，重医德，勿诋毁同行。尊重别人，既是尊重自己。务必宽人律己，尊重同道劳动。医界同道愈疾之效方要虚心学习，而同道误诊病案更要细心研究，总结经验教训，引以为戒，从而避免自己重再失误。

　　自从医以来，我无论临床工作之中，还是外出进修学习之时。时时以这三条为自己做人学医之准则，不断鞭策、激励自己。以"爱心施仁术，永志济众生"为人生之追求；并以"临证如微，以意疏药"作为临床服务理念。此实乃秉承恩师之教导。

　　邹平不仅历史辉煌，名人辈出，而且现在也正走向卓越。当今邹平文化界王红先生、书法界郭连贻先生与中医界李明忠恩师，素有邹平三元老之称。三人同为好友，也同为吾师。余常以今生能受教于三人门下而为终生之幸事。今时值恩师将其部分之经验心得汇为选编，也是恩师人生中一个新的起点。吾有幸参与并帮助老师整理稿件，很是荣幸。尽管自己做了一点应尽之力，但实难体现弟子报师恩之全情。

　　闲暇之余，吾常拜谒长山孝妇河畔之范公祠。而每当站在那颗千年宋槐之下时，常常想起北宋名相范仲淹所说"不为良相，便为良医"以及他赞誉严子陵之词"云山苍苍，江水泱泱，先生之风，山高水长"。恩师酷爱中医、笃信中医、善用中医，半个多世纪以来，他持之以恒，坚持不懈，真正做到了"对自己学而不厌，对人家诲人不倦"，医、教、研均成绩斐然，事迹突出，所以德高望重，倍受赞誉。这就是我真切以为"先生之风，山高水长"，用在恩师身上，当之无愧的理由。

学生　盖爱永
于癸巳初夏于陵孝妇河畔山水闲人居记之

掏 心 话

"读万卷书，行万里路，交万人友"既是古人"修身"的三条基本途径，也是当今保健养生专家洪昭光教授所极力倡导的。我已经基本完全实现。但与古今圣贤、伟人相比，却差之甚远，诚乃望尘莫及。哲云："参不尽者，天下之理；读不尽者，天下之书。一个人即使才高八斗，过目成诵，亦只能得到知识海洋的一粟"。而我之所学，不足一粟，岂堪称道？

毛泽东主席曾引用孔子的话说："对自己'学而不厌'，对人家'诲人不倦'，我们应取这种态度。"毛主席的书我很爱读，他老人家的话，我特愿听。故我素以"学而不厌，诲人不倦"为宗旨、作信条，锲而不舍，指导言行。

我酷爱读书，嗜书如命。除危重疾患缠身等特殊原因外，一年到头，没有一天不读书。因此，我不仅购买书籍不惜重金，更以向他人捐赠书册为乐事。我之"忠信书屋"（忠信斋）所藏专业书，除中医四大经典外，历代著名医家的著述、生平、学术特长、治疗经验、各家医案等，应有尽有；古今经、史、子、集，诗词歌赋、琴棋书画、养殖、垂钓等基本俱全。所以2006年10月被评为"优秀藏书家庭"。同时，我还向鲁中职业学院、邹平一中、滕家小学、亲朋好友及诸多弟子，捐赠各种相关书籍数千册，深得其称道。

我虽年近古稀，实怀"老骥伏枥"之志，决心继续不断地尽力购置有意义之书，供喜爱读书的老、中、青、少、朋友们阅读、欣赏、受益。同时，勤动手，多撰写，积著述。做到"鞠躬尽瘁，死而后已"。最后，将所藏之书，编撰著述，心得体验等，一并留赠给中医院，以为薄献，遗奉后世，吾愿足矣！

李明忠
戊子年庚申月
书于忠信斋

目　录

劝 学 篇

经络辨证讲稿

一、经络系统与人体行为医学

人之机体是个特大系统，它是由大小层次不等的若干系统所组成，经络系统则是其中之一。研究人体系统各种行为的医学是人体行为医学。经络行为的研究则是其主要内容。行为与功能是两个不同的概念，行为是功能的根据，功能是行为的目的。浩如烟海的祖国医学典籍中的绝大部分记载的是对人体生命活动所产生的行为的观察。从这一点上来说，我们的传统医学基本上属于人体行为医学。而在这个行为医学所记载的理论与实践的各项内容中，以经络系统的行为为最多。

广义的行为医学包括了自然界各类系统对人体的影响，各层次若干系统行为内容非常广泛，如祖国医学中的天人相应、五运六气、病因学、子午流注等。行为医学包括人类社会活动对人体的影响。而人体行为医学是专门研究人类机体内环境各层次子系统行为的医学。它是有别于形态医学的生命科学的重要一支，它将是人类医学的未来。经络系统行为的研究，将是它的开路先锋。

经络系统的行为包括经脉运行气血的行为。它完成了荣润周身，协调阴阳、抗御病邪、调整虚实等功能；还包括经筋的弛张行为，它完成了人体运动功能；也包括皮部的腠理开泄行为，它完成了玄府泌开、卫外为固的功能；更包括络脉的舒缩行为，它完成了皮部卫外及温度调节，与外界阴阳相应等功能。这些行为的偏差要通过四诊手段来发现。这是审外而知内的方法。四诊所发现的全部内容，绝大部分是经络行为所输出的疾病信息。行为医学的疾病概念就是从行为的微小偏差所输出的微量疾病信息逐渐加大到一定程度，就会引起更大飞跃而达到形态方面的变化。形态变化达到一定程度则会引起死亡信息的到来。我们治疗医学则应从行为的微小偏差开始着手治疗，从而将大量降低形态改变的发病率。

中药的药物归经，针灸的分经辨证，气功疗法的自我调气，都是作用在人体经络自动控制系统的，激发这个控制系统内部负反馈调节信息的恢复、增强、甚或再造，从而抵消疾病信息的正反馈，达到治愈疾病的目的。

因此，这些传统医学的治疗方法是先进的，是治疗医学最佳选择和其发展的必然趋势。

1. 把放大器的输出电路中的一部分送回输入电路中叫作反馈。

2. 医学上指某些生理的或病理的效应反过来影响引起这种效应的原因。起增强作用的叫正反馈，起减弱作用的叫负反馈。

二、子午流注简介

"子午流注"是祖国医学关于针刺取穴方法的一种学说，它是古人结合自然、对人体气血循环规律的认识。其特点是：逐日按时、依干支之变动开穴。"子午"代表了阴阳及十二时辰的循环往复；"流注"系指气血之循行与穴位之俞注而言。

自然界与人体气血盛衰、开合的节奏相应，古人据此制定了这一针灸取穴方法。从时间因素而言，"子午流注针法"与"灵龟八法"二者有共同之处，即都是结合阴阳、日时、干支而开穴的，但"子午流注针法"是以"五俞穴"为开穴对象，而"灵龟八法"是以奇经的八个"交会穴"为开穴对象（所说奇经纳卦法），二者相辅相成。

子午流注针法之"开穴"是以经气旺盛为主。因古人认为，随经络气血、循环时间的不同，有关穴位则会出现盛、衰、开、合。"开"时气血旺盛，合时气血衰退。因人与自然是统一体，则外界发生的周期、节律性变化，在人体内的生理、病理活动，也当是相适应的，故配合天干、地支之运转以推测十二经及其流注盛衰以及具有特殊作用的"五俞穴"的开合，不但符合科学道理而且给针灸、临床提供了"时机"。

现代科学用原子数量测定法，对地支十二经流注测定结果发现，寅时肺经两侧原子放射数目相等、对称；卯时大肠经左右两侧原子放射数目相等、对称；过时则否，余经皆然。如此则人体十二经循环每日周而复始各有盛时是其常规，亦即在正常状态下机体"经气"是阴阳平衡、左右对称。否则即不对称，甚则失衡。当然也就达不到"阴平阳秘"之境。

从经气旺盛、阴阳平衡、依干支而变等特点来看，"开穴"是完全符合机体内经络气血动态变化上之需要的。其含义可表述为：以阴阳平衡、经气旺盛之"开穴"为法的临床治疗，类似方剂中以其药为引之意，但较之更具灵活性、更符合动态变化的需要。经气旺盛、阴阳平衡的开穴疗法，对生理病理状态下经气失衡、气机阻滞或"亢、害"等现象，具有较强的通经络、调平衡之效。经气旺盛、阴阳平衡之开穴，代表了机体"正气"的一方。当机体为邪所侵或出现阴阳失调时，予以引用"开穴"，则可能使治疗增强"正能胜邪"之意。

解　　释

1. 意义：子午流注系以天人合一的理论观念为主，结合人体气血运行而创立的。

2. 组成：主要包括天干、地支、阴阳、五行、脏腑、经络及通过肘膝以下的井、荥、俞、经、合等俞穴组成。

3. 天干：甲、乙、丙、丁、戊、己、庚、辛、壬、癸十个字叫天干。应用：代表时间、配合脏腑。

4. 地支：子、丑、寅、卯、辰、巳、午、未、申、酉、戌、亥十二个字叫地支。应用：同上。

5. 阴阳：相对的代名词，它不但是分析事物的代名词，同时也是事物分类的纲领，有关子午流注的分类，计有四个方面：

①天干按阴阳分类

甲、丙、戊、庚、壬为阳干；

乙、丁、己、辛、癸为阴干；

阳干代表阳日阳时，阴干代表阴日阴时。

②地支按阴阳分类

子、寅、辰、午、申、戌为阳支；

丑、卯、巳、未、酉、亥为阴支；

阳支与阳干相配，阴支与阴干相配。

③脏腑按阴阳分类

五脏属阴，六腑属阳；

脏属阴，配阴日阴时，

腑属阳，配阳日阳时。

④井、荥、俞、经、合按阴阳分类

手足三阴经的井荥俞经合的各穴属阴；

手足三阳经的井荥俞经合的各穴属阳。

阳经俞穴起于阳日阳时，终于阴日阳时；

阴经俞穴起于阴日阴时，终于阳日阴时。

6. 五行：亦是机动的代名词。它是从阴阳相对的基础上进一步地把握客观事物划分为五种类型。因此，它既可以作为说理的工具，同时也可以作为划分事物的纲领。有关子午流注的分类，亦有四个方面：

①天干按五行分类：甲乙属木，丙丁属火，戊己属土，庚辛属金，壬癸属水。

②地支按五行分类：寅卯属木，申酉属金，辰戌丑未属土，巳午属火，申酉属水，子亥属水。

③五行病药：五行精微篇专讲从略

④五行制化：五行精微篇专讲从略

五虎遁诀

甲己之年丙作首，乙庚之岁戊为头；

丙辛之年从庚算，丁壬壬寅正月求；

戊癸甲寅建正月，十干年月顺行流。

例：甲己年　正月建寅起丙寅月　二月丁卯　三月戊辰

　　　　（化土）　　　　逢辰龙则化

乙庚年　正月建寅起戊寅月　二月己卯　三月庚辰

　　　　（化金）

五鼠遁歌

甲己还生甲，乙庚丙作初；丙辛推戊子，

丁壬庚子居；戊癸起壬子，时之定不虚。

例：日上起时一日　二日　三日　四日　逢辰龙则化甲己日子时起甲

甲子　子丑　丙寅　丁卯　戊土辰

乙庚日子时起丙　丙子　丁丑　戊寅　己卯　庚辰

……

经脉篇（第十）

大意：以讨论十二经脉和十五络脉为主，故以此名篇。

文中除以经脉的名称、循环经络、证候、诊断方法及治疗原则等为中心内容作了详尽的阐述外，还强调指出，医生必须通晓经脉的机制，才能在临床上正确的处理百病。

最后对经和络的分别以及五阴气绝的证候和预后，也作了简要论述。

经别篇（第十一）

大意：说明十二经别，是十二正经构成别道而行的循环通路，故称之为"经别"。

文中结合天人相应的观点，阐明了十二经脉在医学中的重要作用，以及经别的循行部位和出入离合阴阳配偶的关系。对经别与经脉的不同特点，也作了扼要的提示。

经水篇（第十二）

大意：是古人以援物类比的方法，用自然界十二经水的大小深浅来说明人体十二经脉的气血多少，和循环内外营灌全身的作用，以体现天人相应理论。篇中还根据十二经的气血多少，结合形体长短、肥瘦的不同，对刺针深度和留针久暂问题，也作了必要阐述。

经筋篇（第十三）

大意：以介绍十二经筋的起止、病变和治法为主，故名。

篇中指出经筋起于手足爪甲和结于关节的共同点；在病变方面指出经筋发病都属寒邪痹闭的病理机制，因而在治疗上就指出"燔针劫刺"的治疗原则。

文中对发于内部而属热的病变以及口僻病的药物疗法，也作了详细的介绍。

八会穴歌

血会膈俞气膻中，脉会太渊筋阳陵。（泉）
骨会大抒髓绝骨，脏会章门腑会中（脘）。

六腑六合歌

上下巨虚大小肠，膀胱委中焦委阳。
胃足三里胆阳陵，合治内腑功尤强。

十二原穴歌

三焦阳池胆丘虚，心经神门肾太溪。
肺原太渊脾太白，膀胱京门小腕骨。
心包大陵肝太冲，胃原冲门大合谷。

十五络穴歌

列缺偏历肺大肠，通里支正心小乡。
心包内关三焦外，公孙丰隆脾胃详。
膀胱飞扬肾大钟，任络尾翳督长强。
胆络光明肝蠡沟，脾之大络大包乡。

十二经五俞穴歌

少商鱼际与太渊，经渠尺泽肺相连。
商阳二三间合谷，阳溪曲池大肠牵。
隐白大都太白脾，商丘阴陵泉要知。
历兑内庭陷谷胃，冲阳解溪三里随。
少泽少府属于心，神门灵道少海寻。
少泽前谷后溪腕，阳谷小海小肠经。
关冲腋门中渚焦，阳池支沟天井晓。
中冲劳宫心包络，大陵间使传曲泽。
涌泉然谷与太溪，复留阴谷肾所宜。
至阴通谷束京谷，昆仑委中膀胱知。
窍阴侠溪临溪胆，丘虚阳辅阳陵泉。
大敦行间太冲看，中封曲泉属于肝。

经穴起止歌

手肺少商中府起，大肠商阳迎香主。
足胃历兑头维三，脾部隐白大包参。
膀胱睛明至阴位，肾经涌泉俞府住。
心包中冲天池随，三焦关冲耳门推。
胆足窍阴瞳子髎，肝经大敦期门绍。
手心少冲极泉束，小肠少泽听宫罢。
十二经穴始终歌，学者铭于肺腑照。

十二经纳支干歌

肺寅大卯胃辰宫，脾巳心午小未中。
申膀酉肾心包戌，亥焦子胆丑肝通。
此是经脉流注序，君当记取在心中。
甲胆乙肝丙小肠，丁心戊胃巳脾乡。
庚属大肠辛属肺，壬属膀胱癸肾藏。
三焦亦向壬中寄，包络同归入癸方。

经脉交会八穴歌

公孙冲脉胃心胸，内关阴维下总同。
临泣胆经连带脉，阳维目锐外关逢。
后溪督脉内眦颈，申脉阳跷络亦通。
列缺任脉行肺系，阴跷照海膈喉咙。

十二经见证歌

肺经多气而少血，是动则病喘与咳。
肺胀膨膨缺盆痛，两手交臂为臂厥。
所生病者为气嗽，喘渴烦心胸满结。
臑臂之内前廉痛，小便频数掌中热。
气虚肩背痛而寒，气盛亦疼风汗出。
欠伸少气不足息，遗矢无度溺变别。

大肠气盛血亦盛，是动颊肿并齿病。
所生病者为鼻衄，目痛口干喉痹候。
大指次指用为难，肩前臑外痛相参。

胃经多气复多血，是动欠伸面颜黑。
凄凄恶寒畏见人，忽闻木音心震慴。
登高而歌弃衣走，甚则腹胀气贲响。
凡此诸病骭厥竭，所生病者狂虐说。
湿温汗出鼻血流，口渴唇疹喉痹结。
膝膑疼痛腹胀兼，气膺伏兔骱外廉。
足跗中指俱痛彻，有余消谷溺黄色。
不足身前寒振栗，胃脘胀满不消食。
气盛身前热似蒸，此是胃经之病真。

脾经气盛而血衰，是动其病气所为。
食入即吐胃脘痛，更兼身体痛难移。
腹胀善噫舌本强，得食与气快然衰。
所生病者舌肿痛，体重不食亦如之。
烦心心下仍急痛，泄水溏瘕寒虐随。
不卧强立股膝肿，疸发身黄大指痿。

心经多气少血宫，是动心脾痛难任。
渴欲饮水咽干燥，所生胁痛目如金。
胁臂之内后廉痛，掌中有热向经寻。

小肠气少还多血，是动则病痛咽嗌。
颔下肿兮不可顾，肩似拨兮臑似折。
所生病主肩臑痛，耳聋目黄腮颊肿。
肘臂之外后廉痛，部分尤当细分明。

膀胱血多气犹少，是动头痛不可当。
项似拨兮腰似折，髀强痛彻脊中央。
腘如结兮腨如裂，是为深厥筋乃伤。
所主疟痔小趾废，头囟项痛目色黄。
腰尻腘脚疼连背，泪流鼻衄及癫狂。

肾经多气而少血，是动病饥不欲食。
喘嗽唾血喉中鸣，坐而欲起面如垢。
目视䀮䀮气不足，心悬如饥常惕惕。
所生病者为舌干，口热咽痛气贲促。
股内后廉并脊痛，心肠烦痛疸而澼。
痿厥嗜卧体倦怠，足下热痛皆骨厥。

心包少气原多血，是动则病手心热。
肘臂挛急腋下肿，甚则胸胁支满结。
心中憺憺或大动，喜笑目黄面赤色。
所主病者为烦心，心痛之疾掌中热。

三焦少血还多气，是动耳鸣喉肿痹。
所生病者汗自出，耳后痛兼目锐眦。
肩臑肘臂外眦痛，小指次指亦如废。

胆经多气而少血，是动口苦善太息。
心胁疼痛难转移，面尘足热体无泽。
所生头痛连锐眦，缺盆肿痛并两腋。
刀马侠瘿生两旁，汗出振寒疾疟痎。
胸胁髀膝兼跗骨，绝骨踝痛及诸节。

肝经血多气少方，是动腰痛难俯仰。

男疝女人少腹肿，面尘脱色咽干痛。

所主病者为胸满，呕吐洞泄小便难。

或时遗溺并狐疝，临症还须仔细看。

1986 年 11 月

浅谈张仲景的治学方法

张仲景的《伤寒杂病论》自问世以来，其至高的学术价值，古今医家无不推崇备至；故其书被称为"方书之祖"，他也因此被称为"医圣"。我们学习仲景之书之术固然重要，而学习他的治学之道尤为关键。医圣之所以成功，首先是他具有不务名利，"爱人知人"的高尚医德，这是勤奋治学的思想基础。然而就是他那"宿尚方术"，"勤求古训，博采众方""平脉辨证"的治学方法，司马光说过："才者德之资也，德者才之帅也。"德才兼备，以德统才，这就是医圣的治学之道。下面就自己的肤浅之识，简论仲景的治学方法。

一、勤求古训，博采众方

"古训者，先王之遗典也。"即古代留下的医学著作，仲景累述的古训有"《素问》《九卷》《八十一难》《阴阳大论》《胎胪药录》"等。这表明，仲景"博及医源，精勤不倦"（孙思邈《大医精诚》），吸取了汉代以前的大量医学成就。仲景《伤寒杂病论》与《马王堆汉墓帛书》有亲缘关系；与《神农本草经》一脉相承；其雏形是商相伊尹《汤液经法》。我们见到的《伤寒论》《金匮要略》中的经方，并非皆为仲景首创，而是仲景在继承前世经方的基础上，经过临床筛选或创新发展而确立的。需要说明，不仅当今学者有上述考证，而古代医家已早有认识，如清代名医徐大椿在其名著《医学源流论》中说："张仲景先生出，而杂病伤寒，专以方药为治，遂为千古用方之祖，而其方，亦俱原本神农、黄帝之精义，皆从古相传之方，仲景不过集齐成耳。"

总之，仲景的可贵之处，就在于他那"勤求古训"，精求方术的求学精神；仲景的最大功绩，就在于他"博采众方"，潜心著述，为后世留下《伤寒杂病论》这部不朽之作。

对于我们，仲景的学术著作与治学方法同等重要。古往今来，科学在不断发展，虽时代不同了，而"勤求古训，博采众方"的宗旨必须坚持不懈。

不精通经典，不博览群书，不通古博今，就难以继承，发扬祖国医学遗产，也就难以成为一个名符其实的中医。然而，新的时代有着新的要求，我们应在"勤求古训"的同时，接受新事物，研究新问题。例如，在中西两种疗法，两套学术思想体系并存的今天，我们既要精通中医，又应明了西医，要衷中参西，吸取中西医两家之长，把辨证与辨病，把中医"四诊"与现代检查手段结合起来，博采众长，一切从患者的需要出发，为光大中医事业而奋斗。

二、平脉辨证，注重实践

张仲景之所以著成《伤寒杂病论》这部经典医著，不仅在于他那"勤求古训，博采众方"，虚怀若谷，孜孜以求的治学精神，还在于他那理论联系实践，"平脉辨证"，注重实践遍访名医的求实学风。实践第一的观点对我们医生来说尤为重要。不难想象，若仲景没有丰富的实践经验，那就难以将丰富的古代医学史料加以"去粗取精，去伪存真，由此及彼，由表及里的改造制造工作。"著成具有划时代意义，指导中医实践的《伤寒杂病论》。

仲景《伤寒杂病论》之所以历经沧桑而不衰，就因为仲景所创立的辨证论治的思想体系具有高深的合理内核。它全面、客观地高度概括了中医诊治疾病的方法论，这种方法论是朴素的唯物论，是自发的辩证法。从东汉至今天二千年来，才高识妙的名医不可胜数，而没有那一位医家不独尊仲景，可见其书的学术价值是中医之魂，无与伦比，具有永久的魅力。

但是，仲景《伤寒杂病论》并没有结束诊治疾病的真理，而是为历代医家在实践中不断地认识疾病，提高诊治水平开辟了道路。

张仲景的历史功绩，就在于他学用结合，发现并创立了辨证论治理法方药这套完整的学术思想体系。我们的历史责任，就要像历代有成就的医家那样，在学习和实践中继承和发扬仲景学说，切不可脱离实践，或只是教书，轻视临证，那就从根本上背离了仲景的治学方法，则将一事无成。即使成名，也只不过是徒有虚名，而无其实，与学术无补，于苍生无益。

三、经方大法，博识善用

《伤寒杂病论·序》最初援引孔子的话说："生而知之者上，学则亚之，多闻博识，知之次也。"并自白说："余宿尚方术，请事斯语。"仲景自此言明：我一向崇尚医术，愿奉行学而知之，多闻博识以求知这些话。其言外之意，就是不相信有生而知之的天命论。仲景这种崇尚医术，潜心求学的精神，为我们树立了楷模。我们应以仲师为榜样，对经方大法，要"多闻博识"，善于应用。具体地说，善用经方，应把握三个原则：

1. 应用原方

宋代林亿在《金匮要略方论·序》中说："尝以对方证对考，施之于人，其效如神。"也就是说，只要患者的病情与经方主治相结合，原方应用，无不效验。如此疗效，无疑也是仲景当年的切身体会，才加以撰集。本人在临床中也确有体验。例如，《金匮要略·痰饮咳嗽病》篇说："心下有支饮，其人苦冒眩，泽泻汤主之。"只要方证相对，原方泽泻与白术按 5：2 的比例用之，必药到病除，眩冒自止。再如《呕吐哕下利病》篇说："食已即吐者，大黄甘草汤主之。"只要是胃肠实热所致的呕吐，用无不效。如上所述，不拘一方一案，诸病诸方皆然。

2. 原方加减

徐大椿《医学源流论·金匮论》中说："《金匮要略》乃仲景治杂病之书也，……其方，则皆上古圣人历代相传之经方，仲景阐有随证加减之法。"至于如何加减，徐氏在《古方加减论》中作了具体阐述，他说："古人制方之义，微妙精详，不可思议。盖其审察病情，辨别经络，参考药性，斟酌轻重，其于所治之病，不爽毫发。故不必有奇品异术，而沉疴艰险之疾，投之辄有神效，此汉以前之方也。但生民之疾病不可胜究，若必每制一方，是曷有尽期乎？故古人即有加减之法。其病大端相同，而所现之症或不同，则不必更立一方。即于是方之内，因其现症之异而为之加减。如伤寒论中治太阳病用桂枝汤，若见项背强者，则用桂枝加葛根汤；喘者则用桂枝加厚朴杏子汤；下后脉促胸满者，桂枝去白芍汤；更恶寒者，去白芍加附子汤，此犹以药为加减者也。若桂枝麻黄各半汤，则以两方为加减矣。若发奔豚者，用桂枝加桂汤，则又以药之轻重为加减矣。然一二味加减，虽不易本方之名，而必明著其加减之药。若桂枝汤倍用芍药而加饴糖，则又不名桂枝加饴糖汤，而为建中汤。其药虽同，而义已别，则立名亦异。古法之严如此。"

徐氏不仅精辟地阐明了经方的加减原则，同时也指出当时的庸医全失经方精义，"支离零乱"的加减。这正反两方面的经验教训，对我们今天来说也大有裨益。

3. 师经方大法，以创立新方

《医宗金鉴·凡例》中说："方者一定之法，法者不定之方也。古人之方，即古人之法寓焉。立一方必有一方之精义存其中，不求其精义而徒执其方，是执方而昧法也。"这是对方与法二者关系的精辟论述。历代名医使用经方，不但善用原方和善于加减运用，而且善于师其法而创新方。仅以承气汤为例，历代善用经方者师其攻下祛邪之大法，创立了不少切合实际的新方。例如《宣明论》的三一承气汤；《医学发明》的三化汤；《瘟疫论》的承气营养汤；《伤寒六书》的黄龙汤；特别是温病大家吴塘对于承气汤法更有真知灼见，其《温病条辨》在《伤寒论》的基础上，结合温病特点以加减化裁承气汤（经方），创制了八个新方，即牛黄承气汤、导赤承气汤、护胃承气汤、承气汤合小陷胸汤、宣白承气汤、桃仁承气汤、增液承气汤、新加黄龙汤等，变伤寒方为温病方。近几十年来，中西医结合开展治疗急腹症取得了十分瞩目的成绩，不少自拟方即脱胎于经方承气之法。此外，古今医家对经方的灵活扩大应用，亦大大丰富了经方的适用范围，使经方显示出老而不朽、古而不衰的无限生命力。

总之，上述三方面，系张师祖得以成功的治学方法，亦是历代名医必由之路。作为中医，特别是要做一名好中医，务必师传张仲景的治学方法。

1993. 09. 24

学好各家学说的重要性、必要性和方法

中医学的各家学说，是由基础向临床过渡的桥梁课，重点介绍历代著名医家的学术思想、临床成就和治学方法。所选人物，一般具备两大特点：一为有代表性，理论自成体系，且能为后世公认；二是必有影响性，其学说广为传播，成为人们向往师法的榜样。师生共同学好它，不仅能开阔视野，丰富知识，且对今后从事教学、科研和临床，均有裨益，以真正成为跨世纪的中医骨干或学科带头人奠定基础、铺平道路。

一、认真剖析流派，掌握学说重点

随着社会的进步、气候的变化、新病种的不断出现，以及其他客观情况的需要，步入金元时期，中医学便出现了百家争鸣之盛况，并形成了派别。各派以不同的角度，对发病因素、人体生理、病理等，进行了广泛深入的探讨，并借助数学、文史哲等多种学科的知识详加分析，深刻讨论，丰富了学术内容，推动了学术发展。金元流派主要分两大学派，一为河间学派，一为易州学派。至清代，河间学派的继承者又发展出一个支系，即温热学派；易州学派到了明代，逐渐分化成温补学派和益气学派。金元时期，无论河间还是易州学派，均以《黄帝内经》为师法重点，尚未把仲景《伤寒杂病论》作为学习的主要对象。及至明代，方有执出山，伤寒学派渐露端倪，至十七世纪中叶已趋成熟。总之，中医各家学说的流派，只有四个，即河间学说体系，易州学说体系，伤寒学说体系，温病学说体系，其他医经、经方，则不属于派系。

（一）学习河间学派，应重点掌握的内容：第一，将外感病机列为重点，从剖析刘河间的《素问·玄机原病式》入手。研究该学派对《素问·至真要大论》病机十九条精神实质的认识。注意领会"六气皆从火化"（叶桂《临证指南医案》木乘土"医案")及"诸涩枯涸，干劲皴揭，皆属于燥"等原文的含义。这些论述是刘完素补充《黄帝内经》遗缺的一大贡献。同时注意学习运用运气学说来研究疾病的发生发展及四时用药规律。第二，要了解"病之一物非人身素有"，若欲解除病邪，使人体得安，当首先攻邪。第三，要明白内在相火在纵欲、酗酒、膏果原味的激发下，最易妄动，一旦妄动，便会耗伤阴精，损及津血，导致阴虚阳亢，产生阳有余阴不足的病理现象。要结合摄生学，加深理解物极必反、过则有害的养生道理。第四，寒凉直折，增加润养，为标本兼治，是丹溪运用河间学说广开滋阴降火的重大发展；大补阴丸一方，属血肉有情之品，是壮水之主以制阳光的有效方药。这是应该了解的。

（二）易州学派和河间学派一样，也是受特殊客观环境的影响而逐渐形成的。探讨这一学派的学术思想，第一首先要了解该学派注重"运气不齐、古今异轨"观念，提倡从实际出发化古为新，批评按图索骥、刻舟求剑的继承方法。第二要了解该学派因《中藏经》《金匮要略》《千金方》《小儿药证直诀》的启发，以脏腑为核心，侧重人体内部病理机制的研究。并在《黄帝内经》、"土生万物"理论的启发下，创立了"脾胃学说"。第三，应明确脾胃、元气、阴火三间之间的相互依赖、相互制约的关系。如元气的营养和补充，来源于脾胃，脾胃盛衰可决定元气的消长，元气强弱又主宰着阴火的起伏。三者之中，脾胃发挥关键作用。在了解三者关系的基础上，去理解和掌握"内伤脾胃，百病由生"学说。第四，要了解"药物归经"论是起源于《黄帝内经》"嗜欲不同，各有所通"（《素问·六节脏象论》）、"五味各专其所喜"（《灵枢·五味篇》）的理论；并知道张洁古、李东垣的特点，即一为补中益气、升阳举陷；二是常规药谱，凡头痛皆用川芎，随加引经药，太阳加蔓荆子，阳明加白芷，少阳加柴胡，太阴加苍术，少阴加细辛，厥阴加吴茱萸。

（三）公元三世纪，《伤寒论》经王叔和整理问世，当时社会上流传并非太广。进入北宋，通过"校正医书局"重勘，才刻板印刷普及民间。自金人成无己注释开始，逐渐形成学习《伤寒论》的浓厚风气，并出现了伤寒学派。研究这一学派须注意五个方面：第一应当明确从明代十六世纪起，《伤寒论》已列为从医者的主攻方向，并出现了不少解经析义或注解的著作和名家。其中重点人物以方有执为代表，张卿子、喻昌、张隐庵、高士宗、徐灵胎、陈修园、陆九芝等继之于后。第二应明确《伤寒论》所论伤寒，属于《难经》之广义伤寒，包括中风、伤寒、热病、温病、湿温五类时邪外感病。并且要了解六经传变规律是在《黄帝内经》辩证思想的影响下产生的。可以说是《黄帝内经》思想的发展。第三该学派有重此轻彼的思想，如主张治疗温病不宜向《伤寒论》之外觅求，麻杏石甘汤、白虎汤、葛根芩连汤、大承气汤、黄连阿胶汤均可随证投予。与温病学家所用的若干清淡药物，基本上持否定态度。由于本派思想保守，某些观点较为偏颇，学习时要避免门户之见，防止先入为主。第四值得重视的是伤寒学派组方配伍严谨规范，大多遵照《伤寒论》的用药规律。故应认真研究学习。第五在治则方面，注意掌握三大主体框架，即调和营卫，温助阳气，凉降蕴邪。具体治法为解表、和解、清热、温里、通阳、急下存阴等。

（四）温热学说，是在《素问·生气通天论》"冬伤于寒，春必病温"学术思想发展起来的。学习这一学派说注意掌握的是：第一应以吴有性为先导，将叶桂《温热论》、吴塘《温病条辨》放在首要位置，视为研究学习的核心。第二温病有新感、伏邪两大门类，重点掌握新感。新感侵袭途径，从口鼻而入，表现纵形发展，因邪之态势自上而下，故提倡三焦分治。又根据肺主皮毛、营气内通于心，迫血妄行特点，也采用卫气营血辨证。就其发展来看，其继承者大多习惯用卫营血辨证法则。第三，薛雪所写《湿热条辨》，和叶桂不同，其划分类型，不模拟卫气营血形式，仍取用了张仲经六经辨证法。对热稽阳明，湿留太阴的治法，以脾胃为关键，力主"湿去而热自除"，少投清热药物。第四，"邪陷心包"，应和《伤寒论》热传阳明区别开来。前者是病势进退迅速，邪气既不外解，亦不下行，趁阴亏热炽，心虚有痰，干扰神明，蒙蔽灵窍，此为突发性剧变，治须开泄、豁痰、清热、解毒；后者则是风寒入人体化热，向里递传，结于胃肠，虽詀语但呼之便醒，无神识昏迷，属阳明腑证，以大便燥结为诊断标准，给予大承气汤即可解决。简单鉴别为：前者为邪乘虚入，主证为神昏，治以开窍回苏；后者热由实成，主证为便结，治须攻除秘积。第五，该学派对于温病的治疗法则是对前人壮水制火思想的继承。具体运用的治法有辛凉透表、清热凉血解毒、芳香化浊、滋阴生津、开窍回苏、咸寒泻下六种良法。学习时最好联系现实病例，且把紫雪、至宝、神犀丹与安宫牛黄丸的拯危效应进行共同研究。

二、考证人物，熟悉学说渊源

学习各家学说，将历代著名医家依据师承、私淑，思想倾向，划分流派，予以归档，使之系统化，这样能提纲挈领，把握较为完整的学术体系和思想。但也有不足之处，若拘泥于分类往往对其成员各自的学术思想，以片面的理解，掩盖了其他的经验成就。如喻昌之大气、秋燥论、叶桂的养胃阴、久病治络学说，就无法编写进去，只有割爱。推崇丹溪的汪机，亦存在同样情况，其补营用人参、黄芪之见，实质上已脱离河间理论体系，肇创了另一学说，故也难归入此类。因此须要具体分析这些问题，绝不可作茧自缚，被"派"的范围枢住。为了全面讨论先辈们呕心沥血提出的多种学说，更好地得以发扬光大，应打破藩篱，广开道路，使万壑争流。若按时间顺序排列，以人为纲，以个体方式编排，既可避免挂一漏万成强行凑合的现象。

今就如何开展人物研究，解剖其学术论点，继承其成功经验等有关内容，兹雏议于下：

（1）对于入选医林人物，先要了解所处时代，历史生平。关键部分，还须查阅史书、地方志进行一番考证。以李杲为例，经过考证分析，可解决两个惑人课题：第一当其从事医疗活动之时，南宋、金元混战，兵戈扰攘，社会环境动荡不安，内伤劳热居于首位，由于疾病的需要，补中益气成为他的擅长，并提出甘温除热法，这是时代背景为他提供了条件，促进其脾胃学说的形成。第二过去陕西发现一部东垣《宗谱》，言李氏是中部（今黄陵县）桥山人。其曾祖任元朝都督，官为领兵之帅，城北之十里阿党村尚存有一片墓地。从时间上讲，这一说法出入太大，令人难从。很可能存在记载上失误。反之，如果强行成立，则东垣生于十二世纪就否定了，而且也不能成为张元素的弟子，更不能在晚年返里之后经周德甫劝说招收罗天盖为传人了。

（2）阅读名家撰述，应抓重点著作，举一反三，以纲常目。就目前统计，社会上流传署名朱丹溪的遗书，约有十几种，而真正代表他之学术思想者，只有应其门人张翼要求所写的《格致余论》和批评《太平惠氏和剂局方》一百二十八首的《局方发挥》，这样学习时就应有所选择，抓住主要著作，才能学有所获。

（3）同一事物，认识存在差异，甚至完全相反。不应轻易肯定或否定，应从不同的角度加以分析研究。如朱震亨、张景岳二人均精于《易经》，且受其影响，但对人体阴阳的看法却领会不同。朱氏认为《黄帝内经》所言"年至四十阴气自半，而起居衰矣。"除和既往相火易动有关，也与素质有联系。卦爻中乾坤说明自然界本身就会有"阳道实阴道虚"，表现出一种交换状态。因而提出阳有余阴不足之说。张氏主张"阳非有余"，强调阳为万物之先，指出"天之大宝只一丸红日，人之大宝只此一息真阳"，把长夏如炉，草木昆虫繁衍昌盛，遇到风霜则僵枯遍野的这一"阳脱于前，阴留在后"的变化，看为"阳精所降其人夭"的具体表现。究诸实际，二家争论，一惜阴，一重阳，是因二家论述的角度不同，惜阴者是从病理角度提出的，重阳者则是论述的生理情况，故均有一定的实际意义。因此，任何一种学说，都要在具体分析的基础上加以评价，不可人云亦云。

（4）张子和继承刘完素衣钵，乃河间学派的中坚人物。他认为"病之一物，非人身素有，或自外至，或由内生，皆邪气也"。主张"盘根错节，非斧斤莫刃"，"攻邪已病，慎用补法"。不明真相者指责为只知汗吐下，滥施虎狼药的"蒙昧"医，是完全错误的。其学术观点有较强的逻辑性，他指出驱邪是为了治病，治病是为了救人，救人的手段就属于一种补法，"邪去正气自复也"。所以认为"吐中自有汗，下中自有补，不补之中有真补存焉"；"损有余"，即可达到"补不足"的目的。他把《黄帝内经》的论治大要重新作了解释，赋予新的内容，提出"辛补肝、咸辛补心、甘补肾、酸补脾、苦补肺"之"补"字，乃"发腠理致津液，通血气"，与守中、固涩、胶着的含义不同。他曾以古方为例，说明泻剂亦有补的作用。如大黄承气汤"大黄苦寒、通九窍、利大小便，除五脏六腑积热，芒硝咸寒，破痰散热，润肠胃；枳实苦寒，为佐使，散滞气，消痞满，除腹胀；厚朴辛温，和脾胃，宽中通气"。此四味尽管"是下药，有泻有补"；特别再加上生姜、大枣，则成为"调中汤"了。这些问题，应引起注意，否则张氏学说便易被视作"旁门邪道"。

（5）金元时期，在运气学说影响下，刘完素、张洁古都主张法天之纪、用地之理，遵守《素问·五常政大论》"必先岁气，勿伐天和"，提倡时间投药法。由于刘氏重视"一身之气皆随四时五运六气兴衰而无相反"的规律，使用四物汤时，根据外界环境寒热温凉变化，区别损益，"春倍川芎，夏倍芍药，秋倍地黄，冬倍当归"，或者"春加防风，夏加黄芩，秋加天冬，冬加桂枝"。张氏则强调"春升、夏浮、秋降、冬沉"等自然现象，将一年分为六个阶段，并确立了相应的治法，即"大寒至春分，厥阴风木主位，在上宜吐，在下宜下"，二之气"春分至小满，少阴君火主位，宜发汗之药"；三之气"小满至大暑，少阳相火主位，宜清上凉下之药"；四之气"大暑至秋分，太阴湿土主位，宜渗泄之药"；五之气"秋分至小雪，阳明燥金主位，宜和解表里之药"；终之气"小雪至大寒，太阳寒水主位，宜发散破积之药"。两相比较，均源于《黄帝内经》七篇大论，只是时间运算方法不同，并不存在原则分歧，对临床均有指导价值。

（6）药物归经学说，来自易州张元素，他以黄芩泻肺火，黄连泻心火，白芍泻肝火，知母泻肾火，石膏泻胃火，木通泻小肠火，黄柏泻膀胱火，是受《黄帝内经》"五味各走其所喜"之启发，并进一步作了发挥。徐大椿对于这一物尽其长的实验研究，一方面持肯定态度，另外又在张介宾《新方八阵》阳明之升麻、干葛未有不走太阳、少阳者，少阳之柴胡亦未有不入太阳、阳明者的启发下，提出"用药如用兵"，应随着病情变化采取灵活处理方法，避免形而上学。因为姜桂之热，芩连之寒，巴黄之泻，进入人体，通行全身，尤其"参芪之类无所不补，砒鸩之类，无所不毒"，并不局限一隅。为防止后世墨守成规，他提出"以某药为能治某经之病则可，以某药为独治某经则不可；谓某经之病当用某药则可，谓某药不复入他经则不可"。如紫金锭，至宝丹"所治之病甚多，皆有奇效"，即是例子。此说运用了唯物辩证观点，对学习洁古"归经"论，极有参考价值；对提高辨证能力也很有帮助。

（7）关于李杲所言阴火问题，应结合临床加以理解。若只在心火，心包之火，肝肾之火个别名词上打圈子，则意义不大。此火非外感之邪，纯属内伤引起，以脾肾亏虚为前提，来源于下焦是元气之贼；因其上乘上位，有反克太阴、阳明现象，故易发生"热中"之变。常见症状为"气高而喘，身热而烦""独燎其面"，甚至"袒皮露居，近寒凉处即已"。因其表现的一切浮游热象，如《伤寒论》阳明热证不同，非实邪弥漫三焦所政，故统称为阴火综合征。东垣注意到阴火之病，其治喜甘温而受补，投与寒凉药物则加剧，有异一般之火，故按虚症处理，健运中州，补中益气，以人参、黄芪、炙甘草治之而获效。并由此推出了"阴火"两字的定义。

（8）辨章学术，考镜源流，是分析先贤理论知识、师承渊源的又一学习方法。如赵献可认为命门乃《素问·灵兰秘典》所言之"主"，居十二官之外，为太极图中之白圈，即"小心"。其实隋代杨上善早已根据《刺禁论》在《太素·知针石》"七节之旁中有老心"注语中写得十分明白："脊有三七二十一节，肾在下七节之旁，肾神曰志"；李时珍《本草纲目》卷三十胡桃条，也说过在"七节之旁两肾之间"，指出了命门是小心。《医贯》记载者，纯属转属材料，若列为他的一大发现，则属错识。在李士材学说内，亦存有类似情况，他受苏轼《仇池笔记·论医》"甚虚有盛候，大实有羸状，疑似之间便有死生之异"一文的启发，进一步发挥道："积聚在中，实也，甚则嘿嘿不欲言，肢体不欲动，或眩晕生花，或泻泄不实，皆大实有羸状也；脾胃损伤，虚也，甚则胀满而食不得入，气不得舒，便不得利，皆至虚有盛候也，正如饥而过时反不思食也"。倘不予以考证，就可能将北宋的原始东西误属于《医宗必读》。

（9）为了不把难已列归派别的无数医家拒之门外，应当对凡学术思想自成体系，影响深远，能占据医坛者，即可载入榜上，加以全面的研讨，这对发挥继承中医学术是很有益的；否则，外科、针灸医家就纷纷漏去，那是得不偿失的。陈实功治疗疮，反对"内攻"，主张人工切开，"开窍发泄"，喜用腐蚀药物或刀针，"使毒外出为第一"。而王维德却提倡"以消（消肿散结，制止化脓）'为贵'，以托（促使化脓，疮毒外溃）'为畏'"，视开刀者为"剑徒"。关于二者观者的相左问题，很易处理，只要注意分析一下他们各自的论点和依据，即可迎刃而解了。陈氏认为疮疡发生已超过十日，即须剔除破坚，是因为大多痈疮皆转向化脓阶段，故宜手术解决。王氏的普外研究对象约有百分之七十是阴疽，故主张"以消为贵"，反对施行手术。二者的观点是针对痈疽疮疡的不同情况而提出的，均有一定临床依据。所以，他们的观点都是正确的。若不联系临床，继承前人成就则无从说起。但也需要注意，活学活用，孟河马培之说得好："针有当用，有不当用，有不能不用之别，如谓一概禁之，非正治也"。

（10）解放后各中医院校所习各家学说，属于通论，主要学习他们的学术思想、理论见解。对其著作、传略只作简要介绍，一般不超过时间安排的六分之一。具体要求是：第一对每一医家全面了解，重点掌握，突出主攻方向，如李杲的学说，分元气论、阴火论、内外伤论、脾胃论等，其中要以脾胃论作为主要掌握对象。抓住了学术本质，其他即可随之冰释。第二，坚扣核心精神，不搞文斟字酌，或繁琐无意义的考据。第三，在全面了解的基础上，根据实际需要加以吸取。如叶桂治疗温病的规律，"卫之后，方言气，营之后，方言血，在卫汗之可也，到气才可清气，入营犹可透热转气，至血就恐耗血动血，直须凉血散血。"药后热退身凉"不可骤云虚寒而投补剂，恐炉烟虽熄灭中有火也"。的确是实践总结，要牢记背诵。而吴又可偏重疫病，其达原饮，三消饮，于当时虽起了不少作用，但现在就不能强搬照抄了，应根据具体情况给予化载，否则不易获得理想效果。第四，选择先辈学说，要注意完整性，断章取义，摘出三言两语，主观地加以评断，均为轻率学风。如对东恒"阴火"论的研究，后人因其作品内有"系于心"或"出于心"之句，便谓之阴火是"君火""心火"而言，见到了"阴火者，相火也"，起自肝肾，又反过来说是指相火，下焦包络肝肾之火等等，均属片面的，形而上学的，绝不可效法。

三、学习各家学说应注意补偏救弊

学习中医各家学说，主要是为了学习历代先贤的学术成就，包括理论知识与实践经验，目的是从这个宝库中借鉴他们成功的经验，扬长避短，用于实践。

（1）通过学习本科，可了解每个医家的学术思想、诊断规律及独到的辨证方法，从中吸取营养、指导临床。如李杲的学说，渊源于易水张洁古，在"古今异轨""养正积自除"的思想影响下，锐意化古为新，最突出的成就是开展"脾胃"研究，指明"阴阳升降"之理，解决"元气"与"阴火""一胜一负"的关系，强调"阳气不足，阴气有余，先补其阳，后泻其阴"，主张补中益气，升发清阳便可潜降阴火。叶天士不仅长于外感温热，对内伤杂病也有精湛的研究，他认为胃属阳明燥土，性喜柔润，以降为和，不应和调理太阴脾土宣腾敦阜之阳采用同一模式，弥补了东垣"详于治脾略于治胃"的空缺，并在王洁古、缪仲淳、喻嘉言等人经验基础上，分化出了对胃的专题论述。受《景岳全书》用养元粉及文斗魁四物汤加枸杞、人参、麦冬、五味子的启发，投予甘凉、滋润、醒悦和米谷之类，倾向滋液生津令其内荣，创立了养胃阴一大法门，卓见超群，贡献极大。因此，当探讨脾胃学说时，既要看到李杲成功的经验，还须指出他对胃的保健处理语焉不详，实际是忽略的，若与叶氏这一别开生面的论点，治疗方法密切结合起来研究，就形成了一个珠联璧合的严谨学说，斟酌取舍用诸临床，最有意义。

（2）刘完素对"火"的研究只强调外来六气火占两个，虽也言及五志化火说，但不能概括阴虚的根本之源，迨至朱重言震亨《格致余论》问世时，才提出相火妄动是萌发致害的重要贼邪，补充了人体内在变化能够自生的一面。且据程颐宏观推理"阳常盈，阴常亏"的观点，肇创了"阳常有余，阴常不足"的学说，并师法河间益肾水以知母、黄柏泻火滋阴，曾得到王先谦"津逮后学，用心仁厚"的评价。由于他曾引用过大自然现象"天包地"之理，却被张景岳误解，产生了争议，在其三《录》中，一再挑判这一论学，认为人生自少到壮，都是以阳为主，应视作身之"大宝"，举《易》有万象，而欲以一字统之者，曰阳而已矣；生死事大，而欲以一字蔽之者，亦曰阳而已矣。指出阳的重要性，占据首位，应保护此生命之火，它是不会有余的，朱震亨所云妄动之"相火"纯属邪火，不可与阳旺同日而语，相火绝对不能称"贼"，滥投知母、黄柏，是伐人生气，败人元阳，因社会上"虚火为病者十中尝见六七"，故"攻之一法，实自古仁人所深恶者"。究诸思维认识，张氏这些意见，完全是从人体生理概念阐述的，殊不知丹溪之"阳常有余"，乃系伤阴带来的病理性反应，正缘于相火自常转"变"，超越了激力的负荷圈，类似少火生气，壮火食气，已由利变害。理所当然的成为贼邪了。凭此，即可以看出他的反驳焦点，并未抓住朱氏阳常有余，阴常不足的精神实质，反硬行将纯属病理问题混入到生理学领域，形成合二为一，太不恰当。不过，如把朱、张二家学说放在一起深入研究，可以从中获得两方面的实际知识，一是人体生理之阳尽管和阴处于动态平衡地位，但很少表现有余。即像景岳之断言"阳非有余"；二是相火妄动，如果发生病理改变，则阳常有余，阴常不足的临床症状，皆系阅历丰富，经验家言，同故弄玄虚"以夸世"者是不一样的，都不可轻易否定。事实告之，只要将景岳之说，从丹溪所说的反常变态中予以区别开来，即不致朱紫相淆了。

（3）关于扶正、驱邪二者分治的问题，历代各家存在着不同的认识，张子和以为病乃邪气，或自外至，或由内生，均非人体所素有。主张仿照《黄帝内经》拔刺、雪污、解结、决闭之理，将攻邪放在第一位，邪去则元气自复，人体便安。于治病过程中，传"陈莝去肠胃法，癥瘕尽营卫昌"，是"吐中自有汗，下中自有补"，虽然驱邪而有"真补存焉"。他以大承气汤为例，说明也有补的作用，大黄"通九窍，利大小便，除五脏六腑积热"；芒硝"破痰、散热、润肠胃"；积实"散滞气，消痞满，除腹胀"；厚朴"和肠胃，宽中通气"，此四味尽管为降下之药，"有泻有补"，再加上生姜、大枣，反成调中汤了。只有这样，才能符合《素问·至真要大论》的要求，令"病气裹去，归其所宗"。徐灵胎支持此说，从实质而论，张氏之驱邪思想，主要受《左传》的"去病务尽"的影响，目的是因势利导，解决"气血以流通为贵"，对调畅人体气机，通行瘀阻，截断病情发展，可起到缩短疗程的积极作用。但由于后人不善师法，仅强调"无问其数，以平为期"，过分地运用他"毕其功于一役"汗吐下三法，背离了"衰其大半而止，过者死"的贻误教训，最易导致责任事故，因此，应结合张景岳用匡扶人体的理论贯穿一起研究，否则便会陷入片面的只考虑邪之毒害，而忽视人体具有的抗病潜力和免疫功能的特殊作用。

景岳说："正气实者即感大邪其病亦轻，正气虚者即感微邪其病亦甚"。要以《灵枢·根结》作指导，"调阴与阳，精气乃光"。重视通过临床验证，开展基础理论探讨，曾站在卫道者的立场上，驳斥不顾人体而孤行攻邪，"受益者四，受损者六"是得不偿失的，能引起不良的后果，一为"实而误补，固必增邪，犹可解救，其祸小；虚而误攻，其气忽去，莫可挽回，其祸大"。二是摧残生命之机，令阴阳失调，气血紊乱，"夭人年华"，他学宗李杲、薛己，根据自然现象，"天晴日暖"，夏熟红紫品物咸亨，突出"重虚轻实"四字，应用到治疗方面，则极力提倡"不必论其有虚证无虚证，但无实证可据而为病者，便当兼补，调营卫精血元气，亦不必论其有火证无火证，但无热证可据而为病者，便当兼温"。也属很大的创见，嘉惠医林匪浅，不但矫正了张子和"攻邪论"存在的一种矛盾掩盖着另一种矛盾的过偏情况，还可以丰富《儒门事亲》内不足的缺"补"篇章。如此交叉学习，相互研究，各取其优，则一个完美的学说，即展现面前。

（4）药物经肠胃吸收，进入血液布及全身，为众所周知，然由于"嗜欲不同，各有所通"，载体有选择性，对某些部位产生明显作用，如麻黄散肺寒，人参补脾气，黄连泻心火，当归养肝血，故张洁古提出了"归经"学说。其优点是能执简驭繁，掌握药物的主要治疗倾向，使之物尽专长，功趋一方，效高而力宏，充分发挥其定位、定性作用，是比较科学的，也是多快好省的治疗方法，已经临床证实，乃系金元时代从事药学研究的一个飞跃，直到现在，仍旧指导着医疗实践。徐灵胎对于这一成果，持有不同论解，认为应一分为二，尚有若干未尽之义需要补充，不宜着重个体现象丢掉共性分析，曾依《新方八阵》阳明之升麻、干葛，未有不去太阳、少阳者；少阳之柴胡，亦未有不入太阳、阳明者，提出了尖锐的批评，点名桂附之热，芩连之寒，硝黄之泻，参芪之补，砒鸩之毒，进入人体，并非达于一处，不可能热此而不热彼，寒此而不寒彼，泻此而不泻彼，补此而不补彼，毒此而不毒彼！所以他语重心长地揭示相告："以某药以能治某经之病则可，以某药独治某经则不可；泻某经之病当用某药则可，谓某药不复入他经则不可"，举紫金锭、至宝丹二方，"所治之病甚多，皆有奇效"，作为例子，很富说服力。正因为这样，异军突出，双艳竞放，促进了药理学朝着实用发展。应将张洁古之说灵活看待，择善而从，再结合徐氏的平允经验；"不知经络而用药，其失也泛，必无捷效；执经络而用药，共失也泥，反能致害"。根据客观情况，综合的辨证方法，来确定"归经"或从属地位，分别采用两家之说，最怕的是为了方便，扬张抑徐，陷入画地为牢之阱。

四、学习各家学说应重现实

中医各家学说，是一门由基础向临床过渡的专业课。严格地说，它不应属于基础而宜划入临床范围，理由有二：一是历代著名医家之学术思想，重要主张多系实践总结；二是其经验、成就也都大多表现在辨证论治方面，所以要向临床靠拢，达到学以致用，同时还是检验各家学说正确与否的标准。以下提几点体会，供作参考。

（1）学习前人学说，目的在于应用，主要放在临床上为济世活人、救死扶伤服务，切忌搞成单纯理论脱离实践，历代医家已为我们做出榜样。如《素问·阴阳应象大论》所云："其高者因而越之"，"在下者引而竭之"，是受《周易》的影响，导源于乾卦九五"本乎天者亲上，本乎地者亲下"，临床时除师法仲景以瓜蒂散催吐，用五苓散、大承气汤通利二便，还要结合吴塘的学说进行研究，探讨他在温病学领域内，"治上焦如羽非轻不举""治下焦如权非重不沉"，投与桑菊饮，三甲复脉汤的经验，通过临床验证其可行性，确定开发价值，并将吴氏的这一创新论说，扩大外延，也在杂病方面寻求可观……不仅深化了三焦辨证，且揭示了其应用处方准绳。如以此深悟，……应诊，可得"举一反三"之效。

关于六经概念，《素问·热论》以三阳主表，三阴主里，如《周易》泰卦"内阳而外阴"、《老子》万物负阴而抱阳的含义不同，综合症状表现皆有"热"象，标出了三日前发汗，三日后攻下的治疗方法。张仲景可能鉴于世说并不完全符合实际情况，伤寒病既非日传一经，又不尽属人、邪两实之证，故在《伤寒论》中以三阳代表"热"，三阴归纳"寒证"。从临床出发，摆脱了机械论观点，且易于掌握，确立了灵活的辨证纲领，属一大贡献。公元十二世纪，主"火"论者刘完素，站在《黄帝内经》学说立场上，批评朱肱《南阳活人书》用内外"训寒热"，实则就是反对仲景划分的六经界限，他所云六经传变皆为热无有寒证之说，虽然源自《素问》而有珍本，却脱离客观事实，故后世多不奉行其说，遂逐渐消声医林。余临证三十载，曾推崇河间学说，认为他开创表里双解，独具特色，乃真正实践家，但对这一问题，却不敢苟同，而仍以《伤寒论》的观点分型论治为依据。

（2）阴阳的具体运用，开始于《周易》系辞传，以相对假设形式阐释自然界"开物成务"，剖析对立统一现象，并在此基础上，演化为万千，"升降相因"，甚至"不可胜数"。就人身来说，它既是分析机体生理框架的工具，又可研究疾病过程中经常发生的相因变化，朱丹溪从朴素的直观天大地小、日圆月缺，结合《周易》卦符乾连、坤断，提出人体阳有余阴不足论，形成一门学说，创制大补阴丸。其实这一见地亦不属自然现象，纯属病理性，即由"相火妄动"引起的，与生理上辨证的相对论结构毫无任何关系，张景岳批评他，不仅属于认识问题，也存在一定程度的误会，依据《周易》卦符离中虚，坎中满，以人体生理之阳驳斥朱氏所言反乎常性的阴虚现象，完全是南辕北辙了。正因如此，曾大声疾呼"阳非有余"，《黄帝内经》明训"阳气者若天与日，失其所则折寿而不彰"，应保护人身"真阳"，倡议温补，遣用人参。学习时，要将二人的论点分开，虽然均渊源于《周易》，参考了《黄帝内经》，但所处角度有异，讲的内容不同，一言病理，一谈生理。予以剖析解惑，就不难涣然冰释。若不从这两方面进行研究，盲目地朱紫混淆，便失去了临床价值。我认为二者之说，在客需要情况下，是自发形成的，基本正确，无偏颇行为，具体应用，必须抓住精神实质，如讨论内在阴亏，当考虑："相火妄动"，研究人身生理，则以"阳非有余"作为遵循，避免以偏概全，合理的继承前人经验。事实告之，凡阳气不足只开人参不行，要把任景岳称许的四维之一附子，方能获立竿见影之效，为了补阳而不损阴，还可加入熟地。熟地既善养阴，尚有温以照阳的作用，一举两得。另外，张氏还指出，丹溪在"相火妄动"的思想主导下，温投寒凉而"伐人之阳"，亦不尽皆如此，从其弟子戴元礼和明代王纶的著作中，就可否定这一说法，第一他治阴虚患者，喜以四物汤进行加减，熟地、当归、川芎均属温性药。只有白芍偏于酸寒，配合一起用，为三比一，实际并不致寒凉之弊；第二，朱氏长于疗郁，所创越鞠丸，由苍术、川芎、神曲、香附、山栀子组成，除山栀性凉，其他也都是温性药物。基于上述可以看出，景岳的责难缺乏全面了解，学习此要着重说明不太符合临床事实，而应扬长避短，择善而从，切忌一叶障目，遮蔽整个视野。

（3）中医对病机学说的研究，始见于《素问·至真要大论》。自刘完素根据《周易》"燥万物者莫炽乎火"，提出"诸涩枯涸，干劲皴揭，皆属于燥"，形成病机二十条学说，丰富了医学的内容，为诊断致病因素开辟一个新的途径。令人遗憾的是，他没有制定具体疗法。虽然虞天民《苍生司命》在其逝世多年后补上了九首处方，主要遣用生地、白芍、知母、天冬、枸杞、人参、葛根、莲子、熟地、麦冬、五味子、瓜蒌、桃仁、蜂蜜、酥合油，却没有将燥邪属性分作寒热二型。在学习《黄帝内经》病机十九条刘氏学说时，应着重加深理解，一方面了解"燥"的渊流，河间的贡献，还要洞晓完素缺点存着治焉不详，花溪老人为先贤作家，煞费苦心，仍得失参半。

明末喻昌，把燥邪的流邪置于秋季，写了《秋燥论》，对此学说进行专题研究，从理论方面得以发展，提出的清燥救肺汤也发挥良好作用。但是他只申述夏末秋初的温燥，局限于火热刑金，灼其"上首"，对秋末冬初的凉燥则从未论及，所以嘉言的燥气致病学说不够完整。临床应用时，应参考沈目南、吴塘的有关这方面成就，于其选辑之处方内，将重点药物分离出来，即可直接医治凉燥，如苏叶、杏仁、人参、牛乳、当归、大枣、熟地、鳖甲胶、枸杞、鹿茸、肉苁蓉、附子、阿胶、五味子、蜂蜜、莲子、山茱萸、乌骨鸡、桃仁、海参、鲍鱼、麻仁、羊肾、鸡子黄、炙甘草、沙苑、蒺藜等等，均为比较有效的佳品。在临证中，既须知道秋燥发病常随着季节而变化，有温凉之别，还要掌握燥邪皆会呈现口干喜饮的症状，切莫以渴为热，不渴属寒来画线；由于津液被耗，小便短黄，更不可误诊相火内炽，滥施苦寒，这些关键性问题，均应深刻领悟。实践证实，温燥多见，凉燥流引甚少。若凉燥日久不愈，宜用《温病条辨》所载之复亨丹、专俞翕大生膏，交替配合服之。

（4）《周易》水就湿，火就燥，是各从其类的"物以群分"，清人叶天士在其影响下，对久病入络强调活血化瘀，喜投辛散、温通药物，如桂枝、川芎、细辛、当归尾、红花、血竭、新绛、三棱、苏木、桃仁、莪术、泽兰、薤白、韭菜，严重者加蟅虫、鼠妇、蛴螬、蜂房、水蛭、蜣螂、穿山甲以火虫类搜剔，追拔"沉混"之邪，用于慢性炎肿、四肢疼痛，有明显效果。此为叶氏从事临床方面的特色之一。运用时，最好结合王清任的经验，扩大医疗范围，尤其是考虑在益气的基础上并入活血化瘀药物，促使气充则血行，补阳还五汤即属例证。通过观察，不仅扩张血管，改善循环障碍，有抗凝作用，并可调节人体免疫功能。据《医林改错》分析，王氏尝用活血化瘀之品，重点为川芎，红花、桃仁、赤芍。研究其学说，应把这一疗法放在先行地位，进行专题讨论。

《艮卦》云："时行则行"，可"其道光明"。中医对药的研究，除参照张元素归纳的五项指标"风升生""热浮长""湿化成""燥降收""寒沉藏"，尚以突出"守而不走""走而不守"为特点，都宜列入重要学说。活血化瘀源远流长，则属于走而不守之范畴。就目前来讲，其适应证十分广泛，常施诸内、外、妇、儿各科。历代医家以此为契机。专力探讨者，首推王清任为巨擘，被称为活血化瘀的"圣手"。他创制的通窍活血汤、血府逐瘀汤、膈下逐瘀汤、少腹逐瘀汤、通经逐瘀汤、身痛逐瘀汤等，的确够得上经验良方，用之恰当，可收令人满意的效果。深受后世好评。根据多年实践，认为这一古花新方的传统治法，虽不像附子、大黄、巴豆斩关夺隘，却大有用武之地。它的"走而不守"，既非驱邪外出，亦看不见二便泻下，乃通过内在的调节机制，使"血行瘀散"，产生治疗作用。故说活血化瘀是一种带有隐匿性、神秘色彩的特殊疗法，应当进一步深入发掘，不断总结，找出最有针对性的施治领域，为患者解除疾苦服务。

农历 1996 年 4 月 27 日

带徒琐记

　　带徒已三年，正在为出师验收作准备。在各级领导的支持和关怀下，徒弟李秀莲虚心好学，刻苦勤奋，已全面地完成了带徒工作所规定的各种原始记录，整理出住院病历 100 份，撰写了二万字以上指导老师学术经验和技术专长的结业论文。但由于我本人才疏学浅，资历有限，在教学中只始终胸怀"心诚"二字，既对领导的委托和徒弟的成长均以"诚心"相待。所以谈不上带徒经验，兹将自己的教带过程及体会，以琐记形式如实写出，不当之处，敬请各级领导、专家教授批评指正。

　　（1）要想真正带好学生，为师首先要明确认识，端正态度。1995 年 4 月 1 日在济南南郊宾馆参加出师、拜师大会后，使我进一步认识到中医药学属自然科学，是中华文化遗产的灿烂瑰宝，具有独特的理论体系和极其丰富的实践经验。"实践是检验真理的唯一标准"。古今中医药学家的学术成就，都是在中医理论的指导下的智慧结晶。中医药学所以延续至今天，一直为广大人类有效的服务，越来越引起世界的重视，"举世瞩目，中医热盛"。国家把整理继承老中医专家成功经验，作为培养跨世纪的中医药骨干人才的战略方针，是明智之举。我向来淡泊名利，以能为社会办几件实事感到快慰。党和组织的信任，使我万分感激，当倍加珍惜。所以立誓把自己的知识和经验毫无保留地传授给学生，奉献给社会。返院后将这一精神即时向主管局和本院领导进行了表述，得到了他们的关切和支持。

　　（2）作为一名指导老师，必须做到广闻博学，严谨求实，医德高尚，医术精湛，为人师表，启迪领悟。对待学生，既要严肃认真，更要平易近人。韩愈说的好"闻道有先后，术业有专攻"，"弟子不必不如师"。所以在"传道、授业、解惑"的过程中，要树立"教学相长、师生共进"的信念。对学生循循善诱，诲人不倦，倡导启发。让学生独立思考。三年来，首先在教带专攻课题——中风病方面，下大力气，花大工夫，不仅按文件规定，及时讲解，且对该病的理、法、方、药及现代科学研究，不厌其详地写了十几万字的备课稿，供学生参考、学习，还要求学生对重点方剂、药物、理论，要理解渗透，牢记娴熟，并尽力多背诵。

　　（3）反复引导学生对业务既精又博的道理。我的观点，学习中医药学，必须要精，不精则不可能弄通其中的道理。同时，要博，学问渊博更有助于弄通中医药学的奥秘。古今之人，素质不同，环境有变，如果照搬古方，即为泥古不化，但借鉴前人的经验绝不可少。重要的是必须实事求是，须臾不可脱离客观实际，师承会上提出的"继承不泥古，创新不离宗"含义颇深，要仔细领会，切身效发。

（4）与学生共同牢记"治病求本"是中医治病的基本法则，不可移易。临证不论祛邪扶正，目的都是为了恢复和充足元气，以达气血调和，阴平阳秘。至于扶正祛邪，先后主辅，必须在临证时，参机应变，辨证论治。因为邪正二者，本当并重，扶正可以祛邪，祛邪亦即安正，是同等关系。究竟谁先谁后，必须因人、因地、因时而施，不可先有主见。对一般的新病急病，祛邪虽当快务，但久病缓病，其人虚像毕露，则必须顾其正气，所谓养正邪自除，就要扶正为主了。总之，疾病情况，复杂多样，有久暂之不同，也有缓急之区别，有热深厥亦深之假象，又有寒热错杂的局面，有正虚邪实的情况，又有脉证从舍的疑难，有的应该先祛其邪而后调其正，有的就宜先固其正而后退其邪，有的寓功于补，有的攻补兼施。因此轻重先后，当随证制宜，因病而定，因人而异。这就必须做到机圆法活，心灵通变，然非凭苦功、靠拼搏是不可能做到的。我们的座右铭是："学医须平日博览精研有素，治病戒临时彷徨犹豫失机；八纲要细审，四诊宜合参；虚实挟杂则当明辨症结，攻补斡旋可力挽沉疴；处方投药，谨守病因病机，疗病挽疴，慎察标本虚实。"三年来，我们师生二人门诊、病房、治疗病人二万多人次，均遵守此原则，故不论常见病多发病，还是疑难重病、奇特怪病，投无不效。屡起沉疴，誉满四方。

（5）医技固应精湛，医德甚为重要。据大量资料表明，威胁现代人健康和生命的，已从细菌、病毒、理化、生物等外在因素，转向紧张、焦虑、急躁等内在情志失常和心理冲突，以及一切引起这些情绪变化的心理、社会因素。所以我们在临证中，治病不分亲疏贵贱，一视同仁，把握患者心理取得病人信任，诚直待患，拒收礼物，对孤贫患者，深切关怀，倍加悯恤，安老怀幼，济人于危，解囊相助。并写出"中医医德观"，让徒弟学习，师生共同学习了《大医精诚》《不失人情论》，并谈写个人的学习心得，同时还反复学习《纪念白求恩》《为人民服务》等毛主席著作，做到古今结合，誓做"良医"。

（6）为使学生产生浓厚的学习兴趣，治学态度明确，坚定信心，树立"勤苦"决心，特专为学生讲述学好医古文、中医基本功和各家学说的重要性、必要性。首先指明中医学和医古文的关系，要学好中医学这门科学，不学医古文是不行的。因中医学很多宝库，均保存于文献里面，通过书面保留下来，中青年中医师的古汉语知识大多数较薄弱，如不把这一课程补上，对教带会难以深入下去，故除与学生共同攻读医古文，还写了大量有关医古文知识方面的备课笔记和推荐书籍，让学生自学。其次，指明在中医学术理论体系中，最足能称为"基本"的，莫过于脏象、病机、诊法、治则四端。而这些理论，都贯串着统一整体的人与自然学说以及认识和概括说明生理功能与病理变化的阴阳五行学说。人与自然主要是说明人体内部是统一的整体，而与自然界息息相关。阴阳五行学说，是以脏腑经络等人体的组织器官作为物质基础，以统一的整体观来阐述明确内在关系。所以它就能将生理、病理、诊断、治疗、方药等有机地联系起来，贯串在中医药学的各个方面，反映出人体的生理活动的规律性，说明疾病发生的部位，性质及演变机转，为诊断和治疗提供客观的理论依据。再是讲明中医各家学说，是由基础向临床过度的桥梁，重点介绍历代著名医家的学术思想、临床和治疗方法。选择了十几位理论上自成体系，学识造诣深厚，为后世公认和称道的历代医家，给学生讲解，让学生自学，以使其开阔视野，丰富知识，且为今后从事科、教、研的顺利进行，真正能尽快成长为跨世纪的学科带头人。

（7）详告弟子，党的中医政策非常明确，主要是为了继承和发扬中医药学遗产，借以提高现代医学和医疗水平，发展人民卫生保健事业，为四化建设服务。究竟如何继承呢？就是系统学习，全面掌握。怎样发扬呢？就是结合现代医学知识，进行整理提高。我觉得目前师承的任务，主要是先继承，以为今后发扬奠基，继承又可分为两个方面，一方面从文献上继承，另一方面是向某些富于学识经验的中医前辈继承。不论从哪方面继承，均要运用系统学习，全面掌握的方法。什么叫系统学习呢？就学习文献而言，必须从《黄帝内经》学起，直到《伤寒》《金匮》《本草》、方剂临床各科，所谓"系"，《广韵》解："绪也"，丝之有端，业之有基，都叫作系。《通训定声》说："垂统于上，而连属于下，谓之系，犹联缀也"。总束丛丝之绪叫作统。《黄帝内经》是中医药学的源头，也就是整个中医药学从系。借《通训定声》的话说。《黄帝内经》在中医药学中，便有着"垂统于上，而连属于下"的重要地位，如果不从这一些经典著作学起、学好，便不能称为系统学习。今逢盛世，国家又在为解决后继乏人、乏术和培养跨世纪的中医药骨干人才，下文办好中医药的继承工作。若要想使该项工作见效快，寻捷径，还必须学好经典著作——《黄帝内经》。对"经典"二字要给学生讲解明白，所谓"经典"本为我国原有的名称，略始于唐代陆德明撰的《经典释义》。其内容包括十三经、老子、庄子、尔雅等。左昭二十五年注云："经者道之常"。故古代凡圣贤所著，都称经。儒、释、道三家，均有其经。"典"之为义，即常也，法也，就是常而可为法的，都叫典。中医药学在汉以前，即有医经学家一派，《灵枢》《素问》本是当时组成医经的一部分。两书合称《黄帝内经》，张机的《伤寒杂病论》，经称《金匮玉函经》，他如《本草经》《脉经》等不一而足，而《素问》中又有"灵兰秘典"等篇名，称之经典乃是朴素的，非过誉妄尊。尽管称经典与否，名称上关系不大，但师生共同从头学起，学深、学透、学好却至关重要。经典著作我存书较多，从中选择取出五六种，忙里偷闲地进行细阅，以对中医基本理论立牢根基，树坚功底，为今后做好整理工作，取得巩固基础。

同时经常告诫学生，要善于向诸多有真才实学，知识丰富的老中医药专家学习、继承，我本人知识不全，本事有限，应一起多向丰富学识经验的老中医学习，叶天士一生从师 17 人，方成大家，"三人行，必有我师焉"，要虚心好学，不懂就问，真正理解好众多老师的各自特点、语言，懂得他们的技术，及时多汲取，经常作整理，编成档案，不断提高。

总之，中医学确是丰富多彩的，文献记载是气象万千的，古今著述浩如烟海，现存书籍汗为充栋，但总有一个系统，此系统即《黄帝内经》《难经》《伤寒》《金匮》等几部经典著作，把它们弄通了，娴熟了，在中医学领域中即可随心所用，信手拈来。可谓欲精通理法宜多悟《灵枢》和《素问》，求灵活辨治，当谨遵《金匮》与《伤寒》。

（8）尽快通过"系统学习、全面掌握"的方法，力争把中医药学，全部继承下来，是必不可缺的，然要真正成为一个名实相符的"名医"，还要博览群书，广收多取，如诸子百家，乐律书画，诗词歌赋等均要挤时间研读。我把《道德经》八十一章原文和注释，手抄给学生自学，因老子主张进步的"天道观"，创立了道家学说，书中载录了不少医学思想，对中医学的发展起了积极的促进作用。我还与学生在完成按规定的教带任务的同时，认真攻读《周易》，因该书是一部阐论自然哲学的经典著作，也是我国古代宇宙观和科学观的思想基础，不仅被儒家尊为"群经之首"，备受推崇，而且对天文、地理、历算、医药等有关自然科学理论体系的形成和发展，也有极为深远的影响。自古贤哲素有"医易相通""医易同源"之说，不无道理。唐代医家孙思邈说得好："不知易，不足以言太医"，为此，攻读《周易》，不可等闲视之，所以鼓励学生参加了成都中医药刊授学院办的《第一届易学专业》班，现正在结业开卷考试，从学生掌握的易学知识看，合格不成问题。

另外，还与学生共同总结自己和他人的医疗经验，撰写论文和著作。本人编著了《名医良方编诀》一书，于 1995 年 12 月付梓，1997 年 10 月在《首届国际民族医药科技研讨会及展览会》上获优秀奖证书（论著二等奖）。《数术与中医》1996 年 10 月在中国中医药学会举办的《首届国际中医与<周易>研讨会》上被评为优秀论文；撰写的《邹平县近代三位名中医简介》，获山东省齐鲁名医思想研讨会优秀论文奖等。并指导学生李秀莲撰写论文 7 篇，4 篇在国家级、3 篇在省级医刊上正式发表，1 篇获齐鲁中青年中医读书会学术年会优秀论文奖。徒弟并参与编写了《中国奇特疗法大全》，任副主编，已由山西科技出版社发行；《基层医生针灸手册》任副主编，已由中国古籍出版社出版；《中西医结合临床丛书》任副总主编，任该丛书《急性脑血管病（中风病）》分册的主编，已于 1997 年 7 月由山西科技出版社出版。

诚心劝勉

我自年轻时就喜爱读书。除特殊情况，没有一天不读。退休10年来，对这一良好习惯，仍坚持不懈。我曾见到原卫生部副部长、老中医专家黄树则写的两句诗："到老更惭知识浅，余年应是读书时。"我认为黄老之言颇有教益。一直把它当作座右铭。古人读书有三余："夜者日之余，雨者晴之余，冬者岁之余。"古人惜时如金、嗜书如命，抓紧夜间、雨天、冬闲的时间进行学习，很值得我们效法。我也将候车、睡前等时间利用起来，进行学习。老人离退休后，空闲时间较多，不可荒废。科技飞速进步，时代迅猛发展，要求我们老人必须不断更新知识、更新观念，只有学习、学习、再学习，与时俱进，才能跟上时代发展的步伐。

我认为，老年好学是健康向上之举，好处甚多。主要有三：一是获取知识。读书可以增长知识，博古通今，洞悉世事，明察问题，知情达理，修身养性，保持晚节。二是强身健体。读书是一种享受，可以怡情益智，净化心灵。书犹药也，可以医愚治病，读一本好书，胜似请一位良医，书中藏有"智慧果"，亦有"长寿术"。常读书，天地宽，胸怀广，脑子活，志不衰，有利于健康长寿。三是能激发写作情趣。我常年迷恋于书报，寄情于笔端。在读书过程中，开阔视野，理清思路，激发写作欲望，捕捉写作灵感，为笔耕开路。每有所悟，即随手记之，将思想火花留下，然后搜集素材，提炼主题，谋篇布局，遂以成章。我退休后，读书更多了，动笔更勤了，所写内容报刊有所登载。县科学健身研究会出编的几本有关健身的书，选用我写的文章不算少。

孔子有云："学而时习之，不亦说乎？"古云："学无止境，学知不足。"毛泽东主席也说过："重要的问题是善于学习。"周恩来总理生前说过："活到老，学到老，改造到老。"社会知名人士梁漱溟先生也说过："活到老，学到老，思考到老。"等等。在古今贤达说教的熏陶下，我基本上养成了多读、多思、多写、多动的良好习惯。《三字经》中有："玉不琢，不成器；人不学，不知义。"善于学习，是智力不衰、延年益寿的重要途径。在《史记》中，司马迁说："精神不用则废，多用则疲，疲则不足，用之则振，振则生，生则足。"历史经验和研究说明，善于学习，合理用脑，脑体结合，动静相对平衡，可防衰抗老。

"闲居足以养气，至乐莫如读书。"我认为，离退休后的老朋友们，应利用有生之年，多读些好书，以养浩然之正气，发挥余热之潜能，乐于奉献，以添人生之价值。苏联伟大的作家高尔基说："热爱书吧，它会使你的生活变得愉快。"故我不仅奉劝更多的老朋友们以读书为乐，颐养天年；更希望和建议年轻的朋友们，趁气盛力壮，精神充沛，多读好书，为求知、深造、成才、立业着想，这就必须要做到治学严谨，勤苦读书，深刻钻研，创新应用。我诚心乐与老年朋友、年轻朋友共勉，继续以"勤苦"二字为教，学习终生，牢记"书山有路勤为径，学海无涯苦作舟"，发奋不已，躬行不懈也。

2009 年 3 月 30 日

二十四孝辑录

前 言

孝敬父母，尊敬老人，自古至今，好人好事，层出不穷；先进代表，多不胜举。孝文化是中华民族古文化的重要组成部分。中国古代儒家最重要的经典著作达十三种之多，称谓《十三经》，《孝经》即其中之一。这些经典著作在长期的封建社会中，一直是统治者的法典，深刻影响着人们的思想和生活。上海古籍出版社 1985 出版的《二十二子》书中，"孔子集语"卷二的"孝本"（485 页）、"吕氏春秋"卷十四中的"孝竹"（669 页）、"扬子法言"卷十三中的"孝至"（824 页）、"韩非子"卷二十中的"忠孝"（1187 页）等篇，均详述了有关"孝"的代表人物和典范事迹，颇具教义。

毛泽东主席说过："要孝敬父母。连父母都不肯孝敬的人，还肯为别人服务吗？不孝敬父母，天理难容。"

《三字经》云："首孝悌，次见闻"。《庄家杂字》载："万恶淫为首，百善孝为先"。都视"孝"为做人的第一要务。乌鸦反哺，羔羊跪乳，禽兽尚知孝亲，何况人乎？

改革开放 30 年来，我国的经济实力、国防实力、政治形势、人民生活及体质等，都发生了翻天覆地、举世瞩目、有目共睹之巨变，可谓"政通人和，百废俱兴""国富民强今胜昔，科学发展慨而慷"。今年是新中国成立 60 周年，党中央、国务院对老龄工作特别重视，对孝敬父母、尊敬老人异常关注。回良玉副总理代表党中央、国务院作了"加强领导、狠抓落实、努力开创老龄工作新局面"的报告，强调"紧密团结在以胡锦涛同志为总书记的党中央周围，高举中国特色社会主义伟大旗帜，以邓小平理论和'三个代表'重要思想为指导，深入贯彻落实科学发展观，狠抓机遇，开拓创新，扎实工作，推动我国老龄事业再上新台阶，以优异成绩迎接中国成立 60 周年"。

为弘扬民族文化，继承光荣传统和美德，服务于邹平县人民，促进社会主义精神文明建设，我将流传下来的二十四位孝亲人物的姓氏、年代、典型事迹进行了辑录，以供人们学习效法、了解厉行、发扬光大，算是对欢庆新中国成立 60 周年的心意和献礼吧！

由于手头资料不全，更加本人才疏学浅，孤陋寡闻，谬误不当之处在所难免。敬请领导予以斧正、赐教，不胜感激！

2009. 5. 28

二十四孝

1. 虞舜孝感动天

虞舜，姓姚、名重华，号有虞氏。炎黄联盟后继领袖。性至孝，父顽，母刁，弟象傲。舜常遭继母陷害，不但不忌娘，反而孝亲更甚。舜耕于历山，天使大象为之替耕，鸟为之代耘，其孝感动天地，尧闻其贤，事以九男，妻以二女，遂将天下让焉。在位时咨询四方，选贤任能，政通事治，名垂千秋。

队队春耕象，纷纷耕草禽。

嗣尧登宝位，孝感动天心。

2. 老莱戏彩娱亲

周朝老莱子，性至孝。奉二亲，行年七十，言不称老。常着五色彩衣，学婴儿戏于亲侧。又常取水上堂，诈跌卧底，作婴儿啼。千方百计让二老心喜欢，开口笑，楚王闻其贤，聘之为官。

戏舞学娇痴，春风动彩衣。

双亲开口笑，喜色满庭嗣。

3. 郯子鹿乳奉亲

郯子，春秋时代郯国之君。性至孝。父母年老，俱患眼疾，思食鹿乳心切。郯子乃衣鹿皮，去深山入鹿群之中，取鹿乳供亲。猎者视为真鹿，欲射之。郯子具以情告。猎人敬其孝，赠以鹿乳，并护郯子出山。

亲老思鹿乳，身挂褐色衣。

若不高声语，山中带箭归。

4. 仲由为亲负米

仲由，字子路，春秋鲁国人，孔子弟子。性至孝。家贫如洗，常以野菜作食。仲由为孝敬父母，常从百里之外负米奉亲。双亲死后，出任鲁国，后南于楚，从车百乘，积粟万钟，累荫而坐，列鼎而食。常怀念父母之恩，忆昔日生活之苦。为人子者，亲在时当竭力尽养，否则，抱恨终身。

负米供旨甘，宁辞百里遥。

参茸亲已殒，犹念旧时劳。

5. 闵损单衣顺母

闵损，字子骞，春秋鲁国人，孔子弟子。性至孝。早年丧母，后母对亲生二子衣棉絮，忌妒闵损，以衣芦花。一日，损遂父御事，体寒难忍，父斥鞭打，芦花飞出，父察知故，欲出后母。损曰：母在一子寒，母去三子单，父受感动，免于驱逐，母悔改从贤。后待三子如一。

闵氏有贤郎，何曾怨晓娘。

尊前贤母在，三子免风霜。

6. 曾母啮指心痛

周曾参，字子舆，孔子弟子，春秋鲁国人，学识渊博，奉母至孝。少年时参常采薪山中，一日家中客至，生母无措，望参不还，乃啮其指，参急心痛，知母呼唤，参负薪以归，跪问其故？母曰：有急客至，吾啮指以悟汝尔。参见客至，以礼待之。

母指方才啮，儿心痛不禁。

负薪归未晚，骨肉至亲深。

7. 刘恒亲尝汤药

汉文帝，姓刘名恒，汉高祖第三子。初封为代王，生母薄太后，帝奉养物无怠。母患病三年，帝理政后，常伴床前，目不交睫，衣不解裳。母所服之药，恐其失调，非亲口尝过后，再让母服用。仁孝之名闻于天下。

仁孝闻天下，巍巍冠百王。

莫庭事贤母，汤药必亲尝。

8. 郭巨为母埋儿

郭巨，汉朝河南林县人，有子三岁，母赏减食给孙子吃，母体日渐衰弱。巨谓妻曰：贫乏不能供母，子又分母之食，将儿埋掉，节食奉母，儿可以再有，母不可复得。为孝敬父母，妻不敢违。巨遂挖坑三尺余，忽见黄金百两，上云：天赐孝子郭巨，官不得夺，民不得取。夫妻返家孝母，郭巨孝母之心感动人，然埋儿之举万万不宜效法。

郭巨思供给，埋儿愿母存。

黄金天所赐，光彩照寒门。

9. 江革行佣供母

后汉江革，早年丧父，独与母居，奉母至孝。遭岁兵荒，负母逃难，路遇贼寇，欲却杀之。江革辄泣，告有老母在，无人奉养。贼敬其孝，免于劫杀。革贫穷裸跣，行佣供母。母便之物，莫不毕拾。乡里称其巨孝，后为谏议大夫之职。

负母逃危难，穷途贼犯频。

哀求俱得免，佣力以供亲。

10. 蔡顺拾椹供亲

蔡顺，后汉人，少年丧父，事母至亲。时遭王莽之乱，年岁饥荒，奉母不足，顺拾椹供母，并以异器盛之。赤眉军见而问之？顺曰：黑者奉母，赤者自食。赤眉军悯其孝，以白米二斗，牛蹄一只，让其带回奉母，以示敬意。

黑椹奉萱闱，啼饥泪满衣。

赤眉知孝哥，牛米赠君归。

11. 涌泉跃鲤奉亲

后汉姜侍，奉母至孝。妻庞氏，奉姑尤甚。母性好饮江水，距舍之六七里，侍妻常去汲取奉母，又嗜鱼脍，夫妇常作。一日，舍侧忽有泉涌，味如江水，日跃双鲤，让其就近取以供亲，此乃孝感之故。

舍侧甘泉出，一朝双鲤鱼。

子能事其母，妇更孝于姑。

12. 黄香扇枕温席

黄香，后汉江夏人。年九岁，丧母，思慕维切，乡人称其孝。躬执勤苦，事父尽孝。夏天暑热，给父扇凉枕席，冬天寒冷，以身暖其被褥。香成年博古通典，官至尚书，曾受到太守刘护旌表。京师号日：天下无双。有江夏黄童之称。

冬日温衾暖，炎夏扇枕凉。

儿童知子职，千古一黄香。

13. 董永卖身葬父

董永，后汉人。少年丧母，奉父至孝。父亡无钱，永卖身贷钱而葬。及去偿工，行至槐荫，途遇一仙女，求为永妻。二人俱至家，债主让织绢三百匹为期满。妇一月完成。夫妇归至槐荫会所，妇告董日："我乃天帝七女，奉命助君还债，请勿留恋。"言毕辞永而去。从此，槐荫这个地方，改名为"孝感"。

卖身丧其父，仙姬陌上逢。

织绢偿债主，孝感动苍穹。

14. 丁兰刻木事亲

丁兰，后汉河内人。幼丧父母，未得奉养，常思念养育之恩。兰用木刻亲像，奉之如生，凡事都和木像商议。一日三餐先敬亲而后自食，出必告返必面，终年不息。其妻久而不敬，以针戏刺其指，血出。木像见兰，眼中垂泪，兰问得其情，遂将妻弃之。

刻木为父母，形容在日时。

寄言诸子侄，各要孝亲闱。

15. 陆绩怀桔遗亲

后汉陆绩，年六岁随父去九江见袁术，术用桔对其招待，绩乘机暗怀桔两枚，事毕返里时，绩拜辞桔落地。术日：陆郎作宾客而怀桔乎？绩跪答曰：吾母性之爱桔，欲归敬母。术大奇之，敬仰其孝。后博学多识，出任俞林太守。

孝悌皆天性，人问六岁儿。

袖中怀绿桔，遗母报乳哺。

16. 王裒闻雷泣坟

王裒，晋朝营陵人，博学多能，事亲至孝。父仪为司马昭所杀，裒隐居教书，誓不为晋臣。母在世之时，习性怕雷，卒后葬于山林。每逢雷雨之时，裒即奔至坟墓，拜跪泣而告曰：儿裒在此，母亲勿惧，以示安慰母亲。

慈母怕闻雷，冰魂宿夜台。

阿香一时震，到墓绕千回。

17. 孟宗哭竹生笋

晋孟宗，少丧父，母老病笃。医嘱：用鲜竹笋做汤，病体可康复。宗无计可得，为孝敬其母，乃往竹林中抱竹而泣，其孝感动天。须臾，地裂，出笋数茎，宗大喜，特归作羹奉母。食毕，果然病愈康复，孝闻四方，传为佳话。后来宗官至司空之职。

泪滴朔风寒，萧萧竹数竿。

须臾冬笋出，天意报平安。

18. 王祥卧冰求鲤

晋，王祥，字休征。早年丧母，继母宋氏体弱多病，祥事亲至孝。继母欲食生鱼，时置天寒地冻，王祥解衣卧冰求之。冰河忽解，鲤鱼跃出，祥持归供亲，母果然病愈，此乃孝感动天之故。武帝继位后，拜王祥为太保之职。

继母人间有，王祥天下无。

至今河冰上，一片卧冰模。

19. 杨香扼虎救父

杨香，晋朝人，年十四岁，随父在田间割稻，忽来一只猛虎将父拽去，危在旦夕。时杨香手无寸铁，心中只知有父，不知有己，踊跃向前，用力扼持虎颈，宁死不放，虎难于呼吸，便靡然而逝，这时父才免于害。杨香胆识过人，机智勇敢，舍身救父之事，名留千古。

深山逢白虎，努力摆腥风。

父子俱无恙，脱难馋口中。

20. 吴猛恣蚊饱血

吴猛，晋朝濮阳人，年八岁，事亲至孝。因家贫，榻无帷帐，蚊叮咬其父，不能安眠。每夏夜猛赤身坐父榻前，任蚊叮咬，蚊虽多不驱之，唯恐蚊去而噬其亲。爱亲之心至矣。

夏夜无帷帐，蚊多不敢挥。

恣渠膏血饱，免使入亲帷。

21. 黔娄尝粪心忧

黔娄，南齐高士，任屠陵县令，到县未旬日，忽心惊汗流，即弃官返里探亲。时父疾始二日，医曰：欲知吉凶，只有尝粪，味苦则佳。黔娄尝之味甜，心甚忧之。夜拜北辰求佑。数日父卒，黔娄守制三年。此非大孝之人，所不为也。

到县未旬日，椿庭遗疾深。

愿将身代死，北望起忧心。

22. 乳姑奉亲不息

崔山南，唐朝人，官至节度使之职。曾祖母长孙夫人，年高无齿，祖母唐夫人，祖家少妇行孝。每月栉洗。升堂乳其姑，姑不粒食数年而康。一日病笃长幼咸集。乃宣言曰：无以报新妇恩。愿子孙妇为新妇孝敬足矣。

孝敬崔家妇，乳姑晨盥梳。

此恩无以报，愿得子孙如。

23. 寿昌弃官寻母

朱寿昌，宋朝人，年七旬，生母刘氏为嫡母所妒，外出嫁人，母子不相见已五十余年。神宗时，在朝居官，为寻生母，弃官入秦，发誓不见生母，永不复还。后行至陕州，遇母和二弟，欢聚同归。苏轼和王安石曾以诗赞美其孝。

七岁离生母，参商五十年。

一朝相见面，喜气动皇天。

24. 庭坚涤秽事亲

宋黄庭坚，字鲁直，号山谷。元佑年间为太史。善书画，为宋代四大书法家之一。庭坚，性至孝。身虽显贵，奉母尽诚。每夕亲自为母涤洗溺器，未尝一刻不供子职。身为官宦，婢妾多矣，每夕必亲洗溺器，可知其孝何如也。

显贵闻天下，平生孝事亲。

亲至洗溺器，不用婢妾人。

跋 文

父母恩情重，实在难报完。

十月娘怀胎，分娩受艰难。

赤身临世间，不带一分钱。

哭闹拉屎尿，脏湿即换干。

劳累七年满，求学把书念。

吃穿三接送，学费更操办。

省吃又俭用，"望子成龙"盼。

钱财渐用尽，儿又到成年。

选娶合适女，早把婚姻全。

生孙摆筵席，白首喜开颜。

一生心身尽，未能保晚年。

奉劝为人者，孝亲记心间。

为人若不孝，遗臭万万年。

2010 年 8 月

带徒回顾

根据山东省卫生厅、人事厅鲁办【1995】10 号文件精神，我与 1995 年 3 月被确定为山东省继承老中医药专家学术经验指导老师。4 月 1 日，与徒弟李秀莲在济南南郊宾馆参加了出师、拜师大会，当时虽然认为自己才疏学浅，资历有限，怕难胜任，有负领导嘱托和弟子期望；但又一想有各级领导的正确领导和大力支持，只要充分发挥教学相长、师徒共进、胸怀"心诚"二字，"世上无难事，只怕有心人"，没有过不去的"火焰山"。事实确实如此，由于我教带非常认真，更加学子李秀莲虚心好学，刻苦勤奋，尊师善问，至 1988 年 4 月的三年时间，全面地完成了带徒工作所规定的各种原始记录，整理出住院病历 100 份，撰写了二万字以上我的学术经验和技术专长的学术论文。经考评专家的全面考核和规定内容的严格评审、验收，顺利获得了通过，且名次列为全省前茅。受到领导的赞誉。相去 15 年，弹指一挥间。回顾带徒事，反射自问焉。如实写实情，现实意义联。或有不当处，敬请领导批评、教正。

一、要想真正带好徒弟，为师必须首先明确认识，端正态度

通过参加出师、拜师大会，使我进一步认识到中医药学属自然科学，是中华文化遗产的灿烂瑰宝，"是一个伟大宝库"，具有独特的理论体系和极其丰富的实践经验。"实践是检验真理的唯一标准"。古今中医药学家的学术成就，都是在中医经典理论的指导下的智慧结晶。中医药学所以延续至今，一直为广大人类有效的服务，越来越引起全世界的重视，"举世瞩目，中医热盛"。国家把整理继承老中医药专家成功经验，作为培养中医药骨干人才的战略方针，是明智之举。我向来淡泊名利，以能为社会办几件实事感到快慰。党和组织的信任，使我万分感激，当倍加珍惜。所以立誓把自己所学的知识和积累的经验，毫无保留地传给学生，奉献给社会。

二、作为一名指导老师，必须做到广闻博学，严谨要求，医德高尚，医术精湛，为人师表，启迪领悟

对待徒弟，既要严肃认真，更要平易近人。韩愈说得好："闻道有先后，术业有专攻"，"弟子不必不如师"。所以，在"传道、授业、解惑"的过程中，要树立"教学相长，师生共进"的信念。对学生循循善诱，诲人不倦，

倡导启发，让学生独立思考。三年当中，我们首先在教带专攻课题——中风病方向，下大力气，花大功夫，不仅按文件精神，及时讲解，且对该病的理、法、方、药及现代科学研究，不厌其详地写了十几万字的备课稿，供徒弟参考，学习，还严求学生对重点方剂、药物、理论、必须理解渗透，娴熟牢记，并尽力多行背诵。

三、反复引导徒弟对业务既精又博的道理

我的观点，学习中医药学，必须要精，不精则不可能弄通其中的道理。同时要博，学问渊博，更有助于弄通中医药学的奥秘。古今之人，素质不同，环境有变，如果照搬古方，即为泥古不化，但借鉴古人、前人的经验绝不可少。重要的是必须实事求是，须臾不可脱离客观实际，师承会上提出的"继承不泥古，创新不离宗"含义颇深，要仔细的领会，切身效法。

四、与徒弟共同牢记"治病求本"是中医治病的基本法则，不可移易

临证不论祛邪扶正，目的都是为了恢复和充足元气，以达气血调和，阴平阳秘。至于祛邪扶正，先后主辅，必须在临证时参机应变，辨证论治。因为邪与正，本当并重，扶正可以祛邪，祛邪亦能安正，是同等关系。究竟孰先孰后，只能因人、因地、因时而施，不可先有主见。对一般的新病急病，祛邪虽当快务，但久病缓病，其人虚象毕露，则必须顾其正气，所谓养正邪自除，就要扶正为主了。总之，疾病情况，复杂多样，有久暂之不同，也有缓急之区别，有热深厥深之假象，又有寒热错杂的局面，有正虚邪实的情况，又有脉证从的疑难，有的应先祛其邪而后调其正，有的就应先顾其正而后退其邪，有的寓攻于补，有的攻补兼施。因此，轻重先后，当随证制宜，因病而定，因人而异。这就必须做到机圆法活，心灵通变。然非凭苦功、靠拼搏是不可能做到的。我们的座右铭是："学医须平日博览精研有素，治病戒临时彷徨犹豫失机；八纲要细审，四诊宜合参；虚实夹杂当明辨症结，攻补斡旋可力挽沉疴；处方投药，谨守病因病机，疗疾拯疴，慎察标本虚实"。三年中，我们师徒二人门诊、病房诊疗病人两万多人次，均遵守此原则，故不论常见病多发病，还是疑难重病、奇特怪病，投无不效，多获满意，屡起沉疴，誉满四方。

五、医技故应精湛，医德至为重要

据大量资料表明，威胁现代人健康和生命的，已从细菌、病毒、理化、生物等外在因素，转向紧张、焦虑、急躁等内在情志失常和心理冲突，以及一切引起这些情绪变化的心理、社会因素。所以我们在临证中，治病不分亲疏贵贱，一视同仁，把握患者心理，取得病人信任，诚真待患，拒收礼物，对孤贫患者，深切关怀，倍加悯恤，安老怀幼，济人于危，解囊相助。并写出"中医医德观"，让徒弟学习，师生共同学习了《大医精诚》《不失人情论》，并谈写个人的学习心得，同时还反复学习《纪念的求恩》《为人民服

务》等毛主席著作，做到古今结合，誓做良医。

六、为使徒弟产生浓厚的学习兴趣，治学态度明确，坚定信心，树立"勤苦"决心，特专为学生讲述学好医古文、中医基本功和各家学说的重要性、必要性

首先指明中医学与医古文的关系，要想真正学好中医学这门科学，不学医古文是不行的。因中医学很多宝藏，均保存于文献里面，通过书面保留下来，中青年中医师的古汉语知识，大多数较为薄弱，如不把这门课补上，对教带会难以深入下去。故除与徒弟共同攻读医古文外，还写了大量有关医古文知识方面的备课笔记和推荐书籍，让学生自学。其次，指明在中医学术理论体系中，最足称为"基本"的，莫过于藏象、病机、诊法、治则四端。而这些理论，都贯穿着统一整体的人与自然学说以及认识和概括说明生理功能与病理变化的阴阳五行学说。人与自然主要说明人体内部是统一的整体，而与自然界息息相关。阴阳五行学说，是以藏象经络等人体的组织器官作为物质基础，以统一的整体观来阐明其内在关系。所以它能将生理、病理、诊断、治疗、方药等有机地联系起来，贯串在中医药学的各个方面，反映出人体的生理活动的规律性，说明病理变化发生的部位、性质及演变机转，为诊断和治疗提供客观的理论依据。再是说明中医各家学说，是由基础向临床过渡的桥梁，重点介绍历代著名医家的学术思想、临床经验和治疗方法。选择了十几位理论上自成体系，学识造诣深厚，为后世公认和称道的历代医家，给学生讲解，让学生自学，以使其开阔视野，丰富知识，且为今后从事科教研的顺利进行，真正能尽快成长为中医药学科带头人。现在也已经证明了李秀莲副主任中医师，确实成了中医药事业的骨干、学科带头人，令人欣慰。

七、详告弟子，党的中医政策提得非常明确，主要是为了继承和发扬中医药学文化遗产，借以提高现代医学和医疗水平，发展人民卫生保健事业，为四化建设服务

究竟如何继承？就是系统学习，全面掌握。怎样发扬？就是结合现代医学知识，进行整理提高。我当时认为师承的任务，主要是先继承，以为今后发扬奠基。继承又可分为两个方面：一是以文献上继承，另一方面是向某些富于学识经验的中医药前辈继承。不论从哪方面继承，均要运用系统学习，全面掌握的方法。何为系统学习？就学习文献而言，必须从《黄帝内经》学起，直到《伤寒》《金匮》《本草》、方剂、临床各科，所谓"系"，《广韵》解："绪也"，丝之有端，业之有基，都以做系。《通训定声》说："垂统于上，而连属于下，谓之系，犹联缀也"。总束丛丝之绪叫作统。《黄帝内经》是中医药学的源头，亦即整个中医药学所从系。借《通训定声》的话说，《黄帝内经》在中医药中，便有着"垂统于上，而连属于下"的重要地位，如果不从这些经典著作学起、学好，使不能称为系统学习。今逢盛世，社会和谐，国家又在为解决后继乏人、乏术和培养跨世纪的中医药骨干人才，下文办好中医药的继承工作。若要想使该项工作见效快、寻捷径，还必须学好经典著作——《黄帝内经》。对"经典"二字，也要给学生讲解明白。所谓"经典"，本为我国原有的名称，略始于唐代陆德明撰的《经典释义》。其内容包括十三经、老子、庄子、尔雅等。左昭二十五年注云："经者道之常"。故古代凡圣贤所著，都称"经"。儒、释、道三家，均有其经。"典"之为义，即常也、法也，就是常而可为法的，都叫典。中医药学在汉以前，即有医经家一派，《灵枢》《素问》本是当时组成医经的一部分。两书合称《黄帝内经》，张仲景的《伤寒杂病论》，经称《金匮玉函经》，他如《本草经》《脉经》等不一而足，而《素问》中又有"灵兰秘典"等篇名。称之经典乃是朴素的，非过誉妄尊。尽管称经典与否，名称上关系不大，但师生共同从头学起，学深，学透，学好却至关重要，又实非易事，故同下决心，树立了恒心和毅力。经典著作我存书较多，从中选出五六种，忙里偷闲地进行细阅，以对中医基础理论立牢根基，树坚功底，为三年中及以后的整理工作，取得巩固基础。

同时经常告诫学生，要善于向诸多有真才实学、知识丰富的老中医药专家学习、继承，我本人知识不全，本事有限，应一齐向那些丰富学识经验的老中医学习。叶天士一生从师 17 人，方成大家。"三人行，必有我师焉"，要虚心好学，不懂就问，真正吃透众多老师的各自特点、语言，悟懂其技艺、医德，及时多汲取，经常作整理，编成档案，不断参阅提高。

总之，中医药学丰富多彩，文献记载气象万千，古今著述浩如烟海，现存书籍汗牛充栋，但总有一个系统，该系统即《黄帝内经》《难经》《伤寒》《金匮》《神农本草经》等几部经典著作，只要真正把它们弄通了，娴熟了，在中医药学领域中即可随心所欲，信手拈来。可谓"欲精通理法，宜多悟《灵枢》和《素问》，求灵活辨证，当谨遵《金匮》与《伤寒》。"

八、尽快通过"系统学习，全面掌握"的方法，力争把中医药学全部继承下来，是必不可缺的

成为一个名实相符的"明医"，还要博览群书，广极多取，如诸子百家，乐律书画，诗词歌赋等，均要挤时间研读。我把《道德经》八十一章原文和注解，手抄给学生自学，因老子主张进步的"天道观"，创立了道家学说，书中载录了很多医学思想，对中医学的发展起了积极的推进作用。我还与学生在完成按规定的教带任务的同时，认真攻读《周易》，因该书是一部阐述自然哲学的经典著作，也是我国古代宇宙观和科学观的思想基础，不仅被儒家尊为"群经之首"，信受推崇，而且对天文、地理、历算、医药学等有关自然科学理论体系的形成和发展，也都有极为深远的影响。自古贤哲素有"医易相通""医易同源"之说，不无道理。唐代大医孙思邈说得好："不知易，不足以言太医"。为此，攻读《周易》，不可等闲视之，所以鼓励学生参加了成都中医药刊授学院办的《军一届易学专业》班，学完后通过开卷考试，成绩合格，获得了易学专业函授证书。我深信弟子会在易学上继续攻关，逐渐通晓医易相关的内涵，并在中医药学的知识海洋里展现才能。

另外，还与徒弟共同总结自己和他人的医疗经验，撰写论文和著作。本人编著了《名医良方编诀》一书，于1995年12月付梓，1997年10月在《首届国际民族医药科技研讨会及展览会》上获优秀奖证书（论著二等奖）。《数术与中医》1996年10月在中国中医药学会举办的首届国际中医与《周易》研讨会上被评为优秀作文；我撰写的《邹平近代三位名中医简介》，获山东省齐鲁名医思想研讨会优秀作文奖等。并指导学生李秀莲撰写论文七篇，四篇在国家级、三篇在省级医刊上正式发表，一篇获齐鲁中青年中医读书会年会优秀论文奖。徒弟并参与编写了《中国奇特疗法大全》，任副主编，由山西科技出版社出版发行；《基层医生针灸手册》，任副主编，由中国古籍出版社出版发行；《中西医结合临床丛书》任副总编辑，任该丛书《急性脑血管病（中风病）》分册主编，于1997年7月由山西科技出版社出版发行。

"长江后浪推前浪，一浪更比一浪高"；"弟子不必不如师，后辈总会胜前辈"。这是规律。令我最感欣慰的是，徒弟李秀莲现在正成为中医院的中医中坚，不仅服务态度好，医疗质量、医德医风，确实有口皆碑，赞誉不绝。"师父领进门，修行在个人"；"一切靠自己"；我已体察到，在很多方面，她已优胜于我，如现代医学知识，电脑等。我很想在某些方面与其切磋，只是她"身在江湖，身不由己"，一个中医院的门诊部主任，事务繁多，更加门诊病人，应接不暇，年处中年，老少兼顾，确实够忙的了。但愿弟子能以医易之理，做到劳逸结合，本末兼顾，善事多做，为人莫忘切身顾己，互利双赢，均有好处。

李明忠
庚寅年端午节午时

话说中医传承

中医药学源远流长，所以能相传五千余年，是因为它有一套独特的医传途径。

首为师传。此是我国古代中医传统的带徒方法，也称"师以传弟"，我国历史上许多名医都是通过该途径而带出来的，如长桑君带出了扁鹊，扁鹊又带出了子阳、子豹、子容、子明、子越、阳仪等七人；公孙光和公乘阳庆带出了淳于意，淳于意又带出了宋邑、高期、冯信、杜信、唐安等；张伯祖带出了张仲景，张仲景又带出了杜复和卫沈；张元素带出了李东垣等，李东垣又带出了罗天益。诸如此类的带徒出名医，不胜枚举。

二是家传。这是一种以亲缘关系的保守带徒方法。他们往往采取"传子不穿婿"，"传媳不传女"。因而，有人叫作"父以教子"。当然，也包括叔侄、兄弟等。这种方法，在一定历史条件下，还是教出了不少堪称一代的良医。如元代名医危以林，字达斋，五世业医代代相传，他将五世积累的经验方剂，用"依按古方，参之家传"的方法，编撰长达五十多万字的《世医得效方》，流传国内外。

三曰自学。古代不少医家开始是业儒的，后因父母、亲属、本身患病或三折、九折臂；或因厌恶仕途，考试落第，或因社会原因，或因有感于"人命至重，有贵千金"，而矢志学医的。他们当中不少人采取自学，发愤攻读，不出户阁，"执苦数年，勤学不倦"，而终成为医家中独树一帜者。如张元素因科举考试，不慎用字冒犯皇帝的避讳而落第，便抛弃仕途，潜心学医，探颐索隐《黄帝内经》，以至梦寐以求，连做梦也梦见有人把《内经主治备要》塞进他的胸窍。经过二十多个寒暑的努力，他撰写了《珍珠囊》《医学启源》等著作，并在研究脏腑辨证说，谴药制方论上取得突出成就，竟成为易水学派的开山祖。我的中医药大学中的很多老师多为全国名医，国医大师，也都是在抗日战争时，不满日寇统治，由教师改学从医的。

四者学府传授。我国医学教育由来已久。公元448年，刘宋王朝开创了医学教育机构。唐代已设立了"太医署"。宋朝更改"太医局"，"九科学生三百人"。到了清末，直至新中国成立前，官办、私办、洋办的中、西医学校，为数不少，如北洋医学堂、京师专门医学堂、上海中医专科学校、神州医药学校等等，培养了不少中西医医生。

以上种种医传途径，在历史上确实都起过作用。但四条途径中，哪条能多出人才呢？从历史上看"师传"居首，"家传"次之，"自学"再次之，而"学府传授"虽然培养了不少医生，但多数当了御医，不能充分施展其才华，因此，在历史上能成为医家之佼佼者，却为数不多。

这引起了我的深思，为何"师承"或曰"师传"能多出名医？

经过翻阅诸多医史，可以从中选看一实例：金元四大家之一的李杲、字明之，号东垣，告老归里，为物色理想的继承人，煞费苦心，深感"欲道传后世，难其人"，于是拖亲嘱友去找。一天友人周都运给他推荐了"性行淳朴，尝恨所业未精，有志于学的罗天益（字谦父）"。李杲见之，则问："汝来学觅钱医人乎？学传道医人乎？"意思是你来学医是为了赚钱糊口，还是为了继承发扬医术？罗天益明确表示："亦传医尔"。李杲听到他有这样明确的治学目的，欣然纳之为徒弟。罗天益是一个穷苦学生，李杲不仅不收"束修"，而且资助他一切"日用饮食"生活费。学了三年，罗天益那种锲而不舍的精神受到了老师极大的赏识。老师考虑到罗家经济有困难，生怕影响他学习，便拿出白银二十两给罗天益，说："吾知汝活计甚难，恐汝动心，半途而止，可以此给妻子。"罗很感动，力辞不受。李杲诚意地说："吾大者不惜，何吝乎细！"意思是说，我的学术经验都不吝惜传授给你，又何必吝惜这区区之财呢！李杲就这样手把手教了罗天益十几年。临终时，他还把自己平时所看之书，清检校勘整成一本本的书，分门别类摆在书桌上，嘱咐罗天益说："此书付汝，非为李明之，罗谦父，盖为天下后世，慎勿湮没，推而行之"。李杲这种"医为天下后世"的精神何其宝贵！罗天益没有辜负老师的遗嘱，不仅整理了老师的遗稿，还著有《卫生宝鉴》等书，为天下后世做出了贡献。

我认为从该例可以悟出"师传"有很多特点值得借鉴：

（1）在选择徒弟方面"师传"已破"父以教子"之囿，可广泛选识"良驹"，还可从中挑选扬蹄奔跑，体力过高的"千里马"。

（2）目的明确。师传术，徒学术都不是为了"觅钱"，而是为了"传医"，双方均有共同的奋斗目标，这一点在我心目中可以说是根深蒂固，极力为之的。

（3）能充分调动师徒的积极性。由于师徒结合是百里挑一，两厢情愿，因而老师"呕心沥血地教，徒弟废寝忘食地学"，我准备撰写《回顾带徒》一文，可充分体现出该现象。

（4）教与学灵活。一般不像坐在课堂那样呆板，而多为边学理论，边从实践，既易于启发，也易于掌握。

（5）师承富有明显的特点，一般跟什么师傅，就继承其师傅的学术经验，成为其师傅所属学术派的继承人和发扬者。

当然，时代在发展，科学在进步，需要的医生日益增多，"学府传授"可得"天下英才而教之"，有利于大量培养技术全面的现代式的中医人才，有利于全面继承和发扬中医药学，有利于促进中医药学的现代化，是现代中医教育的主体，但考虑到我国自古以来有多种传承医学的途径，在发展"学府传授"的同时，党中央、国务院也支持其他三者，以快好多省地培养中医药人才，其中尤其更重视"师传"，自1993年中央卫生部，人事部已下达了这方面的文件，就是很好的佐证。

我调来本县已近30个年头，实话实说，因小有名气，有不少热爱中医的中青年人，登门求教，渴望拜师，但多数还是被我婉言谢绝。这并非自视清高，不与人谋，而是原因甚多，首先认为自己才疏学浅，学业不精，难以胜教；其次工作确实繁忙，身为院领导，操心事真不少，更加就诊病人多，推辞不应该，同时也考虑对求教者，接触不多，对其学问、品行不了解等，不过通过数年的观察、了解，对真正热爱中医药，"我要学中医药"，具有一定学识，品行端正有教育意义和前程的，还是选择了数位，只是年龄参差，时间不一，性别各异，程度不同而已。如刘长恩，已教学相长，共勉齐进了20多年，他在易学方面，早优胜于我，中医的理法方药也收获颇大，常有病人找他看病，但因无处方权好歹"偷摸"行之。再如崔忠、李长玲也跟我学了数年，医易学识均有很大提高和进步。还有马海燕、毕永先、王超、郭东等中青年，虽随学时间不长，但其共同点是真心向学，勤苦有加，知书达礼，誓获仁术，传业济民，其精神令吾钦佩，忘年之交，教学相长，自勉勉人！更加从他们的勇气上，我可学到朝气，以老当益壮之情，继续奋进，鞠躬尽瘁，不亦乐乎！

最后，建议县委、县府、卫生局主管领导，凡中医药人才经考试或考核合格，又能得到广大患者认可，是否应与"学府"培养的人才一视同仁，没有行医执照者，予以发放，允许其为人解患。我想通过多途径培养，或许可尽快解决中医后继乏人的境况。

2011.06

深切缅怀良师益友——郑长松

2007年8月8日，我的良师益友、知己、莫逆、忘年交、名老中医郑长松病逝于山东省滨州市。可惜当时我因病住院，未能参加其遗体告别和奉祀，甚感遗憾和愧疚。

我初知先师大名，是在20世纪60年代，即1964年我先后在山东省中医院和济南市中医院实习中医时，亲炙恩师刘惠民、李乐园，见我好学善问，精练肯干，尊敬师长，待患如亲，认为"孺子可教"，又得知我是邹平人，于是都曾对我说过惠民地区人民医院有个中医郑长松，医德高尚，医术精湛，有机会要诚心向他学习。由"文革"之因，我在山东中医学院学了七年，于1968年分配到博兴县乔庄地段医院工作。当地的自然环境十分贫瘠，生活条件非常艰苦。群众生病不到医院诊治，而是由亲属到医院叫医生，陪同到家治疗。因公家、私人均无自行车，都是徒步出诊。不论白昼黑夜，刮风下雨，炎热酷暑，冰寒严冬，都是随叫随行。固然大学七年，中医基础理论算是掌握了不少，但毕竟看病少，经验缺，遇到疑难病症，总是束手无策，困惑重重。这时我忽然想起了两位恩师的嘱咐，乔庄紧邻黄河，离惠民地区（今滨州市）人民医院不远，我便亲自陪同病人找郑老师诊治，为我解惑。也是那时我才知道郑老因病在家疗养，可还是不断为患者治病。当找到老师之家时，我首先把自己的情况告之老师，然后将患者病情做了简单介绍。首次便领教了老师平易近人，待患如亲，四诊合参，辨证认真，遣方严谨，选药恰切，一丝不苟的作风。我先后三次带领病人求助，不仅所有患者服药全效，病起霍然，同时对我的教诲，永难忘怀。郑老师反复告诫我："当医生要先学会做人，多读书，频临证，做到理论与实践相结合，读书与背诵莫偏废。医乃仁术，必须德技双全，淡泊名利，怀慈善心，亲疏同视，贫富同待。"我学用中医近半个世纪，所以能有诸多收获，不少建树，实与郑老师的指教分不开。

说实话，我真正全面、翔实地了解郑老师，还是在郑其国医师 2006 年 5 月赠给我《中医妇科研究》——祝贺郑长松主任医师八十华诞暨从医 60 周年专辑后，从首页郑老亲撰的"回首杏林六十年"及张奇文副厅长、周贻谋教授、丁广恩局长、黄岳新主编、离休干部冯振国、刘兆清、市人大原副主任宋西九、退休干部刘文昌、孟慧莲等领导、名人写的贺文；还有其国医师协助郑老夫人写的"高风亮节、垂范后人"；郑老之孙郑书翰写的"做中医事业的合格接班人"；莫非同志写的"春风送暖—记优秀中医郑长松同志"，共 34 页文字，连文前影印的郑老读书照、多位领导题词及郑老的手迹、诗文等，我都精心阅读、反复品味、潜心探研，认为所有对郑老的称颂、评价，皆准确务实，令人赞许，每有范例，各具千秋，句句珠玑，篇篇含香。读后深受启迪、激励、振奋。故拙拟了"七律二首——为庆祝郑长松先生八十华诞暨行医六十周年而作"，收载于《中医妇科研究》2006 第二集。

值郑老仙逝四周年之际，我遥望北天，浮想联翩，夜难成寐，欣然补拟嵌名挽联（见下附文），作为深切缅怀良师益友之礼。虽然挽联以"对仗精工，平仄协调"衡量，还很不完善，但我立意是用以体现恩师业绩，评价前辈人品。故上联嵌有郑老之名"长松"及"至真要大论"篇名；下联嵌有郑老之字"瑶峰"及"一心为人民"字样。"至真要大论"系《黄帝内经·素问》中的一篇，重点讨论了六气司天、在泉、胜气、复气、标本寒热等病理变化所出现的病症、诊断及其治疗原则、正治法与反治法的含义及作用，病机十九条的具体内容；同时还讨论了制方法则，药物服法，禁忌等内容。该篇内容非常真切而又重要，故名为"至真要大论"。我用它来代表《黄帝内经》，而《黄帝内经》又为中医经典著作之首，故又引申为郑老对其他经典——《难经》《伤寒杂病论》《神农本草经》等都做到了精研熟读，深思熟虑、用之自如、信手拈来。因而成了有真才实学、不务虚名的中医大家。而"一心为人民"，说明郑老不仅以"大医精诚""不失人情论"等古人说教严于律己，承奉橘杏，更是真诚遵循毛泽东主席"完全彻底""全心全意"为人民服务和以白求恩为榜样的典范。

《论语》载："曾子曰，吾日三省吾身，为人谋而不忠乎，与朋友交而不信乎，传不习乎。"事实胜于雄辩，威信在于贡献。铁的事实充分证明郑老是实践圣人遗教的真正传人。我万分垂念郑老，他那始终学而不厌，诲人不倦，对中青年医生总是热忱而又精心地进行传承文化培养和实践经验指导，对中医药事业，特别是中医妇科诊治，做出了令人赞许、不可磨灭的巨大奉献。所以我有决心继承郑老遗志，像他那样不自视衰老，一味赋闲，而是不懈努力，尽发余热，一息尚存，就要为人民群众的心身保健竭尽全力，让生命的火花更有意义和价值，做到郑老手迹所记："甘愿自己多吃万般苦，也让病人少受一点罪"；"买书不痛花钱，看书不惜时间，不懂就虚心求教，不熟就勤学苦练"；更牢记和力行郑老先生自勉诗："行医文明德为贵，救死扶伤术领先。自强不息效孙苏，开拓技艺胜华扁。诊勿虚索洞本末，药莫轻投务准验．永防骄奢戒矜伐，概不收馈禁贪婪，"

嵌名挽联

——缅怀郑长松先师病逝四周年

名长松，至长松，真长松，要长松，大长松，论长松。审察病机，勿失气宜。遵《伤寒》，循《金匮》，依《难经》，凭《本经》。鉴古察今，博采众长；勤于探索，另辟蹊径；拂尘涤垢，推陈出新。振兴中医君何可死，良师虽死精神永存。立千古！

字瑶峰，一瑶峰，心瑶峰，为瑶峰，人瑶峰，民瑶峰。民为医本，医为德先。仁爱人，义贵兴，礼教施，智育信。承能创新，扬不离宗；立法严谨，救急扶危；笔耕不辍，熠熠生辉。弘扬传承我愧偷生，益友不灭青春恒葆。垂万代！

2011.08.08

读书贵在勤

我学用中医 50 余载，始终牢记"书山有路勤为径"这一古训。"勤"，指一个人努力做事或不断地去做。素有勤奋、勤恳、勤快、勤劳、勤勉等诸多佳词，更有"一生之计在于勤"之名言。我认为用在致力于中医药学上，关键是"勤学"，它包括勤读、勤思、勤问、勤记。

所谓勤读，就是要熟读经典，博览群书，博中有专。研习经典是窥微索隐之门径，学习中医，必研中医古籍，然中医古籍汗牛充栋，浩如烟海，学习它则应从源到流，先从难从深而浅出，即做到深入浅出，从经典著作开始，如《黄帝内经》《难经》《伤寒论》《金匮要略》《神农本草经》等。经典著作乃人类智慧的结晶，是前人长期医疗实践的经验总结，其中的精华指导临床有重要的价值。如张仲景之《伤寒杂病论》，以六经论治伤寒，以脏腑论治杂病，概括了整个内科，而且也渗透到外科、妇产科、儿科及五官科等，对理、法、方、药均提出了系统论述，为辨证施治的基础。而《金匮要略》妇人三篇，则对妇科的病因病机、辨证论治、立法造方、用药加减等都有精辟论述。这些理论合理而扼要，从古到今，一直都有效地指导着临床实践。对经典著作有了比较全面的了解后，再去阅读历代诸多名家著作，从源及流，广览博取，活用众法，进一步丰富理论，开拓思路，临证会有左右逢源之妙，辨病治病，定能有满意的疗效。

勤思：孔子有云"学而不思则罔"。我认为中医，对经典著作中的精辟论述，除精读细研、背熟牢记外还要去粗存精，突破前人的理论和治疗上的局限，进行创造性发挥，临证时才能得心应手，机圆法活。

勤问：勤学好问是我的习惯和长处。我觉得除千方百计地研读历代医籍、在学习上孜孜以求外，更应虚心学习他人之长。在大学读书时，我得益于刘惠民、张珍玉、刘献琳、李克绍等诸多老师的亲炙，他们的治学态度和学术思想使我受益匪浅。工作后与同事交流切磋，向不少老中医取经求教，亲聆教益，融会贯通，从而形成了自己的"杂家"派医疗风格。

勤记：这更是我的最大特点。认为自己愚笨，善忘，所以始终认为读书临证时不断积累心得、经验，注意总结诸多经验教训，掌握规律，以便更好地提高理论，指导临床，就是花甲退休后，每年都撰记数万字的资料，既有利自己定时翻阅，亦从中选优让诸多爱好者学习参考。

我生在农村，1961年有幸考入山东中医学院，值生活困难时期，地瓜干都吃不饱，但学习内容甚多，老师要求严格，《黄帝内经》《伤寒论》《金匮要略》《难经》等经典条文，药性赋、方歌、经络经穴、脉诀等都要求背熟，生活条件差，学习任务累，确实体会到了"勤苦"之滋味。工作后分配到黄河边上，生活更艰苦，群众有病到医院叫医生，从不上医院，所在公社东、西各15华里，还要到周围公社及黄河北的利津县看病，公家、个人均无自行车，不论白昼夜黑、阴天下雨、寒暑风雪，都是随叫随到。但是这些并未影响我的勤读、勤学。意思是，半个世纪，一路走来，我坚持不懈地钻研学习和从不间断地实践。我真心深深热爱为之努力践行的中医学。欣喜的是值逢盛世，百事昌隆，中医亦在不断发展，更需与时俱进，厉行科学发展观，讲究和谐繁荣化。源远则流长，根深才叶茂。万里长征始于足下，誓愿与广大中青年中医同道共踏前辈足迹，在继承、发扬、提高中医事业中，不懈努力，开拓奋进，做出更大的成绩。

壬辰年孟春

于忠信斋

说一千，道一万，学好古文最关键

还有十多天就秋季开学了，我之小孙子李应杰也开始上初中。一天他突然亲昵地搂着我的脖子说："爷爷，你教我学古文吧"。一听后我倍感欣慰，觉得他随着年龄的增长，日渐明白了"好好学习，天天向上"的道理。少年向学，"孺子可教"，爷辈心喜，对此实应关注和帮助，于是起了《说一千，道一万，学好古文最关键》这一题目，即促使自己重新学习古文，强化已有的古文基础，更可较好的启迪他对学习古文的兴趣和信心，同时对中青年中医同道，也可提高他们对古文的认识，为其对古文深造有所裨益，从而体现我"诲人不倦"的誓言。

一、为什么学古文

积六十多年的从师和自学，我认为学古文不是为了写古文，也不是想成为古文学家。我们现代是用白话文写作的，所以应学会掌握现代文学。那为什么还要学古文呢？简言之，是为了继承中华民族的传统文化遗产。我国历史悠久，渊远流长，古老的文化，是丰富的宝贵遗产，它对人类有着巨大贡献。我们要能够批判地继承它，取其精华，弃其糟粕，以发展我们的时代文化。如果不懂古文，古文书都不能看，怎么能去吸收继承呢？如果不继承，几千年来的历史、文化不就割断了吗？我国悠久的古老文化，无论工业、农业、科教、文史等，都是我们的祖先创造，这些创造发明都是通过古文——不同时期的古文——记录保留下来的，中医的经典著作都是很好的证明。不懂古文，怎么去学习和继承我们祖先的创造发明呢？单说中医，毛泽东主席就教导说："中国医药学是一个伟大的宝库，应当努力发掘，加以提高"。

历史上各个时期出现了各种文体，诗、书、礼、易等经典文字简古深奥，理解起来很是困难；到周秦诸子时期，四书（论语、大学、中庸、孟子）吕氏春秋等，虽较以前的文字易懂，但看懂仍有困难。至于汉赋，文体一变，辞藻堆砌，富丽堂皇，这种文字一则不易理解，二则重视形式的铺张扬厉，内容可取者不多。到南北朝，便流于四六骈体文，这种文体讲求文字简练工巧，但往往因受形式的束缚而不能充分表达道理。一直到唐代，文起八代之衰的韩愈，提倡古文运动，才把这种骈体文给反掉了。韩愈到"三苏"（苏轼与其父苏洵、其弟苏辙并称），他们所写的散文，才能更准确的表达内心的思想情感和自己的见解。文字形式得到了解放，思想也随之解放了。至清代，桐城派姚鼐编《古文辞类纂》，吴楚材等编《古文观止》，才大体上把历代较为优秀的散文选定下来。这里说的古代散文，就是指古文。

其中许多优秀的古文，记录了历代文学家、思想家的思想见解，表现了非常高超的文字艺术技巧，都是值得我们借鉴和学习的。如果再从历史的角度看，我们古老的历史，从《左转》以来，主要是用散文形式记录下来的，因此，要想通晓历史，也必须学古文。可以说，学古文就是一把钥匙，没有这把钥匙，就进不了这个大门。如果当代的中青年人不掌握这个工具，就会被关在古老又悠久的文化大门之外了。

另外，从我自己的实践经验看，学古文也有助于学好现代文。我真正开始学古文，还是在 20 世纪 60 年代初步入大学后，接触中医药学，老师让背诵经文、药性赋、方歌等才认识到学古文的重要性。所以我不仅按照老师的要求，把该背的全部背熟，还自己在老师的指导下，加背了四书五经及不少古文篇章，如《三字经》《百家姓》《庄稼杂字》《古今贤文》等等。当时虽然并不全懂，但打下了一定的语文基础，对于掌握古文的运用，对词汇的理解，均大有益处。熟读古文，不仅有助于理解古文，也有助于写好白话文。当我较熟练的写古文时，也就同时能熟练地写白话文，所以几年后我被选为学生会秘书兼编委会编辑。反之，没学过古文只学白话文，不仅不能写古文，也不能读古文，撇开古书连断句都会感到困难。由此可见，古文和白话文是血肉关系。

更进一步说，要写好白话文，也必须学好古文。写一篇文章，不仅要求通顺，还要求优美，有风格，能感染人，因此，需要借鉴和学习古代好的东西（当然还有外国好的东西）。文中有不少体裁形式，今天不一定适用了，但是其表达手法，运用文字的技巧，仍有许多可学之处。学习古文中的不同形式、风格、体裁，可以提高我们的文化水平，表现技巧，目的是使我们今天的文章写得更丰富多彩，更富有感染力。

二、如何学古文

我看只有多读、多背。古云："书读百遍，其义自见"。这是古人的珍贵经验，肺腑之言，应当效仿。一篇东西看一、二遍，就想理解透，那是不可能的。不少基本的东西就是要背，好比学数学必须掌握方程式一样，否则就不能运算。学古文首先要掌握古文的语法、用字规律。

古文非常多，当然不需要都背。根据诸多古文贤哲的经验，起码也得背熟五十篇左右。背熟了五十篇文章，之乎者也这类虚字的用法掌握了，然后再念古代文献就不会感到困难了。不通过这一关就无法读古书。所以，我认为一定要精读、熟读，尽力达到科学顶峰，不经过艰苦努力是不行的，如毛主席所说："非下苦功不行"。前而已说，我曾背了不少东西，除专业经典、历代医学名著，还有《道德经》《佛经》等，我确实体会到了好处，现在虽然曾背过的东西有些被忘掉了，但重学这些东西却如见故人。

其实，学古文也并不难。现在的中学生起码能认识六七千字，文化水平，科学水平，理解能力都比我初学时要高得多，应更容易学好。有文化水平的人，只要坚持两周背一篇古文，用不了三年，背完五十篇，肯定能过关。

许多必读篇目可以从《古文观止》中选取。有些文体对我们今天写文章并无多大用处，如赋、骚、诏、誄之类。再是过去的达官贵人，过生日有人给他写寿序，死后有人给他写墓碑，远别送行则需要写序，这类东西多恭维之词，没有多少实际内容。最好是选择能讲清楚一个道理的、表达一种感情的、讨论一个问题的、记录一件事情的文章学习。我觉得最好着重读点唐宋八大家的散文中"记""说""文""传""书"之类，包括叙事文、说理文、书信等不同体裁的文字，从中吸取种种好的东西，用来为我国的现代化建设、科学发展服务。

顺便谈一下运用典故的问题。现代很多人写文章不会或说不善用典故，这是个很大的损失。斯大林曾运用希腊神话中安泰的故事，来比喻党和群众的关系，令人钦佩和难忘。毛主席最善用典故、神话故事来为当前的斗争服务。他在革命最困难的时代，曾用"愚公移山"这一典故来鼓舞人心。他的作品中这种例子非常多，可以说比比皆是。我们应好好向他老人家学习。学古文不但要学古人写文章的技巧，更要学会用典故。

三、古文的读法及如何欣赏

读古文，首先要攻文字关。任何国家的文字总是处在发展过程中，有很多字，古今同义，有许多字则不然，有些字，字形、写法古今相同，意义却变了。理解了该字的现代用法，并不代表理解它的古代用法。因此，首先要认字，例如：《论语》中的开首句，"子曰：'学而时习之，不亦说乎？'"这里的"说"，音读和意义跟"悦"字相同，如果当作说话的"说"来解，读成说话的"说"，那就错了。一方面，要理解这些字在不同的历史时期的不同用法，另一方面，还需要理解在同一历史时期的几种不同用法，如"魏"字，就有四个意义：一是姓；一是地名；一是朝代名；另一个是"高"的意思。认得六七千字，不等于说，我们对这些字的用法都能掌握了。当然，我们不必成为古字学家，对古字的变迁逐一加以研究，但常用字还是必须了解的。

除了字，还有词。每个词都有具体的历史的内容，要弄清楚它的来源和出典。例如"毛遂自荐"这一成语，其中就有一段历史故事；"成也萧何，败也萧何"也有一段历史故事。弄清楚这些词，可以同学习历史有机地结合起来。

读古书，注解必须读。利用前人的劳动成果，可以节省不少时间和精力，但也不要胡乱相信古人的注解，要有自己的看法和主见，把古人估计得太高，将自己估计得太低，也是不必要的。批注也要读，如金圣叹的批注就可以读，他在文章的欣赏上，有些很好的见解。但更多的地方是错误的，如跟他走也就错了。一个人总受到时代的局限。我们学古人当然不能跟着古人跑，而应批判地继承。

至于欣赏古文，我看也是只有多读、熟读，别无他法。只读一两篇文章，就像欣赏是办不到的。读多了，有了比较，就有了欣赏能力，能够顿悟出文章的不同风格和特点。如欧阳修的《醉翁亭记》一连用了十多个"也"字，风格非常奇特，从未见过第二篇文章这样写的；李白的《春夜宴桃李园序》，文短意长；李密的《陈情表》，感情深挚。这些文章都需要多读熟读后，细细品味，才能欣赏。

学习古文，不是照抄古文，要取其精华，善于消化。我认为主要是学习古文中表达思想感情、见解观点，描写景物的方法。例如：点题的方法，就很值得学。许多古文总是在某处把主题点明，然后进一步分析、发挥，使文章观点鲜明，重点突出；哪些地方强调什么；那些地方不强调什么；那些地方用重叠句加以渲染，都有讲究，使文章写得充沛有力。把这些写法灵活地用到今天的文章中来，也可是今天的文章写得有生命力些。现在许多文章往往写得四平八稳，这样的文章不是好文章。想面面俱到，结果会面面俱不到。其实一篇文章没有必要面面俱到，写一两个问题就够了，问题多了，可分几篇来写，要力求把问题讲深，写透。毛主席的文章很值得我们学习，他老人家的书我最爱读，我认为他既古文到家，今文也到家，古文今文融会贯通，成为一体，因此写的特别好，不论文化高、文化浅，都能阅读得体，受到教益。

四、学古文必备的工具书

我认为工具书非常重要。现在许多人不会利用工具书，是一个大缺陷。我觉得认字要查《康熙字典》，因它把一个字的几种读音、几种不同的用法都注了出来，《说文解字》也必须会查。查词可以查《辞海》《词源》；查年代可看《中外历史年表》；查地名可翻《中国地名大辞典》。我存的工具书比这些还要多，但我觉得还远不够完备，还要随时购买。读书多勤于用工具书，不放过任何一个字、一个词、一个问题，有几种工具书我都翻烂了，还是经常查找。知识总是有少而多，一点一滴积累起来的。学习上不允许有懒汉，工具书必须自备，虽然现代的书都较贵了，但要不惜花钱。

此外，还要善于利用目录书。《四库全书总目提要》是一本通用的必备的工具书。古书有数万种，浩如烟海，要查某个问题，可以先看一下《四库全书总目提要》。

五、背五十篇古文后如何再提高

背五十篇左右的古文只是打基础、打开大门而已，并为登堂入室。有了五十篇古文的基础，就应该进一步读不同历史时期有代表性的文章。秦汉、魏晋南北朝、唐宋、元明清，每个时期都有名家名作，应该取来读，不要求背诵，因根本背不了那么多。再进一步，就应研究历史文风、文体的演变。其实读书虽多，可该读的并不那么多。古人的文章变化不少，前面提到的那些送行、寿序、墓志等应酬文字大多是言之无物，可以不读。《史记》则一定要挑选多篇来读，如《项羽本纪》的《鸿门宴》一段就写的淋漓尽致，项羽、刘邦、张良、樊哙、范增等人的精神面貌，几乎跃纸而出。只要真正有了五十篇左右古文做基础，读《史记》就不难了。

2012 年 8 月 16 日

医 易 篇

数术与中医

"数术学"乃三五至道，百家之言。即所谓数者，运筹妙算数之规律，在数难逃也；术者，天文、地理、人事一切技术之哲理也。它渗透于一切中国古代自然科学、社会科学、哲学之中，为万事万理不断流逝的运动法则，逆数否定，穷尽无期。

贤达有教，庶众多知，中医学历史悠久，源远流长，内容丰富，是中华民族灿烂文化中的瑰宝之一。然经学"数术"，始方有悟，中医学的阴阳五行、升降出入、气血津液、脏象经络、五运六气、子午流注、病因病机等理论，以及辨证论治、整体观念等特点，均包括在"数术学"范畴之内，仅试述几例浅识如下。

一、"女七""男八"浅识

《素问·上古天真论》载。"女子七岁肾气盛。齿更发长。……七七任脉虚。太冲脉衰少。天癸竭，地道不通。故形坏而无子也。丈夫八岁肾气实，发长齿更。……八八天癸竭，精少。肾脏衰，形体皆极，则齿发去。"

本节论述人体生长壮老衰的一般规律。所论人之生长，女子以"七"为准，男子以"八"为准；而论人之天癸绝竭；女子则以"七七"为期，男子则以"八八"为期。对其精义，本人长久不得其解。翻阅过历代《素问》注家，于此多置而不解，或释而未当。仅唐代医家王冰氏在《重广补注黄帝内经素问》中注说："老阳之数极于九。少阳之数次于七，女子为少阴之气。故以少阳数偶之""老阴之数极于十，少阴之数次于八，男子为少阳之气。故以少阴数合之"此见解颇精辟，然谓"老阴之数极于十"，以"十"数为"老阴"则欠妥，且对女"七七"、男子"八八"之数未作解释。

学过"数术学"后，对照《河图》《洛书》《大衍数》等说明的阴阳、老少、进退、消长等推敲，对本节的认识方感明确。《灵枢·根结篇》说："阴道偶，阳道奇"。所谓"偶"，即"双数"，二、四、六、八、十是也；所谓"奇"，即"单数"，一、三、五、七、九是也。一、三、五、七、九等数为"奇"，属阳；二、四、六、八、十等数为"偶"，属阴。阴阳奇偶之数的"一、二、三、四、五、六、七、八、九、十",为一切数字变化的基础,是筹算世界万物的根本。

在上述十个数字中,"一、二、三、四、五"为生数,"六、七、八、九、十"为成数。故男女阴阳多少之数不用前五数,而用后五数。其中虽有"十",诚如《素问·三部九候》所说"天地之五灵敏,始于一终于九。"盖"十"已转化为大"一"。

根据"阳数进、阴数退"的规律,"七为少阳之数","九为老阳之数","八为少阴之数","六为老阴之数"。女子属阴,其幼年为少阴之气。故以少阳之数偶之,而以"七"为准;男子属阳,其幼年之气为少阳,故以少阴之数合之,而以"八"为准。此阴阳气合乃能生成形体也。

然人之天癸绝竭,女子为什么以"七七"为期,男子为什么以"八八"为期呢?《周易·系辞下》说:"天数五,地数五,五位相得而各有合。天数二十有五,地数三十,凡天地之数五十有五,此所以成变化而行鬼神也。"天数五的一、三、五、七、九等数加之为二十五;地数五的二、四、六、八、十等数加之为三十。天数二十五,地数三十,二者合之为五十五。女子属阴,其衰年为老阴之气,当合老阴之数,阴数退,故天地之数"五十五"中减去"六",而得"四十九"的"七七"之数;男子属阳,其衰年为老阳之气当合老阳之数,阳数进,故于天地之数"五十五"中增加"九",而得"六十四"之"八八"之数。故生气告绝,阴阳气不合而形体衰毁也。

二、"阴阳之变,顺应四时"浅识

阴阳是从太极中产生出来的互体。天地就是阴阳。四时阴阳之变化,直接影响万物的生长收藏。人生于天地气交之中,必须与四时相适应。《素问·四气调神论》说:"自古通天者,生之本,本于阴阳"。就是指人体如何顺应四时阴阳之变化,对保持正常生长壮老已之规律,以防患于未然,或控制疾病的发展,是有其积极意义的。

阴阳二气常存,诚由根固。阳气根于阴,阴气根于阳。无阴则阳无以生,无阳则阴无以化。故四时中,春为少阳,是谓发陈,阳气生发,万物以荣;夏为太阳,是谓蕃秀,阳气旺盛,万物华实。故春夏养阳以从其根,为秋冬阴气打基础;秋为太阴,是谓容平,阴动阳敛,万物肃杀;冬为少阴,是谓闭藏,阳气内潜,万物生机潜藏。故秋冬养阴,以从其根,为春夏阳气立根基。《素问·至真要大论》说:"故阳之动,始于温,盛于暑,阴之动,始于清,盛于寒,春夏秋冬,各差其分"。此即说的自然界四时阴阳的消长互根规律。

值四时主气旺盛时,人之起居、饮食顺应其性,不可有损其旺气,如王冰氏所说:"不顺四时之和,数犯八风之害,与道相失,则天真之气,未满主远而致灭亡"。又说"春食凉，夏食寒，以养其阳；秋食温，冬食热，以养其阴"。《素问·金匮真言论》亦说："藏于精者，春不病温"。这均说明"从之则苛疾不起"。如果违背正常规律，则易导致生病。《素问·生气通天论》说："春伤于风，邪气留连，乃为洞泄；夏伤于署，秋为痎疟……冬伤于寒，春必病温。四时之气，更伤五脏"说明"逆之则灾害生"。可见人之顺应四时阴阳变化规律甚为重要。

临证时对病已成形，也要密切观察气候变化，根据阴阳消长，妥善处治，不可贻误病机。如《素问·至真大要论》所说："谨候气宜，无失病机"。在辨证时要随时注意阴阳盛衰，阳病可及阴，阴病可及阳，立方应顺从四时，防止伤其旺气。用药当遵循《素问·至真要大论》所说："谨察阴阳所在而调之，以平为期，正者正治，反者反治"的原则，精选恰配，做到善补阳者阴中求阳，善补阴者阳中求阴。王冰氏有云："滋苗者，必固其根；伐下者枯其上"。可见春夏阳动生发，人之阳气随之外浮，疾病最易伤阳气，如"长夏善病洞泄寒中"。故用药应顾其阳；秋冬阴动阳敛，人之阳气随之内藏，疾病最易伤阴，如"冬不藏精，春必病温"。故用药应护其阴。久病之人，更要顺应四时阴阳之变化规律，否则病邪未去，正气先伤，导致病情加重。《素问·移精变气论》说："又失四时之从，逆寒暑之宜，贼风数至，虚邪朝夕内至五脏，外伤空窍皮肤，所以小病必甚，大病必死"就是这个意思。临床常见慢性病患者，每当节气变化，往往反复发作，或病情加重，即是具体的说明。古之圣贤所论，难能可贵。

同时，从顺应四时阴阳之理，可悟出治病必求于本之旨。

肾为先天之本，精气之源；脾胃为后天之本，气血生化之源。人之生长发育赖以后天养先天，治病求本，即要维护脾胃生化功能，立方用药务必冲和，不可偏执，有损脾胃，即久病缓治，扶正祛邪，也要精虑调理脾胃，养正为主，不然用药只顾其病，损伤后天，病虽小亦徒劳无益。

总之，只有在顺应四时气候、辨证标本论治的基础上，因时、因地、因人、因病制宜，同病异治，异病同治，祛邪不伤正，扶正不恋邪，机圆法活，良工运巧，丝丝入扣，方可收取良好效果。

三、五行生克浅识

五行是从天地的五数配合而产生的金、木、水、火、土，五数是中数，它反映了生克之原。五行实质上就是五种符号的代数，其性质具有运动的行迹，或者特定的系列和素质的集合，它还代表着时空，因果关系。就是五行是事物之间的变化关系，这种变化关系是以气的无形或质的有形而依赖制约的。

金、木、水、火、土，是人类用以生活和生产的五种基本物质。《左传》

中记载："天生五材，民并用之。"即是此意。因人类通过不断生活和生产，逐渐观察到这五种物质均在不停地运动着，故称之为"五行"由于人类生活生产不断提高，对木、火、土、金、水这五种物质的认识，也愈来愈深刻，认为它们各有不同之特性。如《素问·五常政大论》说："木曰敷和，火曰升明，土曰备化，金曰审平，水曰静顺"。其意是说，木性生长，能敷散阳和之气，火性炎上，而具照明之功；土具有使万物变化之能；金体实在而平定；水性偏于沉静而顺流。随着人们对这物质不同特性认识的深化，渐次把它抽象出来，以认识更多的世间事物。如春天气温，谓之发陈，万物滋荣，故以之属木；夏天炎热，阳气旺盛，万物蕃秀，故以之属火；六月长夏，湿热交蒸，生物繁盛，故以之为土；秋天气凉，草木凋落，万物肃杀，故以之属金；冬天气寒，阳气内潜，生机闭藏，故以之属水。一年四季之气候变化推移，总是由春木，夏火、长夏土、秋金、冬水，而又春木，如此永恒而有规律地变化运动着，积久深化，人们便由之而产生"五行相生"之识。所谓"相生"就是彼此是产生、资生、助长之概念。可分为两个方面，生我者为母为恩，我生者为子为亲。它以《河图》顺行方向为生。《素问·脉要精微论》说："彼春之暖，为夏之暑；彼秋之忿，为冬之怒"。亦即此意。

事物的发展，既有相互资助的一面，必有相互克定、克服、致胜、制约的一面，这种相互制约的关系，也叫作"相克"或"相胜"。亦分两个方面，克我者为贵为难（为鬼为官）；我克者为才为仇（为妻为财）。它以《河图》逆行方向为克。《素问·六节脏象论》说："春（木）胜长夏（土），长夏胜冬（水），冬胜夏（火），夏胜秋（金），秋胜春，所谓得五行时之圣"。如此相胜之理，黄坤载氏在《四圣心源》中解释得可谓通俗，他说："木性发散，敛之以金气，则木不过散；火性升炎，伏之以水气，则火不过炎；土性濡湿，疏之以木气，则土不过湿；金性收敛，温之以火气，则金不过收；水性降润，之以土气，则水不过润。皆气化自然之妙也"。由此可知，五行间的相互制约，主要是防其太过，以系正常。如果太过已成，也可通过制约作用，抑制太过，体其复常。可见相生与相克，都是维系事物正常发展不可分的两个方面。明代医家张景岳在《类经》中说："造化之机，不可无生，亦不可无制，无生则发育无由，无制则亢而无害"。必须生中有制，制中有生，才能运行不息，相反相成。他概括地阐明了事物之间无不有着生克的相互关系。

五行生克理论，体现在中医学理论中，主要是解释人体内脏的相互联系及生理、病理的复杂变化，从其正常和不正常情况下所反映的现象，作为推断病情和确定治法的依据之一。如认为人体之肝脏，具有生发之机，以柔和为贵，故以此之于木；心在上焦，具阳热作用，故以此之于火，脾居中州，善于变化水谷精气，故以此之于土，肺位最高，为之华盖，以清肃下降为本能，故以此之于金；肾处下焦，固藏精液以为滋养之用，故以此之于水。肾水充则能滋养肝木；肝气调则能扶助心火，心火足则能助脾；脾土强则能润养肺金；肺金固则能既济肾水，是谓相生。以肾水制心火，以心火制肺金，以肺金制肝木，以肝木制肾水，是谓相克。一生一克，相依相存，相反相成，体现人体内脏之间，具有一种调整的本能，以保持相对均衡，是为正常现象。反之，当生不生，当制无制，或相生不及，相制太过，以及其他逆乱现象，均为病征。

中医临证运用五行生克，就是根据人体内脏变化活动和相互关系，结合长期医疗中积累的经验知识而进行的。临床运用，即不能机械从事，也不能简单操用，而是有效地进行指导。如水不涵木证，用滋肾养肝法，但有时肝虚而累及其子或影响其所克者，又照顾心或脾胃，又如水肿一病，或由土不克水，或由火不生土，但已经水湿停留，特别是出现泛滥之象时，必须利小便或以疏浚为急，不可墨守温肾健脾之常法。同时，疾病的发生原因，有简单有复杂，其变化又与患者的体质及医护调理等有密切关系，故一般疾病的变化均有一定规律。而在某种情况下，往往又不依据这样或那样的次序传变。所以临床既要正确地掌握五行生克规律，也要根据具体情况进行辨证论治。

《素问·阴阳离合论》说：“阴阳者……数之可十，推之可百，数之可千，推之可万，万之大，不可胜数，然其要一也”。由此理可悟依照数术学精义，可从中医学的丰富内容中整出不可胜计。

1986.06

医易相通初识

《周易》是我国古代哲学和自然科学的理论渊源，是传统文化的开山巨著，是研究宇宙万物运动变化发展规律的影响深远的典籍。我国古代哲学、文学、史学、宗教，以及自然科学的众多学科均体现出《周易》的思想光辉。其思想理论的精华，作为中华民族优秀传统文化的重要组成部分，至今仍在影响着我们的思维模式，制约着诸如中医学等系统科学的发展和提高，研究医易关系，弘扬传统文化，势在必行，意义深远。

中医药学产生于古远时代，在其理论体系的形成过程中，易学的哲理及其象数的思维模式，如天人相应，太极八卦，阴阳五行，河图洛书，天干地支等，均对它有深刻的影响，易学理论为中医学提供了立论的基础和框架，使中医学产生了独特的系统观和人生观思想，是“上极天文，下穷地理，中悉人事”融多学科知识于人体生命科学的研究之中，建立起博大精深，至今不衰的中医理论体系，中国著名科学家钱学森教授曾指出："人体是一个开放的复杂巨系统"。"人体科学一定要有系统观，而这正是中医的观点"。

我国自古即有"医易相通""医易同源"之说。"医易相通"乃因中医学与《周易》具有共同的思想方法和思维模式，"医易同源"则为中医学与《周易》的理论体系具有共同的经验基础和认识论根据，这也是我国历代医家都十分重视对《周易》研读的原因。如张仲景、葛洪、陶弘景、孙思邈、金元四大家的刘、张、李、朱；赵献可、李时珍、张景岳、王肯堂、陈修园、黄元御以及近现代的张锡纯、蒲辅周、任应秋、程门雪等等，无一不对易学有精辟的论述和娴熟的运用，历代名医均通晓周易。

近数年来，国内外的有识之士对东方传统文化的价值愈来愈重视，一个研究《周易》与中医药的热潮迅速兴起。这是随着现代科学的进展和人们对宏微观世界认识的日新月异的发展而产生的必然结果。我们今天所以应认真精研《周易》，因为对继承发扬中医学，突出中医特色，振兴中医，造福于人类，有着深远的意义。兹就本人学习中医的经典著作《黄帝内经》和《周易》的哲学思想的粗浅体会不揣简陋，概要述之。

"中国古人讲，'一阴一阳之谓道'。不能只有阴没有阳，或者只有阳没有阴，这是古代的两点论"。（《毛泽东选集》第五卷，第320页）毛主席说的"古人讲"就是指的《周易》的基本思想。《系辞上》曰："一阴一阳之谓道"，"是故易有太极，是生两仪，两仪生四象，四象生八卦"。《周易·说卦》曰："立天之道，曰阴曰阳"。太极是宇宙最原始的统一体，亦即混沌之气。这一统一体经运动变化一分为二，分为两个矛盾方面，就是天地、阴阳。进而产生四时，产生代表天、地、风、雷、水、火、山、泽的乾坤、巽震、坎离、艮兑八卦，进而推演出六十四卦、三百八十四爻，产生无穷的变化。但无论怎样变化，都离不开阴阳，其相反相成的关系是万物产生与变化的根源。《黄帝内经》典籍中的哲学理论基础，是理解《黄帝内经》奠基的中医理论体系的一把钥匙。《灵枢·病体》载："何谓曰醒"？曰："明于阴阳，如惑之解，如醉之醒"。其意是说懂得了阴阳就像阳光普照的白天睁开了眼睛，可以解除疑惑，明察一切，又像是酒醉之后清醒过来一样。可见《黄帝内经》作者，对阴阳学说极为重视。《素问·阴阳应象大论》"阴阳者，天地之道也，万物之纲纪，变化之父母，生杀之本始，神明之府也……""阴阳者，万物之能始也"。明代医家张景岳解释说"道者，阴阳之理也，阴阳者，一分为二也。太极动而生阳，静而生阴，天生于动，地生于静，故阴阳为天地之道也。"（《类经·上册》）深刻地说明了阴阳这对矛盾的对立统一是宇宙万事万物都有的普遍规律，又是推动事物发展的动力，毛主席概括得最精辟："对立统一规律，是宇宙的普遍规律"。

由上所述，可知阴阳象数理之结合，是建立在《周易》的思想体系"阴阳合德"的基础之上的，它构成了阴阳学说的完整理论概念。今就《黄帝内经》中的阴阳学说与对立统一规律略述管见。

一、《黄帝内经》中的阴阳概念

中医学之经典著作之一《黄帝内经》，相传为中华民族的黄帝祖先创作，其实该书并非一人一时之著，其基本内容成书于战国时代、秦汉以后，代有补充，冠以"黄帝"无非是为溯本思源，以示学有所本，高深莫测，意义深伟而已。现今流传的《素问》《灵枢》两部分，这部科学巨著，内容非常宝贵而丰富，它论述了中医学的人体解剖、生理、病理、发病、病因、病机、诊断、治疗和预防等诸方面的基本理论，尤其是在前人的基础上，对阴阳这一范畴，作了加工整理，进行了更高的抽象和概括，使其成为完整的理论体系。

《素问·四气调神大论》曰："夫阴阳四时者，万物之根本也"。指出气是构成宇宙的元初物质，整个气又分为阴气和阳气两大类，认为天地万物无不处在阴阳的对立之中。如《素问·阴阳离合论》说："天为阳，地为阴，日为阳，月为阴"。天无形，日温暖而光明，火炎上，气是活动的，故属阳；地有形，月亮冷而不发光，水润下，味是重浊凝厚，故属阴。

不仅无生命的物体分阴阳，有生命的物体也毫不例外。《素问·生气通天论》说"自古通天者，生之本，本于阴阳"。它肯定了一切有生命的现象都充满了阴阳矛盾。就人身体而言，如《素问·宝命全形论》曰："人本有形，不离阴阳"，人身上半部朝天属阳，下半部向地属阴。体表四肢属阳，体内脏器属阴。如《素问·阴阳应象大论》说："阴在内，阳之守也，阳在外，阴之使也"。即生命的物质基础属阴，机能活动属阳等等。总之，无一事物不可以用阴阳进行分析。

《黄帝内经》认为，各种事物相互间存在普遍联系，事物千变万化，复杂多样，但阴阳的区分又是相对的。如六腑作为内部脏器与体表四肢相对属阴，而在内脏之中与五脏比较则又属阳。阴阳之区分并非绝对，然在每一具体场合又是确定的，同时《黄帝内经》还认识到事物内部包含着众多层次，故在分解为阴阳两个方面以后，还可以对这两个方面进行分析，继续找出它们各自包含的阴阳矛盾。如《素问·金匮真言论》所说"阴中有阳，阳中有阴。平旦至日中，天之阳，阳中之阳也，日中至黄昏，天之阳，阳中之阴也；合夜至鸡鸣，天之阴，阴中之阴也，鸡鸣至平旦，天之阴，阴中之阳也。"由对阴阳概念的这种灵活细密分析看出，《黄帝内经》作者对事物矛盾的错综联系，变动不居还有较为深刻的认识。

由此可知，《黄帝内经》中的阴阳已不再专门代表某一个别的事物或作用，而具有了一般性的意义。如：《灵枢·阴阳系日月篇》曰："且夫阴阳者，有名而无形。"即指出阴阳是抽象的说明事物性态和概念，而不是指某种具体的有形事物。按《黄帝内经》理论，任何事物内部都包含着两个相互对立的方面。这两个方面相比较，凡属表露于外的、热的、实的、明亮的、伸张的、开放的、向前向上的、无形的、活跃的、急速的、积极的等概属阳性特征；凡属收藏于内的、寒的、虚的、晦暗的、曲缩的、闭合的、向后向下的、平静的、迟缓的、消极的等皆系阴性特征。概括而言，《黄帝内经》所说的阴阳一是代表两种对立的特定属性，如光明与黑暗，寒与热等；二是表示两种对立的特定运动趋向或状态，如《素问·阴阳别论》所说："静者为阴，动者为阳，迟者为阴，数者为阳。"实践证明《黄帝内经》所说的阴阳非主观虚构，也并无任何神秘，他是对客观世界存在的大量矛盾现象的直接概括。

二、宇宙运动的渊源和总规律——阴阳

在《黄帝内经》之前，充满辩证法思想的著作首推《周易》（含《易经》和《易传》），该著作为《黄帝内经》辩证法思想的渊源，他认为所有事物内部都包含有阴阳对立的趋势，万物的运动和变化就是在阴阳交感的作用下产生的。如《易经·说卦》曰："观变于阴阳而立卦，发挥于刚柔而生爻"。其意为各卦的变化起源于阴和阳的对立，阴阳刚柔作用的发挥是事物发展变化的根据。《周易》已把阴阳的对立统一当作宇宙的根本规律。

在运动渊源和宇宙总规律这一重大哲学问题上《黄帝内经》较以前的哲学著作前进了一大步。如《素问·阴阳应象大论》说："阴阳者，天地之道也，万物之纲纪，变化之父母，生杀之本始"。天地即指整个自然界，它说明万物的生成、变化、熄灭的根源，非上帝鬼神，非超感性的精神本体，而是物体内部所具有的阴阳作用，阴阳的对立统一是天地万物变化的根本规律。

毛主席说："事物的矛盾法则，即对立统一的法则，是唯物辩证法的最根本的法则"。（《矛盾论》第34页）就是说一切事物或过程都包含着两个即对立又统一的矛盾方面，其间存在着作用和反作用的关系，事物的这种矛盾性推动事物运动的发展。矛盾的法则之所以是辩证法的本质与核心，是宇宙的根本法则，首先是因为只有矛盾的对立统一揭示了运动的根源。《黄帝内经》中的阴阳学说对于事物内部的矛盾性，对于矛盾是事物运动的根源已有了某种程度的认识。如《素问·天元纪大论》曰："动静相召，上下相临，阴阳相错，而变由生也"。《素问·六微旨大论》亦曰："故高下相召，升降相因，而变作矣"。阴阳相错即阴阳交错的相互作用。此作用表现为天地上下、升降动静的相互交感。《黄帝内经》认为，此为世界运动变化的父母和本始，即根源。阴阳相错的提法含有对作用和反作用的直观了解。

由《黄帝内经》的论述可看出，它把阴阳当作宇宙的总规律，除由于阴阳的相互作用说明了万物运动的原因，还由于它认为阴阳具有最大的普遍性。此普遍性一方面表现在万物无不具有阴阳对立，无不受阴阳之理的制约。另一方面还表现在《素问·四气调神大论》所论的"阴阳四时者，万物之终始也，死生之本也"。即是说，万物的产生和消灭，始终贯穿着阴阳的矛盾，并且阴阳矛盾是推动事物从生到死这一运动全过程的根本。一年四季春夏秋冬的变迁也是由于阴阳的作用。如《素问·六微旨大论》所论"出入废则神机化灭，升降息，则气立孤危。故非出入，则无以生长壮老已。非升降，则无以生长化收藏。是以升降出入，无器不有，故器者生化之宇，器散则分之，生化息矣，故无不出入，无不升降。"它说明，不论有生命的动、植物（人），还是无生命的一般器物，其内部始终贯穿着升降出入的阴阳矛盾。《黄帝内经》把四时变化对事物和现象看得很重，说明其作者完全局限于直观范围，但他们的确以朴素自发的形式表述了矛盾无处不有，无时不在的辩证思想。

《黄帝内经》将众所纷纭，变化无穷的事物和现象归纳为阴阳两大类，指出阴阳对立统一是宇宙的规律，如《周易》一样，对于指导人们认识世界时做到提纲挈领，以简驭繁把握事物的本质，指导人们对复杂的事物进行综合分析，在一定程度上辩证地把握事物内部的矛盾运动，具有重大的积极意义，久历不衰，举世瞩目的中医学正是在这一理论指导下建立起来的。

三、阴阳的相互辩证关系

《黄帝内经》明确指出，阴和阳相互之间存在有既对立又统一的辩证关系。

阴和阳既相依又相排斥，很显然，阴和阳各代表的性质和状态，如寒与热、动与静、虚与实、上与下、水与火等等，每一方都是以自己的对立互为存在的前提。如《灵枢·五变》所论"夫柔弱者，必有刚强。刚强多怒，柔者易伤也"。此乃以阴阳矛盾的相互依存和相互对立说明病理的例子，柔弱属阴，刚强属阳，柔弱是与刚强互为存在条件的，故从五脏柔弱可以判断患者身内必有刚强之气，而性情刚强的人常会发怒，发怒就容易使柔弱的五脏受到损害。

《黄帝内经》认为，事物的运动总是在阴阳的相互联结和相互合作中进行的，无阴阳之统一，事物则不能发生变化，如《素问·阴阳应象大论》曰："阴生阳长，阳杀阴藏"。举例说明，种子的萌生有赖于阳和之气（阳）的发动，而幼芽的长养需要依靠雨季（阴）的滋润，禾苗的枯槁闭藏，由于寒冽（阴）的侵凌而肃杀死亡，又乎出风火（阳）之灭力，可见不论生长发育，还是死亡敛藏，均非阴阳单方面可行的，必有阴阳合作方能实现。

《素问·天元纪大论》曰："阳中有阴，阴中有阳"即是阴阳相互包含的思想，前已述及昼夜阴阳中还有阴阳亦为例证。

总之，《黄帝内经》认为阴阳所代表的相互对立的事物和过程不能孤立存在，《素问·逆调论》说："帝曰：人有四肢热，逢风寒如炙如火者何也？岐伯曰：是人者阴气虚，阳气盛，四肢者，阳也，两阳相得而阴气虚少，少水不能灭胜火，而阳独治，独治者不能生长也，独胜而止耳。逢风而如炙如火者，是人当肉烁也"。黄帝与岐伯的这段对话，是说病人四肢发热，又遇风寒，结果热加甚如放到火上烤一样，其病理在于患者本来阴气不足，阳气偏盛，四肢属阳，阳气多行于四肢，故四肢发热，再遇风邪，风邪亦属阳，阳上加阳，使阴气更加虚衰，阳气更加亢旺，阴如水阳似火"少水不能灭盛火"致阳火独炽，即"如炙如火"的缘由，此病理分析的评价，勿需详评，关键在于"独治者，不能生长也，独胜而止耳"之说，上升到一般性判断，强调了独阳不生，孤阴不长，阴阳不能独行其事的道理。

《黄帝内经》还指出阴阳是相互依存的，但在矛盾过程中所处地位却非同样。毛主席说"矛盾两方面，它有一方面是主要的，其他方面是次要的，其主要的方面，即所谓矛盾起主导作用的方面"，（《矛盾论》毛主席的五篇哲学著作，第80页）对于这一点《黄帝内经》中也有了一定的自发认识，《素问·生气通天论》曰："凡阴阳之要，阳密乃固。……阳强不能密，阴气乃绝，""阳气者，若天与日，失其所则折寿而不彰，故天运当以日光明。"它阐述了人体内部之中，以阳为本，阳气即固，阴必从之的思想，其意为要正确处理人体阴阳的矛盾关系，首先要使阳气致密，起到卫护和调节机体的作用，这是促进身体健康的关键所在，如果阳气过于亢旺，不能起到固秘作用，阴气就会衰败耗竭，引起疾病甚至死亡，人体中的阳气就好像天空中的太阳，无太阳发光，天空就要变得晦暗，人体中的阳气是生命的主导，若失常不固，人就要折寿夭亡。此表明在阴阳矛盾中阳处于主要方面，阴处于次要的从属地位。

阴阳不仅相互依存，有主有从，并且相互转化，如《灵枢·论疾诊尺篇》所说："四时之变，寒暑之胜，重阴必阳，重阳必阴，故阴主寒，阳主热。故寒甚则热，热甚则寒，故曰寒生热，热生寒，此阴阳之变也，"所谓"重阴必阳，重阳必阴"，即阴阳所代表的事物发展到一定程度必然要向相反方向转化。四季更换是如此，疾病亦如此。如寒证未能得及时治疗可以转化为热证，反之热证亦可转化为寒证，《黄帝内经》还以阴阳互相转化的现象解释某些病因，如《素问·阴阳应象大论》说："冬伤于寒，春必病温，春伤于风，夏生飧泄，夏伤于暑，秋必痎疟，秋伤于湿，冬生咳嗽"。寒湿之证属阴，温病、咳嗽之证属阳，风暑之气属阳，飧泄、痎疟之证属阴，伤于阴反病阳，伤于阳反病阴，此为阴阳转化的又一情况。

然阴阳相互转化，不是随时随地都会发生。如：《素问·六元正纪大论》说："动复则静，阳极反阴"。是说动只有反复进行之后才转化为静，阳只有达到极点而不能再往前进行时才转化为阴。重要的是，"复"和"极"联系前面的"重阳""重阴"的"重"，"热甚""寒甚"的"甚"，可以见得阴阳矛盾的转化必以一方发展到一定必要程度为前提。此说明《黄帝内经》对转化的条件性有了一定的直觉察觉。

老子在《道德经》中讲过不少对立面转化的例子，如"曲则全，枉则直，洼则盈，敝则新""祸兮福之所倚，福兮祸之所伏"等等，但却未谈及转化条件。韩非氏在《解老》篇中对其祸福转化做了唯物解释，他说，祸福转化的关键是对客观规律——"理"之态度。"得事理"即可由祸转福，反之"弃事理"则要由福转祸。然这一解释仅限于祸福这一对具体矛盾的具体条件，远未谈及一般矛盾的转化条件问题。《黄帝内经》中的"阳极反阴"的论断，则在某种程度上以一般性的形式表达了矛盾转化需要一定条件的思想，不过"阳极反阴"的"极"仅侧重说明事物内部发展到一定程度，这只是矛盾转化所需要的内部条件，而转化还必须有外部条件。譬如毛主席说的"唯物辩证法认为外因是变化的条件，内因是变化的根据，外因通过内因而起作用"。(《矛盾论》第41页）才全面正确。

因阴阳必须达到一定程度才会向反面转化，于是《黄帝内经》把事物的变动分为前后相接的两个阶段，即"生化"和"极变"。如《素问·天元纪大论》说："物生谓之化，物极谓之变"。《素问·六微旨大论》亦说"夫物之生，从于化，物之极，由乎变，变化之相薄，成败之所由也。故气有往复，有迟速，四者之有，而化而变"。"物之生"是指事物形成、发育、生长的过程。这是阴阳气化的前进作用，即"化"的力量占上风，故使事物兴旺繁荣，处于生化阶段。"物之极"是指当事物兴盛到了极点就开始衰败，这是由于阴阳气化的后退作用，即变的力量占上风，从而使事物走向死亡，处于极变的阶段。

《黄帝内经》中有关阴阳相互斗争的论述亦较多，如《素问·疟论》说："阴阳上下交争，虚实更作，阴阳相移也"。意思是疟病是阴阳相互斗争的结果，当阴胜于阳时就发冷，阳胜于阴时则发热。这两种情况交替出现，致使病人时寒时热。不仅生病之人有阴阳斗争，正常人体内阴阳之间亦有斗争。如《灵枢·本神篇》的："故生之本，谓之精，两精相搏谓之神"。就是说新的生命源于父母之精，父母阴阳两精相遇发生斗争作用即产生了生命活动。这里的"神"即指生命功能。《黄帝内经》唯物主义方面这样清晰地论述矛盾的相互排斥、相互斗争以及矛盾的斗争在事物发展过程中的作用，在整个朴素的辩证法发展史上确实难能可贵。

四、人体内的阴阳平衡

《黄帝内经》作者运用朴素的对立统一学说分析人体健康和疾病的矛盾，提出了维护人体阴阳平衡的理论，为中医学和哲学做出了独创性贡献。

何谓健康？《素问·调经论》曰："阴阳匀平，以充其形，九候若一，命曰平人"。阴阳平衡之人，气血充沛，寸口脉，人迎脉，趺阳脉等九处脉象一致，称曰"平人"即健康无疾者。平人气血运行畅顺，上下和谐，脏腑经络功能正常，形肉气血协调，总之，健康包括机体内部阴阳的平衡及机体与外部环境的平衡，即对环境变化的适应这两个方面，而前者为后者的基础前提。

机体阴阳平衡标志着健康，平衡的破坏意味着生病。从《黄帝内经》中可看出不论何病，均应用相应的阴阳失去平衡作解释。因此《黄帝内经》指出，尽管疾病种类繁多，治法颇众，但方法不离总原则，即《素问·至真要大论》说的"谨察阴阳所在而调之，以平为期"。即保持人体阴阳平衡，是维护健康长寿的一个重要方面。

一般讲，《黄帝内经》所谓理解的平衡非绝对静止。而是充满矛盾和运动，它认为，平人体内的五脏主藏精，六腑更盛更虚，气血沿经络循环不已。且任何气血运行的障碍即会引起机体的不适。不仅人如此，任何有形物的平衡也充满运动——升降出入，无器不有。《黄帝内经》在一定程度上意识到，正是事物内部的这种运动使事物能够维特平衡，得以存在，然而这种运动又最终打破平衡，使事物发生转化。如《素问·六微旨大论》所说："成败倚伏生于动，动而不已，则变作矣。"即肯定"动"是生成和衰败的缘由，连续不断的运动使事物发生极变。可见《黄帝内经》所说基本原则是符合辩证法的。

《黄帝内经》还指出，人体患病并不单由于病邪的侵袭，因为人体有抗病邪的能力——正气。《黄帝内经》将致病因素分为阴邪和阳邪，把人体抗病能力分为阴精和阳气，当阴邪侵入人体时，阳气就与之抗争，当阳邪侵入时，阴精即与之对垒，只有当正不胜邪时才会生病，正气对邪气的反作用，是人体维系健康免于生病的原因，如《灵枢·百病始生篇》所说"风雨寒热，不得虚，邪不能独伤人，卒然逢疾风暴雨而不病者，盖无虚，故邪不能独伤人。此必因虚邪之风，与其身形，两虚相得，乃客其形。"其"不得虚"之"虚"，指人体正气不足，"虚邪"指四时不正之气，"两虚相得"指人体虚弱，又感受了虚邪而发病。

总之《周易》是富于哲学性的先秦经典巨著，主体内容以对立统一的阴阳学说为基础，包含着自发和朴素的辨证思想及唯物论观点，故被后人加以运用、继承、发扬、光大。随着历史的发展，至春秋战国时代，出现了《黄帝内经》等经典医著，奠定了中医学的理论体系，由此开始《周易》中的阴阳理论，在医学领域中得到了充分肯定、发挥和运用，指导着中医理论不断完善和发展。因此"医易同源""医易相通"之说为历代所公认。《周易》含有精湛阴阳学说，一部《周易》几乎是一部阴阳观的专著，"一阴一阳之谓道"，指出了阴阳的对立统一关系，阐明了阴阳二气是整个宇宙的根本规律。而《黄帝内经》中关于中医学的理、法、方、药理论，明显地突出论证了这点。就是说在《周易》阴阳观的基础上，《黄帝内经》以此为依据，论证了中医的生理、病理、诊断、治疗等思想内容，可以说阴阳学说是中医理论的核心。本文举例证虽不全面和完善，但已可看出，自古至今，医易同源之研究，观点明确，已被诸家所信奉。"以爻象而言之，则天地之道，以六为节"的观点，凡学医易者尽晓其"可以医而不知易呼"的道理。中医学的诸多经典皆源于《周易》，尤其《黄帝内经》弘扬了易之道，发挥了医之术，为后世医易大家奠定了理论基础。如唐代医家孙思邈谓：凡欲大医必须谙《素问》《周易》六壬："不知易不足以言太医"，近代医家恽铁樵在《群经见智论》中说："易理不明总不了了。"然而要真正研究医易——《周易》《黄帝内经》之真谛——阴阳学说，确非易事。本人认为，应该在现有的基础上，进一步加强基础理论学习，与临床实践密切结合，同时加强多学科综合性协调研究，加强中医"证""药"的研究，吸取《周易》阴阳观和《黄帝内经》阴阳学说的合理精华内含，揭示佐证阴阳学说之迷，为弘扬、振兴中医药学的理论与实践做出较大的贡献。

1986.08

《伤寒论》中的《易》道观

《周易》为群经之首，含《易经》和《易传》两部分。《易经》包括六十四卦的卦象、卦辞和三百八十四爻的爻辞，《易传》包括《系辞》上下、《象》上下、《文言》《说卦》《序卦》《杂卦》《象》上下十篇，合称《十翼》。历代注释《周易》者逾千篇，达万卷以上，是中华民族文明古老的象征。内容丰富，知识面广，对中医学影响颇大，可以说是其理论渊源。清代著名医家张志聪有《黄帝内经·素问·集注》中说："庖牺仰观俯察，近取远求……易道历千古而不晦"足见《易》道之宏博及其深远影响。

《易》之为义，《辞海》云："更改、改变"。孔颖达氏《周易正义》云："夫易者，变化之总名，改换之殊称"。故古今依为论证万事万物的法式。如《系辞·上》说："在天成象，在地成形，变化见矣"。是说在天者有日月风雷云雨之象，在地有山泽草木鸟兽之形，皆同时而变化，主旨讲天地万物之变化。可知，"变"是事物本身发展的规律，遍及宇宙。

任何一种事物的变化，必有其"象"可见。人们可以通过"象"去推求事物变化中的"进退""轻重""好坏"及其与时间"更迭"的关系等等。即《系辞·上》所云："刚柔相推而生变化，是故吉凶者，失得之象也；悔吝者，忧虞之象也；变化者，进退之象也；刚柔者，昼夜之象也"。

医乃万事万物之一。汉代医家张仲景，尊称医圣，在他所撰的《伤寒论》中，以朴素的唯物辩证法思想，深刻地论证了急性热病的一系列变化问题。尽管他没有直接言明其理论基础渊源于《易》，但其运用"六经辨证"阐述急性热病的发展与变化过程中的一系列内容，却突出地显现了《易》道的丰富哲理。不揣简陋，兹分述之，水平所限，谬误难免，俟同道斧正。

一、"吉凶者，失得之象也"

人行事得当则吉，失当则凶，颇含对立统一思想法则的内涵。故《易》云吉凶乃人行事失得之象。

从"吉凶"的起因来说，如《周易正义》所云："吉凶可见也，变动以利言者，若不变不动则于物有损有害，今变而动之使利于物，是变动以利而言说也"。又云："凡吉凶者，由动而来，若守贞静，何吉何凶之有"？都说"吉"，"凶"为事物运动变化的结果。换言之，若事物本身不产生运动变化，万物就只处于一种静止状态，则无"吉凶"与"得失"的事件发生。然而，只有动事物才能有"吉凶""得失"可言。就辩证法而论，动又是绝对的，静只是相对的。故"吉凶"与"得失"遍见于事物的变化之中。

《伤寒论》对急性热病的发展变化多涉及"吉凶"于"得失"问题。原则地讲，急性热病的在其发展变化过程中，可能出现两种情况，一为病情向愈，恢复健康，是"吉"也是"得"；二是病情恶化，甚则死亡，是"凶"也是"失"。

急性热病的预后良（吉）与不良（凶），《伤寒论》中有多条具体记载。（本文所引均按《伤寒论》释义，上海人民出版社，成都中医学院主编）。

1. 预后不良的记载有

294条："少阴病，但厥无汗，而强发之，必动其血，未知从何道出，或从口鼻，或从肤者，是名上厥下竭，为难治"。（168页）；295条："少阴病，恶寒，身蜷而利，手足逆冷者，不治"。296条："少阴病，吐利，烦躁四逆者，死"。297条："少阴病下利止而头眩，时时自冒者，死"。298条："少阴病，四逆，恶寒而身蜷，脉不至，不烦而躁者，死"。（均在169页）；299条："少阴病，六七日，息高者，死"。300条："少阴病，脉微细沉，但欲卧，汗出不烦，自欲吐。至五六日，自利，复烦躁不得卧寐者，死"。（均

170 页）；315 条 "……服汤，脉暴出者，死……"（178 页）；333 条："伤寒脉迟，六七日，而反与黄芩汤彻其热，脉迟为寒，今与黄芩汤彻其热，脉迟为寒，今与黄芩汤复除其热，腹中应冷，当不能食，今反能食，此名除中，必死"。（187 页）；343 条："伤寒六七日，脉微，手足厥冷，烦躁，灸厥阴，厥不还者，死"。（191 页）344 条："伤寒发热，下利厥逆，躁不得卧者，死"。345 条："伤寒发热下利至甚，厥不止者，死"。346 条："伤寒六七日不利，便发热而利，其人汗出不止者，死，有阴无阳故也"。347 条："伤寒六七日，不结胸，腹濡，脉虚复厥者，不可下，此亡血，下之，死"。（均 192 页）；348 条："发热而厥。七日下利者，为难治"。（193 页）；368 条："伤寒下利，日十余行，脉反实者，死。"（200 页）等等。张仲景在这些条目下，均下了一个不可逆转的明确断语："难治、不治、死、必死"，认为人体在病邪不断侵害下，"阳气不回"，正气损"失"难复，故最后出现不良的转归——"凶"。

2. 预后良好的记载有

在《伤寒论》中，从各种不同的病理变化角度均有散在论述。仅选急性热病在最后阶段的"少阴""厥阴"两经的有关条文，予以举例。如 287 条"少阴病，脉紧，至七八日，自下利，脉暴微，手足反温，脉紧反去者，为欲解也，虽烦，下利必自愈。"288 条："少阴病，下利，若利自止，恶寒而蜷，手足温者，可治。"298 条："少阴病，恶寒而蜷，时自烦，欲去衣被者，可治"。290 条："少阴中风，脉阳微阴浮者，为欲愈。"292 条"少阴病，吐利，手足不逆冷，反发热者，不死。"（166～167 页）336 条："伤寒病，厥五日，热亦五日。设六日，当复厥，不厥者自愈。"（188 页）359 条："下利有微热而渴，脉弱者，今自愈。"360 条："下利脉微，有微热汗出，今自愈。"（198 页）等等。在这些条目下，均下了一个可以逆转的明确断语："可治、必自愈、自愈。"其病理分析是各条中的证情尽管严重，但可以从证候群中看到有"阳气得回""阳气得复"的转机——"吉"。

事物的"吉"与"凶"两种结构，如《周易正义》所说："初时于事有得有失，积渐成著，乃为吉凶。"就是说，事物的发展过程及其最后的终结应是有阶段的。就一般病情变化而论，良好的转归（吉）和不良的转归——（凶），尤其是后者，并非是突然出现，应当有一个由量变到质变的过程，即所谓"积渐成著"。故急性热病的良（吉）与不良（凶），多集中于"少阴""厥阴"两经叙述。说明病情的"失得"固然始于"初时"，但真正做出"吉"与"凶"的结论，又多在疾病的后期，可见《易》论是较为细微深入的。而由《伤寒论》对急性热病变化过程，可得到较为全面的体现。

二、"悔吝者，忧虞之象也"

此为《易·系辞上》所谓"刚柔相推而生变化"的主要内容之一。高亨解："悔，不幸也；吝，难也。"俞樾曰："虞，惊也，然而忧虞犹忧惊象也，易经所谓悔吝乃遇悔吝之事而心中忧惊之象也"。《周易正义》亦云："悔吝者，是得失微小，……未是大凶"。可知"悔吝"是事物的"微小"变化。从"失得"言，它未成为"大凶"之象。这些认识若引申至医学领域，以其解释疾病发展变化中的"轻证"，及医生在"微小"病情情况下，所应持有的一种正确指导思想，实有指导意义。

在急性热病变化过程中，亦不乏轻微证型。如《伤寒论》第23条云："太阳病，得之八九日，如疟状，发热恶寒，热多寒少，其人不呕，清便欲自可，一日二三度发。脉微缓者为欲愈也；脉微而恶寒者，此阴阳俱虚，不可更发汗、更下、更吐也；面色反有热色者，未欲解也，以其不得小汗出，身必痒，宜桂枝麻黄各半汤"。（35页）再如27条云："太阳病，发热恶寒，热多寒少；脉微弱者，此无阳也，不可发汗，宜桂枝二越婢一汤"。（38页）前者属"表郁未解"，后者属"太阳病未解，而内有热"之证治，即属此类。

值得注意的是，《易传》对于事物变化中所出现的"悔吝""小癣"，《周易正义》提示人们，仍要"忧虞"不能漠视，要有不忽于细，必谨于微的思想。医圣张仲景在临床实践中也体现出对待轻微病情的正确指导思想。他对每一个有轻微便溏的患者，在组方遣药上极为慎重，并对后学者提出了谆谆告诫。第83条云："凡用栀子豉汤，病人旧微溏者，不可与服之"。（69页）曰："旧微溏"，是素脾胃虚寒，虽有烦证，不能从热治，因栀子苦寒，服后便更伤脾胃，必泻下不止，故当用栀子豉汤时，必守此戒。就是说，本来一般是有轻微便溏史的病人，固然不是急性热病治疗的重点对象，但不可以为"小凶则易为之，而当事之时，就可轻率对待，而是应当懂得疾病是易于变化的，始终要有一种"忧虞"警惕感对待疾病。这样的医生才算得上是一个掌握辨证法则的高明医生，因此可以说《易》道已渗透到中医学的诸多方面，从圣师张仲景的医学思想中，即有多种体现。

三、"变化者，进退之象也"

《系辞·上》云："是故刚柔相摩"。刚柔，指阴阳两爻所象刚柔两类物质。即揭示事物的变化基于刚柔相摩。也就是说，事物的变化是事物内部阴阳双方拮抗论运动的相互促进的结果。相应地又提出了"变化者，进退之象也"的认识。此认识运用于中医中很有意义。如凡临证诊断疾病的"进展"或"消退"变化，首条是当察其脉证——"象"。反过来，又通过"象"以推求疾病变化的"进退"。

《伤寒论》第47条云："伤寒一日，太阳受之，脉若静者，为不传；颇欲吐，若躁烦，脉数急者为传也"。（24页）从该条中可剖析出《易·系辞》所说的"变化者，进退之象也"中的具体体现。如：

（1）"变化"：即条文中所说的"传"与"不传"。中医学又称"传变"。

（2）"进退"：即条文中所说的"传"与"不传"所含意义。如"传"则为病"进"，"不传"则为"居中"或"倒退"（《周易正义》）。

（3）"象"：即条文中所说的"脉静"，"脉数急"，"颇欲吐"，"躁烦"等象。

此外，对疾病的病情更为具体的"进退"变化临床观察，从第342条可得启示："伤寒厥四日，热反三日，复厥五日，其病为进。寒多热少，阳气退，故为进也"（191页）。厥是阴盛，热为阳衰，本条根据厥的日数多于发热的日数，判断阴盛阳衰，故主病"进"。再如根据辨证认定疾病是否"进展"的方法。第五条云："伤寒三日，阳明少阳证不见者为不传也"（24页）。伤寒二三日，本有传变者的可能。但若二三日不见阳明证的胃家实【第185条："阳明之为病，胃家实是也"（124页）；第187条："问曰：阳明病外证云何？答曰：身热，汗自出，不恶寒，反恶热也"（125页）】，也不见少阳病证【第264条："少阳之为病，口苦，咽干，目眩也"。（154页）和98条："往来寒热，胸胁苦满，嘿嘿不欲饮食，心烦喜呕……"（75页）】等"象"，则不能判断病情在"进展"、在传变。

至于病情趋向于"消退"或谓好转，《伤寒论》也作了阐述。如第8条说"太阳病，头痛至七日以上自愈者，以行其经尽故也。若欲作再经者，针足阳明，使经不传则愈"。（27页）第58条亦说："凡病，若汗、若吐、若下、若亡血，亡津液，阴阳自和者，必自愈"。第59条："大下之后，复发汗，小便不利者，亡津液故也，勿治之，得小便利，必自愈"。（均56页）是说凡病阴阳自和者必自愈；误治伤津，津反者自愈。第271条："伤寒三日，少阳脉小者，欲已也"。（159页）伤寒三日，多为表邪内传之期，今少阳，脉见微小，是邪气已退，《素问·离合真邪论》曰："大则邪至，小则平"。故其病为愈。还有不少条文也指明病情变化中趋向于"消退"的记载，不赘述。

以上举例说明，疾病变化中的"进退"与《易》提出"变化者，进退之象也"的认识，颇为一致。

关于变化"进退"问题，《周易正义》还提出一个更为深刻的论点："万物之象，……或从而上进，或居中而倒退，以其往复相推，或渐变而顿化"。

关于病证上的"往复相推"现象

病情的"进"与"退"常现。反复拉锯式。时日由："三阳传入三阴"，又可由"三阴转出三阳"，前者为病"进"，后者为病"退"。仅从《伤寒论》中举示二例以佐之。一是由"太阳病转入太阴"，第 279 条云："本太阳病，医反下之，因尔腹满时痛者，属太阴也……"太阳病不当下而误下，故曰"反"。太阳病误下后，见腹满痛时，是邪病于是，病属太阴。二是"太阴病转出阳明"。第 192 条云："伤寒，脉浮而缓，手足自温者，是为系在太阴。太阴病者，身当发黄，若小便自利者，不能发黄，至七八日，大便硬者，为阳明病者也"。（127 页）太阴病湿盛阳微，不能温运，若寒湿郁滞，身当发黄；如小便自利，湿由下泄，便不能发黄。此为叙述太阴病寒湿发黄的病理。若七八日后大便硬者，为湿已化燥，即为转属阳明的证候——"象"了。

《周易》揭示的"渐变"性质，在《伤寒论》中亦多体现。如第 38 条云："太阳中风，脉浮紧，发热恶寒，身疼痛，不汗出而烦躁者，大青龙汤主之"。（47 页）此为"表寒兼里热"。外感风寒之邪，闭郁于表，热郁于里，故烦躁不安。本条的表实证与麻黄汤证相同，而"里热烦躁"一证，则为大青龙汤所独有，故《伤寒论》主以麻黄汤发汗解表，加生石膏以兼清里热，即大青龙汤，共奏解表清里之功。该条属表寒重，里热轻。若在里的热邪进一步发展其表里的寒热比重则发生变化，变为表寒轻，里热重时，就成为"麻杏石甘汤"证了，即第 63 条所云："发汗后，不可更行桂枝汤，汗出而喘，无大热者，可与麻黄杏仁甘草石膏汤"。（58 页）此为汗后热郁迫肺作喘的证治。太阳病，经过发汗后，有汗出而喘，无大热的见证，是热邪内迫于肺，热郁熏蒸而出汗，气道不利而喘作。因热在里，不在表，故身无大热。用"麻杏石甘汤"清宣肺热，里热清则肺气利，汗喘自止。近人用该方治疗"肺炎"，只要辨证无误，每收良效。假如在里之热郁继续发展，寒热比重则产生由"量变"到"质变"的飞跃。变成无"表寒"而是"表里俱热"的"白虎汤"证了。如第 181 条所云："伤寒脉浮滑，此表有热，里有寒（邪之误），白虎汤主之"。（121 页）伤寒脉浮滑，浮为热盛于外，滑为热炽于里，为表里俱热，太阳化热已转阳明的脉象。阳明热俱，大汗、大热、大渴、脉洪大等"四大"证势所必见，故用白虎汤以清泄热邪。本条详脉略证，然"表有热，里有寒"句疑有误，注家有谓"寒"字作"邪"字解者。

以上病理说明，病情的变化具有一个"渐变"的过程。说明《周易》的认识是深刻而正确的《伤寒论》中的实际记载，与其是相一致的。

四、"刚柔者，昼夜之象也"

《系辞·上》言明了"刚柔相推而生变化"的思维方法，其中即有"刚柔者，昼夜之象也"之论点。那么什么是"刚柔"呢？《周易正义》云："刚柔者，立之本也"。《易·疏》说："阳刚而阴柔"。《周易兼义》载："昼则阳刚夜则阴柔，……昼夜亦变化之道"等等。说法各异，其意归一，万事万物，无本则无从论其立，无性则无从言其变，无道则无从明其理。

从时间的角度而论，"阴阳、刚柔、昼夜"之"象"与"变"，均能由"昼夜"得到事物变化的不同信息。中医学在诊治中亦有同感。医圣张仲景在观察急性热病变化中曾明确告之：不同的证候——"象"在昼夜不同的时间内有相应的反映规律。如第61条云："下之后，复发汗，昼日烦躁不得眠，夜而安静，无表证，脉沉微，身无大热者，干姜附子汤主之"。（57页）白昼阳旺之时，身之虚阳尚能与阴抗争，故昼日烦躁不得眠；夜间阴气盛，身之微阳不能与阴抗争，夜间安静无表证，知病不在太阳；脉见沉微，沉以候里，微主阳虚，阳气虚衰，故身无大热，属阳气将亡失的危笃证，故以干姜附子汤，急复其阳。可见"躁动"与"安静"两种异"象"，各自从不同的时间上反映其规律性。再如第150条说："妇人伤寒，发热，经水适来，昼日明了，暮则谵语如见鬼状，此为热入血室，无犯胃气及上二焦，必自愈"。（103～104页）此为妇女热入血室的自愈证。说明在不同的时间表现出不同的证候特点。其病理病机是病邪在血不在气，气属阳，白天为阳，故"昼日明了"；血属阴，夜间为阴，故"暮则谵语"。再如张师根据"六经"病理不同和昼夜不同时间的密切关系，总结出疾病好转的规律，如第9条说："太阳病欲解时，从巳至未上"，（27页）；第198条"阳明病，欲解时，从申至戌上"。（120页）；第271条："少阳病欲解时，从寅至辰上"。（159页）；第275条："太阳病，欲解时，从亥至丑上"。（160页）；第291条："少阴病，欲解时，从子至寅上"。（167页）；第328条："厥阴病，欲解时，从丑至卯上"。（158页）。

关于"六经"的不同病症，可在昼夜不同时间得以缓解的道理，是以"天人合一"的理论，推断"六经"病的缓解时间。六淫之邪，可致人病；六气之正，能助病愈。证之临床，凡大病久病对于气候的变化，确有密切关系，病情往往昼轻夜重，颇不乏例，可谓信而有证。不过"六经"病趋向在一日中一定的阴阳盛衰变化中得以缓解，是以一定的证候——"象"为认定基础的。《伤寒论》中所记述的病症变化及表现——"象"与"昼夜，阴阳"变化的关系，亦立足《易》："刚（阳）柔（阴）者，昼夜之象也"的原旨。但"六经"病的欲解之时，临证亦不可过于拘泥。

总之，《周易》中的朴素哲理，对中医学有着深远而广泛的影响。几千年来，它以朴素的唯物辩证思想，正确地指导着中医学的理、法、方、药——临床实践。仅从以上所举《伤寒论》中所论述过的治疗急性热病的不完全引证，即可得到全面的反映。

1986. 10

医易相通话阴阳

欣逢盛世，百事旺兴。医易研究，万人响应。有幸参加，学路得通。茅塞大开，收获甚丰。中医之本，医易学称。对立阴阳，首当其冲。

"医易相通"和"医易同源"之说，自古就有。它揭示了中医和易经之间有着共同的思维方法和模式，更反映了中医和易经理论具有共同的科学背景和认识依据。

"医易相通""医易同源"，内容包罗万象，如天文、地理、人事等，意义博大精深，象预测、治国、修身等。不过，通过反复学习，不断推敲，"相通"之症结，"同源"之关键，系"阴阳"也。正如明代医学家张景岳在《类经附翼医易义》中所说："天地之道，以阴阳二气造化万物；人生之理，以阴阳二气而长养百骸。易者，易也，具阴阳动静之妙；医者，意也，合阴阳消长之机。——故曰天人一理者，一此阴阳也；医易同源者，同此变化也。"为了说明这一道理，张氏在同书的《大宝论》中，对阴阳之体、用生杀、生化之机等等，详论悉备。为了互相交流学习心得，参阅诸家，结合个人少知，专论阴阳，或许挂一漏万，谬误颇多，敬请导师教正，诚望同道雅评。

一、阴阳的概念

阴阳是从太极中产生出来的互体。不管阴阳的变化如何，但归根结底总归是一①。阴阳本身原理即抽象科学，而今就是系统论、反映论，当是万象统一的协同的科学研究认识论②。阴阳这组矛盾与宇宙无限的物质性相同，无尽无休，不论在任何事物中都有其存在，并且是一切事物在运动过程中的动力③。阴阳是中国古文化的基因，是中国古代整个汉民族的哲学观念，在中国哲学中有很重要的地位，……阴阳概念不如矛盾概念那样普遍，但具有矛盾概念所不能代替、涵盖的特殊关系④。把在矛盾中的各种事物概括为"阴阳"两个对立的方面，以阴阳的交错变化来说明物质世界的运动和发展⑤。阴阳是"至大无外，至小无内"的⑥，离阴阳者更无道。所以阴阳者，是为道。阴阳是气⑦。阴阳相交，归于太极。……宇宙中的万物皆为阴阳相交而生。谓之独阳不生，孤阴不长，两合其精，乾坤乃成。乾坤者，宇宙也⑧。阳承阴合，阴承阳合，共居其中⑨。"万物皆负阴而抱阳"。这说明，宇宙万物的阴阳两个方面是互相依存的，不能只有阴没有阳，或只有阳没有阴。还认为，阴阳矛盾两个方面的"合和"作用，就是宇宙万物发生、发展的动力。它说："道始于一，一而不生，分而为阴阳，阴阳合和而万物生"，又说："至阴飀飀，至阳赫赫，两者交接成合，而万物生焉"⑩。以上仅举几家所云，对阴阳之概念会加深认识。但经文说的更为简明：……《易·系辞》曰："阴阳者，天地之道也"。那么，"道"是什么呢？老子说："道，至高无上，至深无下，平乎准，直乎绝，园乎规，方乎矩。包括天地而无表里，洞同覆盖而无所砱"。"夫道者，无形无为，内以修身，外以治人"⑪。《中庸》云："道也者，不可以须臾离也，可离非道也"。"道"即最根本的规律⑫。道是行而上者。"道者，德之体也"。……道即天地、阴阳本身⑬。道者，所以接物者，其本者为之虚，其末者为之术。"道曰规始于一，一而不生，故分为阴阳，阴阳合和为万物生。故曰一生二、二生三、三生万物"。……"道"分阴阳，阴阳合和的作用过程，也就是宇宙万物生成的过程。⑭"无形"，道也，"一，谓道也"。……"道也者，至精也"，"不可为形，不可为名，强为之，谓之太一"。⑮

我以为，这些对阴阳之论似乎玄奥，其实只要深入理解其义，可推新出宏大之无际之理，更加再用全部马克思主义为指导，运用一个核心、八个桥梁去总结阐述中医理论，充分接触临床实践，肯定会对中医现代化做出更大贡献。

二、渊源与演进

《庄子·天下》："易以道阴阳"。阴阳是《周易》思想的重心，这个重心的自然科学内核便是当时的天文学。……《周易》的阴爻和阳爻符号，即"—"和"– –"，确应认为原是天文学上用来观测日影并籍以证录季节的一种符号。……《易传》作者也说："法象莫大乎天地，变通莫大乎四时"。又说："广大配天地，变通配四时，阴阳之义配日月"；"变通者，趣时者也"，也指出《易》与天文有关。……《易》的出现之日，也就是阴阳的产生之时，两者是一对孪生姐妹③。刘长林氏认为阴阳的来历一般认为是八卦，而阴阳的概念最早记载是《国语·周语》。王玉川氏认为中医阴阳学说，最初是从古代哲学阴阳学说移植过来的。其发展过程，大概可分四个阶段：①早期阴阳学说，采用取类比象、一分为二的方法分析和解释一切事物，比较简单。②太少阴阳说，由《周易》两仪生四象方法引进医学，认为产生阴阳之中又有阴阳，较具体的分析时间和空间，对立面的相互转化、量变、质变的道理。这种方法在《素问·金匮真言论》里可见到影子，如阴中有阳、阳中有阴及"背为阳，阳中之阳，心也"之类论述。从人体胚胎期间背在外而腹在内，呈"负阳抱阴"的形态而论。……③医家的三阴三阳说。大概是受"文王八卦"启发而建立起来的，原则上采用"一分为二，二分为六"的方法。在文献里有两类不同的说法。一为以时间为主要对象的三阴三阳说，其内容是指自然界和人体阴阳之气的节律性盛衰规律。……一是讲经络生理功能的三阴三阳开合枢说，概括了六经的具体位置，三阳经与三阴经的表里关系和三阳经之间、三阴经之间的相互关系。……④三阳三阴六气说，是在三阳三阴主时说的基础上，吸取了五行说中某些先进理论加工改制而成的，是阴阳学说发展演变的最后阶段。……[14]阴阳家作为战国后期一个有影响的学派，其学说思想必然为杂家著作所收编。……因而，其他诸家哲学著作中也可能有一些阴阳家思想的片段，如《庄子》《礼记》《易传》等书中吸收了一些阴阳家的思想。……汉初道家著作中必有阴阳学说存在，现存的《淮南子》中即收入了阴阳家学说。陆贾《新语》中亦有某些阴阳家的思想。[15]

三、诸贤论阴阳

（1）陈维辉教授在《中国数术学纲要》一书中，对阴阳精微原理之论可谓详悉，今摘其要以明同道。①阴差阳错：本身就是时空体系变化，教育提醒人们，要爱惜光阴，珍惜时间，珍重时间，机不可失，时不再来，千万尽力避免发生阴差阳错；②阴腐阳焦：是说任何事物总是走向否定自己的反面，只有阴而阳之，阳而阴之，才能达到和谐的环节；③阴刑阳德：阴为刑条，阳为德生，阴阳两气相当，称为德刑合门。德刑互根，不可偏执；④阴阳互根：是说相互纠缠，它们均以对方为自己生存发展的条件，阳嵌入阴，阴含于阳，彼此为相互依赖生存的根源。阴仰阳俯，负阴抱阳，履晦载明，阴生阳成，阳生阴成，互为胚胎，若即若离，你中有我，我中有你，男有女性激素，女有男性激素，反而逆行，冲气以为合德，这就产生了卦象。这就是矛盾对立面的统一体的规律；⑤阴消阳息：它是把事物发生、发展看成了不断运动和质量变化的时空体系，又是在新老关系中出现的突变现象，并指出了"元"是时空的起始，具体说就是历法的不同规定。天元、地元、人元分别是天统、地统、人统。还点出了五际是可以知道日食、地震人事预测的变化；⑥扶阳抑阴：这是阴阳法则的重要原则，阴静阳动，一切事物变化中总是着眼点于运动之阳光而不是月光，月光之下的出现静止的一片死寂，而且也没有任何新鲜事物；⑦阴降阳升：指出了冬至一阳生，为复卦；夏至一阴生，为姤卦，代表了阴阳消长规律，它被广泛地用于中医学中；⑧阴争阳扰：是阴阳矛盾斗争的原理。按《素问·阴阳应象大论》的意思，就是说阴就是内虚，阳就是外实。阴静阳扰，阴如不舒，阳偏不施，阳并于阴，阳实阴虚，阴并于阳，阴虚阳实，阴阳矛盾结果是一方战胜另一方，但不是互相消灭，仅是被现象的倾向所掩盖；⑨阴厌阳移：是说明阴阳矛盾转化中的物极必反原理。也有纯阳包阴、纯阴含阳的含义，这是表面到内在的，一系列事物质量相互转变的道理；⑩阴和阳合：是说阴阳合德和平秘会产生出新事物，它从天象到地理以至于人事，一切事物发展的起点都充满了阴阳相合，但它们又总是走向了反面阴阳离决，它们会从新而走向了衰老死亡。

（2）刘长林副教授在《中医学的方法与现代化浅议》一书中，从四个方面，对阴阳的特殊性进行了论述：①阴阳概念不同于矛盾概念，就是说明阴阳范畴和现代辩证法所说的矛盾范畴有重大不同。②阴阳是动态功能性概念，指出"且夫阴阳者，有名而无形"。"名"就是指功能性态，阴阳无固定的形体，它不研究形质、实体，而只代表两类功能属性。此特点与《易经》八卦有联系。六十四重卦的每一卦、每一爻都不代表任何事物或形体，而只能代表一种结构，动态属性，显示一种道理。③强调阴阳之间的整体平衡和调节。指出从哲学道理来讲，一切事物的发展都不能脱离这两个环节，就是平衡和不平衡。并说明了中医学的阴阳理论不仅强调了平衡，而且还特别对阴阳之间如何达到平衡作了一些非常有价值的探索，这也是阴阳论的一个特点，一个巨大贡献，这也就是阴阳之间的相互调节问题。还说明了阴阳调节思想和现代控制论中的反馈思想是一致的，反馈的基础就是相互作用，不管它表现得如何复杂，从哲学上讲都可以抽象为作用和反作用。阴阳互补，阴阳的相互制约正好体现了反馈调节的基本精神。④阴阳反照。就是阴阳相互间的相互反映。相互包涵，你中有我，我中有你，有阴可以见阳，有阳可以见阴。

（3）杜建诚同志在《阴阳学说是人体反应状态学的大纲》一文中，从十个方面论述了阴阳这一组矛盾的对立统一性、广泛性，特殊性、消长性、互根性、相对平衡性、在一定条件下的相互转化性、可分性和临床运用时必抓主要矛盾方面，最后强调了对抗在阴阳中的地位。

总之，阴阳学说是中国古代易学的象数学术系统方面的分支，它是用"—""－－"阴阳符号系统表达事物运动变化规律的系统学说，几千年来，它从一般的预测研究扩展至社会政治预测这重大研究课题上，并作用了可贵的应用尝试，取得了不可胜计的多学科研究成果。当今诸多研究也不泛起作用，而且继续产生着许多新的重大研究成果。"谨熟阴阳，无与众谋"（《素问·阴阳别论》）之说，不无道理。就整个中医学术体系而言，之所以能成为像这样蔚然成风且可观的医学知识体系，除因它内容较广泛，如古人所说："上至天文，下至地理，中至人事"无所不包外，主要是以朴素的阴阳（包括五行）学说作为说理工具，以"远取诸物，近取诸身"的整体观念为指导思想，来阐述养生、生理、病理、诊断、治疗、方药、针灸、气功等方面的理论，这些理论不但为历代医家所遵循，就当今而言，它还是一直有效地指导临床实践。

从中医学角度而论，我体会阴阳（含五行）的真实含义有二：一是以人为中心的宇宙一体化理论，即宇宙一体，天人合一说；一是强调整体结构功能的直观性的系统观念。这就是中医学诸多特点的根基。《唯象中医学概论》指出："总结阐述中医知识的过程，实际上就是将传统中医和现代中医融合的过程"。这项工作的完成本身就意味着现代中医体系的建立，也标志着唯象中医学的诞生。我认为，阴阳学说过去指导了祖国医学，今后仍将作为理论基础指导着唯象中医学。

参考文献

（1）陈维辉：《中国数术学纲要》5～16

（2）张义堂：《自然逻辑—中医学原理》41

（3）秦广忱：《周易》阴阳观的起源及其自然科学基础问题。31

（4）刘长林：《中医学的方法与现代化浅议》2～3

（5）郑孝昌：《简明中医字典》89

（6）张珍玉：《内难经通论》23

（7）日·岛田虔次、蒋国保译：《朱子学与阴阳学》39

（8）王锡玉：《宇宙元素周易经络图》28

（9）（10）：同（8）、次为31、56

（11）韩秋生：《人体生命再生工程》2

（12）《古典时间治疗学》59

（13）于首奎：《两汉哲学新探》20～21

（14）上海中医学院：《中医年鉴》1987年29

（15）《孔子研究·阴阳家思想之分析》1988年第一期71

1993年10月

己丑又如何？甘为孺子牛！

我今年70岁，谓之"古稀"，但我并不老，因身处盛世，活得坦然，耄耋之年，百岁老人，均非常之多，实非少见，我何谈"老"呢？我动过10余次手术，身体还算硬朗，退休10年来，读书不懈，诊病不辞，笔耕不住。我觉得，人过花甲，有点这样那样的病，是自然规律，不能大惊小怪，要豁达乐观，充满信心，毅力坚强，忍苦受痛，定能战胜病魔，恢复体质。我是一名有40多年党龄的共产党员，对人生态度是明确的，同时还非常信奉陶渊明的两句诗:"纵浪大化中,不喜亦不惧。"不少朋友问我的健身秘诀,我笑而答之:没有什么秘诀,只是历行我的"自律"而已:"豁达乐观多兴趣,问心无愧少私欲。博爱情怀待他人,奉献举止处世事。"心中无负担,吃得香,睡得着。再加以做到"腿、手、脑"三勤,尤其要脑勤,基本上是天天读,日日写,时时思考。

退休10年来,每年都写几万字的有关养生健体,延年益寿的文字,供老年朋友们参考,还经常拙拟诗联自娱。去年曾编写"戊子笔耕录"打印成册,送给许多老友切磋。今年是己丑年,计划编著有关"医易"方面的文章,约6~8万字,因党中央,省委都提出了"中医进农村,中医进社区"的意见,我认为要学好中医,必学好《易经》,"医易相通,医易同源","不知易,不足以言太医。"我非常欣赏一位哲人的话:"人吃饭是为了活着,但活着却不是为了吃饭。"人到晚年,更是如此。我不仅要继续为人民解除病痛,同时还要再为国家培养一些人才。

我保证仍扎扎实实干事,勤勤恳恳奉献,清清白白做人。毛主席说:"一个人做点好事并不难,难的是一辈子做好事,不做坏事。"我决心不干对不起党、祖国和人民的事,要尽量为他人着想,少考虑个人得失。人至古稀,金钱富贵如浮云,还是要多为下一代着想,少考虑个人名利与得失。我所以用"己丑又如何?甘为孺子牛!"为题,因今年按属相为"牛"年,是"己丑"年,亦寓本人"丑陋不貌"之意。那又怎么样呢?鲁迅先生有"横眉冷对千夫指,俯首甘为孺子牛"的诗句,我今借用就是为了中医事业,为了真正能给人民解除病痛,甘心做到"鞠躬尽瘁,死而后已",成为不辞辛劳、忠心耿耿、老实本分的老黄牛!

李明忠

2009 年(己丑)春节立

《周易》中的生命哲学思想
对中医诊疗、养生方法之影响管见

《周易》是一部古老的典籍,号称"群经之首"。它含有许多生命哲学思想,对我国文化的进展和中医诊疗、养生方法的改善,均有很大影响。作为一名退休中医,兹仅就后一方面略书管见,以对人们的保健养生和中医诊治有所裨益。

自秦汉以来易学的发展,可以综合为两派十宗。两派便是以象数为主的汉易,经唐宋以后,贯通古今大家以邵雍为代表,也称为道家易学系统。另一派是自宋儒以降,间接受到王辅嗣的易注影响,专主以儒理释易的儒家系统。

所谓十宗便是：占卜、灾祥、老壮、儒理、史事、医药、丹道、堪与、星相。就中医药、丹道、堪与、星相四宗，所涉及的易学，可以说都是以象数为主，比较倾向于固有的科学性质，往往不被寻章摘句、循行笔墨的学者所推赏，尤有下者这四宗每每被贬入江湖术士之流，无法有所增益与发明。较公正地讲《周易》学术思想生命哲学的渊源，离开象数，一味偏重儒理，对于我国文化的发展，确是很大的损失。古贤所谓"象外无词"是有其道理的。主要应是潜心研究象数的易学，配合科学思想的方法，相信能有更新的发现，能为我国文化的前途开发更大的远景和光辉！下面仅就《周易》生命哲学对中医学之影响略加解释，并仅就诊疗和方法二者举出数例略书管见。

首先，医家本诸《周易》的生命哲学，作为中医的经典《黄帝内经》，适用于人体的结构、生理、病理和诊疗等，作为说理之用。这种软体的、形式上的说理，试图以隐藏事物的感应解释表面事物的反常现象。历代名医对《周易》都有研究，试图把易理引入医理之中。诚如唐代名医孙思邈主张太医必须通易："不知易，不足以言太医。"所谓医、易相通便是此意。《周易》生命哲学，就医疗养生方法讲，在体用上试以客观思维形式，通过卦变，把宇宙万物演化为"一本万殊"。研究《周易》和医学关系思想的医家很多，较著名的有张仲景、皇甫谧、葛雅川、陶弘景、巢元方、孙思邈、王冰、郭白云、刘完素、李杲、朱震亨、葛可久、吕沧州、张景岳、孙一奎、赵献可、马玄台、李中梓、卢子由、张隐安、傅青主、高鼓峰、叶天士、薛牛白、徐灵胎、邵同珍、黄元御、陈修圆、唐容川等。这些医家，致力研究《周易》和医学的内在关系，强调"医通《易》息，《易》渗与医"的理论。譬如，隋朝巢元方著的《诸病源候论》是中医第一部病因，病机专著，为中医病因病机学的形成和发展奠定了基础。书中接受了易学的一些主要观点。唐容川主张"中西医汇通"，著有《中西汇通医书》五种，并致力于医学与《周易》研究。在他所著《医易通说》中曾说："余每读医，转引《易》义，听者多河汉其言，不知人身脏腑，本天地阴阳，而发明天地阴阳者，莫备于《易》。"

几千年来，《周易》思想一直指导着中医的理论和实践。阴阳、五行、八卦学说、象数学说、子午流注、灵龟八法、五运六气学说的运用，形成了易医框架体系。

再者，深受《周易》生命哲学影响的"论理人形"，见于两千年前，中医典籍《黄帝内经·素问》中的"阴阳应象大论。"其中所述有关体位、人形、脏腑、经脉、俞穴、骨筋皮部、骨脉肠度、气液等形成中医传统的整体论，集合观、模式性，虽旧犹新的解剖学架构。其中最大的功能发挥，似乎在于五脏气，强调了机体应激的内分泌能以基于内外反应，达到会通六合的诊疗境界，是值得重视研究的。

复次《周易》的生命哲学十分重视人道，强调人必须具有高尚的道德情操和良好的心理素质，只有这样才能适应自然环境和社会环境的复杂变化，达到复合主旨、天人合一的境界。二十一世纪初叶的今天，健康意识，包括身体健康、心理健康、社会适应良好和道德良好。而《周易》早在二、三千年前便已注意到心理健康、社会、道德良好的重要性，真是难能可贵和值得非常注意的。《周易》生命哲学有关心理卫生的内容，较重要的是翕合主旨；修养道德；强化意志；培养应变能力；包括预防知止、知己、达变等；调摄情志，语言效应，善用万物。可见《周易》生命哲学，拥有心理卫生学的内涵，是养生不可或缺的条件。

最后，《周易》生命哲学，提供养生的重要，也就是所谓"易象与人体抗衰"的《周易》哲理与中医预防养生之道。

随着人类的健康需求，医学的重点，正由医疗学朝向预防及养生医学方面发展。预防和养生医学所面对的身体健康态和未病态（健康与疾病中间状态），而这两种状态，目前在医疗领域都少有意义，是处于西医的"不足病论"和中医的"无证可辨"阶段。可是人类又确如疾病的发生和发展，有一段漫长的演变过程。就是说，从无症未病态向有症未病态发展（功能性症状出现），最后导致器质性疾病。这是一个由量变到质变的过程。治未病的意义，就是防止"质变"和维护"养生"。

《周易》在理论方面对医疗预防养生方法的影响是："求得和平天下一家"，其方法是"洗心"和"逆数，""物极必反"其方法便是"有悔"，"勿恤其孚"，"宜日中"处世勿过度，譬如：不可有劳过度，不可贪食暴饮，不可极尽其力，便是"潜龙勿用"的不妄作劳；以及"刚健进取"其方法便是"刚健而不陷"，所谓无畏、进取、运动、更新便是刚健的意思。原来《周易》的人生哲学，并不是宿命论。《周易》的作者，确认为有位造物者，一方面又认为受造物的自然界是有限的，始终处在运动变化之中。宇宙万物各依其性，自行发展，为人类服务。人有理性、自由、位格，应当发奋图强，刚健不已，不畏艰险，战胜困难，"刚健而不悔"，"大哉乾元，万物资始乃统天"，"天行健，君子以自强不息"。如此，则能使事物的结局朝向美善良好的方面转化。中医正是承受《周易》哲学的提示，才结论出"勇者气行则已"的医疗预防的方法和观点：一方面要求患者对待环境、困阻，要具有坚强的意志和积极进取的态度，这样的养生和预防，就不会因外在、内在的困扰、侵袭生理机能，而不幸产生"恐则气下"，"惊则气乱"的病态。另一方面，必须告诉患者，多加注意适当锻炼身体，恢复体质强健。经验证明，每天坚持步行，能健身轻松，双目明快，筋骨强壮，血脉调畅，饮食易消，无所壅滞。并且健行活动，可使四肢狙于寒暑之变，刚健强劲，涉险不伤，为养生预防疾病具有重要意义。为此，历代医家在理论上做了研究，也创建了锻炼的各种方法，譬如华佗模仿虎、鹿、猿、熊、鹤五种动物的动作，创制了五禽戏术，以及后来的八段锦、易筋经、太极拳、康复操等，都具有锻炼体质的功用。

中医在医疗上，运用望、闻、问、切四诊，综合分析所获得的病理讯息，能够反映疾病的性质、部位、表里和虚实，为辨证治疗疾病，提供了可靠依据。在临床诊疗实践上，中医参照《周易》人生哲学原理，采用综合分析方法，发掘病患原始体质讯息，反复实践，获得证实，在自然界中，任何生物都有其自身生长衰亡的自然规律，个人的原始体质亦有其规律性，每人都可透过《周易》人生哲学原理，来获得自己的生理规律卦象，通过分析可以明了本体阴阳、盛衰、脏腑强弱及易患何种疾病等情况，从而为诊疗"未病"提供用药依据，逐步研究并解决医治未病中，"无证可辨"的症结。总之，《周易》有关养生，预防的人生哲学，对中医养生方法，有很大影响，藉此不仅可以领略易理的广大，并且对养生保健富有指导作用。

《周易》中的生命哲学，就其影响中医界医疗，养生方法而言，曾有许多著名医家，譬如隋朝的巢元方著有《诸病源候论》；唐代孙思邈著有《备急千金要方》；中唐的王冰著有《重广补注黄帝内经素问序》；北宋的刘完素著有《素问玄机原病式》；明代的张景岳著有《类经附翼》；清代的辛楠著有《医门棒喝》；二十世纪初期的唐容川著有中西汇通医书五种等等，都曾在不同角度上寝馈于系统化的研究之中，溶化了《周易》在体用上，运用客观思想方式，而通用卦变，将宇宙万物演化为"一本万殊"的学习气氛，列举中医与《周易》在"上下""内外""水火""动静""盈亏""刚柔"等相通情形，这对当前医学界的影响非常之大，就是对世界医学，也做出了重大贡献。难道不值得我们歌颂、效法吗？

2009 年正月初六

话说学《易》

本人学用中医药近半个世纪，探研《周易》亦近 30 个春秋。自认为孙真人"不知《易》，不足以言太医"之说，诚为肺腑之言；古有《易》为"三五至道，百家之言"，可谓并非妄说。兹不揣浅陋，以"话说学《易》"为题，从几个方面畅叙感想，表白体会。谨俟贤达明哲予以斧正，赐教，不胜感谢。

一、神秘殿堂说

著名文学家、科学家、革命家、郭沫若曾在《中国古代社会研究》中说："《周易》是一座神秘的殿堂，因为它自己是一些神秘的砖块—八卦—所砌成。同时，又加以后人三圣四圣的几尊偶像的塑造，于是这座殿堂一直到 20 世纪的现代都还发着神秘的幽光。神秘作为神秘而盲目的赞扬或规避都是所以神秘其神秘，神秘最怕太阳，神秘最怕觌面。"

《周易》讲的是理、象、数、占。从形式和方法上，好像是专论阴阳八卦的书，究其实质呢，论述的核心都是揭示宇宙间事物的发展、变化规律。天文、地理、人事，无所不包。故享有"科学皇冠上的明珠"之美称。

国际《易经》学会主席成中英先生说："《周易》是生命的学问、宇宙的真理、文化的智慧、价值的源泉。《周易》不仅是中国的，也是东方的，更是世界的；不仅是古代的，也是现代的、更是未来的。"说得多好啊，因为这是千真万确的。

我曾参加过成都、南京、济南、深圳共四次国际《周易》学术研讨会。记得 1987 年在济南召开时，曾被《人民日报》报道并宣传："易理与象数兼顾，向多科学、多层次、多渠道、多角度的综合研究"发展的方针后，当时我国各条战线逐步掀起了学习《周易》、研究《周易》结合现代科学，大搞科研的热潮，喜人的科研成果不断问世。本人也就是在这种大好形势下研探中医和《周易》相结合的问题，先后有数篇论文发表，得到了不少同道的好评。

二、医《易》一理说

明代大医家张景岳曾说："宾尝闻之孙真人曰：'不知易，不足以言太医。'……虽阴阳备于《黄帝内经》，而变化莫大于《周易》。故曰：天人一理者，一此阴阳也，岂非医易相同，理无二致，可以医而不可知《易》乎？"足见古代医家认为医易相通的地方，正是在阴阳学说这一基点上，我撰写的《医易相通话阴阳》论文，就是在此构思下形成的。

毛主席曾说："一阴一阳之谓道，这是古代的两点论。"《周易》的主旨亦如此。它提出："立天之道，曰阴曰阳。"强调"易有太极，是生两仪。"两仪者，一阴一阳也。它是宇宙万物变化的根源。阴阳对立统一法则，在中医理论体系中居于核心地位，而《黄帝内经》是奠定中医学理论基础的经典，其思想体系受《周易》思想影响很大，《黄帝内经》在论述人体结构、生理功能、病理变化、施治方法时，都是以阴阳协调为立论点的。

《素问·宝命全形论》说："人生有形，不离阴阳。"指出人体虽是一个有机整体，但根据阴阳对立统一的观点，其组织结构，可以划分为相互对立的阴阳两部分。《素问·金匮真言论》中认为，人体脏腑组织的阴阳属性，就大体部位来说，上部为阳，下部为阴；体表为阳，体内为阴。就其背腹四肢内外侧来论，则背属阳，腹属阴；四肢外侧为阳，内侧为阴。以脏腑来说，六腑属阳，五脏为阴。其具体落实到每一脏腑，则又有阴阳可分，即有心阴心阳、肾阴肾阳等。所以《灵枢·寿天刚柔》篇说道："阳中有阴，阴中有阳，……是故内有阴阳，外亦有阴阳。在内者，五脏为阴，六腑为阳；在外者，筋骨为阴，皮肤为阳。"

《周易》认为，人的正常生命活动，就是阴阳两方面保持对立统一结果。如人体的功能活动属阳，物质属阴。物质是功能的基础，没有物质便不可有功能的产生；反之，功能的出现又不断促进了物质的新陈代谢。因此，功能和物质之间的关系，就是阴阳对立统一，相互依存和消长平衡的关系。

《素问·阴阳应象大论》中更以味、形、气、精之间的转化过程，论证了人体阴阳相互转化的关系。指出："水为阴，火为阳，阳为气，阴为味，味归形，形归气，气归精，精归化，精食气，形食味，化生精，气生形，味伤形，气伤精，精化为气，气伤于味。"这就是说在正常的情况下，营养物质（阴）能滋养形体，而形体形成又必须依赖气化（阳）的功能；精是功能产生的基础，而精的产生离不开气化的功能。所以形体的滋养依靠营养物质，营养物质经过生化用而产生精，再经过气化作用而滋养形体，在病理状态下，味、形、气、精之间也互相影响。

《黄帝内经》指出，一旦人体阴阳关系失调，正常的平衡关系遭到破坏，将人导致阴阳偏盛偏衰而引起疾病的发生，但疾病的发生还是关系到正气与邪气两个方面。这里正气是指整个机体的结构与功能，以及人体对疾病的抵抗力等，邪气则泛指各种致病因素。由于正气和邪气也可用阴阳来区别其属性，它们之间相互作用和斗争的情况，尽管可以导致复杂多端的病理变化，但也能用阳阳的偏盛偏衰来概括。如《素问·阴阳应象大论》中的"阳盛则热，阴盛则寒"即为阴阳偏盛的病理变化，也就是阴或阳任何一方高于正常水平的病变。而《素问·调经论》中"阳虚则外寒，阴虚则内热"则是阴阳偏衰的病理状态，也即阴或阳任何一方低于正常水平的病变。《黄帝内经》中用这种阴阳偏盛偏衰来解释疾病的例子比比皆是，如《素问·脉要精微论》记有"阳气有余，为身热无汗；阴气有余，为多汗身寒；阴阳有余，则无汗而寒"等等。

《黄帝内经》根据《周易》互根互用的原理，认为机体的阴或阳任何一方虚损到了一定程度，必然导致另一方的不足。如阳虚到一定程度时，可造成阴精的化生不足，而同时出现阴虚现象，此为"阳损及阴"。同样阴虚到一定程度，则可导致阳气的化生无源，出现阳虚现象，即是"阴损及阳"。此外，阴阳失调而出现的病理现象，在一定条件下，还可向相反的方面转化，如阳证可转化为阴证，阴证可转化为阳证。若一旦"阴阳离决"，那么就意味着人的生命终止了。

《黄帝内经》既然认为阴阳失调是疾病发生发展的根本原因，因此，对于临床上错综复杂，千变万化的证情，它都用阴阳来加以概括说明。《素问·阴阳应象大论》就明确说道："善诊者，察色按脉先别阴阳。"所以在临床辨证中，首要的就是分清阴阳，这样才能抓住疾病本质。在阴阳可分原则指导下，阴阳大则可以概括整个病症，即阴证或阳证；小则可分析四诊（望、闻、问、切）中的每个具体脉象、色泽、声息等。《黄帝内经》切诊的浮、弦、大脉归属阳，而将沉脉、小脉、涩脉等归属为阴。在望诊上，色泽鲜明者为阳，晦暗者为阴。在闻诊方面，则把声音洪亮的归为阳，低微无力的归为阴，所以无论望、闻、问、切，都莫不以先别阴阳为首务，而调阴阳、恢复阴阳的相对平衡是《黄帝内经》治疗的基本原则。

《周易》中的阴阳学说是《黄帝内经》所创立的中医独特理论体系的基础，以《黄帝内经》所阐发的阴阳学说中，有助于认识《周易》在中国文化史上的地位和作用。这二者相结合，能使人们充分认识医易相通的特点，对建立科学的中医理论的结构模式，创立生命就是对立运动的观点，对中医学的发展都有着十分重要的意义。

三、养生之道说

我国把养生健体、益寿延年的方法叫作养生。我国系统养生思想的著作，最早的是《黄帝内经》，但《黄帝内经》的养生理论却渊源于《周易》八卦。

人生活在大自然中，生命源泉取之于自然界，《周易》中的养生原则正是顺乎自然，也就是顺从四时气候的变化，使机体与自然环境协调。《周易》中的"丰卦"，即专门讲述了商贾经商、旅行时如何观测天象，以顺乎自然环境来贯穿的。提醒人们必须顺乎正常的自然变化。《周易》的"乾卦"还进一步指出："夫大人者，与天地合其德，与日月合其明，与四时合其序，与鬼神合其吉凶。先天而天弗违，后天而奉天时。"中医强调因时、因地、因人制宜进行养生，完全是由此伸发出来的。

稍后于《周易》的《黄帝内经》，就是根据《周易》中关于四时变化的理论，提出了四时万物生、长、化、收、藏的节律，来指导人们养生祛病的。《黄帝内经·灵枢·顺气一日分为四时》中说："春生、夏长、秋收、冬藏，是气之常地，人亦应之。"《素问·四时调神大论》则提醒人们须顺应春温、夏热、秋凉、冬寒的"四气"变化特点来调摄精神，达到养生防病的目的。其中特别指出：为了保持健康，适应春天的气候，人们可以稍迟睡觉，但要早起床。早晨可以在院中缓缓散步，并注意披开束发，松缓衣带，让形体舒展，使志意顺着春天开发之气而活动，这就适应了春天的养生之道，如违背了此道理，就要损伤肝气，易患寒性病。

夏季气候炎热，人们应晚睡早起，不要厌恶夏天昼长天热，应心情愉快，精神饱满旺盛，使体内的阳气宣发于外，以与夏天阳盛的环境相适应，这就是夏天的养生之道，如违背了这个道理，就要损伤心气，到秋天便容易得疟疾。

秋季人们应该早睡早起，排除各种外来干扰，保持安逸宁静，早晨随鸡鸣即起，收敛神气而无外露，从而使肺气清肃。此为秋季养生之道，如不这样，就要损伤肺气，到冬天会发生难以治疗的泄泻病。

冬季要注意保持阳气。做到早睡晚起，以待日光。并要保养精神，不能胡思乱想，以免扰乱阳气。同时要做到保持温暖，避免受寒，不要使皮肤过度出汗，导致闭藏的阳气频频耗伤，此为冬季养生之道。如违背了就要损伤肾气，到了来年春天，便会出现手足软弱逆冷的痿厥病。

《黄帝内经》中的这些养生观，就是对《周易》中的"与四时合其序"主张的进一步发展。

从我国养生学的精神实质来看，最关键的是保健预防思想。为了保持健康，要有病早治，无病早防，乐观通达，以达寿终天年。因次，《周易·艮卦》中说："艮其趾，无咎，利永贞。"这里指出伤脚趾这种小毛病，一般人不会去管它，但《周易》认为就是脚趾也要去保护，这样身体才不会出问题，健康才能得到长期保证。这种防微杜渐，防患于未然的思想，对后世的养生起着十分重要的影响。

《黄帝内经》就十分重视未病先防对养生的重要意义。《素问·四时调神大论》说："是故圣人不治已病治未病，不治已乱治未乱，此之谓也。夫病已成而后药之，乱已成而后治之，譬犹渴而穿井，斗而铸锥，不亦晚乎?"《易经》还指出："民其脢，不拯其随，其心不快。"意思是说腿肚的肉是比较丰满的，而现在却消瘦下去，其原因是精神不愉快。精神包括喜、怒、忧、思、悲、恐、惊等情态的变化。《素问·阴阳应象大论》指出："喜怒不节，生乃不固。"怒伤肝，喜伤心，思伤脾，忧伤肺，恐伤肾。《素问》在论述调节精神，保养真气，以求长寿的养生方法时，要求做到："内无思想之患，以恬愉为务。"金元四大家之一的李东垣说："凡怒、忿、悲、思、恐、惧，皆伤元气。"《医钞类篇》中说："养生在凝神，神凝则气聚，气聚则形全，若日逐攘忧烦，神不守舍，则易于衰老。"这不仅说明人的精神状态与脏腑气血的功能相互影响，同时也有协调各个脏腑的主导作用。还说明情态剧烈变动，可以使人发病，故养生要把调摄精神，放在首要位置上。

《周易》强调"形神合一"，即形体与精神的统一。所谓形，是指物质基础；所谓神，是指精神、意识、思维以及生命活动的外在表现。神不能离开形体而独立存在，身体强壮，必然精神饱满，生理活动正常；精神健旺，亦能促进形体健康。即使生了病，中医也强调要保持健康的心理，本人即做到了这一点。《周易·无妄卦》说："无妄之疾，勿药有喜。"是说得了病不要胡思乱想，应心情坦然，宁神静养，不吃药也会好的，这是对病后心理调养所要求的，良好平稳的心理对于疾病早愈有重要作用。《周易》中的这些养生理论在今天仍不失其科学的意义。

四、生命之源说

《周易》是八卦学说的结晶，中医是建立在八卦基石上的。《帝王世纪》说："伏羲画八卦，所以六气六腑、五脏、五行、阴阳、四时、水火、升降、得以有象，百病之理，得以类推，乃尝味百药而制九针。"

事实上，古人有时以八卦辞解释疾病。《左传·昭公元年》记载：晋侯请秦国派医生给自己看病，秦国派医生和前往，医和看后说病不能治了，亲近女人，得病好像蛊惑。赵孟问什么叫蛊？医和回答在《周易》里女人迷惑男人，大风吹落山木叫蛊。蛊，上巽下艮，艮为山为少男，巽为风为长女，有女惑男之象。卦象为☴☶，即风落山。

古人以八卦占生死。《左传·昭公五年》记载：鲁大夫庄叔生儿子穆子，用《周易》占筮，得到明夷变成谦，初九阳爻变成了阴爻。他把卦象给卜楚丘看，楚丘给他作了一番前途预测，使庄叔和知道穆子的福祸。

研细八卦的人，一旦进入较高的境界，就会视死如归。因生死如太极，循环不已。

八卦有三元（天元、地元、人元）之说。道教认为每元60年，三元共180年。这是上天赐给每个人的寿命。善于养生的人，可以活到180岁。

八卦相重有64卦，道教认为一般人只能活到64岁。之所以寿命有限，是因为"卦数已极"，"汞少铅虚"。当元阳俱尽，那是全阴之人。只要遇到明师指诀，老人可还童。正如大过卦所述"枯杨生黄，老夫得其女妻"，"枯杨生华，老妇得其士夫"。人体本有六阳为乾，耗损之后就变成剥卦，唯上九阳爻而已，如果还不警觉，元气泄尽，人体就成了"坤"，纯阴而死。人体既然可以由乾到剥，也可由剥到乾，安于养生，由复而临，由临而泰，泰而大壮，乾阳不难恢复。

总之，《周易》全面探讨了天道、地道、人道，具有严密的系统观。医易结合就必须全面地、系统地、结构性地看待世界万事万物，去研究，解释人生，去分析、处理疾病，才会立于不败之地。这就是本人拙拟《话说学易》的初衷。

2009 年 2 月 16 日

《易经导读》

一、易

易，乃《易经》的简称（八卦和六十四卦亦称为易），故欲学《易经》，首先要了解"易"的义理和《易经》创作成书的历程。

1. 三古、三圣、三易

古人有三古、三圣、三易的美妙传说，那么，何谓三易？为省笔墨，列表说明如下：

三古（时间）	三圣（作者）	创作	三易	说明
上古	伏羲 神农氏 轩辕氏	始作八卦 重六十四卦 重六十四卦	名《连山易》 名《归藏易》	以艮卦首 以坤卦首
中古	周文王 周公	重六十四卦 写卦辞 写爻辞	名《周易》	以乾卦首
近古	孔子（及弟子）	作《易传》又名《十翼》	《彖辞传》 《象辞传》 《系辞传》 《文言》《说卦传》 《序卦传》《杂卦传》	上、下 上、下 上、下

上表所显示的是《易经》的产生、创作、传承和发展历程，为大家便于了解，下分别叙述之。

三古，指《易经》产生、创作、传承、和成书，历经了上古、中古和近古三个大的历史时期。这里的上古，是指伏羲、女娲生活的新时期；中古是夏、商、周（西周）三代时期；近古则指春秋战国（东周）以降，距今约二千五百多年。

三圣，即指伏羲，周文王和孔子。

伏羲和女娲是华胥氏的儿、女，华胥氏是中华民族的始祖母，"华夏"一词即是根据这位祖母的姓（华，原义为花），和第一个王朝的名字（夏）合称的。华胥氏时期已进入新石器时期，这时已经有了彩陶和网罟、结绳记事等文明初萌，后来她的儿子伏羲又发明了八卦，以另一种更为简明方便的符号代替了结绳记事符号。有学者称"八卦",为中国文字的起源,历史学家郭沫若就主张中国的文字时代应从"易"的起源算起。可见,"伏羲始作八卦",其对华夏文明起源的伟大贡献,称其为上古之圣。

中古之圣为周文王。周文王被商纣王因于羑里狱中时,悉心演绎上古的八卦《连山易》《归藏易》,并在此基础上,演绎出新的六十四卦,并为每一卦撰写了爻辞。自此,卦形便有了文字,图文兼得,象意参照,为《易经》的成书奠定了基础。

当周文王的《周易》传至孔子时,孔子已有得之恨晚之感,他从 50 岁开始,便虔心研习《周易》。并使串连竹简的皮绳三次磨断(纬编三绝)。孔子对卦辞和爻辞又作了进一步的诠释和发挥,撰写了几万字的解读文字,有解释卦辞和爻辞的"彖辞传""象辞传"和"文言",有阐释易理的"系辞传",有说明卦象,卦理的"说卦传",说明卦序排列的"序卦传"和"杂卦传"。于是,《周易》便有了新的内容,卦辞和爻辞称为《易经》,孔子的文字便称为《易传》,合称为《周易》,或名《易经》。所以,孔子是使《易经》承前启后的近古圣人。

三易,即指《连山易》《归藏易》和《周易》。

传说《连山易》为神农氏所创,神农氏即炎帝。神农氏将八卦每两卦一重,首次演绎为六十四卦。因炎帝又号连山氏,故以象征山的艮卦为首卦,取义为"山之出云,连绵不绝",又因夏代时所流行,故曰"夏道连连"。

《归藏易》为轩辕氏所创,轩辕氏即黄帝,又号归藏氏。黄帝演绎的六十四卦以坤卦为首卦,因坤象征地,地是万物的归宿和载体,故曰《归藏易》又因殷商时所流行,故曰"殷道亲亲"(坤为母)。

《周易》为周文王在羑里被囚时演绎的六十四卦,以乾卦为首,表明天地初开,万物始生,又以未济卦为末卦,表明一个事的终末又是另一事的开始,周而复始,周行不止,故曰《周易》。又因乾为天,天尊地卑,故曰"周道尊尊"。

因年代久远《连山易》《归藏易》均已佚。

2. 易经、易传

传承至今的《易经》就是《周易》。其内容含两大部分。前部分为《易经》,包括六十四卦和卦画,周文王的卦辞和周公的爻辞;后部分为《易传》,包括孔子及其弟子撰写的《十翼》:即彖传上下、象传上下、系辞传上下、说卦传、杂卦传、文言、序卦传等。

《周易》（《易经》）篇章结构编排表

总目	编排次序	简目	卦序	具体内容
易经	1	易经一	第1卦至30卦	30条卦辞150条爻辞及相应的象传、象传和文言
	2	易经二	第31卦至64卦	34条卦辞，204条爻辞及相应的象辞和象辞
易传	3	系辞传上		共12章
	4	系辞传下		共12章
	5	说卦传		共12章
	6	序卦传		
	7	杂卦传		

注："文言"仅乾坤二卦有，其余62卦均无。

3. 简易、变易、不易

"易"之基本义有三即，简易、变易和不易。

简易：《易经》所表述的象都是宇宙万物的现象。乾卦为天，坤卦为地，震卦为雷，巽卦为风；所阐述的理也是宇宙万物变化的法则，如震为雷，雷为动，巽为风，风无所不入；其易数更为简易，《易经》中只讲一位数"一"，余诸数都是由"一"递增而来的，其计算方法只有两种，即加法和减法，因万物的变化，非增即减。

再说，八卦和六十四卦演绎了宇宙、社会和人生的无穷变化，而表现这些变化的仅仅是两个简单的符号：阳爻"——"和阴爻"– –"，就像今天的计算机中有脉冲二进位"01"，科学家用"0""1"两个符号，演变出无穷的信息数据。这正是愈是简易愈有变化的功能，愈是复杂的变化，其法则愈是简易。

变易：大致有四层意思，第一六十四卦本身就是从自然现象的变化中演绎出来的，如："损卦"，上卦是象征山的艮卦，下卦是象征泽的兑卦，称"山泽损"。表示湖中的山，在水的冲击和侵蚀中一点点地销损。

变易的第二层意思，是说明人的意志可以决定事物的变化，如"困卦"本义为困难、艰险，而卦辞却说："险以说（悦），困而不失其亨，其难君子亨，贞，大人吉。"卦辞中的"说"为"悦"，意谓虽然处于风险之中，但心里却悦（信心不失），虽为艰难险阻所困，但只要矢志不移，忠贞不渝，终究会战胜险阻而达到亨通。所以说以天下为公，有道德修养的君子虽得"困卦"而终为吉。

第三是说六十四卦本身，显示了六十四种自然静态现象，三百八十爻演化了三百八十四种动态的变化，而其中的错卦、综卦更显示了事物的错综复杂。

第四是说明自然万物的变化是有规则的，如六十四卦每卦有六爻，初爻象征事物的初始；二爻象征事物有成；三爻象征事物发展至一定阶段，停滞不前；四爻象征变革；五爻象征兴盛；上爻象征终极，趋向衰微。

不易：是指永恒的自然法则，如作卦中的阴爻和阳爻象征自然现象中的白昼和黑夜、山阴和山阳、阴晴与圆缺、男与女、雌与雄等。同时，还说明自然万物的变化是不以人的意志为转移的，如道分阴阳，阴阳既对立，又统一，因为统一，所以有发展，因为对立，所以物极必反，盛极必衰。受这一"不易"哲理的启示，古圣贤哲们便归纳出人世间的"无为法"，即顺其自然法则的便有所为，违逆自然法则的便要有所不为。有所为是自强不息的创新精神，有所不为是居安思危的忧患意识。

"易"的哲理思维中还有交易、反易、移易等多种含义，不再一一列举。

4."易"之来历

关于"易"的含义说法众多，兹举几则名家引证说明：

1）易为简易、变易、不易的说法

郑玄《易赞》《易论》说："易含三易，简易一也，变易二也，不易三也。"

2）易为日、月的说法

东汉魏伯阳《周易参同契》："日月为易，赐柔为准。"《说文》："《秘书》说：日月为易，象阴阳也。"《系辞传》："悬象莫大乎日月。""日月之道，贞明者也。"

3）易为蜥蜴的说法

东汉许慎《说文解字》："易，蜥蜴、蝘蜓、守宫也。象形。"可知，易字来源于蜥蜴，即日为头，勿为足之象形。又因蜥蜴皮肤之色善变，故易又引申为变易。

4）易为卜筮的说法

《管子·山权》说："易者，所以守成败吉凶者也。"

《贾子·道德》说："易者，察人之情、德之理，与费循而占其吉凶？"

郑玄《周礼·春夜·太小》注："易者，揲著变易之数可占也。"

5）易为生生不息的说法。

6）易为逆数的说法。

二、爻

再介绍"爻"的含义，爻，音 yao。义从交，形如网，如网中经纬之线互相交叉，织成一个个的网目。象征万事万物错综复杂，你中有我，我中有你，变化无穷。

爻是组成八卦的基本符号，其形有二，其一为阳爻，画作"——"，象征万物归一，为大合之数；其二为阴爻，画作"－－"，象征一分为二，为小分之数。

阴阳二爻从何而来，为什么只分为二爻呢？

《易经》中说："易有太极，是生两仪；两仪生四象，四象生八卦。"

太极即是万物始生前的混沌之象。这种混沌状态大致分为"未见气""气之初""质之成"四个阶段。一旦由气而形，由形而质，逐渐形成的，混沌的太极便一分为二，也正如古代神话传说中描写的那样，盘古持一柄板斧将混沌一劈两半，一者为天，一者为地。

太极一分为二时，轻清之气上浮，为天（大气层）；重浊之物下沉为地（地球）。如果按今日天文观点来描述，则是轻清之气扩散于外，形成一个庞大的大气层；重浊之物凝聚于内，形成一个带有磁场的地球（所以六十四卦中的上、下卦又可称为外卦和内卦）。

天大于地，天有光明，地则晦暗。所以上古作易者将天称为阳，将地称为阴，一阴、一阳，名为二仪。二仪用"－－""——"两种符号表示，这两种符号名为爻。

爻在八卦中，即是一种基本符号，又象征天和地、阴和阳、明和暗、大和小、重和轻、刚和柔、尊和卑、动和静、男人和女人、生长和衰老……阳代表的事物，具有积极、进取、刚健、向上的特征；阴代表的事物，具有消极，退守、柔顺、向下的特征。

二爻相重又生四象，阳爻与阳爻相重"＝"，为太阳；阴爻与阴爻相重"＝＝"为太阴；太阳中的下爻变成阴"－－"，为少阴；太阴中的下爻变成阳爻"——"为少阳。这就是四象；太阳、少阳、太阴、少阴。

四象相重一爻即生八卦。

太阳再重一阳爻☰，名乾卦（乾三连）。

太阳上重一阴爻☱，名兑卦（兑上缺）。

少阴上重一阳爻☴，名巽卦（巽下断）。

少阳上重一阳爻☲，名离卦（离中虚）。

太阴上重一阴爻☷，名坤卦（坤六断）。

太阴上重一阳爻☶，名艮卦（艮复碗）。

少阳上重一阴爻☳，名震卦（震仰盂）。

少阴上重一阴爻☵，名坎卦（坎中满）。

太极一分为二而分两仪，两仪相重而生四象，四象再生一爻而生八卦，八卦两相重而演变为六十四卦。八卦由三爻组成，六十四卦则由六爻组织。八卦为何只用三爻而不是两爻或四爻组成呢？根据现代科学得知，空间的任何一个"点"，即为物体的抽象，都是由三维坐标（X，Y，Z）构成的。再从微观上看，每个粒子也都是由三个夸克组成的。当然，这只是现代的推测。

古人演八卦时，还有一种象征意义。爻在八卦中有两种功能，一是展示了天、地、人三位一体的空间，即上爻为天，下爻为地，中爻为人。又名天道、地道、人道，合称"三才之道"。二是展示了过去、现在、未来三世时间，即下爻代表事物的初端，中爻爻代表事物的发展过程，上爻为事物的结局。也就是说，每一卦（无论是八卦，还是六十四卦），都有一个空间和时间的概念，都是一个小千世界。

爻在六十四卦中同样有这两种功能。展示空间的，上两爻代表天道，下两爻代表地道，中间两爻代表人道；展示时间的：下两爻代表过去，中间两爻代表现在，上两爻代表未来。

以下泰卦为例说明：

空间展示			时间展示		
爻位	卦体	代表	爻位	卦体	代表
上爻	– –	天道	上爻	– –	未来
五爻	– –		五爻	– –	
四爻	– –	人道	四爻	– –	现在
三爻	——		三爻	——	
二爻	——	地道	二爻	——	过去
初爻	——		初爻	——	

泰卦如此，其余六十三卦亦如此。所以说，每一卦即有空间的概念，又有时间的概念。时间为"世"，空间为"界"，六十四卦就是六十四种世界。这就是爻在卦中发挥的功能。

这种功能都具体现在每一个爻位上。

爻位即爻在卦中所处的位置，六十四卦中的爻位有六个，最下个称为初爻，因它所代表的事物是初萌；由初爻上数为二爻、三爻、四爻、五爻，代表事物发生，发展的过程；最上一爻称为上爻，代表事物的结局。

上爻—发展顶峰（盛极必反）

五爻—功成业就（居安思危）

四爻—上升新台阶（审时度势）

三爻—功业有成（慎行防凶）

二爻—崭露头角（待机而动）

初爻—事物的初端（潜藏待机）

由以上叙述可以看出，爻是一种符号，以它所代表和象征的事物符合简易、变易、不易的基本原理。简易，两个符号，阴爻－－，阳爻——，相当于计算机里面的 0 和 1，因为简单所以操作容易；变易，由阴、阳二爻组成的八卦、六十四卦，表现了世事万物的无穷的变化；不易，无论变化多少，但其爻位（即事物发生、发展、结局等各个环节）的阶段性、阴与阳、刚与柔、动与静的关系，则是依循自然变化的法则而不变的。

三、卦

1. 卦形、卦象、卦德

乾卦象征天、天行健，自强不息；坤卦象征地，地势坤，厚德载物。震卦象征雷，轻清之气向外扩散，形成一个庞大的大气层，为天；重浊之物向内凝聚形成一个庞大的地球，为地。轻清之气向外，重浊之气向内，二者发生碰撞，因碰撞而震动。因震动而产生闪电和雷鸣，所以震卦的卦德为动。巽卦象征风，因震动而产生气流，气为风，风则无孔不入，故巽卦的卦德为入。坎卦象征水，因气而产生水，水是两个氢原子和一个氧原子化合而成的，水向低处流，并造成一种危险。所以坎卦的卦德为险。当然险并非凶，在事物发展规律中，险而后安。离卦象征火，火与水相反相成。但火不能独立存在，任何火光的显现都必须依附某种物体，如油捻子、柴禾、炭、烛、坞丝等。所以离卦的卦德为附，意为离不开附着物。艮卦象征山，相对来说，山是屹立不动的，它和地一样，为重浊之物聚合而成，故其卦德为止。兑卦象征悦，因低清而积水，因水能润泽万物，万物生长而有喜悦，故其卦德为悦。

为使大家阅读和运用时方便，兹列表如下，以供查阅：

卦画	卦名	自然	季节	方法	动物	人	人体部位	属性	五行	气象	内脏	节气
	乾	天	秋冬间	西北	马	父	首	健	金	晴	肺	立冬
	坤	地	夏秋间	西南	牛	母	腹	顺	土	云	脾	立秋
	震	雷	春	东	龙	长男	足	动	木	雷	肝	春分
	巽	风	春夏间	东南	鸡	长女	股	入	木	风	胆	立夏
	坎	水	冬	北		中男	耳	陷	水	雨	胃	冬
	离	火	夏	南	雉	中女	目	附	火	晴	膀胱	夏至
	艮	山	冬春间	东北	狗	少男	手	止	土	雾	小肠	立春
	兑	泽	秋	南	羊	少女	口	悦	金	雨	胃大肠	秋分

2. 八卦与万物类象

卦是由爻组成的。爻是一种符号，分别用"——"和"– –"表示，"——"代表阳，"– –"代表阴。现代广泛运用的电脑之所以那么神通广大，正是它的计算二进制借鉴了阴爻和阳爻这两个符号，所有的信息储存都以 0 和 1 为基本符号，演变出无穷的变化。如乾卦三个阳爻☰，计算则是111；坤卦 3 个阴爻☷，计算机则是 000；离卦爻☲，计算机则是 101；震卦☳，100；坎卦☵，010；巽卦☴，011；艮卦☶，001；☱兑卦，110。

自然界同样以阴阳两仪划分地势的分水岭。习惯上称山的西北侧为阴，东南侧为阳；俗称山之南，水之北为阳；反之，山之北，水之南为阴。地名中的贵阳、衡阳、洛阳就是因其城市分别住于黄山之阳（南），衡山之阳（南）、洛水之阳（北）。

3. 二仪、三才、四象

八卦是由太极生两仪，两仪生四象，四象生八卦演变而来的。

八卦中每卦有三爻，从下到上为初爻、中爻、上爻，分别为地、人、天三才，上爻为天才，中爻为人才，初爻为地才。

从中国的地形分布不难看出，分别以二仪、三才、四象和八卦为象征的地形、地势、地貌。具体为：

二仪：山为阳，水为阴；南为阳，北为阴（气候寒冷）；内流流域为阴，外流流域（气候温）为阳（我国河流分为内流流域与外流流域两大类）。从地理图中可以看出，内流流域分布在西北，外流流域分布在中东、南，正好为两在区域，泾渭分明。

关于占卜内容从略。

注：戊寅年，即 1998 年夏，在退休前我整理出五、六万字的《医易学讲稿》，即备自己"学而时习之"，又能与同道切磋共学。当时曾拟诗为证：

中华文化源流长，医易相通根阴阳。

天地万物存真理，挚友共研齐弘扬。

2009 年 2 月 28 日

究竟怎样理解中医

我的不少弟子及诸多年轻的同道，常对我说学习中医真难，总感到前面有道槛跨不过去。我依为实际上是对我国文化，对中医内涵的东西看不透、读不懂之故。中医植根于数千年深厚的中华文化之中，如果想深刻地了解中医，必须不能切断中医和中国文化的这种水乳交融的联系。同样，作为一个中医医生如果能够做到把中国的传统文化与中医有机结合起来，才能够在诊疗中如庖丁解牛那样，以无间入有隙，游刃有余，迎刃而解。为了帮助有志于真学中医的年轻中医及爱好者，积自己近半个世纪学用中医的心得，对中医进行由表及里的剖析，提纲挈领的概括和拨乱反正的解惑，或可起到画龙点睛作用。当然心意如此，亦未必能得到中医学界的普遍认可，但却不失为我这个退休中医的一家之言。

一、中医学是何种学问

要说中国传统文化与中医的关系，首先必须清楚何为中医学？中医学究竟是一门何种学问？我学用中医近 50 年，感到困惑的也是这个问题。中医的经典著作、临床各科、各家学说等，我读的也不算少，总未发现对这门学问下一个准确的定义，说中医学是什么，翻开很多前人编纂、今人写的教材和书稿，都对这个问题没有一个明确的概念，目前中医的概念和内涵就是面临这种状态。我在进入中医界的几十年里，根据自己对中医的体会，以及对前人学术经验，学术思想的学习、继承和汲取，大体上得出一个也许是不完整，但值得深入探讨的定义。

我认为中医学是以中国古代道家的"天人合一""天人同构"的思想为指导，运用《周易》的阴阳五行的象数理论，来研究人体生活运动规律的一门学问。从这个简短的定义中可以知道的就是中医的指导思想是什么？是中国古代道家，不是三教之一的"道教"，是以老子为首的道家学派，道家的

"天人合一""天人同构"的思想为指导。运用了周易的阴阳五行理论—象数理论。

道家思想有着非常多的内涵，其中最主要的和中医联系最密切的就是"天人合一"，"天人同构"的思想。这也就是我们的整体观，即人是一个有机整体，人和自然界也是一个统一的整体。

老子在《道德经》中说："道生一，一生二，二生三，三生万物。"宇宙在不断运动的过程中，形成了"一"，"一"是阴与阳的有机结合，阴和阳完全重合在一起时，它就是"一"的状态，然后在不断的运动中分出阴和阳，纯阳为天，浊阴为地，同时，地气上为云，天气下为雨，天地之间的交泰形成了"三"。这个"三"是产生我们人类和万物的基础。所以我认为作为一个中医大夫也好，还是为普通人也罢，要想治病养生，就必须首先知道人是从哪里来的。人是天地运动的产物，所以中医的经典著作《黄帝内经》的开篇，上讲天，下讲地，中讲人，它讲的是什么，就是讲我们老祖宗对人的生命和天地的一个基本的认识。

"天人合一"的思想是说：天地产生了万物，它赋予了万物各种不同的形态，不同的生命。构建万物的基本物质在中国文化中叫作"气"，即一团看不见、摸不着但在不断运动的物质。我们的祖先没有物理学，也没有研究到夸克，但是他们在认知世界的过程中，认为组成世界最基础的物质是"气"。所以中医学里叫"气一元论"。很多西医朋友说，中医的气太难研究了，看也看不见，摸也摸不着。其实我认为还是老子说的对："道可道，非常道，名可名，非常名。"如果能把它完全地描述出来了，就离它的本质有比较近的距离了。

当人晕倒时，中医都是针刺或手掐人中穴。晕倒中医也叫"厥"，西医叫"休克"。为什么针刺或掐人中呢？因晕厥是违反了地气上升、天气下降的规律，人中是天地交泰之处，经过针刺或手掐，让地气上升，天气下降，人就醒了。这就是中国文化，也就是中医学在认识问题上的一个基本方法。所以说人法天地而生，不是一句空话，也绝对不是古人简单的想象，而是我们的祖先是怎样认识自然、认识社会、认识生命的问题。

二、道家思想是中医理论的源泉

在中医的发展过程中，老子的《道德经》起非常重要的作用。在读唐代王冰的《补注黄帝内经素问》时，可发现其中大量的引用了《道德经》中的话，而老子的道家思想本身，也是中国文化中最具生命力的东西，是我们本源文化中最早的文化。构建中国文化有三大支柱：道家、儒家、佛家。佛家是东汉以后传入中国的，我国的本土文化是以道家文化和儒家文化为中心。在大多数国人心目中，儒家文化的影响力是超越了道家文化的，比如现在讲儒学、新儒学。确实，儒家文化在中国几千年中起到了重要作用，《黄帝内经》中就有，主要是借用了儒家君臣佐使观念，说"心为君主之官，肝为将军之官"但是，贯穿整个《黄帝内经》始终的，却不是儒家思想，而是道家思想。它贯穿了一种"天人合一"，人法天地而生，人以阴阳之气而生这一理念。所以，如果想读好《黄帝内经》，必须对中国的道家思想有一个比较深刻的认识。

老子的时代比孔子还要早一些，大圣人孔子见到老子时曾说，老子的学问太伟大了，神龙见首不见尾。那么老子的思想从何处来，老子的思想不是从天上掉下来的，是我们漫长的母系氏族社会思想的集中表现。妈妈是伟大的，她的爱是无私的，从整个一部《道德经》里面，它不讲打、不讲斗，他讲上善若水以柔克刚。再看看孔子，孔子的思想是从哪里来的，是以父系氏族为主思想的代表。母系氏族在人类的发展过程中经历了漫长的历史进程，进入父系氏族以后，从夏朝开始，然后都是屈指可数的历史。孔子要求人在外讲君君臣臣，在家讲父父子子，主要是社会的秩序，这是《周礼》的思想，而孔子的思想是在等级思想的基础上加了两个字，一个是"仁"，一个是"义"，所以儒家思想和道家思想各有着不同的发展土壤。而道家思想是影响着中医的整体发展的主体根源。

三、阴阳五行是中医理论的精髓

现在中医饱受辱骂的就是它同《周易》的阴阳五行理论结合紧密，而一提到阴阳五行，很多人就批评说不够科学。实际上阴阳五行理论恰是中医的精髓所在。"阴阳五行者，天地之道也"，那么阴阳五行是从哪里来的？它不是人们编出来的，《周易》中讲到了，"河出图，洛出书，圣人则之。"就是《周易》的这种排列，它来源于河图、洛书。先看一下其图形：

可以看出，河图底下一个白圈，六个黑圈，叫"天一生水，地六成之"；上边两个黑圈，七个白圈，叫作"地二生火，天七成之"；左边是"天三生木，地八成之"，右边是"地四生金，天九成之"；中间是"地五生土，天十成之"。这就是河图的基本图形。

东南西北中，天一生水，地二生火，天三生木，地四生金，中央生土。木火土金水，在河图中，已经有了一个非常清楚的模式，这些听起来好像很玄奥，但却都是结合了天地自然的发展规律。我们在北方可以看得很清楚，一月会下雪，阴历一月时下雪，雪是什么？是水。雨最大的时候是阴历六月，因此"天一生水，地六成之"；二月时是春天刚刚暖和的时候，热刚来临，到阴历七月，七月流火的时候是最热的，因此为"地二生火，天七成之"。所以说我们祖先创造这些东西，创造阴阳五行学说，就是认识人体，认识整个生命运动，认识人从哪里来，要到哪里去的这个过程中的理论武

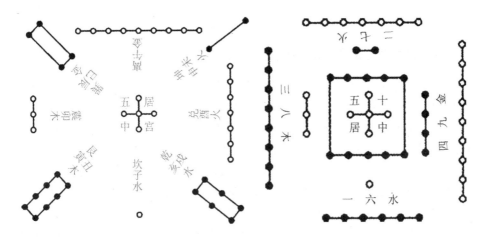

河图洛书

器。

作为洛书、乾、兑、离、震、巽、坎、艮、坤，乾为天，坤为地，纯阳为天，纯阴为地，阴阳看得很清楚了。但是，只有阴和阳是不行的，他们必须有一个阴阳的运动变化关系。东汉大医学家、医圣张仲景在《伤寒杂病论》中把病症分为太阳、阳明、少阳、太阴、厥阴、少阴六种，即"六经"，为何不是七经、八经呢？《易经》讲"纯阳为天，纯阴为地"，即纯阳为仙，纯阴为鬼，如果按照人文学，这乾和坤是神和鬼，都不是人。那么，我们把天和地都去掉了，中间就剩下兑、离、震、巽、坎、艮了。这六个卦象正反映了阴阳气的多和少，在《伤寒论》中就变成了所说的"六经"了。

为什么《伤寒论》可以统治百病，因为人在气交之中，除了天和地以外，这六子的变化不管任何人，只要是人不是神，也不是鬼的话，是无法逃脱的，就是任何疾病，治病力求其本，本者本于阴阳，如果外受风、寒、暑、湿、燥、火，内受喜、怒、忧、思、悲、恐、惊，不论你是外感病还是内伤病，不可能逃脱这六个范畴：兑主肺主金，离主心主火，震主心包主相火，巽主肝主风，坎主肾主水，艮主脾主土。所以这么一看我们便知道了，我们的五脏六腑，六经都是从此来的。

中医把五脏叫作藏象，而不叫脏腑。脏是"藏"的意思，"藏象"就是藏于内而显象于外。所以《黄帝内经》讲到风时，说"东方生风，风生木，木生酸，酸生肝"，讲西方时说，"西方生燥，燥生金，金生辛，辛生肺"……所以要去研究肝、心、脾、肺、肾、五脏的这种变化，如果离开了传统文化对东西南北中的方位观念，离开了阴阳五行的这种理念，就无法理解中医所说的肝、心、脾、肺、肾的真正概念是什么，真正内涵是什么，中医的理念就来自于这些古人对自然天地的认识，不了解这个背景，根本无法理解中医。

四、象数理论是中医认识事物的方法

中医学运用了《周易》的阴阳五行的象数理论,何谓"象数理论"呢?象数理论是中国古代认识问题的一种基本方法。为便于理解,兹举一个很直观的例子来说明。每到夏天,人们都想买西瓜吃,如果不切开尝生熟好坏,肯定是到西瓜堆中挑一个,拍一拍,听一听,以了解里边是生还是熟,是好还是坏,谁也不想买个生的或坏的西瓜回去,这就是买瓜人的办法。如果是一个非常有经验的老瓜农怎么办?他只要坐或站在这堆瓜前看一看,就能告诉你哪是生的,哪个是熟的,哪个是甜的。他实际上是能够观其象,知其数了。这种认识问题的方法,就是中国人的方法。象是外在的表现,没有问那西瓜长了多长时间了,但是它背后一定有一个数的存在。

再如,我们到餐馆去吃饭,进来一个服务员,你绝对不会说她七八十岁了,你知道她是十七八岁,二十来岁,进来一个老太太,你也不用问她岁数,就知道她六、七十岁。这就是象的后面就带着数。中医的望、闻、问、切四诊就是从这里来的。如果我们拿同样的挑西瓜的例子说现代医学的方法,将三个西瓜放在这里,要用西方科学的办法,挑出哪个是生的、熟的、甜的,那方法要不就切开检验,要不就从根上抽点水,从中间再抽点水,从底下再抽点水,到实验室化验含糖量,就知道是否是甜的了。如果想知道它沙不沙,得照 X 光,因无法判断。而我们的老瓜农,他不仅知道沙不沙,甜不甜,他还知道这个瓜如果长在沙地上,长在今年的气候里,这个瓜就是沙的。这形象地说明了中医和西医在观念上的区别,我们中医在认识这些问题的时候,是有其非常独到的地方。

《黄帝内经》中说:"望而知之者谓之神,切而知之者谓之巧。"如果你的医术不太高明,就像买西瓜那样,你得拍半天;如果你医技很高,一看到病人的状态,你心中就会产生一种感觉,这种感觉,凡是有经验的老医生是一眼就能看出来的。所以他的临床效果才能那么好,正是因为他们正确地运用了这种思维,没有做更多的检查,但是能观其象知其数。中医讲男女的生长发育期是不一样的,我曾发表过这方面的论文。男子的周期是 8 年,而女子的周期是 7 年。男女分别在 32 岁和 28 岁达到生命的顶峰时期。孔子有云:"男子 30 而婚,女子 20 而嫁。"是有其道理的。所以女同志最好是 28 岁前完成生育过程,因在 28 岁前女子是不断强壮的过程,这时生了孩子,身体会很快组合到原来的状态;反之,等到 35 岁以后再生孩子,再努力也很难恢复到 28 岁以前的状态了。这说明中医学研究的,严格地讲不是疾病的学问,而是研究人生命运的过程中的学问,是以《周易》为主的阴阳五行的象数理论,来研究人体的生命的规律。

五、运气学说是中医理论的重要组成部分。

以上曾谈到"道生一，一生二，二生三"这一理念，其中的"三"是地气上为云，天气下为雨，是天地交泰的一种运动的变化，就是运动的气，叫作"运气"。这个"运气"，并非今天人们所说的"碰运气"的"运气"，其实中国真正的运气的含义，就是运动的气，地气上升，天气下降，这么一种状态。

《黄帝内经》中有"五运六气"之说。何谓五运？是木、火、土、金、水在地上的表现；何谓"六气"？是风、寒、暑、湿、燥、火。在读到这些变化时，《黄帝内经》是这样说的："夫百病之生也，皆生于风，寒，暑，湿，燥，火，以之化之变也。"就是说，作为天地间的人，你的一切疾病"皆生于风、寒、暑、湿、燥、火，以之化之变也。"说的是只知道风、寒、暑、湿、燥、火还不行，还必须了解它们之间的不同排列和组合，才能够有正确认识，故中医学将它归纳为运气学。

运气学提出每60年一次运气变化，这种运气变化是我们祖先通过长期的观察，通过科学的分析和演绎推理，给我们提供的一个非常重要的模式。既然人在气交之中，你在运动的变化气中，就不可能逃离它，疾病的产生也就随运气的变化而来。就拿我们都曾经共同经历的疾病为例来说明吧：2003年非典肆虐，2004年禽流感爆发，由于这种大面积的传染病，流行病常常不是一个单独的致病因子的问题，它是由于自然界的气候条件，环境因素给了它发展的余地。

佛家称："因缘相会则为果。""因"，致病因子，是客观存在的，非典病毒肯定也不是外星人对地球发起的细菌战，更没有任何凭据证明，它是月球、太阳下来对付地球的。它这种致病因子，即"因"是客观存在的。得病就是"果"。中医治病，不从"因"入手，而是从因果之间的条件入手。切断了"因"发展成"果"的条件。

以非典为例，非典病毒出现时，广东和北京同样受害，我们可以想想，在广东那一年的12月到2月左右那段时间，整个气候是寒、暑、热、共存的气候条件，是非典病毒产生的重要条件。风寒暑湿燥火不同排列组合，湿、热、寒这三个条件并存很少见，而当时广东的12月到2月就正是这个条件，或叫环境。北京发病的时间是3月到5月，是开两会的时候，大部分的人从广东到上海去了，这么多人到了上海，为什么上海却没有广泛地流行起来？而北京却流行起来了？北京所以发病，不是因为广东人都跑到北京来了，而是在北京发病期间的3月到5月，同广东暴发非典时的气候非常相似。北京的春天是一个多风季节，是一个燥的环境，所以雨少、风多。而非典那一年从3月到5月，北京整个春天都无风，是一个和广东类似的寒、湿、热条件。中医讲"风胜湿",风是最好的去湿剂,人们洗了衣服,或衣服湿了,都知道要挂在阳台上,为什么?因为通风。不刮风了,湿气就排除不了。

非典过后有人做过统计,以往的流感来到时,不管是从中医分的风寒还是风热,出租汽车司机的感染率都是最高的,因其防护条件差,什么人都要接触,就是在风寒和风热的这种环境下,他自我保护的能力量差,故最易染病。而非典那年,甚为奇怪的是,北京出租汽车司机的感染率为"0",这是为什么?因为3月到5月,北京汽车还不用开空调,跑在路上是开窗通风的,风乃最好的祛湿剂,寒、湿、热共存是产生非典的重要原因,湿是一个重要条件,通风把这个条件挡掉了,非典当然就不会发生了。再说医院,非典到来时,医护们就怕地上不干净,一个劲地拿拖把在地上拖,实际上是在创造非典病毒的发展条件。这个条件不能除,你穿再多的防护服,恐怕也是枉然。所以许多医护人员也都被感染了。非典时我一直在接触患者,一直在看病,除了人特别多时,从不戴口罩,即使戴上个小口罩,呼吸过程中,也会构成一个小湿热的环境,所以我安然无恙。

根据五运六气理论,我断定过了5月23日非典就能过去了。为什么呢?二十四节气的小满是5月22日,23日,一进入小满后,气候就会发生变化。这时主气变成了少阳相火,相火常有风火性质,风来了,非典自然结束了。结果自5月23日以后,全国的感染率基本为"0"。通过这个例子,可以看到我们的祖先是何等聪明。

在治病理念上,中医和西医可以说是根本不同,我始终认为,西医治病,中医治人,就是调理人体生理素质,切断病因发展的条件。

我还认为,中华民族对世界做出的最大贡献,除去保留了我们世界上唯一的象形文字外,就是中医了,这是不可否认的事实,而且在21世纪,它必然以最快的速度走向世界。事实证明,中医的思维是正确的,科学的。2003年非典病毒流行,风极一时。2004年据报道北京研究非典病毒的病毒所,不小心把非典病毒放了出来,有一个研究生在那里做完实验就来回跑,从北京到安徽跑了四趟,市领导非常担心非典重新泛滥,但因2004年不具备2003年春天的那种气候和条件,所以尽管研究生跑了四趟,非典病毒还是非典病毒,但是它却不流行

六、传承中医离不开传统文化的根

中医是脱离不了中华文化的根的。不少学过西医的老医生,更多的是我的学生,都曾为我抄过处方,因为他们觉得我看过的病大多效果较好。但事后有不少抄过方子的人告诉我,看到是同样的病,按照抄得你的处方,用上后效果却不那么灵验,不知为什么?我便打比方说,方子好比树叶,抄方时

把那树叶一片片摘下放进筐里了，然后遇见患者就用那方子看病。摘下的树叶开始鲜绿，但最后连形状都变了。这个树叶长在树上是有生命力的。古云："问渠哪得清如许，为有源头活水来。"当一片片摘下时，树叶就离开它的本源了，过几天就变朽了，"朽木不可雕也"。所以我认为学中医不要仅在术上做文章，更要在道上求根本，当你在道上找到根本时，便方药在握，信手拈来。

我建议大家仔细想一想中医是如何诊病的？中医为什么能治好病？这不用到实验室里去找，要从中国的传统文化的根上去找，便能找到。《黄帝内经》中说："谨守病机，各司其属，有者求之，无者求之。"这就是中医在治病中和中国文化之间的联系，或曰关系。如果是一个中医医生，上不识天文，下不识地理，中不懂人事，我想这个医生是无法当的。《黄帝内经》中还讲得非常明确："不知年之所加，气之所宜，虚实之所起，不可以为工"。更不要说当上工了。所以，我们如果能好好弄明白中国传统文化和中医之间的关系，可以从迷茫中找到中医要走的方向。

我国历代有很多大医，他们在长期的医疗实践中，对中国传统文化有非常深刻的理解。他们自觉地运用这些思想去处理问题。凡学过中医的一般都知道，从战国时的秦越人，东汉时的张仲景，唐代的孙思邈，一直到清代的唐容川，那么多名家是怎么来的？学医时，他们没有更多的老师，但他们却都有很深的中国传统文化的基础，他们都有这种思维，良相治国，良医治病，当把这种思维运用到人体生命认识的时候，就可以成为一个良医了。对中医我们必须要充满信心，中华民族5000年的文化沉积，给我们留下了非常宝贵的文化遗产，而中医就是这宝贵遗产中最宝贵的瑰宝。

我在中医药大学读书时，老师没有让读四书五经，而是告之先课外读好老子的《道德经》。我觉得要学好中医一定要多读经典。中医的四大经典是《黄帝内经》《伤寒论》《金匮要略》和《神农本草经》。为什么呢？不是因为它年代久远，而是因为它常读常新，只要经常读，永远读，就可以不断地从中汲取营养，所以才被称为经典。

中医永远是一个学习的过程，"有者求之，无者求之"，就是有方可用就用，无方可用，就要去求，从何处求，从四大经典去求，从根本上求。我拜过的几位老师，都是全国名医，如刘惠民、张珍玉、张致远、李克绍等，都反复告诉过我，一定学好《黄帝内经》，因它上讲天、下讲地，中讲人，讲的是做一个中医名家，应该具备什么样的世界观和方法论，而《伤寒论》《金匮要略》则告诉中医的规矩准绳。举例说，你要当木匠，怎么平板，怎么合缝必须学会，如果学不会这个，就是怎么再有认识，也无法做出个家俱来。

中医学是可以分科的，内、外、妇、儿、针灸、骨伤、眼科、耳鼻喉科等都可分，但中医的整体性决定了一个医生不能把自己限制在专科的范围内，不能离开"整体观念，辨证论治"中医这两大特点。因为中医讲天地人，必须大方脉为基础，如果一个医生连感冒都看不好，还看什么肝病啊，肺病啊，肾病等，不用想。学过中医的都知道扁鹊是名医，他到赵国，赵国人重妇人，他就当带下医；到周朝，周朝重小儿他就当小儿医；到秦国，秦国重老人，他就当耳目医，这就是最鲜明的例子。我本人不论内、外、妇、儿都看，均治过不少病人，且有很好的疗效，就是效仿古人的作为，有不少同道称我为"万金油"大夫，我认为有点过誉了吧！

总而言之，中医和西医都产生在不同的文化背景和思维模式下，各有各的长处，我们即不要妄自菲薄也不可骄傲自大。我国知名社会活动家费孝通先生有本书叫《文化自觉》，书中他提出了四句话："各美其美，美人之美，美美与共，天下大同。"东方人有东方人的美，西方人有西方人的美，中医有中医的美，西医有西医的美，对自己的美必须给予充分肯定，不要总觉得外国的月亮都比国内的圆，如果自己都不知道自己美在什么地方，谈何美？同时，要美人之美，对别人的东西，对西方文化的东西，一定要给予充分的肯定，不是说自己美，别人就不美了。当地球上美能够共同存在时，东方美和西方美共同存在的时候，天下就大同了，也就是构建成了和谐世界了。

2009 年 3 月 28 日

医易愚识

历来有"医易相通""医易同源"之说。本人经数十年的勤苦学研、努力探悟，对它的认识不断增强和提高。曾有"医易相通话阴阳""数术与中医"等论文发表，不少还获得了优秀论文奖。今年春节后，自认为年龄渐高，体力日衰，理应在有生之年，抓紧时间，和年轻同道及热心医易之友，互相切磋，共同提高，以对中医学的继承，发展、提高做些贡献。尤其受到前贤"学而不厌，诲人不倦""书读百遍，其义自见"等说教启发下，已写出"话说学易""易经导读""易学中的生命哲学思想对中医诊疗，养生方法之影响管见""中医学中的保健观浅见"等二万多字的文稿。为进一步深入浅出地阐明易医中的生命哲理，详释阴阳五行之学，不顾唠叨、何惧重复，再拙拟"医易愚识"一文，供执友们学习参考，欠缺不当之处，在所难免，敬请读者批评、指正、赐教。

《周易》是我国远古流传至今的一部哲学巨著。中医学是中华民族灿烂文化的瑰宝。古代医家大多强调"医通于易"，孙思邈有"不知易，不足以言太医"之说，张介宾发"可以医而不知易乎"之感概；唐容川认为"易是医学之源，医为易学之绪"。《周易》是中医理论的渊薮，中医基础理论基本上源于《周易》。如中医的阴阳五行学说、藏象学说、气化学说、运气学说、中医病机学说等无不胎始于《周易》，均贯穿着《周易》的辩证法思想。我们要想继承发扬中医事业，就必须研讨《周易》，掌握医易关系。本人对医易关系，略有愚识，兹撰拙文，表述浅见。

一、对医易同源的认识

《周易》是我国古代自然哲学的典籍，其朴素对立统一的辩证思想，在中国哲学史上产生极大影响，并对中医学的发展有着积极的推动作用。"医易同源"之说，就是一个强有力证明。

中医是以《周易》思想为基础建立的医学理论。如中医充分吸取了易学太极一元论、天人合一等哲学思想，形成了"四时五脏阴阳"的理论核心，并根据人体生命活动的自然信息运用以天验人的取类比象的思维方法来说明人体生命活动的基本规律。《易经》云："法象莫大乎天地，变通莫大乎四时，悬象著明莫大乎日月"。《黄帝内经》（以下简称《黄帝内经》）：曰"人以天地之气生，四时之法成"，"人与天地相参也，与日月相应也。"《周易》六十四卦，以乾卦为首，演示阴阳变化的规范，并认为世界上万事万物，都是由阴阳相交而资生，阴阳处于统一体中，阴阳互根，相互依存，相互为用，内外协调，生命才生生不息，如果阴阳的相互作用违背了上述任何一条，生命就会消失，即所谓："无阴则阳无以生，无阳则阴无以长。"《黄帝内经》的阴阳学说是《周易》阴阳学说的具体体现，在《周易》阴阳学说的理论指导下，中医用来分析和阐明人体生理、病理、治疗以及养生等各个方面。如正常的生理现象就是人体阴阳消长的运动过程，以达阴阳的动态平衡，并用"阴平阳秘，精神乃治"，"人生有形，不离阴阳"来概括说明。

中医根据《周易》卦象中坎卦和离卦的一阳寄于二阴，和一阴藏于二阳之内的原理，提出了"阴在内，阳之守也，阳在外，阴之使也"的理论观点。以上所说都是中医把阴阳相互为用的哲理十分恰当地用于中医的基础理论中。根据这一理论，后世医家对人体的气血作了明确的阐述，并提出了气行则血行，气滞则血凝，气为血之帅，血为气之母的理论，且为治疗气血方面的疾病，提供了理论根据。从这泛泛几点，就从中叫以看到"医"与"易"有着密切的联系。"易"为"医"之源，"医"为"易"之用。"欲赅医易，理只阴阳"。总之，《周易》的哲学思想，始终贯穿在整个中医理论体系中，成为中区基础理论体系中的重要内容之一。

二、从天人相应，四时五脏阴阳谈医出于易

《周易》的学术思想博大精深，其主要言及天地自然之人事"天人合

一"的整体观一线贯穿，把自然和人看成一个不可分割的统一体。《周易》
六十四卦中，每一六爻为一个整体，按序分为天、地、人三才。《说卦》云：
"立天之道，曰阴曰阳，立地之道，曰柔曰刚，立人之道，曰仁曰义，兼三
才而两之，故易六画而成卦"。中医学大量吸收了《周易》的哲学思想，并
与中医理论融为一体。《黄帝内经》的理论认为，人体的生命活动与自然变
化同一道理，并认为外环境对人体生命活动有着十分重要的影响，四季阴阳
的交替变化，六淫之邪，水土改变，均可引起人体内部生理机制失调。甚至
认为，月亮的圆缺，也可引起人体气血的改变。《灵枢·岁露篇》讲："月满
则海水西盛，人血气积、肌肉充、皮肤致、毛发坚、腠理郁、烟垢著；当是
之时，虽遇贼风，其入浅不深。至其月郭空则海水东盛，人气血虚，其卫气
去，形独居，肌肉减皮肤纵，腠理开，毛发残，腠理薄，烟垢落；当是之
时，遇贼风，则其入深。"这一理论已为近代医学所公认。这也就是中医认
为的"人身一小天地"，"天人一理"以及"天人相应"的观点。如《周易
·系辞》曰："在天成象，在地成形，变化见矣。"而《黄帝内经》也认为：
"人以天地之气生，四时之法成"。"在天为气，在地成形，形气相感而生化
万物"。《周易》的相互感应整体观，渗透于中医学中，便成为中医"四时
五脏阴阳"的整体观。

　　由于《黄帝内经》吸取了《易经》的哲理，以天地阴阳合于人体阴阳，
并广泛联系了自然界和人体生理、病理变化的许多征象形成了"四时五脏阴
阳"天人合一观。《周易·系辞》曰："一阴一阳之谓道。"还指出：阴阳两
性事物是对立的，又是统一的，正所谓"天地姻蕴，万物化醇。""男女媾
精，万物化生"，中医学发展了《周易》的阴阳学说，明确提出了矛盾的对
立统一是宇宙万物都具有的普遍规律，又是推动变化发展的动力。如《素
问·阴阳应象大论》说："阴阳者，天地之道也，万物之纲纪，变化之父母，
生杀之本始，神明之府也。"

　　《周易》后天八卦与自然界四季的春温、夏热、秋凉、冬寒、五行及人
之五脏相对应，如离南、为火、为夏、为心；坎北，为水、为冬、为肾；震
东，为木、为春、为肝；兑西，为金、为秋、为肺；坤土，可滋生万物，在
体为脾，为后天之本，为气血生化之源。《灵枢·顺气一日分四时》说："春
生、夏长、秋收、冬藏，是气之长也，人亦应之。"《素问·阴阳应象大论》
曰："天有四时生五行，以生长化收藏，以生寒暑燥湿风。人有五脏化五气，
以生喜怒悲忧恐。"从以上论述可以看出，《周易》的这种相互感应的整体观
渗透于中医学中，人受天地四时之气相感应，并按自然界的制约，从而形成
了中医学的"四时五脏阴阳"的整体学说，它也是中医学的特点之一。

三、《易》指导《医》的临床应用

中医学大量吸收了《周易》的哲学思想，在临床中被历代诸多医家所借用。如坤卦初六爻辞："履霜，坚冰至"。是说一切事物都是由小变大渐积而成的自然变化现象，阳无形而散，故不积，阴有形而凝集，故积。中医受其启发，认为外邪初入体内，必与某一脏器的不足而成痼病，往往危及生命。这就要求防微杜渐，不可不察，上工治未病，皆是此义。另外，在其生理、病理、立方遣药方面，也发挥指导作用。兹分述之：

1. 用于说明生理现象

《周易·文言》载："同声相应，同气相求，水流湿，火就燥，云从龙，风从虎，圣人作而万物睹，本乎天者亲上，本乎地者亲下，则各从其类"。中医学引发了此段话的意义。如《素问·阴阳应象大论》曰："寒气浊，热气生清，……故清阳为天，浊阴为地，地气上为云，天气下为雨，雨出地气，云出天气，故清阳出上窍，浊阴出下窍，清阳发腠理，浊阴走五脏，清阳实四肢，浊阴归六腑"。这些生理功能都含有本天亲上，本地亲下，各从其类相感相从的道理。再如：用卦象解释人体的有艮卦为山，在人体为鼻，鼻止不动，形如山，所以鼻梁称谓"山根"。

《黄帝内经》中有"左肝右肺"之说，如果用太极阴阳图解释就会一目了然。《黄帝内经》本是《易经》之理，按其太极阴阳图来解释，肝配东方主春，在太极图之左侧，为气之初点，万物开始萌芽；肺配西方主秋，在太极图之右侧，为气之终点，万物开始收藏。故在中医学理论中就形成了"左肝右肺"之说。根据这种解释，推而言之心火炎上，肾水润下，都是这样的。

2. 解释病理现象

该内容较多，如水火未济、离上坎下，此与既济卦相反，即心肾不交，表现为心烦、失眠等，古人根据此卦的病理制成交泰丸：一份肉桂，六分黄连，以交通心肾。

3. 用于立方遣药

主要运用了取类比象之法，把古代国家政权机构的君、臣、佐、使，形象的使用于立方原则上，君为主药，臣为辅药，协助制约、反佐君药之药；引经、调和为使药。如三才封髓丹，该方是根据八卦中天地人三才而立方遣药，《说卦》云："立天之道，曰阴曰阳，立地之道，曰柔曰刚，立人之道，曰仁曰义，兼三才而两之……"方中天冬补肺生水，人参补脾益气，熟地补肾滋阴，此药有天、地、人之名。而补亦有上中下之分，使天地孕育，参药居中，故名曰"三才"。

四、中医非学易不可

《周易》是中国文化的瑰宝，与中医学关系至密。

博大精深的易理，对中医学影响深远。中医作为一门科学，开始即受《周易》哲理影响。在其辨证观念、八卦取象法、天地整体观及运动变化思想的影响下，形成了"援物比类"抽象、概括，具体整体观，运动观和辨证施治的理论体系。《周易》从哲学角度启发人们分析问题，认识矛盾，把握事物之"常"，通达事物之"变"。古代医家利用这一理论，指导中医研究，创立了千古不衰，弘扬中外的中医理论体系，并有效地指导着临床实践。

总之，我认为欲成中医之才，不可不学《易》。如果没有易学指导，中医很难形成今天这样博大精深的理论体系。如果要想真正继承发扬中医药学，理解中医经典，掌握中医防病、治病的技巧，必须下苦功学习《周易》之奥秘，使古老易理，在科学发展的今天，发挥新的作用，做出更大贡献！

2009 年 4 月 2 日

《易学》医用小识

"医易相通，理无二致"，历代名家，既精通岐黄之术，又明晓易学哲理，且能做到易学医用。本人研习医易几十年，虽资质愚钝，亦略有小识。仅从二方面述之：

一、阴阳方面

《易经》有云："一阴一阳谓之道""立天之道曰阴曰阳"《周易》中所说之阴阳，其内容是以爻卦辞象数理论等来体现的。易学中创造出阴爻和阳爻两个符号，用三个爻组成一种符号，分别代表天、地、山、泽、水、火、风、雷八种物质，其象用乾、坤、震、艮、离、坎、兑、巽来表示之，称为"经卦"，两个经卦相重，得出六十四个符号，便是六十四卦，称"别卦"。这说明阴阳是易理的本质，八卦是特殊表现形式，卦爻演变，是阴阳在"易经"中的应用。《黄帝内经》云："阴阳者，天地之道也，万物之纲纪，变化之父母，生杀之本始，神明之府也。"阴阳学说用于《黄帝内经》以此来阐述人体的解剖、组织结构、生理功能和病理变化，指导临床诊断、治则、遣分、归类药物等。如女子月经，女体属阴，其气应月。乾为天，为阳，坤，为地，为阴，是为阴阳两极，调经之法，在于"谨察阴阳所在而调之，以平为期。"以便实现天地定位，行经排卵而有定时。

二、象数方面

《周易》的象数，就是利用特定的符号、形象、数字来说明宇宙间以一切的相关联系及其变化。卦爻都能代表许多事物，都包含着许多哲理，如类比便是其中的一个哲理。《黄帝内经》受《周易》象数论的影响，运用取类比象方法，"象以定数""数以征象"，揭示人体的生理现象，如把脏腑气血进入甲子数中。《黄帝内经》藏象之数来自河图五行生成数。再如在诊断疾病时，据"有诸内，必形诸外"之观点，通过舌象、脉象，加以辨证得出的证候之象，卦象具有同等意义。还如兑为少女，属七；艮为少男，属八，故有女子"二七而天癸至"、男子"二八而天癸至"之论，这也是《黄帝内经》应用《周易》的象数作为立论依据的。

此外，《周易》与运气养生、气动升降出入以及灵龟八法配合八卦九宫之针刺（即子午流注）等方面都有易学运用之联系。因为"小识"，故不一一做结论。

李明忠
2009.4.1

医易相通涵现代哲学思想浅见

《周易》博大精深，内容广蕴，多方面反映了古代社会的政治、军事、社会、经济等方面的状况。它分析综合，引申发挥，广泛涉及宇宙问题和人生问题，含有丰富的辩证法思想，影响深远，渗透各个学科。中医学的基础理论多渊源于《周易》，故有"医易相通""医易同源"之说。本人经过几十年医易研习，发现医易中的哲学观念，与现代科学中的哲学思想观念——恒动观、系统观、气化论、时空观颇为一致，故以《医易相通涵现代哲学思想浅见》为题，试作探讨。因所学甚浅，谬误难免，谨敬高明批评、斧正，以助我今后进一步深造，不胜感谢！

一、恒动观

《周易》和《黄帝内经》都认为天地一体，该体非静止不动，而都是相互影响、相互作用、相互依存，处于规律运动变化之中。《周易乾卦·象辞》曰："天行健以自强不息，"。取象天之运行一日一周，昼夜运行无间断，无休止，周而复始，何其健壮。《周易》并认为万物都在永恒的运动，进行无穷无尽的变化，如《易·系辞》曰："日行则月来，月往则日来。日月相推而明生焉。"又如《恒卦·象辞》云："天地之道，恒久而不已也"。《周易》

认为万物的运动不但是永恒的，而且又是有规律的，变化的根源又是对立面的相互作用，如《革卦·象辞》曰："天地革而四时成"。《豫卦·象卦》曰："天地以顺动，故日月不过，而四时不忒"。整体恒动观到了《黄帝内经》的成书阶段，有了进一步发展。如《素问·气交变大论》云："五运更始，上应天期，阴阳往复，寒暑逆随，真邪相薄，内外分离，六经波荡，五气倾移"。均说明了五气交替与六气相应，阴阳往复，阳去阴来，寒去暑来的周期运动。《素问·六节脏象论》曰："天为阳，地为阴；日为阳，月为阴；行有分记，周有道理，日行一夜，月行十三度而有奇焉"。又曰："五运相袭，而皆治之。终期之日，周而复始。时立气布，如环无端，候亦同法"。更说明了天体运行各有恒定的周期。五行气运相互递称，皆有它的当值之时，循环无端，周而复作。不难看出，《周易》和《黄帝内经》在整体恒动观上认识是相一致。又如《周易·系辞》曰："吉凶悔吝者生乎动也——爻象动乎内，吉凶生乎外"，吉与凶就是成与败。《素问·六节脏象论》亦曰："成败奇伏生乎动，动而不已，则变作矣"。亦恒动观如出一辙。

二、系统论

系统论认为，自然、社会和人是一个有机的大系统，它包含着小系统，如地月系、地日系、季节气候、生物和非生物等。其中同属事物都存在相应律，不仅在自然和人体之间，或人体内部都以相互感应，息息相通，存在着内在的联系。朴素的系统论在《周易》中早有阐述，如《周易·系辞》曰："圣人有以见天下之赜，而拟其形容，以行其典礼"。《周易》的作者把整个客观世界当作一个整体，而从总的方面来观察，从极其复杂幽深、变化无穷的事物中，详细观察拟诸其形容，来进行分类，用八种象去统千差万别的象。如《周易·系辞》云："古者包牺氏之王天下也，仰则观象于天，俯则观法于地，观鸟兽之文与地之宜，近取诸身，远取诸物，于是始作八卦，以通神明之德，以类万物之情"。又曰："方以类聚，物以群分"。《周易·文言》亦曰："同声相应，同气相求，水流湿，火就燥，云从龙，风从虎，圣人作而万物睹，本乎天者亲上，本乎地者亲下，则各从其类也"。《周易》作者引用"同声相应，同气相求"的自然感应之理，引申触类，无大不及，无微不究，而达观微知著，能够范围天地之化而不过，曲成万物而不遗。（系辞）以上这种朴素的系统论观点在《黄帝内经》中更得到发挥和演绎。上则方位星宿、季节气候，中则五色、五味、五声、五臭、五谷，在人体则五脏、五体、五窍、五志等，都按不同的系统进行了更为细致的划分。如《素问·阴阳应象大论》曰："东方生风，风生木，木生酸，酸生肝，肝生筋，筋生心，肝主目。其在天为玄，在人为道，在地为化，化生五味，道生智，玄生神，神在天为风，在地为木，在体为筋，在脏为肝，在色为苍，在音为角，在声为呼，在变动为握，在窍为目"，"在味为酸，在志为怒，怒伤肝，悲胜怒；风伤筋，燥胜风；酸伤筋，辛胜酸"。用系统的观点阐述了外在环境与人体内环境相互之间的联系，从系统论的观点，把涉及人体生理和病理进行系统分类，为辨证施治提供了理论依据。

三、气化论

气，就是阴阳二气或风、寒、暑、湿、燥、火六气。化，就是自然界中的各种物化现象。所谓气化，既是说自然界中的各种生命现象，是在正常气候变化的基础上产生的。有气就有化，没有气就没有化。《周易·系辞》曰："在天成象，在地成形，变化见矣"。又曰：刚柔想推而生变化，这与《素问·天元纪大论》所云：在天为玄，在人为道，在地为化……故在天为气，在地成形，形气相感而化生万物矣同为一理。刚则为阳，柔则为阴，阴阳二气相交会产生各种物化现象。《周易·系辞》曰："天地氤氲，万物化醇，男女媾精，万物化生"。又曰："天地感而万物生"。认为人的生命是由天地间正常气候变化而产生的，如果天地间没有正常的气候变化，人的生命就不会产生，一切生命活动也就不会出现。正如朱熹所说："人物之始，以气化而生也，气聚成形，则形交气感，遂以形化，而人物生生变化无穷矣"。《素问·天元纪大论》云："太虚寥廓，肇基化元，万物资始，五运终天……生生化化，品物成章"。《素问·阴阳应象大论》亦曰："人生有形，不离阴阳"。阐述了天地间一切生命现象产生的基础和源泉。有了大气的正常变化，整个大地才会而生命现象。中医学家方药中教授认为这段经文是气化学说的主要理论根据。综上所述，不难看出《黄帝内经》和《周易》在气化论上是一脉相承的。

四、时空观

古人在长期生活和医疗实践中，认识到时间是随天地的运行而永无休止的更替变迁，万物和人体的生理活动则受时间和所处地理位置的影响，时间是物质存在的形式，所谓年月日时的划分，源于太阳、月亮、地球、星辰之间的相互运动，从而产生自然界的阴阳消长变化。《周易·系辞》曰："广大配天地，变通配四时，阴阳之义配日月，易简之善配至德"。说明了太极与天地四时、阴阳、日月等自然运动形象在时间空间上等量齐观。《中国哲学史新编》说："易传也像阴阳五行家那样把八卦配四方四时，从空间时间两方面而立世界图式"。国内学者研究证明，先天八卦图是研究天体运行的周期图，图的最内卦之初爻表示太阳在一周年的周期运动，中爻表示太阳运行一天的周期图像，卦之三爻表示月亮运行一周的图像和太阳在春秋四季的经天运动，先天八卦的内容可以看作年月日时的符号，所以《周易·略例》

说："夫卦者时也，爻者适时之变也"。《周易·系辞》曰："万物皆出乎震，震东方也。齐乎巽，巽东南也。齐也者，万物之所洁齐也……艮东北之卦也……"把八卦在空间进行了划分。而《黄帝内经》在《周易》时空观的基础上，进一步推而广之，引申触类，把脏腑、五行、五色、五味、五官与方位、星宿、河洛之数进行了归属。如《素问·金匮真言论》曰："南方赤色，入通于心，开窍于耳，藏精于心，故病在五脏，其味苦，其类火，其畜羊，其谷黍，其应四时，上为荧火星，是以病之在脉也，其音徵，其数七，其臭焦"。《素问·八正神明论》曰："月始生，则血气始精，卫气始行。月廓满者血气实，肌肉坚；月廓空者肌肉减，经络虚，卫气去，形独居，是以因天时而调血气也"。依月亮的盈亏而调身治病和因天时是调气血的时间医学观念更为明显。《素问·宝命全形论》曰："人以天地之气生，四时之法成"。均说明了我们的祖先在很久以前就了解到。时间和空间相互蕴含，互寓互藏都来自宇宙各个方面的各种物理信息。

综上所述，不难看出《周易》对《黄帝内经》的影响极为深远，历代医家取《易经》之理，医易结合，创立了许多新观点，新学说，使许多中医学理论不断得以发展。自20世纪80年代开始，对《周易》研究方兴未艾，引起了广大学者的极大兴趣，在党中央、国务院发布新的医疗改革的今天，我认为将进一步推动医易研究、中医学术的更快、更好、更进一步的飞速发展。

2009.04.2

阴阳五行学说泛义

阴阳五行学说，是中医基础理论的重要组成部分。有云："熟读阴阳，无与众谋"；"深研五行，诊治自如"，诚经验之谈。"文革"时曾有无知之人，把它视为迷信邪说，扬言应予以废弃，事实证明，这种荒谬之论，不仅令人嗤笑，更让人深恶痛绝。

我和众多初学者一样，开始接触该学说时，甚感陌生，苦于难理解，不能把前后内容联系起来取得融会贯通，前之内容发生窒碍，后之内容往往搁浅。吾已逾古稀，总觉得对阴阳五行学说，必须做到"活到老，学到老"，继续不断的深入，持之以久地提升，才是态度明确，目的端正。所以我按照曾学过的中医学基础教材，以半个世纪以来学、用、教该学说的体会，阐明"三个必须联系"，作为与中青年同仁共同学习的资料，名之曰《阴阳五行学说泛义》。

一、必须联系其在医学中的应用，为理论与实践相结合迈出第一步

该学说是古代的一种朴素的唯物主义自然观，中医学就是用它来阐释基

础理论的。在生理上，以阴阳分气血、脏腑，并提示功能与物质的关系，以五行属性配合五脏，以五行相生、相克解释五脏之间的相互关系；在病理上，以阴阳分邪正、寒热、虚实，并以五行相乘、相侮关系说明五脏之间病变的复杂性；在辨证上，以阴阳和五行分析脏腑疾患，为八纲辨证及疾病的传变做出了指示；在治疗上，以阴阳制约的理论定出原因疗法和对症疗法，并分析药物的性质和功用，还按照五行生克原理订出若干个治疗法则。以上所述，就是《中医基础学》中关于"阴阳五行学说"的教学提要，也是老师在教学中反复强调的。

对该学说的编写，都分作"基本内容"和"在医学中的应用"两个部分。内容由浅入深，由此及彼，从理论到应用，从自然现象说到人体的生理、病理、诊断和治法。整个学说犹如一条龙，首尾相应，使得《黄帝内经》中古奥的、散在各篇的阴阳学说，出现层次分明、络脉贯通的新篇章。体现出基础科学成为应用科学的基础理论，而应用科学为基础理论提供了一定技术和实践的基础。

其中阴阳学说第一个基本内容——相互对立，不但说明人体的组织结构和生理功能，还以此用于疾病的诊断、辨证和治疗。需特别指出的如：望闻问切之分阴阳、八纲辨证之分阴阳、表里、寒热、虚实；都有一定的指导意义，给中医学奠定了理论基础。汉代张仲景《伤寒论》中的六经分证，也是根据阴阳相互对立的理论，从二推广到六，结合临床实践而逐步形成的。据了解，阴阳学说中的相互对立还容易懂，在对立中起到抑制作用，则较难理解。基础教材引用能说明问题而富有逻辑性的古医成语来阐述："动极者镇之以静，阴亢者胜之以阳"。这两句术语，是明代医家张景岳的名言。他对阴阳学说颇有研究，在其著作《类经》和《类经附翼》中，对阴阳学说提出不少见解，有的已上升为理论；在《景岳全书》中，还把理论结合到实践，取得很大疗效。他的元阴、元阳和肾阴、肾阳等理论，已为现代中西医家作为临床研究课题。只以他上述两句，即感觉到是有实践的理论，而非空洞理论。它提示动和静、阴与阳从相互对立中达到相互制约的关系。上一句说明人体生理方面固然要动静结合（劳动后的休息、高温时的降温）；病变时，也要需要有同样的方法来治疗，如血热妄行的吐血便血，肝风内动的肢搐，热毒内盛的狂躁，都需要清凉性镇静性的治法。下一句，说明阴寒内盛的全身怕冷，四肢不温，大便泄泻，小便清白等病象，都需要用温热药或艾灸或热敷等方法。如由于阳气不足，阴寒凝聚，影响气血运行，机能逐渐衰退，在生活方面，用适当的体育活动，或精神促使兴奋，以起到一定的镇静作用；在治疗方面，用辛热或温通的阳性药物，以制约阴邪，使阳气复苏（古人用麻黄附子细辛汤治疗阴寒夹水湿的水肿，现代用冠心苏合丸及细辛气雾剂治疗心阳不振的心绞痛；其理论根据都是"阴亢者胜之以阳"。）以上一系列关于生理、病理及治疗，都用对立的矛盾，说明阴阳是相互制约的。只要对阴阳学说在中医学说中的应用，前后对勘，互为利用，肯定会收到互相启发的好处。

接着，"阴阳相互依存"和"相互消长"，它们之间，在生理、病理、治疗上，彼此也存在着联系，而且前－内容与后－内容，连贯性也很强。如："阴阳相互依存"，是以阴阳为主体而联系到气血。从气血生化过程来说，阴血的生化和循行，必须依靠阳气的温养；阳气的输布和流通，必有赖于阴血的滋润。气血相互生化是这样，阴阳相互依存也是这样。这种阴阳相互依存的关系，医学上又叫"互根"。阴阳互根的理论依据，来自《素问·阴阳应象大论》："阴在内，阳之守也；阳在外，阴之使也"。意味着：属于物质的阴在内藏守，为阳作供应；属于功能的阳在外循行，做阴的护卫。人体的阴阳互根，在正常情况下，表现为呼吸的升降（呼时气升，吸时气降），动静时的兴奋和抑制（动兴奋，静抑制）；在病变的情况下，一方面标志着阴阳相互依存的现象逐步暴露，于是构成"阴胜则阳病""阳盛则阴病"的病机，而出现"阴胜则寒，阳胜则热"的病象。这是属于外感寒湿之邪或暑、热之邪的疾患。其属于正虚内伤的，为"阳虚则寒，阴虚则热"。原因是体内阳气寒证；或体内阴液不足，不能制约的，而出现阴虚阳亢的虚热证。这时阴阳相互依存的关系，已经破裂，生理现象已进入病变现象的阶段。

至于阴阳相互消长，既亦应从生理到病理去认识。阴阳消长的正常情况，是"阴消阳长"或"阴长阳消"的交替活动。就生理角度上说，各种机能活动（气和力的形成）的产生，必然是消耗一定的营养物质（精血津液），即"阳长阴消"；饮食物的消化吸收（精血的化生），必然要消耗一定的功能活动，即是"阴长阳消"。如前所述，精神方面的兴奋和抑制过程，气血津液（精）的新陈代谢过程，抗病因素与致病因素相互斗争的过程等；都属于阴阳消长的范畴。从病理角度上理解，则不能仅认作"阴阳消长"，而是"阴阳消长失调"。如果说，阴阳互根是生理上相对的静的过程，那么阴阳消长就是生理上相对的动的过程；而阴阳互根趋于破裂，那即是阴阳失调的疾病形成。两者的关系是这样的衔接着，突出"失调"二字，就是从生理之常走上病理之变。阴阳失调的概念，应包含邪与正两个方面；邪与正各有阴阳，正为真阴和真阳，邪为寒邪和热邪。由于邪正相搏，于是构成了"阴邪"与"阳邪"与"阴精"的相互斗争，那就出现阴阳偏盛、偏衰的疾病。其中阴阳偏盛是属于邪胜，阴阳偏衰属于正虚。

需要分析：阴阳偏胜的两种病，是受了暑、热或寒、湿的外邪，而阴阳偏衰的两种病，则属于正虚的内伤。后者的辨证论治比前者复杂，除了阴虚补阴（壮水之主，以治阳光），阳虚补阳（益火之原，以消阴翳）以外，还要落实到五脏，考虑到气血。一般来说，气属阳而血属阴，但不意味着阳虚就是气虚，阴虚就是血虚。因为在阴或阳的偏虚之中，就可能会有气和血两部分的不足，而气或血的不足，却不能认为就是阳虚或阴虚。

进一步分析：阴阳消长失调，虽已属病理范围，但还是属于一般性的。至于"阴阳相互转化"，那是一种特殊的、反常的病态，是"阴阳失调"最严重的阶段。如果"阴阳消长"是一个量变过程的话，那么"阴阳相互转化"：主要是①阴证转化为阳证，具体表现在寒证转化为热证，虚证转化为实证；②阳证转化为阴证，具体表现在热证转化为寒证，实证转化为虚证。这一系列的阴阳转化，理论是"重阴必阳，重阳必阴"和"寒极生热，热极生寒"（《素问·阴阳应象大论》）这就是古人的朴素的辩证法，其实是脱离具体条件讲变化，不符合客观实际。

在病变过程中，阴阳转化的主要条件，通过临床实践观察，大致有四点：①决定于病人体质的强弱（体质较强的，阴寒证易转化为阳热证，体质弱的，阳热证易转化为阴寒证）；②决定于病邪的轻重（病邪轻，原来属于阳证的，不容易转化为阴证，反之却易转化为阴证）；③医生用药的过量或过剂（阳热证或实证用寒凉药或泻药过多，往往能够转化为阴证、寒证、虚证，阴寒证或虚证用温热药或补药过多，也可能转化为阳热证或实证）；④病家的迁延延误。以上导致病证明阳转化的条件，仅是个人数十年的临床观察所得，属于感性认识，有待于今后继续观察，再行发现。

根据临床印证，"阴阳转化"是从量变到质变的病理变化，而"寒极生热，热极生寒"，则是内真寒外假热或内真热外假寒的疾病本质和现象的关系。两者病情是有区别的。进一步分析，阳证转阴（包括表证入里、热证转寒、实证转虚），多是外感热性病的恶性转归；而阴证转阳（包括里证出表、寒证转热、虚证转实），则多是病机的好转。两者的轻重是有区别的。另一方面，阴阳转化，多见于外邪致病的剧期或好转期，而"阴损及阳"或"阳损及阴"，则多见于慢性病患者，正气逐渐消耗，真阴真阳与邪气同归于尽而危及生命。虽都属于阴阳消长失调为病，但邪正之间病变的轻重缓急，各有不同，是在教与学的同时仔细的分析所得。应用有一定的局限性，五行学说基本内容的首项"对事物属性的五行分类"，取象到人体，尚有理致，能说明脏腑的生理功能与相互关系的一部分；取向到自然，就不怎么妥帖。我认为，关于事务属性的五行分类，在人体应以五脏为基点，从而推联到六腑、五官、形体和情志；对自然界应以五季为基点，从而推联到五气、五味、五化、五色（五方不能列入）。五行通过五脏和五季作桥梁，才能左右联系，应用到医学方面。如果以五行为主体的抽象地推演，就不可避免地陷入了历史上自然哲学的覆辙，犯机械唯物主义错误。五行学说二项基本内容为"生克乘侮"，它具有相互资生、相互制约及亢则害、承乃制等方面，用直接和间接的关系，反复说明五脏之间矛盾，可以补充说明阴阳学说的不足，更灵活地运用于人体生理、病理和辨证治疗，特别五行生克在治疗的运用。概括地说，五行学说在医学上各种论证和推理，都以上述两项基本内容为论据，贯串到应用部分。在说明脏腑间的病理影响中，"木乘土"是肝气郁结而影响脾胃的消化吸收（五行术语称木郁土虚）；"土侮木"是脾胃之气壅滞而影响肝气不舒（称"土壅木郁"）。这些对病机的认识，是比较辨证的。联系到以五行生克所定立的治法，都是五行学说中理论结合实践应用的精粹部分。其中扶土抑木法用以治疗"木乘土"证，不仅前后内有照顾，而且治疗与病机亦宛转相处，余义不尽。在说明诊断方面，着重在色诊：属于一般性的，如"面见青色，喜食酸味，脉见弦象，可以诊断为肝病……"等；有特殊意义的，如"脾虚病人，面见青色，为木来乘土"，这对于患久泻病的小孩，凡见鼻梁、鼻旁、指纹出现青色隐隐者，必转抽搐，有一定预诊意义；"心脏病人面见黑色，为水来克火"，对心阳衰微、阴寒内盛而发生心绞痛的患者，也极有决诊价值。在说明治疗方面，据统计有二十种方法，举例为培土生金、滋水涵木、抑木扶土、壮水制火等四法，但都必须落实到五脏，才起作用。前二法是从相生角度来治疗，后二法是从相克角度作来治疗，必须明确。

诸如此类，是五行学说的可取部分，历代医家各有阐发，清代名医如叶天士、吴鞠通、费伯雄、张聿青等著作中，均多次引用。恰如其分而能说明问题的，为尤在泾医案中的一则："胎前病子肿，产后四日即大泄，泄已一笑而厥，不省人事；及厥回神清，而左胁前后痛满，至今三月余。形瘦、脉虚、食少、少腹满，足肿，小便不利。此脾病传心，心不受邪，即传之于肝，肝受病而更传之于脾也。此为五脏相贼，与六腑食气水血成胀者不同，所以攻补递进而绝无一效也；宜疏肝和脾法治之"。说理明白，无陈腐气。近人《蒲辅周医案》和《医疗经验》两书中，对五行学说也有不同程度的引用和分析。在方中常用左金丸、六一散以及益黄、导赤、泻青等丸散，都是根据五行治法而订立。足见五行辨证施治，确有临床价值，实有整理提高之必要和自觉刻苦钻研之义务。

二、学五行学说，必须联系阴阳学说，彼此比较对勘，以认识二者的粗精

对该二学说的基本论点进行比较，此部分却有精粗之不同，故在临床应用方面，范围也有广狭之异。

阴阳能说明人体脏腑、气血、精、津液等生理活动及表里、寒热、虚实等病理变化，五行则缺乏此种全能。尽管生克（制化）乘侮多方演绎，终不能与阴阳并驾齐驱。因为五行学说的逻辑性不如阴阳学说精切，其应用的广狭，是不以内容五与二的多少来决定的。

先举阴阳相互对应与五行相生相克作对比，说明阴阳在医学上的应用价值和指导意义。由于阴阳是代表事物相互对立又相互联系的良好属性，而不局限某一特定事物，所有应用面广。在《黄帝内经》中，除阴阳阐明一系列医学问题外，《灵枢·经脉篇》还以"手足三阴、三阳"说明十二经脉的表里上下循行往复；该经络学说，是研究人体经络系统的生理功能、病理变化及其与脏腑相互关系的学说，是中医基础理论中又一个重要组成部分。进展到东汉时代，张仲景在《伤寒论》中以"三阳病""三阴病"两大类，从病证上、治疗上反复验证，奠定了中医辨证论治的理论体系。该学说与六经辨证，是古代中医的两大创造，至今仍发挥着巨大作用，都是以阴阳对立互根为基础论点而建立起来的，而五行学说则无此生命力。

再举"阴阳相互依存（互根）"说明人体生理活动与五行相生相克对比：①从精气神角度上说，气和神属阳，精属阴。其关系是：李东垣以阴阳互根的理论，认为"积气以成精，积精以全神"，"气乃神之祖，精乃气之子"。说明阳气和阴精的升华过程及其功能，五行学说以生克制化如"母子关系"，阐述不了这个问题。②从气和津液的角度上说，气属阳，津液属阴，其关系是：清初根据阴阳相互依存的理论，认为："气呵水亦足，证气津之不相离。气若离乎津，则阳偏胜；即'气有余便是火'是也；津若离乎气，则阴偏盛，即水积不四布，结为痰饮是也。"说明气和津液的生理情况和病理变化，五行学说无此明白晓畅。③从人体生理之常说到特殊病变，喻嘉言借阴阳互根理论，认为"人身之阴阳相依而不脱，……阳欲上脱，阴上吸之，不能脱之；阴欲下脱，阳上吸之，不能脱也。"阴阳相脱的病象是："阳脱于上者妄见妄闻，身汗多淋漓；阴脱于下者不见不闻，身体重着。"这种从阴阳互根到互脱的巨大变化，五行学说也说明不了。《素问·生气通天论》云："阴平阳秘，精神乃治；阴阳离决，精气乃绝"。上两句是"互根"现象（表现精神方面），下两句是"互脱"的结果（着重在精与气）；词简而义明。

但是五行学说亦有其特点，即以五行生克乘侮关系说明脏腑间的病理影响，如以"两传三影响"（肝者传脾、脾者传肝、肝者影响心、肺、肾）为例，其说理的成熟，足以与阴阳学说拮抗，别树一帜，阐述疾病传变的机理。古医书《难经》和《金匮要略》中首先介绍这一理论，以后各家学说都有不同程度的发挥；至清代叶天士对温病的顺传、逆传，更有进一步发明，后先辉映，从而推动学术的发展。

五行学说第二个特点，是创立多种疗法来适应复杂病机，以补充阴阳学说治法的不足，从而丰富中医立法处方的内容，很是可取的。例如"壮水制火"法，其学术性的临床应用，已超过阴阳学说的"热者寒之"之上，可与"诸寒之而热者取之阴……"及王冰所注的"壮水之主，以制阳光"并传于世，作为治疗法则。又如"滋水涵木"法和其他以五行生克制化的治法，也都有不同程度的学术意义及应用价值。不过由于水火概念欠清，含义各别，则是美中不足。但这与阴阳学说中把阴阳或指正气，或指病邪，所指太泛，同样是古代医学理论的缺陷。因此，对该二学说，必须用历史唯物主义和辩证唯物主义的观点认真分析，批判地继承，正确地发扬。

三、学习该二学说，都有必要联系到脏腑，特别是五行学说，更要联系脏腑和阴阳

阴阳学说中"说明人体组织结构"提到：每一脏腑又有阴阳之分，如心有心阴心阳，肾有肾阴肾阳等等。既提出脏腑有阴阳之分，也就是说阴阳要联系到脏腑，其主要目的当然是为了应用，更现实的是：五脏的生理功能，确是各具阴阳。根据五脏功能和本人数十年的实践，做些补充：

（1）心阴和心阳：心阳振奋，心中布化；心阴得到温润，血行畅达，心动和脉搏均匀流利，意识明朗，精神焕发。

（2）肝阴和肝阳：肝阴能制约肝阳，使肝阳不亢不郁；肝气的条达疏泄，保证肝血有形有归，得到合理的贮藏和调节，妇女月经如期来潮，也是肝阴肝阳协调的表现。

（3）脾阴和脾阳：脾阳健运，饮食物能化生精微，为"后天之本"；鼓舞脾胃之阴，共同起到布敷饮食所化生的精气，以供养全身，使肌肉充盈温暖。

（4）肺阴和肺气：肺气主宣发（升），肺阴主清肃（降），升降无阻，呼吸调畅，无"阳不下伏"及"右降不及"（叶天士语）的现象，使气血津液布于周身。

（5）肾阴和肾阳：肾阴是肾阳的物质基础（阴精），肾阳是肾阴补充的主要动力（元气），一般称为真阴和真阳（又称"真水"和"真火"），同为机体生长发育的根本——"先天之本"。

上述五脏阴阳，各有各的功能，把它联合在一起，更能说明五脏的功能活动，进一步用于辨证施治，有裨于临床应用。约在 20 世纪 80 年代，曾报道上海第一医学院从调补肾阴或肾阳入手，通过多次临床实践和实验，对无排卵性功能性子宫出血、支气管哮喘、妊娠中毒症、冠状动脉粥样硬化症、红斑性狼疮、神经衰弱等六种不同的疾病，进行补肾阴或补肾阳的治疗，各取得疗效。更有《调补肾阴肾阳对妇科病的运用》及从心阴心阳方面辨证治疗冠心，从肝肾阴虚和脾肾阳虚辨证施治贫血、慢性腹泻等，数十年来的反复学习和不断实践、都说明脏腑必须联系到阴阳，阴阳应该联系到脏腑，才能真正对临床治疗起到更好的指导作用。

至于五行联系到五脏，非但有必要，而且正是由于五行配五脏，才成为学说，才应用到医学上来。《素问·阴阳应象大论》及《金匮真言论》各提到五行配五脏，不是偶然的。问题在于五行特性狭隘，不能完全说明五脏的生理功能，有的"比类"而实非其类，有的"取象"而仍难想象（如木火与心肝尚可比类，金与肺实无从取象）；于是益以相互生克乘侮的一环，来说明五脏间相互滋生、相互制约的关系。以这两个内容为纽带，构成了五行学说长期来次于阴阳学说而成为历代医家所习用的一种理论。历代医家在著书立说及医案的字里行间，都告诉我们一个秘密，即五行学说必须联系五脏，在医学上才可派上用场。应用到诊断及辨证治疗上，五行只联系五脏，还很不够，必须联系阴阳。清医叶天士根据"水火为阴阳之征兆"的理论，指出"火性本热，使火中无水，其热必极，热极则阴亡而万物枯焦；水性本寒，使水中无火，其寒必极，寒极则亡阳而万物寂灭"。说明水火与阴阳同性同气，水火应该交济，心肾也必须相交，不能不交。同时还说明心阴和心阳，肾阴与肾阳，都有共济必要。这是正常情况。在病态中，如心脏病人面见黑色，为"水来克火"，这"水"是指外来或内在的阴寒之气，而"火"则是指心阳，该色诊多见于心阳衰微的心绞痛病人；也可能出现于肾阳不足的慢性患者。此外，在治法补虚、泻实方面，既要认清脏腑气血之偏虚偏实，也要认清脏腑阴阳之偏虚偏实。如所常用的培土生金法，一般适用于肺脾两虚，咳嗽食少患者，肺脏本身受损，需依靠母气（脾胃之气）支援。长于健脾的参苓白术丸，固属对症，而善于养胃阴的益胃汤，也有应用机会。又如抑木扶土法，浅解是疏肝健胃，进一步理解是抑制太过的风木之邪，以扶助中土。肝胆与脾胃各分阴阳，在运用抑木扶土法的同时，必须辨别所抑之木，为阳木（胆）或是阴木（肝）；所扶之土，为阳土（胃）或是阴土（脾）。痛泻要方的作用，是抑阴木而扶阴土；温胆汤的作用，则可认为是疏阳木而扶阳土。这都说明阴阳五行学说的应用，除联系脏腑之外，确实有必要联系到阴阳。

所以我认为学中医决不可抱残守缺，而要左右逢源，活法机圆，学以致用。本文所讲，意图与同仁所共同提高基础理论的知识，做到从懂到通，逐渐学会能熟练应用。真正明确阴阳五行学说这一门基础科学，是应用科学的基础理论，我就感到很快慰了。

2009.05.04

学习中医经典随意记

本人学用中医近半个世纪，确实对它充满了信念和感情，自然也就造就了我对中医有一种责无旁贷的使命感，我认为中医经典仍为中医的核心，中医的基础，经典仍是中医的必修课。

中医里面，布满理、规律、法则的重要性。那么这个理、规律、法则是什么呢？就是阴阳四时！所以，《素问·四气调神大论》中说："故四时阴阳者，万物之终始也，死生之本也，逆之则灾害生，从之则苛疾不起，是谓得道"。这里为什么要用"得道"一词呢？这很有趣。得道这个词在古人用的很多，得道可以升天，还有什么不能呢？那因为什么得道？因你明白了这个理，顺着这个理走，当然就得道了。所以，这个理，这个规律，这个法则，这个道，这个道理，都是很有趣的词语，古代这样，今天亦如此。

中医传统文化只有一种归纳。《素问·上古天真论》明确指出："上古之人，其知道者，法于阴阳，和于术数"。此知道者，即得道者。得道者，当然必须是明理者。这里的理，包括两个方面，一个是阴阳，一个是术数。所以，这就有两个问题，阴阳表示的是归纳。《素问·阴阳应象大论》说："阴阳者，天地之道也，万物之纲纪，变化之父母，生杀之本始，神明之府也"。这里将天地万物，将一切事物的变化，生杀都归结到阴阳之中，所以，就归纳的角度而言，天下没有此阴阳更完美的归纳法了。那么，术数呢？术数所表述的显然就是推演的一面，显然就是传统意义上逻辑的一面。推演和逻辑就是关于数学的学问。《四库全书总目》谈术数的定义时说："物生有象，象生有数，乘除推阐，务究造化之源也，是为数学"。故要想成为知道者，要想真正把握这门学问，就既要把握阴阳，又要明于术数。因此，传统文化是归纳和推演的结合，缺一不可。

古云："形而上者谓之道，形而下者谓之器"。故世界就分为一个形而上，一个形而下，一个道，一个器。什么是器呢？就是有物质的东西，有结构的东西，所以叫作形而下。什么是形而上呢？有形之上的东西，当然就是无形的东西了。无形的"形而上"的东西，就称之为道。中医就是一门道器合一的学问，这一点有太多太多的证明。以五脏而言，心、肝、脾、肺、肾中，不难发现，肝、脾、肺、肾都有一个月字旁结构，月旁这个部首，《说文》把它归在"肉"部，"肉"当然是有形的东西，所以古人对肝、脾、肺、肾的定位非常明确，它属于形而下这个范畴，属于一个形器结构。那么，心呢？心就不同了，它没有"肉"部，即是说它没有这个形器，它是形而上的东西。五脏这个定位，不是一个简单的定位，不是一个轻松的定位，实在的，它是对整个中医的定位，是对整个传统文化的定位。这个定位也可以从五行的联系中去认识，像金、木、水、土这些都是有形有质的东西，都属于器的范围。而火呢？唯独火很难用形质去描述；唯独火，放开后它是往上走的，难道它没有重量？难道它不受引力作用？这就是所谓的"形而上"，这就是道。

现已知道，中医只讲肝、脾、肺、肾不行，还要讲心，故中医肯定是一门既讲形而上，又讲形而下的学问。那么两者之间有无轻重之别呢？答案是明确的。

《素问·灵兰秘典论》作了解答。《论》中说："心者君主之官，神明出焉"。"君主"意味着什么呢？不言自明。《论》中的另一段话，很值得引来供人们参考："凡此十二官者，不得相失也。故主明则下安，以此养生则寿，殁世不殆，以为天下则大昌。主不明则十二官危，使道闭塞而不通，形乃大伤，以此养生则殃，以为天下者，其宗大危，戒之戒之"！从这个五脏的关系，从这个十二官的关系中，可以看到，传统文化，传统中医，虽然的确是道器合一的统一体，虽然它强调要形气相依，形神合一，但是总的侧重却在道的一面，神的一面，气的一面，所以它是一门以道御器，以神御形，以形而上御形而下的学问。

我有一个认识：中医这门学问，要想真正搞上去，要想真正抓住她的价值，除了纯粹医学的技术成分之外，还应关启和体悟她的科学层面、哲学层面以及艺术层面，而要真正做到这一点，不借助经典不行，故经典的东西不但不能削弱，而是应该进一步加强。

翻阅历史看一看，从张仲景开始直到清代，在这长长一千多年的历史中，凡是在中医这个领域有所成就的医家，研究一下他的经历会发现，大多数医家是从经典中走出来的，是依靠经典获得了公认的成就。从历史事实中可感受到：自古医家出经典。诸多名老中医，都是将中医的经典熟读、精思、反复揣摩。《黄帝内经》的东西，只要有一句话你悟透了，那你一辈子都吃不完。就是说，《黄帝内经》的东西，一个问题，一句话，你搞明白了，一辈子都受用无穷，这是经验之谈，肺腑之言。

现在强调学习经典的重要，并非为了其他什么，而是明知我们在时间上离经典越来越远了，但是，能否通过有效地学习，使我们在实质上接近它呢？接近它，就是接近了诸多中医大师。通过学习经典，把自己造就成了雷公、少俞、少师，这有什么不好呢？这是学习经典最根本的意义。

学习经典最根本的方法是借助工具。欲了解经典的深广内涵，别无他法，唯有从文字开始，了解文字，就是要借助工具。古云：文以载道。要知道，要明白，当然就要首先知晓文，所以，《康熙字典》始终是案头翻动最多的一部书，翻阅多了，对文字就会有感受，就会觉得中国文字确实有很多优越的地方，就会对它生起感情。

中国文字是以象形文字为基础的，很注重形义之间的关系。所以，看到一个文字，除了借助工具外，还要分析它的结构，形部的结构需要分析，声部的结构也要分析，两者都与义有关。

以"味"字为例，味是由口去感受的，所以它用一个口字作形部部首，声部呢？由未组成。义除与形部有关外，与声部似乎有更特殊的关联。未是十二地支之一，它位于西南方，西南这块地方在五行属土，属长夏；后天卦中属坤；五脏属脾。弄清了未的上述含义，就知道"味"字为什么要用它来作声部。

《黄帝内经》云："脾开窍于口，脾和方能知五味矣"。就是说，味觉有脾掌管，而脾属土，土在西南，未所属的地方正好是由脾来主理的。所以，同一个未，已然将与脾的相关的这样一些生理全包括进去了。此其一。其二：味在古代含义很广，《黄帝内经》称五味，实际上，凡属事物一类的东西都归于味，当然也包括药物。大地生长的食物，主要成熟在长夏，这个成熟，显然又和未有关联。另外，未处西南，四川即处于西南，号称"天府之国"，因此地物产丰富，味特别丰富。反过来想想，为什么物产、味属丰富呢？因为它属未属西南，属土，土生万物。所以，从文字造型、结构，我们可以感受到，它里面的含义太深了。像这样一个"味"字，它的形、声、义结构已然将许多深沉的理论包含进去了。一个文字包含这样深广的内涵，这在其他文字是难以做到的。

因此，要想深入经典，文字就是一块敲门砖，一把钥匙。而要解决文字，当然就得依靠工具，依靠文字结构的一种直觉，二者缺一不可。

对于经典，熟读强识非常重要。古云：读书百遍，其义自现。面对经典，如《黄帝内经》《伤寒论》等，非读百遍不可。

有关读经，曾国藩的一段话应切记和借鉴："读经必专一经，不可泛读。读经以研寻义理为本，考据名物为末。读经有一耐字诀：一句不通，不看下句；今日不通，明日再读；今年不精，明年再读，此所谓耐也"。须知，读经不是三年二年之事，更不是三两个月、一个学期的事，读经是一辈子的事。经要放在案头，更要常置心头，经典是一辈子的必修课，要真正学好中医，学好经典，必须做好这样的打算，我是铁了心了！

学习经典需要注意另外的一个问题，就是具备一个基本条件，或说是一个基本素质，这就是"信受奉行"。因"信是道源功德母"。心诚则灵嘛！学经典必须完全地相信它、接受它，然后再思考如何按照经典的思想去奉行。只有这样，经典才学得进，才会有收获。

2009.08.18

学经典，识伤寒——读书随笔记

卷首语

我学用中医已50个年头，因天资欠敏，为弥差距，以勤补拙，严尊孔圣"学而时习之，不亦说乎；有朋自远方来，不亦乐乎；人不知而不愠，不亦君子乎"之说教，做到了"学而不厌，勤苦不懈"。退休10余年来，虽几经手术，堪尝病痛，仍手不释书，读记频仍。每年撰写传统养生及医易学术方面的文章数万字之多。去年得见《思考中医》一书，多有教益，趣味甚浓，乃潜沉心神，反复捧读，日诊夜记，广搜博采，择警酌示，将原著37万余字，简缩为约10万余字，但仍不失中医系易、道、儒等经典融汇之术。体会到继承、发扬、创新者，确需具备坚实的专业知识、深厚的古文底蕴和睿智的学术眼光。我虽年逾古稀，仍抱着坚持不懈、躬行尽瘁、以学为乐的信念，学思并举，誓造辉煌，以改变我寝馈岐黄半个世纪，而少有建树的状况。更殷切奉劝挚爱中医的中青年辈，趁年富力强，对我的拙文精心细读，品味真谛，结合多背经典，熟读传承，力争达到信手拈来，古为今用，拯疾扶厄，济世活人，为继承、发扬、光大、创新中医做出更大贡献，吾心足矣！

李明忠

2010.3.18 于忠信斋

引子

忘年异交识王超，一见如故由学招。

岐黄之路尊经典，热爱追求岂可抛。

黄帝内经伤寒论，信受奉行诚心掏。

把握阴阳归纳示，明于术数推演标。

今年8月1日，一个年轻俊秀的陌生女士——王超，骤临我之寒舍，说向我讨教中医。

见她手捧五本中医书籍。浏览诸书，划满了她的学习手记，足见其好学也矣。又看是8月1日，8数为坤，1数为乾，含乾坤先后天两卦，乾示自强不息，坤示厚德载物，说明她是诚心学习中医的。所以，我即答应与其相互切磋，共同进业。只要不影响其工作，可适时探研中医中药。我便给了她需要的几本中医书，并留下了她的一本书——《思考中医》，以便学习。

对《思考中医》一书，不看则已，一看便引起了我的极大兴趣。作者刘力红先生，年龄比我小，学、从医比我晚，但他的真本领和我相比，真是天壤之别。原自以为嗜学如命，学而不厌，当看到刘先生的学识、境界，对中医经典的认识，实感愧疚。诚如作者所言，经典是中医这门学问的基础学科，而这个基础迄今为止，还没有任何一个东西能够代替。因此，欲学好中医，欲在中医这门学问里达到较高境界，就必须重视经典，就必须重视这个基础学科。欲指扶桑，非舟莫适。这是古今大师们所公认的必由之路，舍此别无他途。

《伤寒论》是一部经典，是一部圣人的著述，是一部中医史上承前启后的巨著，是几乎所有的成名医家共同推崇的一部最重要的典籍，是伐山之斧，是入道之津梁，更是一部论述疑难杂证的专著。

自己虽为主任中医师，山东省名中医药专家，但真的文凭不如水平，名高不如艺高。《思考中医》的作者刘力红先生，对中医的经典著作非常执着，无限热爱，致力于《黄帝内经》和《伤寒论》的研究解读和疑难杂病的研究，为避免深奥晦涩，他竭力将学术性与趣味性相结合，超越了对中医经典的研究，是个案特点与学术规律结合研究的典范。书名《思考中医》，是取思考时空，思考生命，思考健康之路。所以，它既是中医书，更是一本超越了时空与领域的人文社科书。

由鉴于此，我真的喜爱上了该书。虽已粗览一遍，实很不够。来到港城烟台后，我便立下了边为广大患者诊治疾病，更要做到忙里偷闲，细读详阅该书，并做好随记，即可真正"学而不厌""手不释书"，弥补不足，也可与真正热爱、信奉中医的中青年共同学习，活到老，学到老，尽力达到把握阴阳，明于术数，争取做一个名副其实的中医药专家！

一、树立正确认识　信受奉行经典

孕妇七个月，出现先兆流产，西医治疗一周，症状毫无改善。投以黄芪建中汤，三剂药腹痛消失，流血得止。由此得出结论：中医博士非读经典不可。

近代学者梁漱溟先生提出：中国传统文化，如儒家文化、道家文化、佛家文化，皆系人类文化之早熟品。中医的情况大抵亦如此，正因为早熟，而且早熟得跨度太大，乃至现代她仍不落后，甚至超前。所以，在中医这个体系里，完全不存在理论落后于临床的问题。一位女性肺炎患者，年龄60岁，入院体温39.5℃，WBC近2万，中性98%，右肺大片阴影，当时力红先生以初生牛犊不怕虎的精神，选择了中医治疗。经辨证，属于肺热所致，随投清肺之剂。不料，服药之后，不久即泻，始则药后2小时泻，后渐至药后十余分钟即泻。所泻皆似药水，入院三天体温丝毫未降，其他症状亦无缓解。按照院规，次日再不退烧，就必须上西药。此时的刘先生，心情比病人还要着急。遂匆匆赶到他师父处求教，师父听完介绍后，说这是太阴阳明标本同病，阳明热而太阴寒，阳明热需清，然清药太阴不受，故服之而泻利。此病宜太阴阳明分途而治，方不至互相牵扯。内服仍守前方以清阳明，外则以理中汤加砂仁，研末调酒加热外敷神阙以温太阴。我赶紧如法炮制，当晚近9时敷上，约过1小时，继服上药，服后竟未再泻。次日晨查房，体温降至正常，一夜之间，他症亦顿减。此病始终未用一粒西药，周余时间肺部炎症即全部吸收而出院。

此例病人给刘大夫的影响极深，使其在长长的十多年中，每遇到临床疗效不如意的时候，从来没有怀疑是理论问题。而是可以放心大胆地去信受奉行经典理论。因理论的先进与落后，只有靠实践来检验。

在我们没有建立起新的理论前，在我们还没有切实地发现传统理论的破绽前，经典还是中医的核心，经典仍然是中医的基础，经典仍然是中医的必修课。在中医的历史里，出现过许多成功运用经典理论的人，比如张仲景，比如扁鹊。扁鹊运用经典理论成为起死回生的一代神医，而张仲景则因为谙熟经典而最终成为医圣。我们完全可以从扁鹊、张仲景及历代名医那里看到经典理论的价值。

"理"的原意就是琢磨、雕刻，理就是自然规律、自然法则，故不能违背，否则就行不通。俗话说："有理走遍天下，无理寸步难行"，"顺理成章"，理的意义就在于此。中医里面，更显示出这个理，这个规律，这个法则的重要。而这个规律、这个法则是什么呢？就是阴阳四时！所以，在《素问·四气调神大论》中说："故阴阳四时者，万物之终始也，死生之本也，逆之则灾害生，从之则苛疾不起，是谓得道。"为什么用"得道"一词呢？这很有趣，"得道"古人用得很多，得道可以升天，连天都可以升，还有什么不能呢？那为什么得道呢？因明白了这个理，顺着这个理走，当然就得道了。所以，这个理、这个道、这个道理是很有趣的词语，古如是，今亦如是。

传统文化的建立，是归纳与推演的结合。《素问·上古天真论》明确指出："上古之人，其知道者，法于阴阳，和于术数。"知道者，也就是得道者。得道者，当然是明理者。这里的理包括两个方面，一个是阴阳，一个是术数。所以，这就有两个问题，阴阳表示的是归纳，《素问·阴阳应象大论》说："阴阳者，天地之道也，万物之纲纪，变化之父母，生杀之本始，神明之府也。"这里将天地万物、将一切事物的变化、生杀都归结到阴阳里，所以，就归纳的角度而言，天下没有比阴阳更完美的归纳法了。那么，术数呢？术数所表述的显然就是推演的一面，显然就是传统意义上的逻辑的一面。谈到推演和逻辑就必须联系数学。那么，中国文化里究竟有没有数学呢？答案是肯定的，术数就是关于数学的学问。《四库全书总目》在谈到术数的定义时，有下面一段文字："物生有象，象生有数，乘除推阐，务究造化之源者，是为数"。当然，这并不是现代意义上的数理逻辑系统，但是，它属于推演的部分却是可以肯定的。所以，要想成为知道者，要想真正把握传统这门学问，就既要把握阴阳，又要明于术数。因此，传统文化是归纳和推演的结合，二者缺一不可。

中医这门学问，现在并不是理论出了问题，并不是理论滞后于临床，实际上完全不是这么回事。中医的理论，你一旦进去了，你就会有感觉，你就会受用，怎么还说它滞后呢？1987年，作者的师父曾经治过一例血气胸病人，患者经过一周的西医保守治疗，病情不见缓解，仍高烧不退，呼吸困难，左肺压缩2/3。在这种情况下，西医只有求诸手术治疗。但患者本人及家属，不愿放弃保守治疗的希望，于是，转而求治于作者的师父。师父诊断后，认为这是阳明病，属阳明不降所致，只要设法恢复阳明之降，血气胸的问题就可以解决。于是，处了玉竹120克，陈皮120克，白芷120克，大枣120克，共四味药。患者服药以后，出现了大量腹泻，自觉症状迅速缓解；第四天，体温恢复正常；治疗一周血气全部吸收，左肺复原。血气胸与阳明又有什么关系？看来这完全是一个领悟和运用技巧的问题。经典的理论不但能解决20世纪的问题，而且能解决21世纪的问题。

中医属于一个什么范围呢？很显然，她既有形而上的成分，又有形而下的成分。她是道气合一的学问。所以，《老子》也好，《黄帝内经》也好，都强调形神合一、形气合一，要形与神俱。

中医是一门道气合一的学问，有非常多的证明。就以五脏而言，在五脏的心、肝、脾、肺、肾中，我们不难发现，它们有一个很重大的区别，就是肝、脾、肺、肾都有一个"月"旁结构。"月"这个部首《说文》把它归在"肉"部，"肉"当然是有形质的东西。所以，古人对肝、脾、肺、肾的定位是非常明确的。它属于形而下这个范畴，属于一个形器结构。而心就不同了，它没有这个"肉"部，既是说它没有这个"形器"，它是形而上东西，而非形而下的东西。五脏（藏）这个定位，不是一个简单的定位，不是一个轻松的定位，实在的，它是对整个中医的定位，是对整个传统文化的定位。这个定位，我们也可以从五行的联系中去认识，像金、木、水、土，这些都是有形有质的东西，都属于器的范围。而"火"呢？唯独这个火，我们很难用形质去描述；唯独这个火，你放开后它是往上走的，难道它没有重量？难道它不受引力作用？这就是所谓"形而上"，这就是道。

现在我们知道了，中医光讲肝、脾、肺、肾行不行呢？不行！还要讲心。所以，中医肯定是一门既讲形而下，又讲形而上的学问。那么，这两者之间有没有一个轻重的区别呢？这个答案也是很明确的。看一看《素问·灵兰密典论》就可以知道，《论》中说："心者，君主之官，神明出焉"。"君主"何意？不说自明。而《论》中的另一段话，也很值得引之供参考："凡此十二官者，不得相失也。故主明则下安，以此养生则寿，殁世不殆，以为天下则大昌。主不明则十二官危，使道闭塞而不通，形乃大伤，以此养生则殃，以为天下者，其宗大危，戒之戒之！"从这五脏、十二官的关系中，可以看到，传统文化、传统中医，虽然的确是道器合一的统一体，虽然它强调要形气相依、形神合一，但是总的侧重却在道的一面、神的一面、气的一面。所以，她是一门以道御器、以神御形、以形而上御形而下的学问。

《黄帝内经》中将医生划分为上工和下工两个等级，上工指非常高明的医生，下工就是非常普通、非常一般的医生。然而二者又是如何从更内在的因素去加以区别呢？《灵枢》在这方面给了一个非常具体的指标："上工守神，下工守形"。神又是什么？神，是无形的东西，属于道的范畴，属于形而上的范畴，上工守的就是这个。也就是说，就是能够守持这样一个范畴的东西，能够从这样一个层面去理解疾病，治疗疾病，那就有可能成为上工。反之，如果守持已经形成的东西，从形而下的这样一个层面去理解、治疗疾病，那就只能成为一个下工。所以，《四气调神大论》说："是故圣人不治已病治未病，……不亦晚乎！"守神就是治未病，未病就是尚未成形的病，在未成形时很易拿掉，等成形了，甚至等它牢不可破了，再想拿掉，就不容易了，就会吃力不讨好。因此，为医者不但要善于治病，更要善于识病。像扁鹊望齐侯之色一样，病在皮肤就发现了，在皮肤就进行治疗，不费吹灰之力。而张仲景为侍中大夫王仲宣治病，提前20年做出诊断，并提出相应的治疗措施。这就是见微知著的功夫，就是防微杜渐的功夫。

三代世医雨路老中医师语重心长地说："中医这个东西，要想真正学好，只有两个字，就是要有'师传'"。师传是传统的字眼，就是要有师父的传授。

师者，人生之大宝。常言道："师父领进门，修行在个人"。这的确是古今过来人的行话。门，确实是需要师父领进的。

世间的人无不厌苦求乐。所以，光讲"学海无涯苦作舟"，会将很多人吓在学问门外了。实际上，学问一旦做进去了，一旦进了门，并非全都是苦，至少是苦乐参半，甚或乐多苦少。所以，《论语》开首就是"学而时习之，不亦说乎"。而不是"学而时习之，不亦苦乎"。古来都说"穷学富商"，做学问的必定穷，做生意的才可能富。但为何还会有那么多人搞学问呢？就因这个"不亦说乎"。搞学问是精神上的富有，搞生意的是物质上的富有。能够真正给人带来安乐的，究竟是物质还是精神呢？可以深刻思考一番。

教育也好，师承也好，均有三方面的意义：一是知识的传授；二是知识的运用；再一个就是创新。知识，实际上指的就是已经过去的东西，学习这个已经过去的、旧的东西，总会感到厌烦，所以，人总是有喜新厌旧的一面。但是，这个厌旧的一面必须克服，不学习旧的知识，如何可能利用它去开创新知？因此，搞学问必须做到"喜新而不厌旧"。《论语》中提到一个做师的基本条件："温故而知新""温故而知新，乃可以为师"。何为"故"？故就是旧有的东西，就是知识。"新"呢？新就是创造。有创造就有新，有新就有乐。所以，是不是一个称职的老师，就看有没有这个东西；学问能不能做下去，也要看有没有这个东西。这个东西是什么呢？就是学乐。

刘力红先生曾为其同行看病，病为左颧部位红肿痒痛，已用过西药抗菌治疗，但效果欠佳。又是红、又是肿、又是痒，一定要清热、解毒、祛风、止痒，要在过去，刘先生自会有这样一个思路。不过经过为病人切脉，脉浮取可见，但有涩象，不流利，所以就考虑这还是一个太阳病，是表证汗出不彻，阳气怫郁所致。《伤寒论》48条就专门讨论到这个问题，治疗原则是"更发汗则愈"。于是就开了一个麻黄桂枝各半汤的原方，一剂后红肿痒痛消失大半，两剂后平复如初。麻黄汤、桂枝汤本来是治疗感冒的方，为什么用来治疗左颧红肿呢？同行感到惊叹不已。刘先生说："的确，要在过去，我顶多想到左颧属肝，红肿属热，应该泻肝，用龙胆泻肝汤，肯定不会想到用麻黄桂枝各半汤。"今天这样一个进步，一个思路，与受师父的指点分不开。这就是师传的重要性。这样一门学问的教育过程，有些时候确确实实需要言传身教。没有传统意义上的以及本质上一对一的师父是绝对不行的。

中医既是形而上和形而下二合一的学问，它的教育、它的传承应该围绕这两方面来进行。这就要依靠真正意义上的师传，就要依靠师徒授受这样一种古代的模式。

中医这门学问，要想真正搞上去，要想真正抓住她的价值，除了纯粹医学的技术成分外，还应关切和体悟她的科学层面、哲学层面，以及艺术层面。而要真正做到这一点，不借助经典是不行的。经典的东西不但不能削弱，而且还应该进一步加强。在有生之年，我一定做到刻苦自觉，努力拼搏，在经典著作的攻关上鞠躬尽瘁、死而后已！因为经典对于中医的学习和把握确实重要，非修不可。翻开通史，从张仲景开始至清代，在这长长的一千多年的历史中，凡是在中医这个领域有所成就的医家，研究一下他的经历会发现，大多数医家是从经典中走出来的，大多数医家是依靠经典而获得了公认的成就。

自古医家出经典。古人的经历如是，那么，今人、近人呢？看过周凤梧等老师编著的《名老中医之路》，便可一目了然，会有相同的感觉。就拿四川的名老中医蒲辅周为例来说明吧！蒲老初出茅庐时，求诊病人很多，然有效者，亦有不效者。为此，蒲老毅然停诊，闭门读书三年。将中医的经典熟读、精思、反复揣摩。三年后，复出江湖，遂能临证得心应手，以致成为新中国成立后首屈一指的大医家。对这一段特殊经历，蒲老深有感慨地说：

"当时有很多人不了解我的心情，认为我闭户停诊是'高其身价'，实际是不懂得经典的价值。"无独有偶，著名中医学家秦伯未亦强调，要做一个好的临床医生，每年应拿出三个月的时间来温习经典。蒲、秦二老的经验与戒训，非常值得重视。

已故名老中医林沛湘教授，不但理论上有心得，而且临床上疗效卓著。除内科疾病外，还善治妇科、儿科甚至五官科疾病。但林老却从未读过内、外、妇、儿、五官这些临床各科的书籍。在一次讲座中，林老深有感慨地说："《黄帝内经》的东西，只要有一句话你悟透了，那一辈子都吃不完"。林老的这个意思很清楚，《黄帝内经》的东西，一个问题、一句话你搞明白了，你一辈子都受用无穷。这是经验之谈，这是肺腑之言啊！大家想一想，这是不是经典独具的魅力呢？一句话搞清了都能吃一辈子，那么，二句话、三句话呢？从林老的这个切身感受，可以充分看到经典的这个后延性实在太大了，它确实是一个早熟的文化，它确实是历史弥新的东西。

感性这个东西很奇怪，力量很大，一旦感性的动力确定了，其他问题都好解决。古人大都是从这上面走上学医道路的。像张仲景一样，他是"感往昔之沦丧，伤横夭之莫救，乃勤求古训，博采众方"，而《针灸甲乙经》的作者皇甫谧以及其他医家都有类似情况，都是从这样一种感性中获得动力，从而发奋学医的。

我的师父曾多次谈到：中医不是一般人所能学的东西，必须具有北大、清华这样的素质的人才可能学好中医。而宋代的林亿、高保衡亦持如是观点。他们在《重广补注黄帝内经素问》序言中说："奈何以至精至微之道，传之以至下至浅之人，其不废绝，为已幸矣"。现在的情况就是这样，高素质的人对中医不屑一顾，低素质的人压根儿又学不好中医，其不废绝为已幸矣！这种情况如果不从根本上改变，中医怎么继承，怎么发扬光大？

我们现在强调经典的重要，并不是为了其他什么，而是明知我们在时间上离经典越来越远了，但是能否通过有效的学习，使我们在实质上接近它呢？接近它，就接近了上古神农、黄帝、岐伯、雷公、少俞、少师、仲文，中世长桑、扁鹊、公乘阳庆及仓公、张仲景等大师。通过学习经典，把自己造成如大师们一样的人物。这也就是学习经典的意义。

知识多了不一定就有智慧，知识多了，也不一定学问就高，这个关系应该搞清楚。而读经典确实能够提高智慧和学问。所以，学问是从读经典开始的。

学中医要是不能耐寂寞，三年两年就想出名，就坐不住了，那最好是早改行。学中医要能够沉潜下来，十年、二十年人不知都不愠，这样才能学好中医。

做学问一定要讲兴趣，要有学乐，学习要坚持下去，就必须有这个东西。还要开放，要交流，不能故步自封，孤陋寡闻；三是学问要做得深，要真正成为学问家，就必须能耐寂寞。

"机"是事情发生的最关键的因素。它是点，不是面。可是能动这个点，就能带动面。所以，病机就是疾病发生、发展、变化的最关键因素，这个关键与机理显然不是一回事。所以说《中基》与《黄帝内经》是不同的。

《经》云："肺主气，肺主治节"。首先来看"肺主气"，在《中基》里，该气指的是一身之气和呼吸之气。究竟是不是呢？从《黄帝内经》中得知，肺主气，实际上说的是"肺者，气之本"，这段经文出自《素问·六节藏象论》。《六节藏象论》在讲说肺的这一功能前，首先探讨了气的概念。请看原文："黄帝问曰：'愿闻何谓气？请夫子发蒙解惑焉。'岐伯曰：'此上帝所秘，先师传之也'。帝曰：请遂问之。岐伯曰：五日谓之候，三候谓之气，六气谓之时，四时谓之岁，而各从其主治焉。"这段对话非常关键，但也不失幽默。黄帝很想知道这个气的概念是说的什么，请夫子为其发蒙解惑，以便清楚它。可这却触到了岐伯的难处，该问题本不应该轻易道出，乃"上帝所秘""先师单传"下来的东西，但碰到黄帝老子问起来，又不能不回答。没有办法，只好如实言之。什么是气呢？五日为一候，三候为一气，也就是十五天，这个十五天的周期就叫作气。一年有二十四个气，可见这个气指的是节气，不是很明确吗？不少儿童都会背二十四节气歌，看看日历会知道，2月4日是立春，再过十五天就是雨水，再过十五天就是惊蛰，似乎并不稀奇。可是一想，放在当时这可是一个要命的问题，你要知道了它，老天的奥秘你就知道了，天气变化的节律你就知道了，故这不是小问题。

中医一个很重要的问题（特色）就是整体观念，天人合一。天人怎么合一呢？说白了就是天地在变化，人也要跟着变化，这个变化的节律要能够同步。从上面这个气的概念中，可知天地变化的基本节律就是气，也就是十五天一个变化。在这个节律上，人也要有一个类似的同步变化。这个变化跟上了，天人就合一了。那么，在人体内，具体是哪个部门负责这个基本节律层次上的天人同步呢？就是肺。所以，"肺者，气之本"，说的是这么一件事。这个气与呼吸之气、一身之气又有什么关联呢？显然没有什么大的关联！

再就是"肺主治节"。《中基》讲为"治理和调节"。其差距似乎更大。治节这个概念出自《素问·灵兰秘典论》，它与后面的气之本是相呼应的。上面说到三候为一气，实际上还是一个笼统的称呼，细分起来，一个月的两个气，一个叫节气，一个叫中气，故统称二十四节气。这样一来，就知道节与气实际上是非常相近的概念。治节当然治的这个"节"，怎么会扯到治理和调节的问题？即便是调节，调节什么呢？

有关上面的"肺主气""肺主治节"，还可以从其他一些方面来思考。肺处胸中，其外包以肋骨，左十二，右十二，一共是二十四根，正好是二十四节气这个数，这是巧合还是必然呢？是一年先有二十四节气变化，还是先有二十四根肋骨呢？可思考之。

另外，节与关节也有关联。人的四肢大关节共有十二个，每一个关节有两个关节面组成，合起来还是二十四个关节面，它的一个面与节气相应，一个面与中气相应。四肢应四时，每一肢有六个关节面，正好应"六气为一时"。关节与节气相关，与天气变化有关，这基本上成了常识。这可以问一下周围上了年纪的人，特别那些关节有毛病的人，他们对天气变化的敏感程度往往超过气象仪器。所以，完全可以把人的关节看作是人体对天气变化的感应器。而这个感应器恰恰是由肺来掌管。

弄清了肺与节气的这层关系，肺的意义也起了根本的变化。天人相应，实际上在很大程度上就落在了这个"肺主气""肺主治节"上面。而在《中基》教材里面却根本未谈到这方面的问题，那怎么用《中基》来代替《黄帝内经》呢？

学习经典必须有方法，而最基本的方法就是要懂得借重工具。古云：文以载道。这就要明白，首先要知晓文。所以，《康熙字典》始终是案头必备、翻动最多的书。

中国文字，是以象形文字为基础的，非常注重形义之间的关系。所以，看到一个文字，除了查阅工具外，还要分析它的结构。形部的结构需要分析，声部的结构也要分析，二者都与义有关联。

下面以"味"字为例来说明。味由口去感觉，故用"口"字作形部部首；声部由"未"组成。义除与形部有关外，与声部似乎关系更特殊。"未"乃十二地支之一，位于西南方，五行中属土，属长夏；后天八卦中属于坤，五脏属脾。弄清了这些含义，即知"未"字为何用来作声部了。

学过《中基》的都知道，脾开窍于口，脾和口方能知五味。就是说，味觉由脾掌管，而脾属土，土在西南，未所属的这个方位正好由脾来主理的。所以，用一个"未"，已然将与脾相关的这样一些生理全包括进去了。此其一。其二是味在古代含义很广，以《黄帝内经》称五味，实际上，凡属食物一类的东西都归于味。当然也包括药物。大地生长的食物，特别是粮食一类，主要成熟在长夏。味成熟于长夏，这个成熟显然由于未有关联。另外，未处西南，我国西南由四川所居，号称"天府之国"，为什么呢？因该地方物产丰富，味特别丰富。这又为什么呢？因为它属未，属西南，属土，土生万物。所以，从文字的造字，从文字的结构，可以感受到，其含义是太深了。像这样一个味字，它的形、声，融这样深广的内涵，这在其他文字是难以做到的。

因此，要想深入经典，文字就是一块敲门砖、一把钥匙。而要解决文字，当然就得依靠工具，依靠文字结构的一种直觉。二者缺一不可。

对于读经典，熟读强识非常重要。古云：书读百遍，其义自现。此口诀尤适用于经典的学习。对读经典，非读百遍不行，尤其是像《伤寒论》这样的经典。总之，读经典不是三年二年的事，更不是三、二个月的事，一个学期的事，而是一辈子的事。经要放在案头，更要常置心头。要真正学好中医，学好经典，就必须打一辈子的谱。

二、伤寒意义统观

（一）《伤寒论》说明了什么？

1. 伤寒的含义

伤寒这一概念，在《素问·热论》中有很明确的定义："今夫热病者，皆伤寒之类也"。它说明了伤寒的一个非常显著的特征，那就是发热。凡是属于发热性的疾病，或者说凡是具有发热特征的疾病都属于伤寒的范畴。

《黄帝内经》这个定义，是从最基本的点上去定义的。但扩展开来都显得很泛化，不易把握。故到了《难经·五十八难》云："伤寒有五，有中风、有伤寒、有湿温、有热病、有温病"。该定义说明，这个具有发热特征的伤寒，常见于五类疾病里，即是中风……温病。稍稍有临床经验的人就能感受到，《难经》给伤寒的这个定义确实很具体，临床所见的发热性疾病，大多也就见于这些疾病里面。所以，要研究伤寒，就应该着眼于上述这五类疾病。《伤寒论》的伤寒，指广义伤寒，不偏重谈寒，也谈湿温、热病、温病。

2. 杂病的含义

联系到伤寒与杂病，如果从发热的角度去认识天下所有疾病，无外乎两个，一个是具有发热特征的，一个是不具备发热特征的。既然发热的疾病让伤寒占去了，那么不发热的这一类疾病非杂病莫属了。

由上简述，可以完全明确《伤寒杂病论》是一部什么样的书了，从而知道了它的研究范围。既不要再担心搞伤寒的只会治外感，不会治内伤；只会治伤寒，不会治温病；或者只会治内科，而不会治其他各科的病。更知道，读古书，对书名的理解很重要。

3. 论的含义

书名的最后一个字是"论"，可别小看该字，论在古代是一个很重要的概念，是一个与"经"相对应的概念。所以，要搞清楚论，必须首先搞清经。

"经"是什么？就是经典。中医有中医的经典，道家有道家的经典，儒家有儒家的经典，佛家有佛家的经典。这个经典意味着什么？它往往代表某一门学问中最权威的东西。经典产生的时代，往往就是这门学问最成熟的年代。这个特性决定了要研究这门学问，就得依靠它。而经典的另外一个重要特征就是它的作者。经典的作者是很讲究的，像佛家这门学问，只有释迦牟尼所讲述的那些著作能够称经，其他后世的著作统统不能称经。儒家的学问也是如此，只有孔子的著述，或孔子删定的诗、书、礼、易能够称经，而后世的那些同样也不能称经。这一特殊性使我们发现，他们都是这门学问的开山祖师，只有开山祖师的东西才能称经，开山祖师也称圣人，像儒家这门学问，只有孔子能称圣人，所以他又被称为"大成至圣先师"，而孔子以后的人统统不够圣人的条件，要称的话，最多勉强称作亚圣或后圣，亚于圣人，后于圣人。

那么，上述这些圣人，上述的这些经典作者灭度以后，后人便要对这些经典进行诠释，进行发挥，这些对经典进行诠释和发挥的著述就称之为"论"。所以说论是与经相对的概念，没有经就没有论。从《伤寒论》这部书叫"论"这个名字，就知道它是诠释和发挥经典的著述。

上述这个关系弄清楚后，就会发现，中医界有一个奇怪现象，那就是把造论的作者当成了医圣，反而作经的黄帝，岐伯没有称圣。这种现象当然有其原因，张仲景对中医的贡献太大了，他于危难之中拯救了中医，中医之所以能够延续到今天，张仲景是功不可没的。正因为如此，他被越称为医圣，他的论已成了经。但是，作为张仲景自己还是很谦虚的，他没有把他的著作叫《伤寒杂病经》，这一点他比后世的皇甫谧、张介宾高明的多。

有关上述经论的含义，还可以从另外一个关系来说明，那就是"体"和"用"。经为道之体，论为道之用。经以言体，论以明用。没有体不行，如果没有强健的身体，那一切的理想都会落空。所以，体是基础，没有它不行。同样，用也很重要，有体而无用，那这个体的意义又如何体现？光有强健的身体，却不去发挥作用，那这个身体有什么意义呢？纯粹是皮囊一个！

因此，体与用、经与论就是这么一种关系，从而就会知道，要学好中医，经必须读，论也必须读。而《伤寒论》呢？他即具有经的一面，又有论的一面，它既言体，又明用。所以，应该把《伤寒论》这部著作，认真读，刻苦学，依靠它，奉行它，真正为中医的发扬光大做点贡献！

（二）认识阴阳　探求至理

1. 认识阴阳

中医里最核心的东西就是阴阳。《素问·阴阳应象大论》开首即说："阴阳者，天地之道也，万物之纲纪，变化之父母，生杀之本始，神明之府也。治病必求于本。"这段话对阴阳作了高度的浓缩和概括。做任何学问，尤其是中医这门学问，离不开天地，而阴阳是天地之道，是万物的纲纪，一个万物，一个纲纪，自可知其分量，有什么东西还能逃过阴阳？它是变化的父母，探讨事物，无非是探讨它的变化，时间的变化，空间的变化，而是什么导致这个变化呢？是阴阳。我们接触社会，接触自然，不论社会上还是自然的东西，不论是动物还是植物，是有机物还是无机物，是宇宙还是银河，它的整个过程无非就是一个生生杀杀的过程，那么，这个生杀是如何产生的呢？它的本始还是阴阳。另外，就是神明之府，神明就是讲精神讲思维，故这一条与人类自身的关系特别大，而神明怎么来，还是与阴阳有关。最后，就要读到治病求本的问题，现在很多人都知道说：西医治标，中医治本。但当问到中医怎么治本，或中医通过什么治本，就不知所以然也。其实，这个本还是阴阳，还要在阴阳里求。阴阳就是这样一个关系到方方面面的、最本始的东西。

学阴阳，只懂得对立制约、互根互用、消长平衡、相互转化等还不够，怎么个对立，怎么个互根互用，这些都必须要有真实的感受。对于任何事物的变化，都要落实到阴阳上面，甚至一举手、一投足都能分辨出阴阳来。只有如此，阴阳才能为你所用，也才能用阴阳解决真正的实际问题。

①阴阳的关系

阴阳谈的是阴与阳两者之间的事，既然是两者，当然就有一个相互的关系问题。对此，《素问·阴阳应象大论》有很精辟的论述，即"阳生阴长，阳杀阴藏"。它基本上将阴阳的主要方面包含进去了，故只要弄懂了它，阴阳的学问也就可以基本解决。

"阳生阴长，阳杀阴藏"，主要是讲一年中阴阳变化以及万物生长情况。阳生阴长主要是讲上半年，即春夏的变化。在这个过程中，阳渐渐生，阴渐渐长。两者的关系非常协调。联系到具体的自然，春日以后，白天渐长，气温渐高，随处可以感受到阳气的不断增长。那么阴呢？阳化气，阴成形，这些成形的、属阴的万物也随着这个阳的增长不断地繁荣、茂盛，真是一片欣欣向荣景象。这个过程真正是阳在生，阴在长，夫唱妇随。与以往所说的对立的、消长的关系不同，并不是阳产生了，万物反而消灭，完全不是这么一个情况。如果用现代的一些语言来形容这个过程，阳就好比能量，可以设想天地间有这样一个能量库，而在春夏两季，能量是处在一个释放的过程，随着能量的释放，万物得到了这个能量的供给，便逐渐的生长、繁茂起来。否则，万物凭什么会生长繁茂呢？就是因为这个阳气的释放造成的。这就是阳生阴长。

"阳杀阴藏"呢？是讲秋冬的变化。但不要把这个"阳杀"看成真正的杀灭，"阳杀"与"阳生"是一个相对的概念。既然春夏的阳生指的是阳的释放，能量的释放，那么这个释放是否会无休止地进行下去呢？应该不会。它好比击拳，拳头伸展打出去了，如果拳头还老是停留在这个状态，那就没有办法进行第二击。阳气也是这样，老是生发，老是释放行不行？不行。这样就不能持续。所以，生发、释放到一定程度后，它就逐渐地转入到收藏，这个阳气的收藏相对于释放而言就是"阳杀"。阳杀了，能量收藏起来了，天地万物得不到这个能量的供给，万物的生长就趋于停滞，而且渐渐地凋零、枯萎，这就是我们看到的秋冬景象。所谓"秋风吹渭水，落叶满长安"既讲的此肃杀状态。也就是讲的这个收藏的状态。

上面这个国粹是周而复始，如环无端的。所以收藏到一定程度后，又要开始新一轮的生发、释放。即《素问》所说的"重阳必阴，重阴必阳"。阳指的是生发、释放的过程，阴指的是收藏过程。春夏为阳，秋冬为阴，指的也是这个过程。

用《素问》的"重阴必阳，重阳必阴"阐述上面这个转换，非常形象。为了更好地理解这个过程，可以结合一些《周易》方面的知识。《周易》是一本专门讲阴阳变化的书，而且这个阴阳的变化它用一个二维的图像表示出来，这就使阴阳的变化更为直观、更为清晰。特别描述一年的阴阳变化，它有专门的"十二消息卦"，即：复（䷗）、临（䷒）、泰（䷊）、大壮（䷡）、夬（䷪）、乾（䷀）、姤（䷫）、遁（䷠）、否（䷋）、观（䷓）、剥（䷖）、坤（䷁），如果用一句诗来记忆十二消息卦，就是："复临泰壮夬乾姤，遁否观剥坤二六，农历十一复开始，依次推至坤最后"。即其中复卦对应的是农历十一月的变化，依次类推，临为十二月，泰为正月，大壮为二月，夬为三月，乾为四月，姤为五月，遁为六月，否为七月，观为八月，剥为九月，坤为十月。

十二消息卦，在易系统中又叫别卦，它是由两个经卦重叠而成的。经卦就是八卦，别卦即六十四卦。从十二消息卦可以看出，除乾坤两卦外，其他十个卦都是阴阳爻混杂在一起，既有阴，也有阳。而乾坤卦不同，它是纯阴纯阳。乾卦由两个纯阳的经卦（☰）重叠而成，故又称重阳卦。坤卦由两个纯阴的经卦（☷）重叠而成，故又称重阴卦。从复卦开始可以看到，阳爻逐渐增多，标志着阳气的生发、释放在不断地增强，一直到乾卦，变成六爻皆阳，变成重阳，阳的生发、释放也到了最大程度。再往下去如何呢？重阳必阴。所以到了下一卦——姤卦时，上述这样一种阳的格局就起了根本变化，阳不再增长了，而阴却悄然而起。

姤卦所对应的月份是五月，而姤卦所对应的这样一种重阳必阴的转换则发生在五月的夏至节上。"至"不是来的意思，"至"的意思是极限。夏为阳，到夏至这个点上，阳的增长已经到了极限点，而物极必反，所以就有"夏至一阴生"的变化，就有阳极生阴、重阳必阴的变化。姤卦以后，可看到另外一种截然不同的格局，阴不断在增长，而阳不断在萎缩，直到坤卦，变成六爻皆阴，变成重阴。而重阴必阳，所以，到了下一卦，到了复卦，又重新转入阳的格局。于是，就看到了一个阳爻在不断增长、阳气释放渐渐增强的过程。那为什么要起复卦之名呢？复就有重复、来复之意，到了此点，又开始新一轮"阳生阴长、阳杀阴藏"的变化，故该卦起名为"复"。

在上述变化过程中，还应注意另一个问题，就是重阴必阳的变化。一阳生的变化并不发生在立春，而是发生在隆冬。同样，重阳必阴的变化，姤所涵的一阴生的变化，也不发生在立秋，而是在盛夏。这就又反映了阴阳的另一个显著特点，即：阳生于阴，阴生于阳；阴中有阳，阳中有阴。

从以上所述的过程，可以看到，讨论阴阳，讨论中医，如果结合《周易》来谈，会显得更方便、更直观，更有助于了解她的确切内涵。这也就是历代都有人强调医易的关系，尤其是唐代大医家孙思邈指出："不知易，不足以言太医"。真是经验之谈，肺腑之言，非常应该引起足够重视。

读后感诗记：

学习中医非轻松，阴阳关系必精通。

欲得方便更直观，当把《周易》深研攻。

消息之卦共十二，由复至坤记心中。

夏至冬至两节气，阴阳转换始发生。

②主导问题

第一个主导，是阴阳之间的协同为主导，而非对立制约为主导。即前面说的"夫唱妇随"的关系。家庭关系、夫妇关系、阴阳关系应该以协同为主导。第二个主导是阴阳之间阳为主导。《素问》讲的："阳生阴长，阳杀阴藏"，实际上就是常说生、长、收、藏，它虽然用于表述一年中万物的变化情况，即春生、夏长、秋收、冬藏，但更实质的东西，更内涵的东西，则是阳的变化。对此，董仲舒在他著的《春秋繁露》中说的非常清楚——"物随阳而出入，数随阳而终始。……阳者，岁之主也，天下之昆虫，随阳而出入，天下之草木，随阳而生落。天下之三王，随阳而改正。"事实确实如此。草木、昆虫、植物、动物，都是随着春、夏、秋、冬的变化而变化。而春夏秋冬如何来，由什么决定？是由太阳的运动决定的。太阳沿黄道运行一周，即形成了一年的春夏秋冬。因此，春夏秋冬既反映了时间的变化，而更重要的是反映了阳的状态。春实际上就是阳气处于生的状态所占的时段，依次，夏就是阳气处于长的状态所占的时段，秋就是阳气处于收的状态所占的时段，冬为阳气处于藏的状态所占的时段。由阳的变化产生了春夏秋冬，而万物又依着春夏秋冬的变化而变化，它们之间就是这么一种关系。从社会的角度，阳（男）作为主导的地位就更为明确，大家有目共睹，无需多谈。

《素问》强调："阴阳者，数之可十，推之可百；数之可千，推之可万，万之大不可胜数。然其要一也。""知其要者，一言而终，不知其要，流散无穷"。其实就是讲显现，是从现象上讲。而这些不可胜数的显现，就其实质而言却只有一个。知道了这个实质，可以一言而终，可以"能知一，万事毕"，而不知道这个实质，则必会流散无穷。

深刻领会得知，一年四季的变化，二十四节气的变化，其实就是阳气的收藏与释放之间的变化。抓住了这个主导，阴阳的方方面面就会自然地连带出来。

2. 体用关系

体是谈基础，用是讲作用。没有体，这个用不可能发生，没有用的体，那么这个体也从根本上失去了意义。

体用关系如何说明阴阳呢？如果把阴阳看作是一个整体，反应用的主要是阳，反应体的主要是阴。从一年来看，春夏为阳，秋冬为阴。春夏过程主要体现阳的作用，春夏阳光、春夏温暖、春夏繁荣，都反映了阳气在积极地发挥作用，故春夏为阳，这个阳是讲用。而秋冬之寒冷、凋零景象，显然与阳的作用不符，为什么？因为阳用收藏起来了，见不到了。这就关乎到体的问题。体是基础，是本钱。而秋冬的阴，秋冬的收藏，正是为了培植这个基础，蓄积这个本钱。基础巩固了，本钱增加了，阳之用才能更好地发挥。所以，从这一角度来看，体与用，阴与阳，一点不相违，二者相辅相成，互根互用，缺一不可。

阳讲用，这个用能反映在很多方面。主要有三：首先就是阳生阴长，化气的阳，能促成万物的生长，春夏所以发陈、繁秀，即因为这个因素。二是阳为寿命之根本。《素问·生气通天论》讲："阳气者，若天与日，失其所则折寿而不彰。"人之寿夭就落实在这个阳气上面。长寿之人阳气没有不足的，相反，若阳气失其所，则有折寿短命之虞。第三，"阳者，卫外而为固"。身体牢固不牢固，能否抵御外邪的侵袭，要看阳的这个卫外作用。这个作用与健康的关系很大。人身最大的问题除了事业以外，就是一个健康，一个长寿，而阳用即反映在这个上面。

阴讲体，体的含义主要体现助阳方面，怎么帮助阳去发挥应有的作用。阴为阳体，阳为阴用。"阳在外，阴之使也；阴在内，阳之守也"，阴阳即这么一种关系。

阴为体，它的一个很突出的方面是藏精作用。《素问·生气通天论》云："阴者，藏精而起亟也；阳者，卫外而为固也。"何谓精？实际上，精既非阴，也非阳。从严格意义上讲，"精"实际上指的是阳气的蓄积状态，能量的蓄积状态就叫作"精"。它爆发的能量越大，说明它阳气的蓄积状态越好。

精是阳气的聚集状态，而不是释放状态。而阴的藏精就体现在帮助这个蓄积的过程。阳气能否聚集，能否由释放状态转入蓄积状态，就靠阴的作用。那么具体讲精藏于何处呢？《素问·六节藏象论》说："肾者主蛰，封藏之处，精之处也"。蛰是藏伏之意，肾是主藏的，所以又叫封藏之本。封藏什么呢？封藏阳气，封藏精。这个精，这个聚集状态的阳气就被封藏在肾的领域里。故说"精之处也"。肾在一年中属冬，冬主藏；肾在五脏属阴，属阴中之阴。这就与上面这个阴体，上面这个藏精相应了。所以，这个精，这个阳气的蓄养过程，在很大程度上要落实到肾上。精能否藏好，阳气能否得到充分的蓄积，休养生息，就要看肾的功能如何。只有蓄养好了，释放才好，精力才会旺盛。所以人的精力如何，很重要的方面就是看肾。

春夏养阳就是促进用的发挥，秋冬养阴就是把体涵养得更好。这是从体用的关系（角度）来谈阴阳，可引而伸之，推而广之。

（三）伤寒总说

1. 寒为冬气：寒是冬天的正气，实际上是反映阳气的收藏状态，是阳气收藏的外在表现。所以，寒不但是冬之气，其实也是藏之气。

《素问·阴阳应象大论》云："西北方阴也，东南方阳也"。阳就是释放，就是用，阴就是收藏，就是体。就地域方位的角度而言，我国整个西北方以收藏为主，整个东南方以释放为主，所以产生了气温上的悬殊。这就提示，学习中医，不但要注意到时间，也要注意到空间方位。时空在中医里是同一的，是统一的，该概念必须牢牢记住。

2. 何以养藏

知道了寒的属性、意义，即知道了冬日的寒，并非坏事。根据此寒象及程度，即可以推断阳的收藏情况，就可以看到这个"体"的情况。《素问·四气调神大论》云："冬三月，此谓闭藏，水冰地坼，无扰乎阳，早卧晚起，必待日光，使志若伏若匿，若有私意，若已有得，去寒就温，无泄皮肤，使气亟夺，此冬气之应，养藏之道也。逆之则伤肾，春为痿厥，奉生者少"。

《素问》该篇讲"四气调神"，四气指春夏秋冬之气，就是指生长收（杀）藏之气。调神，是讲人的因素。人如何在春三月适应这个生气，夏三月适应这个长气，秋三月适应这个收（杀）气，冬三月适应这个藏气，这就提出了要养生、养长、养收、养藏。现在的人只讲养生，养长、养收、养藏都不管了，是很片面的。

欲实现"勿扰乎阳"以养藏，经文谈了四点（方面）：

其一，冬三月的起居应该是"早卧晚起，必待阳光"。

其二，调情志。冬三月应该是"使志若伏若匿，若有私意，若已有得"。

其三，适寒温。冬三月要"去寒就温"。

其四，节动静。冬三月应该"无泄皮肤，使气亟夺"。

3. 伤寒即伤藏

《素问》："善养生者，必奉于藏"。或者说："奉阴者寿"。

道家：致虚极，守静笃；儒家：讲燕坐，讲知止；佛家：讲禅定。均强调静、强调藏。

三、阴阳的工作机制

（一）道生一，一生二，二生三，三生万物

1. 易有太极，是生两仪

阴阳是一体两面，一分为二。《易·系辞》云："易有太极，是生两仪"。两仪就是阴阳，因此，阴阳就是从太极来的。太极是《易》系统的一个重要概念，这个概念弄不清楚，中医的很多问题不易搞究竟。"太"字常用，如太公太婆、太上皇等，故较易理解。那么"极"呢？极这个概念，《说文》叫作栋，就是屋脊之意，是一个最高点。太极显然就是比这个脊更高的地方，比最高的地方还高，该说似乎很抽象。要说明它更具体的意义，在最早的一本天文历法书《周髀算经》中有专门含义，该经下卷说："阴阳之数，日月之法，十九岁为一章，四章为一蔀，七十六岁。二十蔀为一遂，遂千五百二十岁。三遂为一首，首四千五百六十岁。七首为一极，极三万一千九百二十岁。生数皆终，万物复始。天以更元，作纪历。"以上经文谈到五个重要概念，就是章、蔀、遂、首、极。章是十九岁，十九这个数就是章，这里面就透着一个法度。《素问·至真要大论》讲病机，为什么讲"十九条"？为什么未加上一个燥？其中就有一个章法问题，不是随意地加一个或减一个都可以。这个章法是很严肃的问题，是含糊不得的。接下去是四章为一蔀，二十蔀为一遂，三遂为一首，七首为一极。这个"极"是多少年呢？是三万一千九百二十年。就是说，三万一千九百二十年就叫作一极。到了三万一千九百二十年会有什么变化，有一个非常大的变化就是"生数皆终，万物复始"。

在这个极点到来时，所有"生数"都终了，在所有的生命结构及生命所需要的条件完结之后，又开始"万物复始"的新的循环。天地宇宙便是在这样一个交替变化中行进。而在每一个新的"极"开始时，从天文的角度，都需要重新纪元、重新纪历。这叫作"天以更元，作纪历"。

《系辞》曰："生生之谓易"。又曰："易有太极，是生两仪，两仪生四象，四象生八卦，八卦定吉凶，吉凶生大业。"易是什么呢？就是产生生命的那个东西，那个道理。这个东西，这个道理，就是太极！

从"生生之谓易"，从易这门学问对生命的界定，我们应该有这样一个感受，传统的学问绝不容忽视。它不但涉及一般的问题，而且触及科学最深层的问题。生命来自分裂，不来自合成。太极生两仪是分裂过程，两仪生四象也是分裂过程。在两仪阶段，阴阳初判，这时尚未形成生命，等到四象产生了，有了生长收藏，植物性的东西就有可能产生。四象的时候就是二阴二阳，太阳少阳，太阴少阴，或者称少阳老阳，少阴老阴。在此基础上继续分化，变成三阴三阳，生命就开始形成了。所以，我们要研究生命，特别是研究人的生命，就要特别注意这个三阴三阳。

2. 三阴三阳

《易》系统在讨论两仪四象以后，就跳到八卦这个层面，当然，八卦也有三阴三阳。但是，阐述的角度显然与医有很大区别。所以，医系统的三阴三阳应该是很独特的。

在《素问》的前几篇中，只讲二阴二阳，特别是《四气调神大论》，只提少阳少阴、太阳太阴，直到第六篇《阴阳离合论》才明确提出了三阴三阳。就是在二阴二阳的基础上增加了一个厥阴、一个阳明。阴阳概念在传统文化的各个方面或领域都可找到，可以说各行各业都在用它。但是，象厥阴、阳明这样一对概念，则几乎只限于医家之用，足见这两个概念对中医的关系很大。

何谓阳明、厥阴？《素问》中有专门定义：两阳相合为阳明，两阴交尽为厥阴。而其他的二阴二阳，《素问》中并无专门定义。这就说明了厥阴、阳明的引入，对于中医理论的构建具有非常特殊的意义。中医有个最基本的概念，或者说最基本的特点，就是整体观念、天人合一。这样一个观念，实际上我们在传统文化的各个领域都能看到，儒家、道家都是秉承这样一个最基本的东西。

前段谈及，春夏养阳、养生、养长，秋冬养阴、养收，养藏，是为了与天地同步，天地生你也生，天地怎么变化你也怎么变化，这就是天人相应，这就是整体观念，这就是道！得道多助，失道寡助；顺天者昌，逆天者亡。从原始自然意义讲，就是说的这个问题。那么，要跟上天地的变化，首先必须知道天地怎么变化。天地变化最明显的单位，或者说最明显的层次，就是年。每一年天地都要作一个很大的变化，比如今年是庚辰年，变到明年就是辛巳年。庚辰年是金运太过，太阳寒水司天，太阴湿土在泉，而辛巳年就变成了水运不及，厥阴风木司天，少阳相火在泉。一个金运，一个水运，一个太过，一个不及，此变化太大了。在年这样一个大变化的框架里，还有一个更基本、更细小的变化单位，这就是气！

气之概念，前已述及，它本是岐伯保密的东西，但是在黄帝的追问下，不得不说出来。一年有二十四个气组成，在年这个框架里，气就是最基本的变化单位，天地便是按照这样一个单位在不断地变化。由小雪到大雪，由小寒到大寒。人要与天地相应，就必须跟上这个变化。天地换到另一个气的时候，你也要跟上来，否则就叫作"不及"。如果天尚未跨越到另一个气上，你先走了，这叫作"太过"。太过与不及都没有与天地保持一致，没有与天地相应。在气这个层次，欲与天地自然保持一致，只有靠肺。《素问》讲的"肺者，气之本""肺者，治节出焉"，实际上就是揭示肺的这个功能，前面已详细分析过。而肺在运气里，在《阴阳大论》里，它属于阳明。阳明燥金，主肺与大肠。所以，阳明这个概念的引入，对于在气这个层次上建立天人合一的专门机制至关重要。

厥阴为风木，属肝胆。《素问·六节藏象论》云："肝者，罢极之本，魂之居也"。何谓"罢极"，首先还是看"极"，前面已说过，七首为一极，就是三万一千九百二十岁。到了极点时，要发生"生数皆终，万物复始"的变化。所以，任何人也不会看到这个变化。岐伯曰："朝则为春，日中为夏，日入为秋，夜半为冬"。虽然年周期与日周期在时间长度上差别很大，但是，从象上而言，即从阴阳变化的角度而言，却没有什么差别。为什么"朝则为春，……夜半为冬"呢？因为"朝则阳生，日中则阳长，日入则阳收，夜半则阳藏也"。

周期长度不同，但阴阳变化之象相同，这就是同象原理。以春生为例，在年周期里，这个春生的长度是三个月，而在日周期里，则春生的长度只有三个时辰。这就是它们的差别。

同象原理已建立，问题即解决了。在极这个周期里，存有"生数皆终，万物复始"的象度，那么，年的周期呢？看一看冬三月与春三月即知。冬三月，此谓闭藏，特别在北方，处处万里雪飘，万物凋零，生数皆终。而一旦度过了严冬，春天到来，则又是一派万物复苏（始）的发陈景象。这个闭藏的生数皆终与这个发陈的万物复始，不就是一个极变吗？所以，在年这个周期上，同样存在一个极的象变。年与年交替，实际上也是极与极之间的交替，这与一日之中亦见四时是一个道理。我们之所以能从这一年跨越到另一年，必须是作为这一年的这个"极"终结罢了，另一个"极"才能开始。所以，"罢极"的意义就在这里，它是促使年与年、岁与岁之间交替变换，亦可以说是极与极之间的交替变换的一个关键因素。如庚辰年转到辛巳年，马上就由金运太过转到了水运不及，这个跨越太大了。作为人体，怎么保证在这个大跨度上与天地的变化保持一致，这就要靠厥阴，就要靠肝，这就靠这个"罢极之本"。

在岁与岁这个层次上，与天地沟通，要靠"罢极之本"，在气与气这个层次上与天地沟通则要靠"气之本"，要靠阳明。就像收音机里的粗调和微调，厥阴是粗调，阳明是微调，有了粗、微，这就在多层次、全方位上与天地建立了相应关系。只有有了这样一些专门机制，有这样一些专门的部门来负责，人与四时相应就有了保证。可见中医理论的建立，不是一个随随便便的过程，她非常严密，有理论、有实证，绝非想当然！

（二）阴阳的离合机制

阴阳的离合实际上就是谈一个分工合作的问题。合作就是要实现前面所谈的阴阳的生长收藏、阴阳的释放和蓄积，而要实现这样一个过程，就必须有不同的作用机制，就要牵扯到分工，这也是《素问·阴阳离合论》最关注的一个问题。

1. 门户概念的引入

《素问》云："是故三阳之离合也，太阳为开，阳明为合，少阳为枢。是故三阴之离合也，太阴为开，厥阴为合，少阴为枢。"一个开，一个合，一个枢，是针对什么而言呢？显然，它是针对门户而言。门户就是要有开合，开则能够出入，合则出入停止。但门能够开合，靠什么起作用呢？靠枢的作用。故门户这个总和的作用，要是把它分开来，就是开合枢三部分。无开合，门户不成其门户，而要实现开合自如，没有枢也不行。

前已述及，天地阴阳的变化，不外乎升降出入的变化，故《素问·六微旨大论》说："升降出入，无器不有"。有升降出入，当然就有生长收藏。而怎么能升降出入？古人在理论上就有了门户概念的产生。有了此概念，阴阳的升降出入变化，就非常方便了。

《素问·四气调神大论》曰："夫阴阳四时者，万物之根本也，所以圣人春夏养阳，秋冬养阴，以从其根，故与万物沉浮于生长之门"。可见，门户的概念就这样在《黄帝内经》系统里构建出来了。沉浮是讲出入，沉者入也，浮者出也，也就是讲升降。浮于生长之门，这个过程是讲阳气的出，阳气的升；实际上就是阳气的生发释放；沉于生长之门，这个过程是讲阳气的入，阳气的降，实际上就是阳气的收藏蓄积。为何讲"与万物沉浮"呢？很清楚，就是要说明万物的沉浮，实际上就是阴阳的浮沉。万物浮沉是表象，其实质，其根本，是阴阳在起变化。所以，观察任何事物，望、闻、问、切的目的，就是要透过这个表象，看其实质、根本，看其阴阳变化。《黄帝内经》云："察色按脉，先别阴阳"。即强调此问题。

门户的概念建立了，必须要有一个与之相应的工作机制，即上述之开合枢。具体说来，三阳、三阴各有其开合枢。这意味着应有两个门，即由三阳和三阴分别主宰的阳门和阴门。上面讲了生长之门，其实是省略，应还有一个收藏之门。三阳主的阳门，实际就是生长之门；三阴主的阴门，实际就是收藏之门。阳门、生长之门打开了，阳气便不断生发，不断释放，随着这个生发释放，自然界表现的便是春夏的变化，万物在这个过程中逐渐地升浮起来。而随着阴门的打开，收藏之门的打开，阳气转到入降，转到蓄藏，这时秋冬开始了，万物在这个过程中逐渐地消沉下去。这两个门分工尽管不同，但却很协调，否则升降出入即无法实现。故《素问·六微旨大论》曰："出入废则神机化灭，升降息则气立孤危"。神机化灭了，气立孤危了，还有什么生命可言！

《伤寒论》讲六经，讲三阴三阳，实际上就是讲上面这两个门。从这个层面切入，不但整个《伤寒论》会很清楚，中医也会很清楚。

2. 阴阳的开合枢

①三阳之开合枢：太阳主开，阳气得以逐渐地生发释放；阳明主合，生发释放的过程逐渐减弱；少阳主枢，太阳之开，阳明之合，靠少阳的枢机作用，故少阳主枢。

②三阴之开合枢：太阴为开阳气真正地进入到收藏状态；厥阴为合，即阳气收藏的门慢慢关闭；太阴开、厥阴合，靠少阴的枢转，故少阴为枢。

③协同作用：从以上两个方面能够看出，阴与阴，阳与阳，阴与阳之间的配合非常重要。太阳主开，开机启动，阳气释放，释放到一定程度即终止，开机关闭，这个作用依赖阳明，此过程，太阳阳明的开合要适时。释放衰减以后，要转入收藏，这时阴门要打开，否则，光终止释放，不转入收藏，这个升降的衔接就会出问题。故在这个关键环节上，阳明与太阴的配合非常重要。一阳、一阴，一开、一合，只有两者默契，释放才能转入收藏。另一方面，收藏到一定程度后，这个过程也要逐渐终止，开机也要关闭，这个作用当然要依赖厥阴。而太阳与厥阴也要适时，在厥阴终止收藏的这个过程，阳门要逐渐打开，否则光终止收藏，不转入释放，这个升降的衔接也会出现问题。因此，在这个关键环节上，厥阴与太阳的配合十分重要。这里也是一阴、一阳，一开、一合，只有两者默契，入降才能转到升出。

这样一个过程，阴阳确实在互相帮助。太阳之开需要厥阴来帮助，太阴之开需要阳明来帮助。阴阳之间的配合，在开合枢中间体现得很充分。《素问·至真要大论》曰："诸寒之而热者取之阴，热之而寒者取之阳"。可以借用这个说法，将其改一改：诸治阳而不愈者，当求之阴；诸治阴而不愈者，当求之于阳。比如治太阳病，怎么治它都不好，这时应考虑，太阳开的过程还有另一个合的机制在协助它，是不是这个合出了问题，这时应当考虑"求之于治治厥阴。反过来，太阴的病看得很明确，但是，按照太阴的治法就是解决不了，这时也应当"求之于阳"，考虑从阳明来协助治疗。

一个"诸寒之热者取之阴，热之寒者取之阳"，一个"诸治阳而不愈者求之阴，治阴而不愈者求之阳"，加上后面治法中的五行隔治法，这些方法掌握了，对于解决疑难问题很有帮助。

3. 开合枢病变

六经病变说实在的就是开合枢的失调，就是开合枢的病变。

①太阳开机的病变

太阳主开，负责阳门的开启，太阳开机发生异常，原因可能来自内部，也可能来自外部，或兼而有之。

太阳开机的功能是帮助阳气外出，帮助阳气发挥作用。而阳气的作用有宣发、卫外、气化等，如太阳开机出现障碍，阳气的作用就会受到影响，太阳病的发生就与这些影响直接相关。如太阳病见的最多的是表病，表病就是因为阳不卫外，遭受外邪侵袭所致。另外，阳不化气，水液的代谢就会失调，从而导致水液代谢相关的疾病。整个太阳篇，表证、水气、痰饮、蓄水占了大多数，这些都是与阳用障碍有关，都与太阳开机不利有关。因此，从太阳开机不利的角度去理解太阳病，就抓住了它的纲领。

②阳明合机病变

太阳之开是要使阳气升发，阳明之合是使阳气收藏。阳气收藏后，天气变燥、变凉，故阳明与秋天相应。阳明的合机发生障碍，阳气该收不收，该降不降，就会出现热，就会有不降的情况。故阳明病最大的特征是两个：一个是热，一个是不降。热表现在经证里，不降表现在腑证里。当然，热与不降，经证与腑证都可以相互影响。阳明的经证用白虎汤，就很有意思。何谓白虎？白虎是西方的神，主宰西方变化的东西就叫白虎。西方的变化主要是阳气收与降。所以，从阳明病用白虎汤，说明阳明气的收降出了问题。

③少阳枢变

少阳主枢，负责调节开合，如开合没有问题，很难发现枢机的毛病。三阳篇，太阳病占179条，阳明的篇幅也不少，而少阳则仅仅十来条。是否少阳不重要呢？绝对不是！少阳主枢，关乎太阳、阳明的开合，怎能说不重要呢？至于篇幅上的差距，很重要的一个原因，少阳枢机的病变很多体现在太阳和阳明篇里面。比如，小柴胡汤乃少阳病的主方，可是该方在少阳病篇的运用只有一次，而其他大量的运用是在太阳和阳明病篇。枢机主管开合，因而枢机的病变往往也要从开合上看，这是枢机病变的一个特点。

从疾病的发热和非发热角度划分，可分为伤寒和杂病两个类型；而从开合的角度讲，也不外乎两个，一个是开，一个是合。因为人体的生理主要就靠这个阴阳的升降出入。升降出入正常，一切正常，而一旦异常，一切相关的疾病就会发生。升降出入的把握，却靠这个开合。所以，从这个层面去思维，天下疾病分开合两类，是如理如法的。

开合的作用是由枢机的转动来维系，因此，调节枢机便能调节开合，调节开合便能调节升降出入。所以，枢机对于整个机体来说，真可谓触一发而动万机。历史上许多医家善用柴胡剂，一个是小柴胡汤调阳枢，一个是四逆散调阴枢。利用柴胡剂加减治疗（化裁），通治临床各科疾病。历史上往往将善用柴胡剂的医家称为柴胡派。善用一个方，就能称为一派，真是不简单的事啊！临床上见到许多太阳病、阳明病，从本经去治，效果不理想，这时如果调一调枢，问题往往就会迎刃而解。

④太阴开机病变

太阴也主开，是使阴门（收藏之门）开启，阳气内入转入收藏。阳气内入作用有二：一方面是为了阳气自身的休养生息；另一方面是内入的阳气可以温养脏腑。所以，阳气内入障碍以后，会有两方面不妥，一是阳气得不到休养，二是脏腑得不到温养。脏失温养就会产生太阴病。

整个太阴病的主导，就像太阴病提纲条文所说："太阴之为病，腹满而吐，食不下，自利益甚，时腹自痛，若下之，必胸下结硬"。都是脏失温养的缘故，都是脏寒的缘故。就如227条所云："自利不渴者，属太阴，以其脏有寒故也，当温之，宜服四逆辈"。这均说明，脏腑失去温养，是太阴病的主导。如太阴开机失调，阳气得不到很好的休养，人体能量得不到贮藏、积蓄，阳气就会真正衰少，这时情况就会严重，就会转入少阴病。从太阴病治疗主要用温养的方法，如四逆辈等，足可以说明这一点。

太阴属脾土，土是主养藏的。藏什么呢？就是藏阳气。所以，土之所以能生养这些形形色色的万物，与它的这个"开""藏"是分不开的。如果开机有障碍，接下来的藏、生养，就会有问题。

⑤少阴枢病

少阴亦主枢，其作用亦是或影响开，或影响合。不过它枢机的重要性比少阳枢又进了一步，它主导水与火的枢转。少阴乃水火之脏，这个枢就对水火起作用。水火并非不相容，它们需要相互接触、依转、调和。如果枢转出了问题，就会影响到水火的调和，或者就会出现水太过，必寒，或者出现火太过，必热。故少阴篇的核心，即一个寒化或热化的问题。

少阴一经真正关系到阳的体，三阳为体，三阴为用，体阴用阳。三阳的病变主要是阳用发生障碍，用有障碍了，问题还不太大，用西医术语这还是功能性病变阶段。所以，三阳的病变很少死人。而病变到了三阴，就危及"体"了，就是器质性的损害。体与用，一个讲器质，一个讲功用。少阳枢是对用的转枢，少阴枢则是对体的转枢。体能否真正蓄养，要看少阴枢的功能。少阴的枢转非常重要，因少阴不好，阳之体无法保障，故死证亦多。

⑥厥阴合机病变

厥阴主合，当阳气蓄养到一定程度时，此合机就要开动，结束蓄养状态，开始一个新的状态。所以，厥阴又是罢极之本，罢极就是使藏的状态结束，进入生的状态，进入生长收藏。太阴、少阴都在收藏，至厥阴就要结束这个过程，使阳气转入到生发状态、出的状态。阳气当出不出，就会产生热。但该热与阳明之热不同。阳明之热是阳气在外，当降不降产生的热；厥阴之热是阳气在里当出不出而热。故阳明为外热，厥阴为内热，阳明是气热，厥阴是血热。寒主收引，因此最易引起厥阴合机障碍的是寒。所以，厥阴篇的大量篇幅都在讨论寒热错杂，用药方面，既有大苦大寒的川连、黄柏，又有大辛大热的川椒、细辛、附子、桂枝、干姜。看似矛盾，实际上厥阴的本身就是寒热错杂。然而从合机的角度去分析，厥阴篇并不困难。

4. 伤寒传足不传手

后世许多人有一个误解，认为伤寒传足不传手，温病传手不传足。欲弄清楚该问题，从几个方面考虑：

第一，从文化含义上讲，人为万物之灵。《素问》云："人禀天地之气生"。天以经言，地以纬言。经贯穿南北，连接上下；地贯穿东西，连接左右。在所有动物中，只有人是直立动物，所以，从天地角度，从经纬角度，人是沿经线走的，而其他动物是沿纬线走的。从禀气的多寡而言，当然人禀天地之气最多，而余者禀天地之气较少。此即造就人称为万物之灵的因素。

第二，几乎很多人都知道天干地支。何不叫地干天支呢？因干直立，而长在干上的支是横行的。所以，干象天而支象地。但地上的万物要很好地生长，都离不开天，离不开太阳。花叶果实虽都长在树枝（支）上，但必须靠树干提供营养。所以，干支的概念也体现了天地的含义。体现了纵横问题，体现出人与其他动物的区别。

第三，凡属动物，不管直立还是爬行，从象的角度而言，头部与天相应，足都与地相应。故《黄帝内经》说："圣人象天以养头，象地以养足"。

人是走经线的，从先天而言，禀受的天气最多，而天象头。为什么人的头脑发达，只有人类能够思维？只有人类有智慧？为什么人类与其他动物差别如此大？根本的因素就在禀受天气多寡。其他动物，沿纬线走，从先天而言，禀受的地气最丰，而地象足，所以动物的脚力比人好。

第四，所有动物中，只有人的睡眠姿势与觉醒姿势不同，觉醒时直立，睡眠时躺平。直禀经天之气，横禀纬地之气，为什么说人禀天地之气生，天气和地气都很全，道理就在这里。所以，人不光禀天气，也禀地气，人是"头脑不简单，四肢也发达"。

第五，人之所以能为万物之灵，即因为是禀天地之气而生，而且在这个天地、经纬上，又偏重于天经一面，这是人之所以为人的一个显著特点。就是说人类是重经的，偏重于经，以经统纬是人的一个特点，这也是中医的十二经，为何不叫十二纬；这也使我们想到圣人的东西为什么一定叫经典。

足经从头到足，从天到地，走完人的整个"经"线，所以，足经才能真正代表这个"经"。《黄帝内经》《伤寒》在谈到很重要的问题时，都是举出足经为代表，道理就在于此。实际上，这是以足赅手、以足统手、言足经手在其中矣。并非言足不言手，更不是传足不传手，该问题应这样去理解才对。

第六，上面的问题已解决，就是六经辨证与其他辨证怎么区别了？当然，搞温病的肯定会强调卫气营血辨证、三焦辨证；搞脏腑的会说只有脏腑辨证、八纲辨证才行。搞伤寒的六经辨证，是一个纵向的辨证，是贯穿天地的辨证，是一个真正的"经"的辨证。因此，这样的辨证才最符合人的本性，最能体现人的这个特征。所以这个辨证方法最能揭示疾病的根本。《素问》说"治病必求于本"，可以说这个辨证模式是一个最方便的求本模式。

可以说，六经辨证或者阴阳辨证没有其他辩证法的局限性。

四、治法纲要（治病法要）

（一）医者两个层次

"医有上工，有下工。对病欲愈，执方欲加者，谓之下工。临证察机，使药要和者，谓之上工。夫察机要和者，似迂而反捷。此贤者之所得，愚者之所失也。"这里把医生分为上工、下工。上工即高明医生，下工即很差的医生，就是庸医。选择做医生的路，应非常慎重。按清代名医徐灵胎的话，做医生只有两条路：要么做苍生大医，要么做含灵巨贼。

1. 下工层次

"对病欲愈，执方欲加者，谓之下工"。而中医的特色是辨证论治，通过这个"证"来辨别疾病的"因"，然后根据这个"因"，进行治疗。这叫作辨证求因，审因论治。

要学好中医，特别是要在现代学好中医，真是不容易的。应该把这个困难考虑进去，树立牢固的信心。要真正学会"察色按脉，先别阴阳"，决不能急于求成，"欲速则不达"呀！

2. 上工层次

这条路就是"临证察机，使药要和"。这个"机"就是病机。临证时，首先要察明病机，然后根据这个病机来处方，使方药和病机相契合，这样看病的路子，就是上工路子。"临证察机，使药要和者，似迂而反捷"。

编书者曾治一患者，咽喉痛，声音嘶哑，要用笔代口，周身乏力，当时为病人诊脉，两尺浮紧，紧属寒，浮是表，浮紧就是表寒，看舌象，苔白腻，苔腻为湿，故病人周身乏力，即开了两剂麻黄汤加苍术。病人已病数日，来诊前已输过几天抗生素，但丝毫未见效。开药后，当晚煎服，第二天上午咽痛十去七八，声音已无碍，两剂尽后，诸证霍然。

还有一个女学生，亦患咽喉肿痛，三天两头打吊针，打青霉素。闻到油炸味，咽喉即肿痛、即化脓，更别说吃了。诊看该生，面色青青，唇淡，舌也淡，手冰冷，脉沉细。四诊合参，没有一点火象。但前医处方，全是牛黄解毒、玄麦、甘桔，都在清热利咽。而改为扶阳方法，始用黄芪建中汤，后用附子理中汤。不但咽喉肿痛消失，体制也得到全面改善。

通过上述两个例子，告诉了上工与下工的路子区别在何处。"临证察机"看起来迂回，走了弯路，可最后的结果，却快捷的多，这正是"贤者之所得，愚者之所失也"。作为一个中医对每一个病人都要"临证察机"，开始察不准没关系，只要树立信心，慢慢虚心学习、实践，方法对头，会成长为一个上工的。

（二）临证察机

"临证察机，使药要和"，可简称为"察机要和"。察机实际上就是求本，"察机要和"就是治病求本。机是病机，病是疾病，机就是导致事物发生的关键要素。

1. 何以察机

病机之概念出自《素问》的"至真要大论"中。至者，至高无上也；真者，非假也；要，重要。最真实不虚、最重要的论述就在该篇。从而可知，病机确实是一个关键的因素。

"至真要大论"在具体讲述病机前，有黄帝的一段引子："夫百病之生也，皆生于风寒暑湿燥火，以之化之变也。经言盛者泻之，虚者补之，余锡以方士，而方士用之尚未能十全，余欲令要到必行，桴鼓相应，犹拔刺雪污，工巧神圣，可得闻乎？"话中讲到了百病产生的原因都离不开风寒暑湿燥火，然后在这个原因的基础上再产生其他的变化。虽诊病时也许看到的是变化后的疾病，好像没有风寒暑湿，不是"外感"，但这个最根本的原因却不能忘记，不能含糊。故黄帝说得非常肯定，接着黄帝又说经典明明说了"盛者泻之，虚者补之"，但把此方法告之医生，临床用之效果并不十分满意，达不到百分之百。欲把这样一个最真实不虚、最最重要的医道真正地流传下去，让医生很快地把握它，用其治病好像拔刺雪污一样。临床能否这样呢？岐伯回答说：有这个方法："审察病机勿失气宜，此之谓也"。就一句话，可知病机多么重要。

审察病机很关键的一点，就是"勿失气宜"。要抓住"气宜"。该提法在"至真要大论"中有两处。另一处说"谨候气宜，勿失病机"。可见两句话是互相关联的。实在地讲：病机就是气宜，气宜就是病机！两者讲的是一回事。那气宜究竟是什么呢？就是"风寒暑湿燥火"，就是六气，就是与六气相关的因素。审察病机，要勿失气宜，这个气宜又如何求呢？比如现在天阴了，要下雨了，知道这是湿来了，可以直接感受到这个气宜的变化，在这时产生的疾病，不管何病，都与这个气宜有关，抓住这一点，不失去这一点，那就抓住了病机，如果天气突然转冷，北风来了，这就是寒的气宜。

上述气宜，可明显地感受到，叫作外气宜，或叫作显气宜。还有另外一些气宜不容易觉察出来，就叫作内气宜，或叫隐气宜。它可通过舌脉来体察。除此之外，《素问》的七篇大论，是讲更加便于了解气宜的含义，这涉及运气这门专门的学问了。

在《素问》的第九篇"六节藏象论"中说"不知年之所加，气之盛衰，虚实之所起，不可以为工矣"。这句话讲得非常严重。不可以为工就是不可以当医生。我自己还真不知道年之所加，但还在当医生，实愧疚，当努力！

年之所加，气之盛衰，虚实之所起，就要谈到运气的问题。如果是庚辰年，年之加为何？庚属金，运气的干支讲化合，乙庚化金，所以年运是金运。年运确定后，还要根据地支定出年气，地支为辰，辰为太阳寒水司天，太阴湿土在泉。一个金运太过，一个寒水司天，一个湿土在泉，就是庚辰年的气宜大框架。再详细一些的气宜，就要看主客加临。气分六步，运分五步，这就是五运六气的大体情况。临证气宜，很大的一个方面就是要从这里求。比如已步入小雪节，是六气中最后的一个气，也是五运中最后的一个运。这时的主气是太阳寒水，客气是太阴湿土。凡在这个区间患病，不论何病，都与以上这些气宜的综合作用相关。审察病机要考虑这些因素，治疗疾病亦如此。这些因素不但会导致外感病，也会影响内伤病。因此，气宜不但外感病要求，内伤病也要求。懂得了气宜，懂得了上述气宜的综合作用，就懂得了"年之所加，气之盛衰，虚实之所起"，就可以为工。就是因为这一步，做医生的路就变得海阔天空，所以这门学问非常重要。如果真正弄懂了，运用自如了，病既看得快，也看得好。所以病机的关键是气宜，而且年之所加要知道，也靠抓住气宜。自己必须从头学起，不怕刻苦，以苦为乐，力争早日弄懂弄通，逐渐把握五运六气！

2. 十九病机

知道了病机与气宜的这个关系，黄帝接着问："愿闻病机何如？"岐伯说："诸风掉眩，皆属于肝。诸寒收引，皆属于肾……"一共回答了十九条，即著名的十九病机。

岐伯在十九病机里用了一个"诸"和"皆"，这就是一个肯定的说法。凡是"风""掉眩"，必定与肝有关，就从肝去找，一定能找到病机，一定能够找到导致这个疾病发生的关键因素。对此岐伯已打了包票。以此类推"诸痛痒疮，皆属于心"，凡是疼痛、痒、疮的一类证候，必定与心有关，可以从心去找问题。继之岐伯引述了《大要》的一段话："谨守病机，各司其属，有者求之，无者求之，盛者责之，虚者责之，必先五胜，疏其血气，令其条达，而致和平"。病机要谨守，不要怀疑，这一点很肯定，不容含糊。要各司其属，各就各位。风掉眩，不管是什么风，都一定要找肝。如何找，这就要落实到"有者求之，无者求之，盛者责之，虚者责之，必先五胜"，这个原则上来。五胜何意？就是根据五行之间的关系去求它。明明是眩，肯定是肝，为什么见不到肝的色脉？这就必须以肝为中心，利用五行生克的原则去考察。

比如风掉眩未见到肝的色脉，是肾很虚的表现，就应该知道这是因为肾水很虚，母不生子而导致了这个"没有"。所以，治疗就应该补母生子，用补肾之法，这个眩晕就会好的。如果肾的情况很好，那就继续看，有无肺的情况？如果有，还要看一看盛衰。如果肺家盛，金太过，那肝木就必遭克损，这时泄其太过，使木不遭克损，病自会愈。如肺虚金不及，那就要用佐金平木之法。如果还不行，再看一看心如何，脾怎样？心虚则子盗母气，心实则火旺克金，金不制木，这时把心火一泄，病就没了。有时又可能是土的毛病造成的，土虚亦不能育木。

从上述这个过程可以看到，病机的方便在于它把这个中心坐标确定了，根据这个中心去搜寻，根据五胜的原则、生克的原则去找，就有了目标。这比漫无边际地寻找要好得多。所以，这样的一些原则非常了不起，它将一切疾病的最关键的因素告诉我们了，这就是病机！导致风、掉、眩的关键因素就是肝。这就是秘诀、是窍门、是宝贝啊！

病机中变化的花样很多，但是，万变不离其宗，只要利用《大要》给出的这些原则，围绕这个"宗"去寻找，就一定能够找出疾病的症结所在，要沿着这个思路去研究，并在临床上加以运用。

3. 抓主证，识病机

抓主证反映了辨证论治的最高水平，因此，是否抓好主证，就成了临证的一个关键问题。而抓主证的重要性有两个：一是主证能够反映致病的机要，也就是最能反映病机，而只有这个最能反映病机的证，才能称为主证；二是主证最有可能反映疾病祛除途径，提示应该用汗下吐法或用其他方法。这样的主证往往起到画龙点睛的作用，根据这个证就能辨别从哪个方面入手。

《伤寒论》中的每个条文，所描述的这些证，很多就是主证。如155条："心下痞，而复恶寒汗出者，附子泻心汤主之。"301条："少阴病，始得之，反发热，脉沉者，麻黄附子细辛汤主之。"就是说，《伤寒论》的条文实际上就贯穿着一个主证问题。

一女病人，患肾结石、肾积水，病情较重，中西医都看过，效果不明显。当她讲到一个月来都在拉肚子，心很烦躁，睡不好觉时，一霎那，主证抓住了，为其开了猪苓汤原方，为什么呢？因319条说："少阴病，下利六七日，咳而欲呕，心烦不得眠者，猪苓汤主之。"她服药后症状很快消失，不到半个月再做检查，结石没了，积水消除了。从而更揣摩到"抓主证"的含义。

对于如何才能抓好主证，力红先生送给了六个字：明理、熟记、多用。

明理：比如少阴病，始得之，脉沉者，为什么出现这种情况，又为什么要用麻黄附子细辛汤，道理必须搞清楚，只有道理搞清了，才会举一反三，灵活运用。

熟记：学伤寒必须强调背诵，想当一个好中医，不背不行。即使不能一个字不漏地背，起码对条文应该熟悉，特别有方有证的条文，必须熟悉，任何时候都能想起它大概说什么，做到这一点，才能真正运用起来。

多用：学以致用。应该记住，不管什么病，都要凭脉辨证，有是脉证用是方药，有的放矢。既然是中医，就要有中医的思路，就要临证察机。也只有这样，才容易有体会，才容易有感受。才会逐渐修炼成为一个真正的上工！

五、太阳病纲要

（一）篇题讲解

读经典，必须弄清三义，即字义、句义、总义。三义清楚了，没有读不懂的经典。首先，从总的角度来看篇题："辨太阳病脉证并治"，它主要讨论辨别和判断与太阳相关的病名、病机、脉、证及其相关的治疗，通过这样一个题目的分析，就能把握中医的一些性质。中医首先是辨病，然后才是辨证。辨病是首位，辨证是次位。不首先确定是太阳病，怎么去进一步肯定它是中风还是伤寒？所以，说中医没有辨病，是个天大的误解。

1. 辨释：首先释第一个"辨"字，辨字比较简单。《说文》曰：判也。《广韵》说：别也。合起来，就是一个判断、区别之义。《康熙字典》载《礼学记》注云："辨谓考问得其定也"。又载《周礼天官书》注云："辨谓辨然于事分明无有疑惑也。"综合以上诸义，辨就是将通过各种途径所获取的这些材料进行综合的分析判断思维，然后得出一个很确定、很清楚的东西，这个过程就叫辨。

结合中医来说就是根据四诊的材料，进行综合分析思维，然后得出明确的诊断，辨就是讲的这个过程。

2. 太阳释

1）太阳本义：就是原来的意，意统称为日。将日通称为太阳，或者将太阳通称为日。其次就是《灵枢·九针十二原》说的"阳中之太阳，心也"，这是把心喻作太阳，为什么呢？张介宾说："心为阳中之阳，故曰太阳"。太阳从其内涵看，就是阳气很盛大之义，故王冰亦说："阳气盛大，故曰太阳"。

2）太阳经义：只从经络的角度看太阳的意义。太阳的经络，有手、足太阳经，特别是足太阳经非常重要。它起于睛明，上额交巅，然后下项夹脊，行于背后，沿人体身后、腿后、最后到达至阴。十二正经，足太阳经最长，分布区域最广，特别是布局于整个身后，这一点非常有意义。要学好伤寒，弄清经络的意义是很重要的。

3）太阳府义

太阳府有足太阳膀胱府、手太阳小肠府。"膀胱者，州都之官，津液藏焉，气化则能出矣"。所以，膀胱是津液之府，是水府。它为什么要跟太阳相连呢？此连接正好昭示了水与气化的密切关系。一个水，一个气化，太阳篇的许多内容均与此有关。

手太阳小肠府与太阳篇的关系，虽然没有膀胱那样直接，但其内涵值得在此一提。

《素问·灵兰秘典论》云："小肠者，受盛之官，化物出焉"。对于这个"受盛"，王冰解释说："承奉胃司，受盛糟粕，受已变化，传入大肠，故云受盛之官，化物出焉"。而张介宾则云："小肠居胃之下，受盛胃中水谷而分清浊，水液由此而渗于前，糟粕由此而归于后，脾气化而上升，小肠化而下降，故曰化物出焉"。王、张两个解释都将"受盛"作复词看，未必恰当。因受即承纳、接受之义，已具备了上述的复词意义。盛呢？《说文》云："黍稷在中以祀者也"。故盛的本义原非盛受，而是置于器中以备祭祀用的，王冰把受盛释作"受盛糟粕"；张介宾虽未全作糟粕讲，但是也有糟粕的成分。这怎么可能呢？古人祭祀所用，必是精挑细选的上好佳品，怎么可能是糟粕？故王、张的解释值得怀疑。

盛为祭祀的精细谷物，与小肠接纳经胃熟化、细化的水谷甚为相合。另一方面，盛是作祭祀供奉用的，在此小肠承纳的"盛"用于供奉什么呢？当然是供奉五脏，因五脏乃藏神之所。用水谷之精微，来营养藏神的五脏，不就是一种祭祀供奉吗？这样的解释才符合"受盛之官"的含义。从这个含义看到，古人若不知小肠是吸收营养的主要场所，绝对不会用"受盛"一词。

4）太阳运气义

在运气里，太阳在天为寒，在地为水，合之就是太阳寒水。太阳为阳中之阳，为什么与寒水相配呢？可以从以下方面思考。

（1）水义释

水对于生命来说，可以说是非常特别重要。就看生活的"活"字吧：没有水（氵），活得了吗？所以，人要活下来，必须得靠水。

水作为生命要素，还有另一个更重要的层面，它可以通过易卦来体悟。坎卦（☵）代表水，水本来是最阴的东西，用卦象来代表，是阴中挟阳，这就构成了水的一个最重要的因素。有了这个阳，才成了真正的活水，就能为生命所用。若没有这个阳，就成了死水一潭，死水对生命毫无用处。《经》云："地气上为云"。这就是借助阳气，必须借助火。因此，水要成为活水，要能循环起来，要能真正为生命所用，它就必须借助阳气的作用。坎卦的中爻为什么不用阴爻而用阳爻，道理就在于此。从坎卦情况可了解到，易卦揭示事物是从很深的层面去揭示，这就告诉我们，要想弄通中医理论，易的学问非留意不可。

（2）寒义释

《经》云："天气下为雨"。天气、地气，一个上蒸，一个下降，水就变成活水，就"自有源头活水来"。在此过程中，一上一下，太阳起什么作用？寒起什么作用？水起什么作用？太阳、寒、水实在地讲，一个不能少，一环扣一环，少了任何一个，水都循环不起来。

讨论太阳篇，从深层去讨论，实际上就是讲的这个水循环过程。太阳篇讲经证、府证，如用麻、桂二方治疗太阳经证，就是因为在蒸腾上升这个过程中出了障碍，地气不能上为云，故要用发汗的方法，通过发汗，使汗从皮毛而出，这个上升的障碍就消除了。水到天上以后，又要云变为雨，这个过程是下降的过程，它障碍了往往就是府证，要用五苓散来解决。五苓散是太阳篇很重要的方，张仲景主要用它治疗蓄水，治疗消渴。为什么它能治疗消渴？它里面没有一味养阴药、生津药，用的是白术、茯苓、泽泻、猪苓、桂枝，反而有桂枝这样的辛温药，这些似乎很难理解。但是，如果把它放到自然里，放到太阳中，放到水的循环里，这个疑惑就易解决。地气上为云了，还要天气下为雨，如果天气不下而为雨，大地就出现干旱。大地干旱在人身上是什么反应呢？地为土，脾为土，开窍于口，所以这个"干旱"首先会出现在口上，就会消渴。五苓散能使天气下为雨，解决这个下降过程的障碍，当然能治消渴了。老子讲："人法地，地法天，天法道，道法自然。"从五苓散治消渴这一问题，应对老子这段有所感悟。道法自然是老子讲的最高境界，人到这个境界，看什么问题都一目了然。学中医应很好地领悟老子这个窍诀。此窍诀领悟好了，中医在你眼里就会满目青山，清清楚楚，明明白白。如对这一窍诀一点不把握，不"道法自然"，只是"道法现代"，那中医在你眼里，也许会是"泥牛入海"。

太阳篇的麻黄汤、桂枝汤、五苓散，以及大青龙汤、小青龙汤、越婢汤，都是在讲水，所以说：治太阳病就是治水。而治水就要做大禹，不要做鲧！

3. 病释

1）病之造字：从病的造字，会感悟到中国文字的内涵是多么丰富。古人讲一指禅，也讲一字禅。一个字里面有很深的含义，有妙理，有禅机。有时只要能悟透一个字，这门学问的门就被打开了。如"病"字，如真正解通了，中医就没有太大的问题。张仲景在《伤寒杂病论》原序中写道："若能寻余所集，思过半矣。"借用这句话，如果"病"字真正弄通了，对中医也就是"思过半矣"。

病由疒＋丙而成，疒是形部，丙是声部。疒在古文里也是单独一个字，其读音是：尼厄切。《说文》解为："倚也，人有疾病象倚箸之形。"为什么叫倚呢？人有病就不舒服，不舒服当然就想靠着、躺着。所以字就像一个人依靠在一个东西上，是一个象形文字，人一生病就是这副样子。所以，《集韵》说："疒，疾也。"因此，形部的这个偏旁实际上已经代表了现代意义上的疾病。

既然病字的形部偏旁已代表了广义上的"病"字，为什么还有在偏旁之外加上"丙"字呢？声部不仅表音，而且表义，并且声符所表的意义对于文字是很关键的部分。

"丙"是天干的一干，位于南方，五行属火。古云：东方甲乙木，南方丙丁火，西方庚辛金，北方壬癸水，中央戊己土。《说文解字》释云："丙位南方，万物成炳然。阴气初起，阳气将亏，从一入门，一者阳也"。炳然就是很茂盛。《素问·四气调神大论》的"夏三月，此为蕃秀"，即这个炳然。阴气初起，阳气将亏，是言夏至一阴生，一阴生后，阴道渐息，阳道渐消。一是什么？就是阳。这又关系到了易象的问题，文字起源有一种八卦说，这里应是一个根据。门，徐锴释为："门也，大地阴阳之门也。"丙位南方，处夏月，夏月是阳气释放最隆盛的时节，然而盛极必衰，故阳气在夏至以后，就要逐渐地转入到收藏，这个"从一入门"的造字，实际就反映了这个过程。丙的上述意义提出了一个十分深刻的问题。

2）疾病的相关性

丙代表南方，代表方位。何谓方？《易·系辞》讲："方以类聚，物以群分，吉凶生矣"。方是用来聚类的。所以，东方有东方一类的东西，南方有南方一类的东西。"疒"这个声符加上丙以后，就揭示了一个关键性的问题：疾病的相关性。无论是疾病的发生还是疾病的治疗，都不外乎这个相关性问题，中医这个相关性就放在"方"上。方以类聚，这个类可以很多，可以数不清，正是由这些不同方属下面的"类"，导致了众多疾病的发生。所以，疾病的因素再复杂，它也离不开这个"方"。反过来，治病叫开方，开什么方呢？就是开的上面这个方。中医治病的真实境界其实就是利用药物的不同属性来模拟不同的方，不同的时间、空间。时间、空间均可以用药物来模拟，治疗疾病就是方的转换，就是时空的转换，将人从不健康的疾病时空状态转换到健康的时空状态。总之，疾病所相关的关键要素就是这个"方"。"病"的造字为什么要用"丙"，原因就在于此。

方以类聚，可以用来类聚的方有多少呢？从基本的角度说有五方，东南西北中，但如果按易的经卦分则有八方，按年支分有十二方，按节气分有二十四方，按六十四卦分则有六十四方。罗盘上就有这些不同层次的方分。所以，学中医的应买罗盘来看一看，罗盘不光说是风水先生用，中医也可以用，至少它可以帮助认识这个方，认识与疾病最相关的这个因素。我早已买有罗盘，只是未曾用过，今后努力学用吧。

下面先从最基本的方——五方来讨论，看一看每一方中究竟有哪些相关的类：

（1）时间：方首先是聚时，东方聚寅卯辰时，聚春三月，余者以此类推。所以，时是方里面一个很重要的类。《素问·六节藏象论》云："谨候其时，气可与期。"又说："不知年之所加，气之盛衰，虚实之所起，不可以为工。"这就是说疾病发生的一个相关因素就是时间，与时间有关，这是中医很重要的一个特色。作为一个中医，如果忽略了这一点，很大的一块就会失掉的。

（2）五行：方所聚的第二个因素是五行，即金木水火土。东方木，南方火，西方金，北方水，中央土。所以疾病跟五行是很有关系的。这种关系《黄帝内经》中随处可见。其实，五行就是阴阳的不同状态。阳气处在生的状态叫木，长的状态叫火，收的状态叫金，藏的状态叫水，而生长收藏转换的过程就是土。所以，五行是中医一个很重要的因素，千万不可轻视。

（3）六气：方所聚的另一个因素是六气，即风火暑湿燥寒。东方生木，南方生火，西方生燥，北方生寒，中央生湿。病机讲："夫百病之生也，皆生于风寒暑湿燥火。"百病的发生，都与风寒暑湿燥火有关，都与这个方相关。是百病而不是某一个病，所以，六气的相关性是普适的。

（4）五气：与上面的六气有区别，主要是反映药物的气味属性，即寒热温平凉。东方温，南方热，西方凉，北方寒，中央平。中医可以用药物来模拟时间、空间、方位，即依据药物所具有的这个五气特性。故把握五气乃中医治方的一个要素。

（5）五味：亦为方所聚的一个重要因素，东方聚酸，南方聚苦，西方聚辛，北方聚咸，中央聚甘。中医处方治病，很重要的就是药物的五味、五气。《神农本草经》把气味放在第一位，主治功效放在第二位。气味是药物的首要因素，功效主治是次要的因素；气味是体，主治功效是用。这个主次，这个体用关系要搞清楚。现在很多人不明体用，主次颠倒，只管主治功效，某某药治某某病，头痛就上川芎、白芷，肿瘤就上白花蛇舌草、半枝莲，完全将气味抛到九霄云外，怎么能算中医呢？《黄帝内经》治病讲补泻，盛者泻之，虚者补之，凭何补泻呢？凭的就是气味。所以，她讲"治寒以热，治热以寒"，讲"木位之主，其泻以酸，其补以辛。火位之主，其泻以甘，其补以咸。土位之主，其泻以苦，其补以甘。金位之主，其泻以辛，其补以酸。水位之主，其泻以咸，其补以苦。"所以，中医治方是凭气味来治方，有气味才有方可言。仅凭一个活血化瘀、一个缓急止痛怎么治方？它算南方还是北方，是东方还是西方？

五味的研究还告诉我们，疾病跟饮食的相关性非常大，古人云：病从口入，祸从口出。这在现代生活中能得到充分反映。世界上的头几号杀手：心血管病、糖尿病、肿瘤等，无不与饮食有关。现代医学研究饮食，主要从食物的成分，脂肪多少，糖多少，微量元素多少，饱和脂肪酸多少，不饱和脂肪酸多少，从这些角度去认识。作为中医，千万不可忘记五味的因素。

综上所述，该发现中医一个很特别的地方，即导致疾病的是这些因素，但治疗疾病的还是这些因素，可谓：成也萧何，败也萧何。对这个特别之处，应很好地思考、琢磨。它与西医完全不同。如风是一个致病因素，"诸暴强直，皆属于风"，却又是一个治病因素，风能胜湿。而西医却不同，象结核杆菌，葡萄球菌，是致病因素，而治病却用另外可以杀灭这个致病菌的东西，如抗生素。而中医的病因是杀灭不了的，风怎么能杀灭呢？只能进行调整，只能根据古人给出的方与方之间的这个巧妙关系进行对治。让水能载舟而不覆舟，让萧何成事而不让他败事。这就是中医治病的路子，从兵法来说，中医治病是攻心，而不是攻城。

（6）五色：是青赤黄白黑，东方青，南方赤，西方白，北方黑，中央黄。既然颜色与方有关，对于色调就不能只作美观来看。五色的因素很重要。疾病的相关因素很多，比如北方不足的病人，用药物来补，感到力量不足时，可以通过相关性从其他方面来考虑，比如从五色来考虑，这是中医很值得注意的一面。

（7）五音：即角徵宫商羽。东方角音，南方徵音，中央宫音，西方商音，北方羽音。《黄帝内经》讲：望闻问切，望而知之谓之神，闻而知之谓之圣。望什么？望气色，望形色。望气很难做到，只能观形。闻什么呢？很重要的就是闻五音。五音中何强何弱，何有何无，五音之间协调关系如何等，都要能够区别。这都是很深的学问。古人云：相识满天下，知音有几人。这个知音的原始意义就是知五音。只是后来把它泛化了。古代有子期、伯牙的故事，可见知音非常不简单。

五音是一门很深的学问，值得花大力气来研究。《史记·乐书》云："音乐者，所以动荡血脉，流通精神"。可见音乐对人体的作用，对疾病的作用，并非现在提出来的。就是说，中医里面可以操作的东西太多太多，不要只抓住一点点。

（8）五臭：即臊、焦、香、腥、腐。臭是双音字，此读"秀"音。东方臊，南方焦，中央香，西方腥，北方腐。对于五臭，人们对它要比其他敏感，特别有些臭人们的感受很深。如当人不想吃饭时都很想吃香的东西，因香属中央，香入土，香入脾胃，脾胃运化好了，胃口自然打开。蒲辅周老中医曾用泡茶方法，治愈了高年久病患者，症见烦躁、失眠、不思食、大便七日未行，进而发生呕吐，吃饭吐饭，服药吐药。蒲老泡茶取其臭而不取其味，香气直入中土，醒脾开胃。当然，有关五臭的例子还很多，不一一列举。

（9）五畜：《黄帝内经》说法不同，一种指鸡羊牛马猪。东方鸡，南方羊，中央牛，西方马，北方猪。一种是七篇大论的说法，即五虫，包括人，泛指一切动物。现代大多数人天天吃肉，疾病越来越复杂，越来越多，且很多高发病率的疾病就与肉食有关，从中医、五畜的角度切入，大有文章可做。

谈五畜需补充一个问题，即十二生肖，子鼠……亥猪。海湾战争，美国为防伊拉克的毒气弹，带去很多鸡，为什么？科学研究表明，鸡对有毒气体的嗅觉，其敏感度远远超过一切动物。故美国人要借助鸡来报警。鸡属酉，位西方，肺亦属西方，开窍于鼻，而嗅觉由鼻主管，这就造成了鸡的嗅觉与众不同。从而可意识到十二生肖的内容不可忽略，它不是随意的，不仅仅是一个代号，其中肯定有很深的学问。

（10）五谷：即麦黍稷稻豆。东方麦，南方黍，中央稷，西方稻，北方豆。从中医角度讲，研究食物，不能只考虑现代的营养学，还要考虑到"方"的因素。

（11）五志：即怒喜思忧恐。东方怒，南方喜，中央思，西方忧，北方恐。情志跟疾病的相关性是很密切的。许多疾病因情志而起，药物治疗无作用，解铃还须系铃人，古医案中，很多是用五志的方法治疗疾病的，五志能致病，亦能解病，都是因为有方的因素。

（12）五数：即一二三四五六七八九十，其中天数五，地数五，合之即五数也。《易·系辞》云："天一地二，天三地四，天五地六，天七地八，天九地十。"以天地分之即奇数一三五七九为天数，二四六八十为地数，天数为阳，地数为阴。以五方类之，即一六北方水，二七南方火，三八东方木，四九西方金，五十中央土。数的五方分类实际上就是传统所说的河图数。河图是传统文化中一个最具神秘色彩的东西，孔子曾感慨地说："凤鸟不至，河不出图，吾已矣乎？"它不仅与易的起源相关，故《易·系辞》曰："河出图，洛出书，圣人则之"。而且传统文化的精髓很大一部分，就蕴藏在这个河图中。暂且不就这个神秘性探微索隐，而是就五数问题作一个讨论。

传统文化最具特征的地方是她的阴阳术数体系，在这个体系中，她对数的认识具有两面性，一方面是抽象，比如以上说的方与类，这些看似风马牛不相及的东西为何属于一类，为何能够居于同一方下？在这个"方以类聚"的过程中，如不从事物的许多属性中，撇开非本质的属性，那这些风马牛不相及的东西根本就扯不到一块。所以，在类聚的过程中，必须抽象。而另一方面就是不允许抽象。《左传》说：物生有象，象生有数。物里面有象，象里面有数。反过来呢？就是数里面有象，象里面有物。故传统文化里专门有一门"象数"学，就是探讨象与数之间的关系，进而探讨数与物之间的关系。

数不允许"抽象"，它有一个相对固定的内涵，它有一个直接与之相关的"象"，这就是河图的重要内容。一六这两个数表征水，有一个水的内涵，北方的内涵；二七表征火，有火、南方的内涵；三八表征木，有木、东方的内涵；余者依次类推。一六为何有水、北方的内涵，这是整个古代文化确知确证了的一个事实。这个事实不能推翻，否则就等于推翻了整个古代文化。而从这个事实，可以很清楚地看到传统与现代的一个根本差别。

现代预测学，根据概率，根据统计，古代是根据象数之间的关系。所以，象数学不是一门虚设的学问，是一门很实在的学问，古人制方的大小、用药的多少，以及每味药的具体用量，就是依据这个象数的学问。

（13）五毒：即贪、嗔、痴、慢、嫉。此概念出自佛家。这里提出来是希望大家思考这样一个问题：即行为的美恶，特别是心灵世界的善恶与疾病有没有相关性。《易·系辞》云："积善之家必有余庆，积不善之家必有余殃"。《素问·上古天真论》曰："恬淡虚无，真气的从之，精神内守，病安从来"。恬淡虚无，一定是祛除了五毒状态，而一旦步入这个境界，就会真气从之，就会精神内守，就不会有疾病的发生。由此可见，道德的问题不仅是一个宗教的问题，社会的问题，也是医学的问题。

以上粗略地讨论了方的含义。每一方中，所辖的"类"表面上看差别很大，但其本质都相同，是等价的。就因为这个等价性，造成了中医在诊断治疗上的灵活性和多样性。看似不同，不规范，看似公说公有理、婆说婆有理，实际上是大同，是殊途同归。这叫各有各的打法，但都不能违反"方"的原则。

3）何以用"丙"

（1）君主之官，神明出焉

病之用丙肯定有其特殊性。丙在十天干中属南方，属火，属心。就《素问》的"灵兰秘典"来谈：《素问》中有很多医学模式，有生物医学模式，有宇宙的医学模式，有心理的医学模式，也有社会的医学模式。"灵兰秘典"就是从社会的角度来谈医学。论曰："心者，君主之官，神明出焉"。君主何义，不言自明。所以，《灵兰秘典》在谈完十二官的各自作用后总结说："凡此十二官者，不得相失也。故主明则下安，以此养生则寿，殁世不殆，以为天下则大昌。主不明则十二官危，使道不通，形乃大伤，以此养生则殃，以为天下者，其宗大危，戒之戒之！"主明则下安，君主之官明，则整个身体、整个十二官就会安定，用此法来养生，就会获得长寿。所以要想把身体搞好，要想长命，就要想方设法使主明。由此可以知道，心、火、南方是一个主宰，是整个身体的关键，长寿、夭折都关系在这个心上，这个南方上。因此，病与不病，要看这个心。病之造字为何选丙，道理就在于此。

中医是"攻心"，而不是"攻城"，从这个造字可得到证实。兵法云："攻心为上，攻城为下。"故只知道攻城，不知道攻心，那不是中医，或者成不了上医。对何为攻城，攻心，要认真思考。

（2）十九病机

另外，还可从十九病机看，五脏病机占五条，上下病机各占一条，风寒湿的病机各一条，加起来十条，剩下的九条都是火热的，如再加上五藏病机的心一条，成了十条，超过半数。病机开首黄帝说："夫百病之生也，皆生于风寒暑湿燥火"。也就是这个百病与五方的因素都有关系，可一到具体的病机，岐伯就撇下了其他因素，而主要谈火热，主要谈南方呢？显然与前面《素问·灵兰密典论》的君主之义相呼应。疾病虽与方方面面的因素相关，但是，最关键的、最决定性的只有一个。造字的先圣所以选择"丙"说明了这个问题，很具深意。

4. 脉释

1）脉之造字：脉由月＋永构成，是简化字，另一个是月＋辰，正规写法。"月"是形符，《说文》《康熙字典》都把它放在"肉"部，所以月可作两个部首，一个是月亮的月，一个是"肉"。单置于"肉"部，是对错各半。说对一半，因从形上讲，脉（脉）确实由肉构成，但是，如果从功用上，从更广义上讲，脉置肉部有诸多不妥，应该置于月部。

月就是月亮。《说文》释月为"太阴之精"，《史记·天官书》曰："月者，阴精之宗"。而《淮南子·天文训》则云："水气之精者为月"。也就是说，月为水气之精凝结而成。

永的本义是长，它代表江河，代表江河的主流；辰也与水有关，表示江河的支流，都是讲水，所以，脉字必定与水相关。

2）脉义：月相的变化情况，从天文的角度讲，它反映的是日、地、月三者之间的相互关系。从中医的角度讲，它反映的是阳气的进退消长。所以，整个月的阴晴圆缺，它并不在于说明其他什么问题，而是说明的就是这个阳气的变化。

前边曾讲过年周期、日周期的问题，人发病跟年周期有关，还有月周期，在每个月的周期里也存在一个春夏秋冬的变化，也存在一个生长收藏的变化，根据病人在月周期内的发病特征，可以做出一个相关性的判断，从而有利于对疾病的诊治。

《周易参同契》一书对月相的变化是用易卦来描述的。比如十五，它对应的是乾卦："十五乾体就，盛满甲东方"。乾卦三爻皆阳，是纯阳卦，是月满用乾来表示，正说明了月满是阳气最隆盛的时候，这时阳气处在最大的释放状态。月满一过，重阳必阴，阳气逐渐地转入收、藏，月相也逐渐由满变缺。到了二十二、二十三即成为下弦月，这时阳气状态与秋相应。下弦以后，月的亮区进一步"萎缩"，直至三十，什么都没有了，只见一个月亮的影子，这时就叫晦。整个月相的变化，实际上就是说明阳气变化的这么一个问题。

在自然界中，海洋的潮汐受月的引力作用，受阳气的影响。根据天人相应的原理，人体的情况应跟这个过程相似，这个相似的东西就是血脉。

生命的起源跟河图很有关系，跟五行很有关系；另外一点就是人体的血液跟海水有很大的相似性，人血是咸的，海水也是咸的。所以，自然有江河湖海，人身就有血脉。血者，水也。血本静物，却能在血管中流动，进而产生脉搏。现代角度是心脏不停地收缩使然，古人却将这个问题归结到胃气里面。如给脉下一个定义就是：阳加于阴谓之脉。

知道了脉的这个道理，就会明白切脉就是为了了解阴阳。《黄帝内经》云："脉以候阴阳"。因为脉的形成、脉的变化具备了阴阳的要素。所以，切脉的最根本、最主要的意义就是了解阴阳。《素问·阴阳应象大论》云："阴阳者，天地之道也，……治病必求于本。"本就是阴阳。因一切事物的发生、发展、变化都与阴阳有关，都是阴阳的变化导致的，疾病当然也不例外。既然脉能反映阴阳，所以，中医一个很重要的诊断方法就是从脉入手。

3）四时脉论：

中医脉学内容十分丰富，有讲 28 脉的，有讲 36 脉的，这些都是宝贵的经验，但要真正把握，非常不易。《黄帝内经》讲脉，并没有这样繁杂，只讲一些最基本、最重要的原则。例如她只讲四时，不讲 36 脉。然而，四时脉一旦搞清楚了，脉学的基本问题也就解决了。

（1）春弦：所谓四时脉，就是春夏秋冬所相应的脉。

春脉为弦。故人形容"如按琴弦"。在指下有"如按琴弦"的感觉就叫"弦脉"。典型的弦脉在手下稍感紧张，如更进一步紧张即成了紧脉。故不少医案写脉弦紧，因弦紧的这个度有时不好区别。弦属春脉，紧属冬脉，冬春相连，所以，这个交界有时不易区分。不过，明显者还是可以区别开来的，春脉关键是阳出时有东西束缚它，反映了春天的阴阳变化。故春三月见弦脉是正常的。但不能太过，过则有病。亦不能不及，不及亦为病。平常其他时候见到了弦脉，亦要找原因，找束缚的原因。

（2）夏洪：夏天的脉叫洪脉，又叫钩脉。因阳气升发，向上向外，夏天阴寒已退，束缚的因素没有了，脉气象完全张开的翅膀，很自在逍遥的飞翔，故这时的脉叫洪脉。是应时脉，其他时间见之，为非时脉。

（3）秋毛：秋脉毛浮，即轻虚以浮之义。言其浮者，轻取其得，言其毛者，轻虚之象也。

（4）冬石：石就是沉，就像石头丢到水里，必须沉到底才能摸到一样。因冬日的阳气收藏起来了，不去鼓动阴血，不去阳加于阴，脉当然也收藏起来。足见脉象完全是跟着阳气走，阳气出来它就浮起来，阳气入里，它就沉下去。

欲搞清脉象，可慢慢摸索，非一二下即可精通，先从简单开始，搞清浮沉迟数，浮脉病在三阳，沉脉病在三阴，迟主寒，数主热。弦、滑、大小都比较易分。特别分清脉之有力无力。

5. 证释

1）造字：证繁体字为"證"，形符为"言"，声符为"登"。简体字形符还是言，声符却是正。既有区别，又有微妙的联系。

（1）言：该形符简写为"讠"，《说文》释云："直言为言"。有什么话说什么话，这个叫言。有什么不直说，拐弯抹角的，这个不叫言。言经常跟语连起来用，或叫言语，或叫语言。何为语呢？《说文》曰："论难为语"，就某一问题进行讨论，这些讨论的东西就叫语。语和言的一个差别就是语加进了逻辑，有时讲话并不考虑逻辑，想什么说什么。可要形成语，就要有一个逻辑加工的过程。要问难，要辩论，没有逻辑不行。因此，言和语还是有区别的。在《释名》里，言有另一个解释："言宣也，宣彼此之意也。"把彼此的意思宣说出来，这就叫作言。

言还有另外一个内涵更深的意义，即汉代扬雄《法言》中说的"言，心声也"。心声就是心灵的声音，心灵的呼唤。每个人的内在思想、内心活动，是看不出来的。但是，内心活动、思维活动，可从言中知道，言为心声讲的就是此意。心之所想口直言之，这叫直言；口是心非不叫直言，叫诳语。所以，言的作用是使知道原来没法知道的东西，知道看不见、摸不着的东西。言这个功用非常重要。那些内在的、藏得很深的、不露痕迹的东西，经过它的作用，就会变得清清楚楚、明明白白。

（2）登（正）：这是声符，也是有意义的。不但表声，也表意。所以说中国的文字是形意和声意相结合。有时声部意义更大，更具特异性。先看繁体的声符"登"。登的动作就是往高处走，九九重阳节叫登高节，九为阳之极，是阳之代表，阳之象征。现在两个九，当然就叫重阳。九在洛书里处在最高的地方，故九九重阳叫登高，这就叫相应，因此，九九重阳的登高是有深义的，这与洛书相应。登的目的何在？是为了扩展胸怀，为了拓宽眼界，为了望远。欲穷千里目，更上一层楼。这就是登。

还有简体字"正"。正，《说文》释曰："是也，从止一以正。"正的这个造字，这个止一，非常重要，非常有意义。可以说，如果把整个道家和儒家的思想浓缩成一个字，非"正"莫属。止一就是守一，守一就是抱一，抱一就是知一，就是得一。故《老子·十章》曰："载营魄抱一，能无离乎？专气至柔，能如婴儿乎？"《老子·三十九章》曰："昔之得一者，天得一以清；地得一以守；神得一以灵；谷得一以盈；万物得一以生；侯王得一以为天下正。"故《老子·四十五章》曰："清净为天下正"。从以上经文应感受到，这个止一、抱一、得一，这个正，确实浓缩了道的精华。儒家的东西亦在一个"止"字上，亦在一个"正"字上。《大学》之首即开宗明义地说："大学之道，在明明德，在亲民，在止能安，安而后能虑，虑而后能得。"能得什么呢？当然是得道，是得的圣人心目中最高的境界。这个起手的功夫就在这个"止"字上，这个"正"字上。止就不能离一，离一何以止之？

又，儒家治学的核心是"格物致知"。而"格物"的功夫还要落实在止上。不止何以格物？所以，《大学》继续谈道："物格而后知至，知至而后意诚，意诚而后心正，心正而后身修，身修而后家齐，家齐而后国治，国治而后天下平。"这是儒家的一个崇高理想，而要实现它，不止一行吗？不正心诚意行吗？可见，儒家的东西，也归到这个"正"上来了。

撇开这个造字，《说文》将正释为"是"也，非常精辟。"是"是针对是非曲直而言，它讲的是"是直"的一面，是真理的一面。而能得到这个真理，除了"正"以外，别无他法。所以，正可以帮助了解真理；通达真理；可以帮助明白是非曲直；可以帮助实现最高的理想境界。从哲学的角度而言，可以这样来看"正"。

另一方面，从自然来讲，正有三正、七正。三正有两个，一指夏商周三正，即建寅、建丑、建子，现在用的是夏正，用建寅；另一个是日月星三正。七正指日月和五星。因此，正实际上是一个天文学范围的概念。就是说，可以通过"正"来认识和把握复杂的天体变化。

此外，还有一个相关的含义，即《康熙字典》所说："室之向明处曰正"。也就是光线能很清楚地照见的角落就称为正。向明的地方，它的内涵，所摆放的东西，能很清楚地见到，反之，不向明的地方，没有"正"的地方，就看不清、没法了解。

（3）证的共义：言，内在的，藏得很深的，根本无法知道的东西，通过言就可以全知道。埋藏得再深、隐藏的再秘密，通过言就昭然若揭。登呢？通过登的行为，眼界大大的开阔，那些很深很广的东西可以尽收眼底。更重要的，通过这个正，可以明辨是非曲直，可以通达真理。将上述三者合起来看，证的意义就一览无余了。证的含义清楚了，就明白中医为何要辨证，为什么把最要害的东西放在证里。

2）证的别义：主要是从中医方面讲，证是中医里面一个非常重要的概念，可以说，在中医里，对于证怎么强调都不为过。

对证的识别，对证的把握，在中医至少可分四个层次，就是神、圣、工、巧。望而知之谓之神，闻而知之谓之圣，问而知之谓之工，切而知之谓之巧。

中医的证值得花大力气去研究，《伤寒论》讲辨病脉证，病主要通过证来反映、来把握。张仲景提到一个很重要的治病原则："观其脉证，知犯何逆，随证治之。"为何要随证治之，证很重要啊！证能告诉我们一切。很内在的、很难看见的东西，证可以告诉你。所以，证是中医一个很了不起的地方，绝不要把它看简单了。

通过这个证字的释义可隐隐约约地感受到这是一个很神奇的东西。尤其在《伤寒论》。它就讲一个脉、一个证，而更多的是讲证。从脉证的比例来看，证的比例要大得多。很多条文根本不讲脉，比如96条："伤寒五六日中风，往来寒热，胸胁苦满，默默不欲饮食，心烦喜呕，或胸中烦而不呕，或渴，或腹中痛，或胁下痞硬，或心下悸，小便不利，或不渴，身有微热，或咳者，小柴胡汤主之。"该条文叙述了十多个证，可一个脉也未讲，所以，《伤寒论》更多的是讲证，或者说是以证来统脉。若从证的根本意义上讲，脉其实就是认识证，获取证的一个手段，所以，言证则脉在其中矣。

证所揭示的这些东西，应好好去琢磨。一再强调《伤寒论》的条文要熟读背诵，为的就是熟悉这个证，认识这个证，把握这个证。疾病不论浅还是深，都是通过证的形式来反映。如果不知道证与证、证与病、证与方之间的关系，怎么去论治？这就很困难了。这是从总的意义上去讨论证。

（1）证的自定义：凡是能够反映疾病的存在、疾病的变化、凡是能反映导致疾病存在与变化的这些因素的这个东西，都可以叫作证。

中医要学出来，说实在的真是不容易。没有孔子所说的第三个窍诀"人不知而不愠，不亦君子乎"，那是搞不成的。中医无其他帮助，只靠望闻问切来取证，没有第二个途径。可一旦学出来，意义就非同一般。

（2）证的依据：《黄帝内经》所说的"有诸内必形诸外"就是最大的依据。中医这个体系中已有整套方法，通过理性思维、透过内证和外证的方法来"见微知著"，来认识疾病，来获取上面的"证"。这一整套取证思维、方法和技巧，就称为辨证。

（3）证与病的区别

病讲的是总，是从总的来说；证是言其别，讲的是个性与区别。病言其粗，证言其细。比如说太阳病，这个就比较粗，是从总的来讲。太阳病中的中风证，就比较细，就讲到了区别。另外，在证里面它还有区别，有不同层次的证，如中风是一个证，而组成中风的发热、汗出、恶风、脉浮也是证，不过它是下一层次的证，是子系统的证，这是从更细的微分上来谈区别。

中医也讲共性，所以，一定要辨病，辨病就是要辨出共性来。但仅此还不行，还要辨证，辨证就是要辨出个性来。共性抓了，个性也抓了，这才叫全面。

（4）分说证义：甲，"有病不一定有证"：证是机体对病的反映。中医的认识水平，实在就是辨识疾病的关键所在。

见微知著，可以从形气上去看。见微者，言气也；知著者，言形也。任何事物的发展都是这个过程，由气到形。在气的阶段不易显现，不易发觉，而到形的阶段则不难识别了。气阶段发觉，就叫见微，肯定会知道沿着这个气的发展，将来必定会有一个成形的变化，知道这个变化，就叫知著了。见微知著就是这个意思。

见微知著，是中医一个很关键的问题。《黄帝内经》中反复强调"上工治未病"。未病就是没有病，也就是预防医学。未病就是尚未形成的病，是处在酝酿阶段的病，是处在气这个阶段的病。此时去治，易如反掌，可一旦它形成了，成为肿块、器质性的病，即已病，已成形的病，就"病来如山倒，去病如抽丝"了。

乙，有证必有病：有一定道理。但西医会有例外，如神经官能病，它会有很多证，但却无病可言。在中医里，不会出现这种情况。

丙，证之轻重：证的有无、轻重，取决于机体对疾病的反映程度，取决于机体对疾病的敏感性，当然还取决于机体对疾病的对抗程度。这些因素在研究证时，都应考虑进去。

丁，证之特性：其一，证反映疾病所在的部位，这是证的一般特性。其二，反映疾病的性质，这是证一个非常重要的特性。其三，证反映个体差异，这对区别体质，区分个性非常重要。其四，证有两面性。其五，见证最多的疾病。

戊，证之要素：关键性的概括：阴阳。阴阳是起手的功夫，也是落脚的功夫。

6. 治释

水之治，有除之、导之、引之、决之、掩之、蓄之等，总以因势利导为要。治病宜仿此，故用治也。所以，治病必须从治水中悟出这个道理。其实，不惟治病，治一切都要从此去悟。

（二）太阳病提纲

1. 太阳病机条文

太阳病提纲主要讲太阳病篇的第一节，即"太阳之为病，脉浮，头项强痛而恶寒"。该条历代都把它作为太阳病的提纲条文。而清代伤寒大家柯韵伯则将它作为病机条文看待。

既然提纲条文即是病机条文，那么将上述条文作一个病机格式化会有益于对条文的理解。即格式为十九病机式的行文：诸脉浮，头项强痛而恶寒，皆属于太阳。病机条文共讲了三个脉证：脉浮，头项强痛，恶寒。这三个脉证便成为鉴别太阳病的关键所在。但病机条文的三个脉证，并不一定都具备，三者有其一或有其二，就应考虑到太阳病的可能性。同样道理，看《伤寒论》的条文，凡冠有太阳病者，都应该与这个病机条文的内涵相关，即便不完全具备这三个脉证，三者之一也是应该具备的。

2. 释义

1）脉浮：就是触肤即应的脉。《濒湖脉学》说："泛泛在上，如水漂木"。

（1）脉之所在，病之所在：因邪气犯表，阳气应之出表抗邪，脉便随阳而外浮。由此可知，邪之所在，即为阳之所在；而阳之所在，即为病之所在，故脉之在何处，病亦在何处。如脉在三阳，则病亦在三阳；如脉在三阴，则病亦在三阴。

（2）人法地：在前面讨论太阳的含义时，谈到太阳主寒水，其位至高。老子有言："人法地"，在地上何处最高？珠穆朗玛峰海拔 8844.43 米，为世界第一高峰。峰上终年积雪，其为高、为寒可知，其为水可知。按照老子"人法地"的道理，如在地上找一个太阳寒水的证据，非喜马拉雅山、珠穆朗玛峰莫属。这便是与太阳最为相应之处。太阳病为什么言脉浮呢？道理亦在于此。脉浮就其脉势而言，亦为脉之最高位，这样以高应高，脉浮便成了太阳病的第一证据。

（3）太阳重脉：太阳与少阴病强调脉象，提纲条文开首就讨论脉象，太阳是"脉浮"，少阴是"脉微细"，而其余四经的提纲条文没有言脉。太阳、少阴提纲条文对脉的强调，说明在太阳及少阴病的辨治过程中，脉往往起到决定性的作用，往往是由脉来一锤定音。如太阳篇 42 条："太阳病，外证未解，脉浮弱者，当以汗解，宜桂枝汤。"52 条："脉浮而数者，可发汗，宜麻黄汤。"少阴篇 323 条："少阴病，脉沉者，急温之，宜四逆汤。"当然，桂枝汤的应用未必就一个"脉浮弱"，麻黄汤的应用也未必就一个"脉浮数"，而四逆汤的应用也不仅仅限于一个"脉沉者"。但从条文的这个格局应该看到，脉是决定性的，这个脉就是条文的"机"。这说明脉象在太阳、少阴病中有相当的特异性。

太阳、少阴病为何具有这样的特殊关系呢？前已述及，脉乃水月相合，阳加于阴谓之脉。脉无阴水无以成，脉无阳火无以动。故一个水，一个火，一个阳，一个阴，是构成这个脉的关键因素。而太阳主水，为阳中之太阳，少阴为水火之藏。太少的这个含义正好与脉义相契合。故曰：脉合太阳、脉合少阴。以此亦知脉的变化最能反映太阳少阴的变化。

（4）肺朝百脉的思考：原文第 20～24 页有很详细地解说，趣味性甚浓，知识性尤博。从而引申出"读万卷书，行万里路"的益处，读书是学、行路是思，"学而不思则罔"。"人法地，地法天，天法道，道法自然"，老子的这四法才是真正的整体观。

（5）上善若水：《老子·八章》云："上善若水。水善利万物而不争，处众人之所恶，故几于道"。老子为何将他心目中这个最善的东西用水来比喻呢？因为水虽出生高贵，虽善利万物，但却不与物争，却能处众人之所恶。何为众人之所恶？就是这个至下之位。人总是向往高处，走仕途的都想升官，搞学问的都想出人头地，做生意的百万富翁要向千万富翁、亿万富翁看齐。看看那些出生高贵的太子、少爷，哪一个不是高人一等？哪个愿处众人之下？真能像曾国藩严格要求自己的后人，实在太少了。当官的要真做人民的公仆，那真是不简单。人的贪欲心决定了很难这样做，这就不"几于道"了。不几于道就背道，背道的东西怎么长久呢？古云：富不过三代。这是有道理的。就是李嘉诚也没办法，因人很难做到"几于道"。很难有水一样的习性。没有水的习性，怎么可源远流长呢？富贵三代就不错了。

人体这个水，人体主水的是肾，肾为水脏，肾在五脏中处于最低的位置，而肾之华在发，又处于最高的部位。一个至高，一个至下，水的深义便充分地显现出来。岳美中老中医参古人义，喜用一味茯苓饮治疗脱发，过去对此甚感不解，现在从水的分上去看，就不足为怪了。

2）头项强痛

（1）太阳之位主头项：太阳之位至高，浮脉从位势上说也是最高的脉，头项在人体又是一个最高位。所以，中医的东西除了讲机理以外，还要看它的相应处，相应也是一个重要的方面。六经皆有头痛，为何在提纲条文中只有太阳讲这个头痛？这显然是相应的关系在起着重要的作用。

（2）项为太阳专位：项，《说文》释为："头后也"。《释名》曰："确也，坚确受枕之处"。枕下有一凹陷处，就像江河的端口，高山雪水就从这里流入江河，这个地方应该就是项的确处。项便是以这个地方为中心而做的上下延伸。

太阳主水，足太阳起于睛明，上额交巅，然后下项，所以，吴人驹云："项为太阳之专位"。太阳的头痛往往连项而痛，是太阳头痛的一个显著特点。其他头痛一般都不会连及于项。

讲头项痛以外，还加了一个"强"来形容。舒缓、柔和之反面即为强，所以，太阳的头项强痛，还有项部不柔和、不舒缓的一面。这个主要与寒气有关，以物遇寒则强紧、遇温则舒缓也。

项强还在十九病机中出现，即"诸颈项强，皆属于湿"。项为江河之端口，水之端口必须用土来治之。因此，项强的毛病除与太阳相关外，还与太阴土湿相关。现在很多"颈椎病"都有项强一证，都可以考虑从太阳、太阴来治疗。

（3）恶寒：

①第一要证：表受邪，太阳开机必受阻，阳气外出障碍，不敷肌表，所以有恶寒证。此恶寒又称表寒，它与天冷的寒不完全相同。该恶寒对于证明机体患有表证，对于证明太阳系统受邪，具有非常重要的意义。故古人云："有一分恶寒，便有一分表证"。见恶寒即应考虑从表治之，从太阳治之。

②强调主观感受。恶寒，寒一配上恶，意义就非常特殊。何谓恶？恶是讲心的喜恶，是主观上的一种感受。即恶寒只限于你的主观感受，并非指气温低，零下多少度，这个概念一定要搞清楚。有些人夏天患太阳病，患伤寒，天气本来很热，他却要盖两床被子，这就是恶寒，它与实际的温度毫不相干。这时量其体温很高，39℃甚至40℃。所以，这个"恶"，完全是主观感受，而不代表客观上的存在。

由恶字引出了主客观的问题，这要仔细思考，这是中医里面的一曲重头戏，也是能在很多方面区别中西医的分水岭。西医一个很显著的特点是非常注重客观，在主客观之间，多偏向客观一面。比如西医诊断，所依赖的是物理和化学手段检验出来的客观指标，判断疾病的进退，依据的仍然是这些指标。即使病人主观的感受很厉害、复杂，但在客观的指标上无什么异常，西医往往给他下一个"神经官能症"或"癔病"的诊断，开一些维生素、谷维素之类的药而已。而中医则有很大不同，很注重主观上的感受，比如口渴，口渴饮水是一个比较客观的表现，但中医关心口渴后面的另一个主观感受——喜冷饮还是喜热饮？往往这个主观感受才对诊断起决定性作用。喜冷饮多数在阳明，喜热饮则说明病可能在少阴。一个少阴，一个阳明，一个实热、一个虚寒，这个差别太大了。这样一个天壤之别的诊断，其依据就在这个喜恶之间。

已故名老中医林沛湘教授 20 世纪 70 年代有一病案：病人系老干部，发烧 40 多天不退，请过很多权威的西医会诊，用过各类抗生素，但体温始终不降，也服过不少中药，病情仍不见改善。所以就请诸名老中医会诊，林老乃其中之一。名老荟萃，当然各显身手，各抒己见。正当大家聚精会神地四诊、辩证分析时，林老被病人的一个特殊举动提醒了。当时正值大热天，喝些水应属正常，但病人从开水瓶把水倒入杯后，片刻未停就喝下去了，林老悄悄地触摸刚喝过水的杯子，还很烫手。大热天喝这样烫的水，如非体内大寒绝不可能。于是林老力排众议，以少阴病阴寒内盛隔阳于外论治，处大剂四逆汤加味，药用大辛大热的附子、干姜、肉桂，服汤一剂，体温大降，几剂药后，体温复常。

通过上面的病例，可以体会到中西医的一些差别，西医的诊断、治疗，都是按照理化的检查结果办事。中医也注重客观的存在，比如脉弦、脉滑，脉象很实在的摆在那里，中医也很重视。但是，中医有时更关心那些主观上的感受（喜恶）。一个口渴，西医关心一天喝多少磅水，喜冷喜热都完全不在乎。一个发热，西医关心它的温度多高，什么热型，是弛张热还是稽留热？至于恶寒还是恶热，全不在乎。如果作为一个中医，也完全不在乎这些主观上的因素，那很多关键性的东西就会丢掉。为什么？因为感受由心掌管，而心为君主之官，神明出焉。所以，注重这个层面，实际上就是注重心的层面，注重形而上的层面。这是中医的特别之处，应认识清楚。否则，一讲现代化，一讲客观化，就把这些主观的东西丢掉了。对于中医，甚至对其任何事情，都要设法弄清楚，要有见地才行，不能人云亦云。

最后说明，对提纲条文所提出的脉浮、头痛项强、恶寒三证，既要全面看，也要灵活看。

（三）太阳病时相

本节主要根据第 9 条"太阳病欲解时，从巳至未上"的内容解说。

1. 谨候其时，气可与期

1）与病机并重的条文

《伤寒论》的 397 条中，病机、时相各六条，二六合十二条行文，可谓独立鹤群。如此特殊的条文，必有十分特殊的意义。可惜历代的学人多只注重前六个病机条文，而对后六个时相条文往往不予重视，这便白费了仲景的一番苦心。

《素问·至真要大论》在言及病机这一概念时，曾再次强调："谨候气宜，勿失病机"。"谨察病机，勿失气宜"。这就是说，讨论病机要抓住气宜，而讨论气宜也要抓住病机。二者缺一不可。对于《伤寒论》的研究亦是如此，病机气宜要两手抓，两手都要硬。强调提纲条文，只是抓了病机这一手，另一手就在这个欲解时条文当中。正如《素问·六节藏象论》所云："时立气布……谨候其时，气可与期。"虽然欲解时条文仅仅谈到"时"，但一言时，气便自在其中了。所以，欲解时条文或者说时相条文就是气宜的条文。如只讲提纲条文，不讲欲解时条文，那这个病机就不完全。或说这个病机只是半吊子。所以，提纲、时相条文合参，这个病机才完全，这才是一个完整的合式。

2）时释

（1）造字："时"之造字，简体形符为日，声符为寸，繁体字形符相同，声符为寺。日之义很明确，就是太阳的意思，時用日作形符，说明时的产生与太阳的运行关系很大。寺呢？《说文》云："廷也，有法度者也"。一个太阳，一个法度，合起来即为时，时之造字、蕴意实在耐人寻味。

时之简体，声符为寸，寸是古人用来度量的基本单位，日加寸为时，是说对太阳运动的度量就构成时，此造字似乎更为简明了。

春夏秋冬如何产生？它是由太阳的运动产生。太阳的运动，造成了日地关系的改变，当运动至某一特定的日地相对位置区域便构成春，依次类推便有夏秋冬的产生。由此可见，春夏秋冬四时的产生完全符合上述这个造字的内涵。四时的产生依赖于日地的相对位置关系，而这个相对位置关系的确定，则必须借助度量这个过程。所以，造字的左边用日，右边用寺，寺上为土，表示地；而寺下为寸，表度量。仔细思忖，此造字的内涵是否完完全全地体现了四时的产生以及时的确定过程。由此不仅看到了一个学科，而且看到了这个学科的分支和内涵。中国文字所具有的这个魅力，是世界上任何一种文字都无法比拟的。现今将文字简化了，当然写起来方便得多，但是，像这样一个时，土没有了，日地关系不存在了，这个春夏秋冬如何确定？没法确定！

对四时的确定，对一年二十四节气的测定，最经典、最权威的方法《周髀算经》所记载的方法。它说："凡八节二十四气，气损益九寸九分六分分之一。冬至晷长一丈三尺五寸。夏至晷长一尺六寸。"具体的方法是在中午于地面立一八尺圭表，然后看这个圭表于地面的投影长度，根据这个长度来确定八节二十四气的具体位置。晷影最短的这一天，即晷长一尺六寸的这一天定为夏至，然后按照九寸九分六分分之一的进度确定下一个气，即小暑，依次类推，直至冬至这一天，晷影达到最长，即一丈三尺五寸。冬至以后正好反过来，即按照九寸九分六分分之一的退度来确定下一个节气，直至夏至为止。上述这个时间的确定过程，一要看太阳的运行，即运行到正午的这个时候来确定；二要在地面看这个太阳在圭表上的投影，这样一个投影便反映出了日地之间的相对位置关系，便反映出了阴阳的关系，便能够看出阳气的释放度和收藏度；第三是上述这个投影的长度要用一个具体的尺度来测量。上述这三个要素一个都不能缺少，缺少了就构不成时。现在把繁体字改成简体，文字简化倒是省事，可这一省把地省掉，把阴省掉了。阴阳两者省掉了阴，就变成了孤阳，孤阳不长啊！

文以载道，文字是文化的载体，文明的载体，精神的载体，道的载体。我们就是通过这个文字去认识文明、传承文明的。也正是通过这个文字将过去三千年、五千年的文化结晶运载到现在，运送到将来。现在把文字这辆"车"的轮子卸掉一个，甚至两个，那么，这样一个文化结晶的运送工作就会陷入瘫痪。如今，50岁左右的人还读过古书，认识几个繁体字，所以，这个文化传承的障碍似乎还不那么明显。可是再过几十年、几百年，将会是什么情况？中华文化的法脉也许就会被这个文字的简化断送掉。中国文字的简化确实是非同小可的事情，绝对不能仅凭某些个人、某些个权威的一时冲动，这是要将全部中华文明做抵押的勾当。马虎不得啊！

（2）时义：对于时，中国人的时、传统文化的时，是有实义的，它不完全像西方文化的时，更多的是数学意义上的时，更多地注重物理的内涵。所以，一谈时，太阳的运动位置就在这里了，日地关系、阴阳的关系、气的关系就在这里了。一讲春，就知道气温；一讲夏就知道气热；一讲秋就知道气凉；一讲冬就知道气寒。为什么说"时立气布"呢？为什么要"谨候其时，气可与期"呢？道理就在于此。所以，时立则阴阳立，阴阳立则气立。西方文化里显然没有这个含义。

从以上角度，从时的这样一个内涵来切入，给传统中医作一个现代的定义，那么，传统中医实际上就是一门真正的时医学，或者称时相医学。只要承认阴阳、五行是中医的核心，只要承认藏象经络是中医的核心，那么，中医就是完完全全的、彻头彻尾的时间（时相）医学。

2. 欲解时

疾病的欲解时，就是疾病有可能解除，或者有可能痊愈，或者有可能减轻的这个时间区域。上面讨论病字的含义时，重点谈到了疾病的相关性，疾病与时间、方位、六气、众多的因素相关，而总体来说就是与阴阳有关。张仲景除提纲条文外，又推出欲解时条文，证明对"病"的释义没有谬误。

（1）巳至未上：就是巳午未三时。巳午未至少有三个层面的内容。第一个层面是一天之中的巳午未三时。也就是上午九时至下午三时这一时间区域；第二个层面是一月中的巳午未三时，即月望及其前后的这段区域；第三个层面是一年中的巳午未三时，即阴历四月、五月、六月这个区域。欲解时巳午未的这个多层面，让我们意识到太阳病的欲解时也是多层面的。太阳病是个大病，它包括了许许多多的外感、内伤疾病。在此大病目下，还有许许多多的子病目，因此，不要把太阳病看得过于简单，好像它只是一个伤风感冒、受寒发烧。它不仅是一个急性病，也可能是一个慢性病。急性病，病程总共就这么几天，所以，应该从这一天的层面去考虑它的欲解时。如果疾病表现在一天的巳午未这个区间缓解，那就要考虑到太阳病的可能。如果太阳病是个慢性过程，超过一个月、两个月，甚至一年、两年，而且疾病的日周期内的变化很不显著，或者没有规律，那么，就应该看它在月周期或年周期这些层面有没有规律可循。倘若疾病是表现在望月的这段时间或者夏天（4、5、6月）的时间欲解，仍需考虑太阳的可能性。

（2）太阳病要：主要有三点：

其一，病位在表。即太阳病的定位在表系统里。表与里相对，含义很广，并不只限于在感冒中，除感冒外很多疾病可以定位在表系统，《素问·至真要大论》曰："夫百病之生也，皆生于风寒暑湿燥火，以之化之变也。"百病的发生都与风寒暑湿燥火相关，都受这个因素影响，在此基础上才产生内外伤的变化。而上述这个因素影响人体就是从表系统开始的。所以，太阳病这个定位非常重要。而这个定位在病机条文中可以从"脉浮"来得到反映。

其二，病性多寒：有关这一点张仲景在"伤寒例"这一篇中作了重要阐述："其伤于四时之气，皆能为病。以伤寒为毒者，以其最成杀厉之气也。"为什么？以其秋冬伤之，则阳气无以收藏；春夏伤之，则阳气无以释放。无以收藏则体损，无以释放则用害。是以寒者，体用皆能损害，故其最具杀厉也。所以，太阳病的定性中以寒最为突出。

其三，开机受病：整个太阳系统或者说整个表系统的作用就是维系在"开机"上面。一旦开机障碍，就会影响整个太阳系统，进而产生太阳的病变。

（3）巳午未时相要义：亦可从三方面来谈。

其一，巳午未三时的相关变化，可以从乾（☰）、姤（☴）、遁（☶）三个相应的卦去看。易卦系统组合而成，即六十四卦。别卦由两个经卦组成，所以，两个经卦便构成了上下、表里、内外的关系。阳气由子时来复以后，便沿着复（䷗）、临（䷒）、泰（䷊）、大壮（䷡）、夬（䷪）、乾（䷀）这样一个次第逐渐由下而上、由内而外、由里而表地升发、释放。当到达辰的这个时候，阳气虽然在很大程度上向外向表伸展，从夬卦可以知道，但阳气最终还是未突破于表，未到达于表。只有到巳时以后，如乾卦所示，阳气才真正外出于表。所以，巳午未三时所对应的乾、姤、遁，正显现了阳气出表的这样一个变化过程。

其二，巳午未三时以日而言，正处日中，以年而言，则正处夏季，是阳气最隆盛的时候，亦为天气最炎热的时候。

其三，巳午未所对应的日中、夏季及月望前后，从离合或从功用上讲，则为太阳开机最旺盛的时候。

巳午未的这三个时相要义，一个正值阳出于表，一个正是大热朝天，一个是开机旺盛。这三个要义中，第一要义正好对治表病，第二要义正好对治寒病，第三要义正好对治开机障碍。这样一对治太阳病的三个要义问题就解决了，为什么太阳病要欲解于巳午未三时呢？原因就在这里。

（4）太阳治方要义

中医的治病开方实际上就是开时间。这个要诀不怎么好理解。如能真正理解开，它真正可以像黄帝说的那样将之"择吉日良兆，而藏灵兰之室，以传保焉。"

中医诊断、治疗疾病，都是从阴阳入手、寻找。判断是真正精通了中医的方家，还是只掌握一招半式的"高手"，就是要看对阴阳问题的落实程度。实际上也就是时间的落实。时间或时相可以通过开药来模拟，必须有一个前提，就是药物具有时间或时相的特性，而药物虽有各式各样的属性，但其中一个最重要或者说纲领性的属性就是气味，将药物的气味一放到"方"上来，时间的属性就很快出来了。气寒、气凉、气热、气温之药，分别属冬、秋、夏、春，再加上味的配合以及其他属性的配合，药物的这个时间特性会更加精细。中医治病为什么叫开方？为什么开方就是开时间？确实耐人寻味。《伤寒论》三张奇怪方：青龙汤、白虎汤、真武汤，分别是东方、西方和北方，实际上就是开的春三月、秋三月、冬三月。所以说开方就是开时间。

总而言之，将中医治病的思路，将中医的处方用药往时间上一靠，把它时间化了，或者时空化了，这个传统与现代的距离一下就缩短了，这就是中医的现代化，是一个更有意义的现代化，一个更精彩的现代化。

太阳病欲解于巳午未上，就把时间的问题摆出来了。再结合看一看太阳篇的麻黄汤，它气温热、性开发，服后身暖汗出，仿佛置身于夏日的火热之中。太阳病不是欲解于巳午未吗？麻黄汤就有这个巳午未的功能。在中医里时间竟然可以模拟，时间竟然可以用药物来打造，原来那个土里土气的模样完全改变了。这些要深思熟虑，努力攻研！

3. 欲作时

欲解时关系到部分的诊断问题，而更重要的是治疗方面的问题。在诊断方面，欲解时虽也有一定意义，但病人更关心、印象更深刻的恐怕不是这个缓解或痊愈的时候，而是疾病什么时候发生、什么时候加剧。对疾病的发生或加剧的时，就提出一个相对概念，叫作"欲作时"或者"欲剧时"。

欲解时在巳午未上，欲作时必定就在与欲解时巳午未相对的位置上，即亥至丑上。巳午未与亥子丑在十二支中正为相冲的关系，巳亥、子午、丑未相冲。所谓相冲，即相反之意，在时相上、阴阳的变化上相反。所以，在亥子丑这个时相，阳气是入里收藏，这个时候是冬日，天气最寒冷；此时不是阳开最盛，而是阴开最盛。这三个特性正好与欲解时相反，太阳病所以欲作（剧）就在这个时候。

太阳病的欲作时，至少应该从三个层面去看。如咳嗽或腹痛，它在日周期内有很强的规律性，比如都在亥子丑这段时间，这个就是半夜的这段时间发作或加剧，那应该首先考虑它有太阳病的可能性。所以，欲作时对于疾病的诊断，对于病因的寻求，显然具有更重要的意义。

4. 总观六经病欲解时

以上讨论了太阳病的欲解时，现在总起来看一看六经病的欲解时，看看阴阳之间有何区别。此差别可略分为二：

其一，三阳病的欲解时从寅始，至戌终，共计九个；三阴病的欲解时从亥始，至卯终，共计五个。

其二，三阳病的欲解，太阳为巳午未，阳明为申酉戌，少阳为寅卯辰，三者虽相接，但互不相交搭；三阴病的欲解时，太阴为亥子丑，少阴为子丑寅，厥阴为丑寅卯，三者互为交错，互为共同。

六经病欲解时的差别具有下面几个方面的意义：

其一，阳道常饶，阴道常乏。此为天文术语，饶即长意，富足之意；乏就是短缺。从天文上看，日为阳，月为阴，日的自转周期是一年，月的自转周期是一月。阳的周期大大地长于阴的周期。在这一点上，三阳欲解时与三阴的欲解时正好与这个"阳道常饶，阴道常乏"相应。再看一些其他方面的情况。《素问·上古天真论》中，谈到男女的生理节律时，男子以八八为节，女子以七七为节。男子八八六十四岁天癸竭，女子七七四十九岁天癸竭，男女相差十五年。这显然与上面的阳长阴短甚相合应。另外阳以应昼，阴以应夜，三阳病的欲解时多在白昼，而三阴病的欲解时多在黑夜。从这样一些相应关系中可以看到，六经病欲解时的建立，它的基础是很深厚的，它依托的是整个自然。因此欲解时问题绝非一笔可以带过，应值得很好地研究。

其二，三阳病的欲解时互不相交，各有独立的三个时辰。证之三阳各篇，太阳多为表寒，阳明多为里热，少阳则在半表半里。故治太阳以解表，治阳明以清理，治少阳以调枢，三者泾渭分明。三阴的欲解时虽各占三个时辰，但是相互交错，相互共有。证之三阴各篇，太阴、少阴、厥阴虽亦有小异，然而里虚寒病却始终贯穿其间，四逆辈不但用于太阴病，且通用于少、厥二阴之病。通观六经病欲解时，则见时异治异，时同治同。由此方知《素问·六节藏象论》所云："不知年之所加，气之盛衰，虚实之所在，不可以为工矣。"非虚语也。时可轻乎？不可轻也。

六、阳明病纲要

（一）阳明释

1. 阳明本义

《素问·至真要大论》曰："阳明何谓也？岐伯曰：两阳合明也"。两阳相合为阳明。对这个相合的不同解释，会带来阳明概念截然不同的内涵。两阳相合，古今很多人理解为两个阳加起来就叫阳明。但只要仔细分析，只要把阳明放到天地里、自然里，就会发现这个解释与阳明的本义并不相符。合是聚合、合拢的意思，这个合正好与开相对应，不是叠加的意思，非一加一等于二之意。是把阳气从一种升发的状态、释放的状态收拢聚合起来，使它转入蓄积、收藏的状态，这个才叫"两阳合明"，这个才与阳明的本义相符。两阳合明，实际上与两阴交尽是对等的。厥阴提两阴交尽不是两阴相加，而是阴尽阳生，阳明怎么会是两阳相加呢？所以，尽与合是对等的，是闭合之意，而非相加之意。阳明的这个本义在以后的论述中还会陆续地得到证明。

2. 阳明经义

主要包括手、足阳明经。足阳明经行布于身之前，《黄帝内经》讲腹为阴，背为阳，前之阳主降，后之阳主升，足太阳经行于身之后正中，故太阳主开升，阳明主合降。从阳明的循行部位看，两阳合明是两阳叠加起来发散得更厉害，还是闭合起来，把阳合起来？可以很好地思考！

3. 阳明府义

阳明之府主要包括胃肠，胃当然就与脾有关，大肠当然就与肺有关。而且在《伤寒论》中胃肠往往相连，胃肠往往相赅，言胃则肠在其中矣。过去西学中的人看到阳明篇的"胃中必有燥屎五六枚"感到很费解，觉得很可笑。其实，知道了这个互通关系，知道了同为仓廪之官，也就不足为怪了。

《素问》云："六经为川，肠胃为海"。六经与肠、百川与大海的这个关系，不仅在《伤寒论》中很重要，在整个中医里也很重要。尤其是对中医治法的研究，就是一个关键处、秘诀处。中医的下法为什么能治百病？六经的病变，其他脏腑的病变，为什么都能聚于肠胃，然后通过攻下来解决，理论上就要依靠上述这个关系。而这个由川到海的最大的特征，就是降的特征。

上述这个关键、秘诀，要能很好地研究开来，解决开来，中医在治法上，在治疗技术手段上肯定就会有一次飞跃。

除了上述内容，阳明府的另外一层含义值得关注。即阳明与脑的关系。脑为髓海，属奇恒之府。现代医学，脑为中枢神经系统的所在，其功能定位非常清楚。利用这样一个功能定位来关照《伤寒论》就会发现，《伤寒论》中凡涉及到精神异常的证几乎全部集中在阳明篇里，几乎都是用阳明的方法来治疗。这就不得不联想到阳明与脑的特殊关系。阳明与脑的关系建立在什么基础上？人有四海，阳明肠胃亦为海，打开世界地图，自然界的四海是相通的，那么，脑和阳明的这个海是否相通？2000 年 9 月 27 日《参考消息》登载了一篇题为"人有两个海"的研究文章。作者是伦敦大学的戴维·温格特教授，他通过长期研究发现，成千上万的神经元细胞，除了主要聚集在大脑构成我们所熟知的中枢神经系统外，还聚集在肠胃。于是他提出了一门"神经元胃肠学科"，认为胃肠有可能成为人体的第二个大脑。戴维教授的这项研究是否有助于我们对阳明与脑的关系去认真思考？

4. 阳明的运气义

阳明的运气义，有两层，一层是肺与大肠，另一层就是燥金。兹重点讨论后者。阳明者，其在天为燥，在地为金。两阳合明为何要配燥金，其意义与太阳配寒水相同。

（1）燥义

两阳合明的关键是合，其意义前已述及，即聚合阳气勿使发散的意思。"燥"义呢？《说文》云："燥者，乾也。"燥就是乾，所以，乾燥往往连用。这里应注意"乾"字用繁体，而在繁体字中，它与易中的乾卦系一字。乾^{qian}与乾^{gan}是同体异音字。干为何要与乾同体？这就牵扯到一个很有意义的问题。乾卦在后天八卦中处在西北方位，西北自然地把它与干燥联系起来。可见干乾同体不仅仅是借用问题，还有深层含义。

干燥相对的是潮湿，就像寒热相对一样。前面讨论寒从热的角度去谈，讨论燥也可借用这个方法，就是从湿的角度去论燥，看一看燥在阴阳上是一个什么样的变化。

研究湿亦是先从其造字入手，湿的形符是"氵"，说明它与水有关联；声符为"显"，显就是明，常连用为明显或显明。那么什么东西能获得明显或显明？白天是太阳，夜晚是灯火。太阳、灯火都是阳的象征，阳能使之显、明。故显者阳也，阳者显也。显义既已知晓，湿义就很容易弄清楚了。何为湿？如何形成湿？水加阳为湿，阳蒸水动以成氤氲之气为湿。湿与水有关联，湿从水中来，故常常是水湿并称。但水与湿又有区别，就在这个"显"上，就在阳上。湿虽从水中来，但它毕竟不是水，必须是阳气散发以成蒸动之势，以成氤氲之势，这时才成为湿。所以，阳气的散发蒸动是构成湿的一个条件。从春夏多湿，秋冬少湿；东南方多湿，西北方少湿；显然都是因为阳气散发蒸动的程度有区别的缘故。燥与湿相对，多湿自然少燥，少湿自然多燥，所以秋冬干燥、西北干燥，说穿了就是湿少了，就是阳气蒸动少了。这样燥湿的问题就回到阴阳上来了。探讨事物就是抓其本质，而本质就是阴阳。所以，从这样一个层面上讨论湿、燥，就抓到了本质，也就是《黄帝内经》所说的求本。

燥湿层面上的意义清楚了，再来看病机十九条，就觉得十九条中不言燥并非疏忽，也不足为怪。实际上，言湿言热，燥在其中矣！阳气散发则为湿为热，阳气聚合则燥生矣！因此，燥与湿，不过是阴阳的不同状态而已。刘河间、喻嘉言自以为高明，给病机补上一条燥，看起来很有必要，其实是着相了，是蛇足了。

有关湿燥的意义，还可以从易卦的方面来看。《周易》第五卦是需卦（☵），即水天需。上卦为水为坎，下卦为天为乾。易系统本有三个分支，《周易》只是其中之一易，另外还有《连山》《归藏》二易。《周易》以乾天为起手，《连山》以艮山为起手，《归藏》以坤地为起手。在《归藏》易中，需卦叫作溽卦，溽者濡也，湿也。因此，需卦就是专门用来讨论"湿"的。要把湿这一概念、问题放到二维平面上来讨论，非需卦莫属。看溽卦、看需卦、看"湿"卦，什么叫湿？水在天上即为湿。水在空气中弥漫、氤氲即为湿。水何以在天？水何以弥漫空中？离开阳气的蒸腾是不成的，阳气不能蒸腾，阳气聚合了，水就无以在天，水就无以弥漫，这时水只能润下，而不能"润"上为湿。没有湿，燥就自然产生了。

（2）燥何以配金

金在五行中质地最重，是因为它的聚敛沉降之性所致。而聚敛沉降之性还可以使阳气沉敛，沉敛则不蒸发，水下而不上，燥便产生了。燥金相配就是因为这个缘故。

老子云："有无相生，难易相成，长短相形，高下相盈，音声相合，前后相随"。其实燥湿就是这个关系。前面需卦相随的卦是讼卦，讼卦的卦象正好把需卦倒过来，即上乾下坎为讼（☰）。既然需卦表溽、表湿，那讼卦一定就是表干、表燥了。讼卦表燥可从两方面看，一是接前之义，乾上坎下，乾阳上升，坎水下降，水下而不上，故燥也；另一方面诉讼之事，古云官非，在五行属金，而金与燥的因缘前已述及，可见讼卦确实是一个表燥的卦。将讼、需两卦一对照，燥湿的关系就非常明确了。

（3）燥湿所配气

燥湿相对，其所对应的气当然也应相对。阳气聚敛收藏，则天气逐渐变冷；阳气聚敛收藏则水不蒸腾，湿不氤氲，燥便随之而生。因此，燥的本性为凉，即燥气为凉。秋为何主燥、主凉？道理就在此。而整个春夏，阳气散发蒸腾，天气随之变温变热；而随着阳气的散发蒸腾，带着阴水，便形成了湿。所以，湿在《中基》里虽然定为阴邪，但究其本性而言，它是与湿热相关的，该道理不能不清楚、不明白。前已述及，任何事物，只要思考到了阴阳上，就抓住了本质，就不会动摇，春夏为何多湿，东南方为何多湿，根本原因就在此。

以上所说湿性本热，燥性本凉，是从根本的问题讲。从此角度看，苦何以燥湿，辛何以润燥，就能很好地理解了。辛苦之性为辛开苦降。开者，开发阳气，降者，降敛阳气。苦寒就是清热泻火，就是降阳，就是为了秋冬这个格局，就是为了拿掉湿的这个"显"旁。火热泻掉了，阳气降敛了，秋冬的格局形成了，显旁没有了，还有什么湿气可言？所以，苦寒乃是治湿正法。由此可想到《素问》的"阴阳者，天地之道也，……神明之府也"是真正的"真实语"。也才能感到辛弃疾的"千里寻他千百度，暮然回首，那人却在灯火阑珊处"是一个什么样的境界。

苦寒燥湿的问题解决了，辛以润之就不再会成问题。辛温就是为了鼓动阳气，蒸发阳；就是为了形成春夏格局；就是为了还湿的"显"旁。阳气鼓动了，蒸发了；春夏的格局产生了；显旁还原了，湿润自然产生，还有什么燥气可言？

温病大家吴鞠通有一治燥名方，叫杏苏散。该方由苏叶、半夏、茯苓、前胡、桔梗、枳壳、橘皮、杏仁、甘草、生姜、大枣等十一味药组成。从这个组成，除了杏仁质润外，其他药物看不出润燥成分，且偏于辛温，可吴鞠通却说它润燥。对该方的方义，我虽背得很熟，也常用，但对方义不甚理解。从方剂书去看，甚至讲方剂人也未必真正弄通了这个润燥的实义。现在燥的道理弄明白了，才知道它确实是润燥的方。

杏苏散与小青龙汤，一为时方，一为经方，一者性缓，一者性猛，然二者有异曲同工之妙。编者的先师曾治过一例咳的病人，患者女性，起病三年，每逢秋季即作咳嗽，咳则一二个月方罢。西药中药皆不济事。至第四年上，患者到先师处求治，诊罢即云：此燥咳也，当守辛润之法，径处小青龙汤。服一剂咳止，连服三剂，随访数年皆未秋作咳。小青龙汤怎么润燥？只知它是辛温之剂，只知它能够治疗水气病，说其润燥，实在费解。然一旦将它与燥的本义联系起来，即知小青龙汤治燥一点也不为奇。为何叫青龙呢？青龙是兴云布雨的。云雨兴布之后，天还会燥吗？

郑钦安于《医法圆通》书中云："阴阳务求实据，不可一味见头治头，见咳治咳，总要探求阴阳盈缩机关，与夫用药之从阴从阳变化法窍，而能明白了然，经方、时方，俱无拘执。久之，法活圆通，理精艺熟，头头是道，随拈二三味，皆是妙法奇方"。现用小青龙汤治疗燥咳，便知何为"头头是道"了。学医贵乎明理，理精方能艺熟。理不精，怎么艺熟？理不精就不可能有活法，就不可能头头是道。

（4）燥热与寒湿

以上谈了燥与湿的本性，这应容易理解。本性是大局，是整体。但燥与湿还有另外一个方面，即燥热与寒湿的问题。

《易经·乾卦》云："火就燥。"而《说卦》则云："燥万物者莫熯乎火"。燥字的形符所以用火看来与此义相应。本来前面说过，"凉就燥"，阳气收敛，天气转凉，气候就随之干燥，秋冬季节的北方气候，就知道"凉（寒）就燥"真是不虚。怎么又忽然转为"火就燥""燥万物者莫熯乎火"呢？看起来很矛盾，不易说清，但其实这是两回事，说开了之后还是能够弄清。

火就燥，日常生活中经常碰到。潮湿的东西火上一烤就会慢慢变干，故火就燥，从生活经验中很易理解。潮湿的东西火上一烤就变干燥，是否是火将湿灭掉了呢？显然不是。因火没有这个功能。火本身并不能把水湿消灭掉，只是把水蒸走而已。要把刚洗过的湿衣用火烤干，就会看到湿气在蒸腾，如这时关掉门窗，不久既会发现窗户上出现串串水珠。因此，火的功能只是把水、潮湿转移了，转到另外地方、离火远一些的地方。所以这个地方干了，那个地方就会潮湿。因此，燥热应这样理解，它讲的是局部情况，是标，不是本。从这个火就燥也使我们联想到一个全球关注的问题，现在全球的气温不断升高，北极的冰川以前所未有的速度在日渐融化，何因造成此现状呢？显然与温室气体的日益大量排放有关。现在的空调、制冷设备，是否真能将热变冷呢？完全不是这么回事。它不过将此地的热转到彼地去了，转到大气中去了。这绝对是一种拆东墙补西墙的做法。所以，空调冷气越多，大气温度必然越高。而大气温度越高，使用空调冷气的时候就会越多。因此，这是一个难以避免的恶性循环。

从上面这个火就燥可知，火热到哪里，燥就到哪里。温病讲卫气营血辨证，热一入营到血，就会引起血热，血热就会导致血燥，血燥就要生风。这是就血这个局部而言，火热不入血，血燥必定不会发生。因此，血燥这个概念不是随便就能用的，血虚并不等于血燥，这一点必须弄清楚。

前面曾提到杏苏散，与其相对应的就是桑杏汤。该方由桑叶、杏仁、沙参、浙贝、豆豉、栀子、梨皮等药组成，其气味正好与杏苏散相反，它所对治的就是这个"火就燥"，这个燥热。对付这个热较简单，首先就是去掉火，让物远离火，不就火，自然就没有燥，这就需要清热。另外，已经被火蒸干了水分需要补充，所以还要养阴。一清火，一养阴，就自然达到了润燥的目的。

一个辛温润燥，一个甘寒润燥，虽均为润燥，但方法截然相反。这很值得细心地琢磨、细心地去思考。思考、琢磨清楚了，在阴阳的思维里定会大大前进一步。

下面看寒湿问题。前已述及，湿性本热，祛湿必须清热。温病讲湿去热孤。在春夏的回暖天里空气非常闷热，地下都是湿兮兮的，用什么方法防潮都无济于事，可是一旦天气转北，北风一吹，气转凉爽，地面便立即变干。为什么北风一吹便干，南风越吹越湿呢？因为北风带来的是寒是降，南风带来的是热是升。从这个角度很容易理解湿，很容易明白如何燥湿。可一转到寒湿上来，治湿不但不能用苦寒，反过来还要用苦温苦热，这个弯一下子好像转不过来。

其实与前面的燥湿联系起来看，既然燥与湿是相对的，这个相对是从本性上言。那么，在标性上燥湿也应该相对。燥标性热，湿标性寒。所以燥热与寒湿亦相对应。这种对应关系一建立，就知道潮湿的东西一近火就变干燥。这个过程就是燥湿的过程。这个湿就是寒湿。火就燥，火味苦，其性热。因此，以苦温、苦热来化湿、燥湿，其实就是讲的这个"火就燥"的过程。一个是寒湿的治疗过程，一个是燥热形的过程，"火就燥"其实谈的是两个问题。

（5）阳明病之燥

讨论阳明燥，首先要搞清是本燥还是标燥。前已论述，阳明本燥是凉燥，《黄帝内经》称之为清气。当然若太过则成为清邪。这与阳明主合、主收、主降的特性相符合。而阳明病就是一个主合、主收、主降的本性被破坏了。最易导致阳明的习性受损、最易破坏阳明本性的就是火热。因火性炎上，正好与阳明的性用相反，使阳明不能正常的收敛、沉降。所以，阳明病的这个燥显然与本燥相反（违），它是标燥，也就是热燥（燥热）。治疗该燥要用白虎汤、三承气，它们都是清剂、降剂，都是泻火之剂。火热泻掉了，阳明的本性自然恢复。所以，阳明病主要讨论的是这样一个问题，是本性相违与本性恢复的问题。

另外，还应考虑物性不灭的道理，此地有火热，蒸干了，彼地就必然潮湿。反之亦然。自然气候也是这样，大涝之后必大旱，大旱之后必大涝。为什么呢？这就是自然的平衡、调节，这就是物性不灭。老子讲有无、难易、长短、高下、音声、前后，都是相生、相成、相形、相盈、相合、相随，而寒热、燥湿、旱涝、昼夜、东西亦是如此。

阳明病是气分热盛，是肠胃热盛。阳明热盛，蒸耗胃家津液，至胃肠干燥而成胃家实之病。接着上面的思路，胃家的这个津液蒸耗到何处去了呢？一部分从腠理排泄掉了，所以阳明病有大汗，有手足濈然汗出。而另一部分必往上走而形成湿。这个"湿"产生过多，把清窍给蒙蔽住了，就会产生神昏和谵语。过去都说热盛神昏，热扰神明神昏，这怎么是呢？此理总不易搞清楚。如从上面这个思路去思考，是否会清楚一些呢？

春天人们多有昏昏欲睡之感，这是因为春夏的阳气升腾，水被蒸发成为湿，湿往上走，当然会影响清窍神明。不过此为生理影响。"蒙蔽"清窍轻微，所以只是产生昏沉、嗜睡。一旦影响度超过了生理，即为阳明病讨论的范畴了。

上述内容实际上牵扯到标本问题。运气中阳明与太阴互为标本，这值得深入思考。六气的治法中，少阳太阴从本，少阴太阳从本从标，阳明厥阴不从标本从乎气。其实这也可以从燥湿的关系去思考。阳明病有火气太过，就失去了它的本性，这时用白虎、承气治疗。用大黄、枳实、厚朴等药，为什么叫承气？就是承的阳明这个气，这个降气，火热来了，阳明不降了，所以要承气，使它重新恢复降。有的医学大师把承气汤读作顺气汤，即是此意。顺气者，顺阳明之气也，顺降气也。如果反过来，阳明降得太厉害了，那也会引起燥。这个燥就是阳明本性的燥，只是太过而已。《素问》把此燥称为燥淫，淫就是太过的意思。燥淫于内，治以苦温，佐以甘辛。这时不能再用承气汤，再承气就要燥上加燥，雪上加霜了。这时要改用辛温、苦温的方法来润燥。阳明篇有一个吴茱萸汤，就是针对这种情况而设。不要看吴茱萸这味药很辛燥，反过来吴茱萸汤还可以治燥，还可以润燥。所以关键还是一个理，理搞清楚了，事情就好办。吴茱萸汤为什么不可治凉燥？为什么不可以治燥咳？当然可以！这就叫信手拈来，头头是道。

（二）阳明病提纲

《伤寒论》第 179 条，即阳明篇第一条曰："问曰：病有太阳阳明，有正阳阳明，有少阳阳明，何谓也？答曰：太阳阳明者，脾约是也；正阳阳明者，胃家实是也；少阳阳明者，发汗、利小便已，胃中燥、烦、实，大便难是也。"本条可从四方面来讨论。

1. 总义

1）阳明病的不同路径

该条讲了三个阳明，就是说至少有三个途径能导致阳明病，而这三个途径都只限于三阳里。在三阳篇，太阳为表，阳明为里，少阳为半表半里。三阳的病发展到阳明，从病势、病位、病情上，好像都有加重的趋势。所以，张仲景在此提出这样三个途径，在一定意义上希望能早阻断这些途径。三个路径阻断了，便不会有脾约、胃家实、大便难的发生。

阳明病除了上述三个途径外，从张仲景所给出的线索，好像还应该有太阴阳明、少阴阳明、厥阴阳明。比如太阴篇第 278 条的"至七八日，虽暴烦下利日十余行，必自止，以脾家实，腐秽当去故也"。前人云：实则阳明，虚则太阴。因此，这一条实际是太阴转出阳明，亦即太阴阳明的典型例子。另外，少阴篇的三急下证，即 320、321、322 条，是否可以看作是少阴阳明？厥阴篇 374 条用小承气汤，是否可以看作厥阴阳明。

三阳导致阳明，好像病情加重了，三阴转出阳明呢？就形成了完全不同的问题。

2）对下法的现代思考

阳明是精华与污秽同在的地方。有正有邪，正邪同居。

要实现传统与现代的结合，要实现中医的现代化，应该把很大的一部分精力放在传统上，放在传统精英的打造上。这是一个十分重要的前提。中医能否用现代化的这些手段，能否用 CT、核磁共振？当然能用。现代的一些手段中医都能用，但是，不要误以为这就是中医现代化，如果把这些当作中医现代化，那从内涵上和逻辑上都是讲不通的。从目前情况看，运用现代化的这些手段，不能叫中医现代化，充其量只能算中医用现代化。

前已谈及，一名中医大师用大量的陈皮、白芷、玉竹、大枣治疗血气胸，服药后出现大量泻下，泻后胸腔的血气很快吸收。泻一泻肚，胸中的血气就没有了。为何肠炎的拉肚子起不到这个作用？为什么大师不用大、小承气汤来泻下，而用这些平常都不会引起泻下作用的药物来泻下？肺的问题，胸腔的问题，可以通过肺与大肠相表里直接转送到大肠，然后排泄出去。那么，其他地方的病是否也可通过经络之间的互相关系，通过一个中转，也转送到大肠里，也转移到阳明里，然后排泄出去呢？如果此路可行，那么很多疑难病就有了解决的办法。学习这一条文，如果都能这样思维，就为今后的研究，为传统的研究，为现代的研究，留出了一大空间，提出了一大堆研究课题。这样的思路过程难道就不是现代化吗？对于现代化的理解不应太机械、太死板，应该把眼光放远一点。有些问题是很确凿的，两千年的历史都点头了，干吗一定非要小白鼠点头才行？

2. 脾约

脾约就是太阳阳明。为什么呢？该问题既复杂又简单。说它复杂，是一千多年未能得出一个令人信服的说法；说它简单，确实简单，只要把它放到燥湿里去考虑，就很易解决了。有关燥湿的关系，前面刚讨论过，就脾胃而言，脾属湿，胃属燥。约为何意？约即约束之意。脾约就等于把脾约束起来了，脾湿一约，胃燥自然就显现，自然就有肠燥便秘的现象。这好像在做文字游戏，但该游戏却很有意思。湿一约，当然就燥了，脾约就是这么回事。但为什么太阳阳明才叫脾约呢？看 247 条："趺阳脉浮而涩，浮则胃气强，涩则小便数，浮涩相搏，大便则硬，其脾为约，麻子仁丸主之"。这一条讲脾约点出了小便数、大便硬，是小便数导致了这个肠中燥，大便硬是小便数导致这个阳明，所以叫它太阳阳明。为什么呢？因小便由膀胱所主，太阳所主。由小便数导致的这个阳明，当然就可以叫作太阳阳明。可是为什么小便数一定要牵扯到脾约上来呢？这就是一个水土之间的关系问题。正常情况土克水，土约水，现在土的自身功能受约制了，当然不能制水，当然就会小便数。所以，太阳阳明就与脾约很有关联。

另外，汗出过多大便亦硬，汗为腠理所司，亦为太阳主之，汗出过多所导致的胃中干燥大便硬，是否可称作太阳阳明？可否按脾约治疗？望深思！

3. 正阳阳明

1）历代医家

众说纷纭，各有观点，可以参考。

2）正阳本义

正阳不见得就是指阳明或者说正宗的阳明就叫正阳。正阳应有专门含义，这可以从文字的角度来了解。《康熙字典》"正月繁霜"，《笺》曰："夏之四月，建巳之月"。《疏》"谓之正月者，以乾用事，正纯阳之月。"又杜预《左传昭十七年》注云："谓建巳正阳之月也。"所以，正阳就是乾阳，就是建巳之月。建巳为四月，夏气开始用事。夏气是什么呢？就是火热之气。火热之气最易施于阳明而致阳明病，因火热之性炎上，正好与阳明主降的性用相反，所以，火施阳明是导致阳明病最常见的原因。火热也就是正阳之气，由火施阳明所致的阳明病，当然就可以叫作正阳阳明。因此，正阳阳明是有所指的，并非不兼太阳、少阳就是正阳阳明。

对于正阳阳明的上述含义，除了文字的证明以外，我们还可以从条文本身来说明。第168条的白虎加人参汤，在它的方后注里有这样一段话："此方立夏后，立秋前乃可服"。该方是阳明病的主方之一，为何要限定在立夏后至立秋前这段时间服用呢？这段时间刚好是夏三月，火热用事，最容易导致火施阳明的正阳阳明病。白虎加人参汤要规定在"立夏后，立秋前乃可服"，就反过来证明对正阳阳明的解释是恰当的。

3）胃家实

（1）胃：首先是常识上的胃府。此外，《素问·阴阳应象大论》对胃有一重要概念："六经为川，肠胃为海"。俗云"海纳百川、百川归海"。它可证明六经与肠胃是相同的。六经的病变可以通过适当的方式引聚到肠胃中来，然后泻之使出。下法为什么能去治百病呢？道理就在这里。

另外，胃不仅是藏象学上的一个概念，它也是天文学的一个概念。胃是二十八宿中的一宿，更具体地说胃是西方七宿，亦即白虎宿中的一宿。西方主降，白虎主降、胃主降、阳明主降。为何治疗阳明病的主要代表方叫白虎汤？为何胃刚好在西方白虎这一宿而不在青龙、朱雀、玄武这些宿？为什么阳明要叫胃家实？这一连串的为什么思考清楚了，就会有豁然贯通的感觉，就会从心底里认识到中医是成体系的，上至天文，下至地理，中及人事。如果仅是一门经验医学又没有建立起这样一个庞大的体系，显然不可能。胃为西方七宿之一，《史记·天官书》云："胃为天仓"。其注云："胃主仓廪，五谷之府也，明则天下和平，五谷丰稔"。《素问·灵兰密典论》云："脾胃者，仓廪之官，五味出焉"。可见西方七宿之一的"胃"并非假借宿词，它是有实义的，这个实义正好与脾胃所主的仓廪相符。天人相应，更具体一点就是星宿与脏腑相应。

二十八宿中使用脏腑名来命名的还有"心"。心位于东方七宿，心宿的定位是否与先天八卦离位东方有关，值得研究。为何二十八宿的命名中五藏它选一个心，一个胃呢？心为五脏之主，胃为六腑之主。所以选这两个脏腑来为星宿命名，亦值得探讨。

（2）胃家：正阳阳明不讲胃实，而讲胃家实，胃家有何意义？我国人民对家的观念非常浓厚，几乎每个人都能说出"家"的含义。要成家，至少得有两人，两口之家，三口之家，过去还有十几口之家。张仲景用胃家，很显然，除胃之外肯定还有其他因素，还有其他成员。否则不能称胃家。所以，阳明病的胃家实除胃以外，起码还包括肠，否则，对"胃中必有燥屎五六枚"这样的条文就没有办法理解。更会被别人笑话。

（3）实：胃家实，何为实？实在这里有两层意义。《素问·通评虚实论》曰："邪气盛则实，精气夺则虚"。邪气很盛就叫实，精气被夺就叫虚，胃家实是否指此意呢？前人基本上都持这个观点。疾病发展到阳明阶段，邪气很盛，正气未虚，所以胃家实应是指邪气盛实之意。此解释可参考，但还不全面。《广韵》解实为："诚也，满也。"《增韵》："充也，虚之对也"。因此实还有满之意，充之意，与虚相对之意。合之就是充实。那么，实之二义究竟哪一更符合、更确切？第一义邪气盛，是从因的角度去谈，如从因的角度去看胃家实，显然不符合。因为在六经的提纲条文里，都是谈证，都是从果上去谈。像太阳病的脉浮，头项强痛；少阴病的脉微细，但欲寐；少阳病的口苦、咽干、目眩；太阴病的腹满而吐，食不下；厥阴病的消渴气上撞心等。这些都是言证，它是从果上去求因。怎么到阳明病会有例外？所以，胃家实若作第一义的邪气盛解，显然有悖逻辑。它应该还是言证，应还是言果。因此，从充实讲、从第二义讲，似更为确切、更符合逻辑。

《素问·五脏别论》云："六府者，传化物而不藏，故实而不能满；五脏者，藏精气而不泻，故满而不能实。"又云："六府更虚更实，胃实则肠虚，肠实则胃虚。"六府实而不能满为常，胃为六府之主，这里讲的"胃家实"似与《素问·五脏别论》讲的六府相符合。相符合就应该是正常，为何179条以及下面的阳明病机条文反而以"实"为病呢？妙就妙在张仲景用了一个"家"字。前面讲过，家至少两个以上才能称为家，所以这里用胃家，显然不单单指胃，起码包括了肠。胃肠合起来方堪称"家"。因此"胃家实"就成了肠实胃也实，这就根本打破了《素问·五脏别论》"胃实则肠虚"这样一种"更虚更实"的正常生理格局。那当然就是疾病的状态。前面曾多次讨论经典文字的意义，经典的文字是慎之又慎的，随意性成分很少。前人说

"一字之安，坚若磐石"。经典的文字会像磐石一样坚固，可见这个慎重非同小可。像上面这个"家"字，有家和无家，截然不同。有家则病以胃肠皆实。无家则不病，则为常，以胃实则肠虚也。有了"一字之安，坚若磐石"，自然会"一义之出，灿若星辰"。

（4）病机格式造化：六经病机中的阳明病机，就着眼于"胃家实"。胃家实是果，前面的正阳也就是火热是因，而阳明是机。因、机、果三者既有联系，又有不同的重点，既要三者打成一片，又不容混淆。如果将这条公认的阳明病提纲条文进行病机格式化，可以写成"诸胃家实，皆属于阳明"。

4. 少阳阳明

1）三阳治法

（1）太阳病治法：主要是发汗、利小便，另外还有吐法。发汗主要针对太阳经证、表证，即《素问·阴阳应象大论》讲的"其有邪者，渍形以为汗；其在皮者，汗而发之"的治法。代表方是麻黄汤、桂枝汤。利小便主要针对太阳府证，利小便是通阳的好方法。即叶天士所说："通阳不在温，而在利小便"。所以，利小便不仅是"引而竭之"之法，也包括了"汗而发之"之法。另外，吐法也是太阳病的治法之一，以病位而言，太阳病的病位不但在表在外，在高在上也是很重要的一个方面。如上论所云："其高者，因而越之"。吐法即是"越法"。代表方为太阳篇中的瓜蒂散。总之太阳病的治法或汗、或利小便、或吐，都是开放的方法，与太阳主开的特性非常相应。

（2）阳明病治法：历来都以清、下二法概之。清法主要指白虎所赅之法，若细分起来，还应包括栀子豉汤法、猪苓汤法。下法今人都以三承气汤为代表，但若按仲景说法，下法有严格区分。三承气汤中只有大承气汤可称为下法，是下法的代表方。而小承气汤仲景不言下，只言和，如208条云："阳明病，脉迟，虽汗出不恶寒者，其身必重，短气、腹满而喘，有潮热者，此外欲解，可攻里也。手足濈然汗出者此大便已硬也，小承气汤主之；若汗多，微发热恶寒者，外未解也，其热不潮，未可与承气汤；若腹大满不通者，可与小承气汤，微和胃气，勿令至大泄下。"又如209条云："……其后发热者，必大便复硬而少也，以小承气汤和之。"又如250条云："太阳病，若吐若下发汗后，微烦，小便数，大便因硬者，与小承气汤和之愈。"由上数条可知，仲景用小承气汤原不在下而在和，故小承气汤应为和法之代表，而非下法之代表。调胃承气汤，仲景用之亦不言下，在该方的方后注云："温顿服之，以调胃气，"故该方是调胃之剂而非下剂。

纵观上述三方都言承气汤，承何气呢？当然是承胃家之气。胃家之气以通降为顺，故三方都有通降的功能，只是其各自通降的度不同，也就导致了在治法的称谓上不同。通降在调胃承气汤这个度上，其功能是调胃气；在小承气汤这个度上，其功用是和胃气；而再到大承气汤这个度上，就变成下剂、攻剂了。因此，把握好上述这三个度就成为一个很关键的技术问题。三承气汤的方后注，调胃承气汤是"温顿服之，以调胃气。"大承气汤是"分温再服，得下余勿服"。小承气汤是"初服汤当更衣，不尔者尽饮之，若更衣者，勿服之。"调胃承气汤既不言下，也不言更衣，只言"调胃气"；大承气汤则直言"得下"；小承气汤则言当"更衣"。更衣称谓较文明，古人不说大便、拉屎，说更衣，就知道怎么回事。所以更衣当指平常的大便。要是平常的、通畅的大便没有了，就要用小承气汤，服后就会更衣，恢复正常的大便。因此，"更衣"与"得下"显然有很大差别。从三个方后注，看到了仲景措辞非常严谨。其区别既有严密的理论、逻辑作基础，亦有很实在的临床。可再次感受到"一字之安，坚若磐石"。

（3）六府以通为用：汗法是疏通腠理玄府，利法是开通气化，疏利膀胱，吐法是宣通上焦；下法、和法、调法都是着眼于通降。上述诸治法虽异，但都没有离开一个"通"字，可以说以上诸法都是围绕一个通字而开展工作的。"通"字法，其实就是六府的正治法，因为六府以通为用。只有恢复了六府的通用，其传化物而不藏的功能方得以实现。因此，太阳阳明的治法实际上就是通法，就是针对六府的治法。

（4）少阳不主通利：少阳主枢机，于六府属胆，胆除了六府属性外，还有一个特殊的属性，这在《素问·五脏别论》中有特别交代："脑、髓、骨、脉、胆、女子胞，此六者，地气之所生也，皆藏于阴而象于地，故藏而不泻，名曰奇恒之府。"府本来是泻而不藏的，既然是泻而不藏，当然就要以通为用。试想如果六府不通，它怎么能够做到泻而不藏呢？所以，通法当然就是六府的正治法。现在胆的另一个属性告诉我们，它是藏而不泻。府本应泻而不藏，脏本藏而不泻，现反过来了，府也变成藏而不泻。府行脏性，奇不奇？当然奇！故称"奇恒之府"。既然是藏而不泻，当然就不能用通法，所以，适用于六府的汗、吐、泻、利诸法都不适用于少阳病的治疗。如误用，就会出问题。少阳阳明的"胃中燥、烦、实，大便难"，便是误用上法的一端。因此，对少阳病的治疗，对于胆的治疗，应充分先考虑到奇恒之府的特性，这个藏而不泻的特性。

胆奇恒之府的特性，临床随处可见。比如肝胆系统的结石与泌尿系统的结石，在治疗的难易程度上有很大差别，泌尿系统结石治之往往较易，因它可充分运用通利之法。相比之下，肝胆系统的结石治之较难，因为奇恒之府系统里很难运用通利之法奏效。而对于结石，如不能用通利法，或说通利法不适宜，那还有什么方法可用。

（三）阳明病时相

1. 申至戌上：《伤寒论》193 条云："阳明病欲解时，从申至戌上"。欲解时的意义，太阳病篇已论及。

申至戌上即申酉戌三个时段。它至少包括三个层次：第一层次是日层次，即下午3点至晚上9点的这个时段；第二是月层次，即下弦前后的这个时段；第三是年层次，即七八九三个月。阳明病欲解时的三层次，可参照太阳病的三个层次理解。总之是日中有月，月中有日，日中有四时。不论层次是粗是细，是长是短，其中的阴阳变化均相同，均是生长收藏。因此，不同层次中的理论，可以互通互用。比如《素问》说："月空勿泻，月满勿补。"反过来应为"月空宜补、月满宜泻"，月空以年周期对之，则为冬季。冬进补已成为常识，但要查证其出处，还是出于《黄帝内经》。

申酉戌从年周期层次上属于秋三月，若用一个字来概括其应用，就是"收"。秋三月阳气在收，万物在收。阳气的这个"收"会以凉、燥的形式出现，万物的"收"，往往以种子的形式出现。种子实在的意义，即对生命的浓缩，对生命的记忆，动植物都不例外。而种子的重新播种，无非是这个浓缩的生命重新放大，就是这个记忆的释放过程。当然，这种浓缩、记忆还与"藏"的这个过程有关。所以，往往"收""藏"连称。因为"藏"实际上也就是"收"的延伸。联系到人体确实就是这么一个过程。因此，人的记忆与阳明有很大关系。阳明发生病变，记忆的过程就会受影响、受障碍，就会发生"善忘"的病变。整个《伤寒论》为何只在阳明这一篇讨论"善忘"问题？《神农本草经》中记载黄连能够"久服令人不忘"，是很有意义的问题。能否通过上述问题的提出与研究，在阳明篇中，在阳明的思路中，找到一些老年性疾病的对治方法？完全可能！

2. 阳明病要

阳明为六府之主，阳明之为病，胃家实是也。胃家实主要体现在三方面：

其一，失却六府之通。六府以通为用。六府不通了，六府的用当然会有障碍。

其二，失却阳明之降。阳明的降与六府的通是相因相成的，无降则无通，无通也无降，分开是从两个角度讲，合起来是一回事。

其三，失却阳明本性之凉。阳明的本气是凉，前面已谈及。阳气降方生凉。所以，凉与降实际上是相伴过程，如形影不离一样。通与降也是这种关系。三者环环相扣，即可互为因互为果，亦可互为果互为因，这是胃家实的关键，是阳明病的关键。

3. 欲解时相要义

本题编者引用诸多古代理教，它包括佛门、孔家的内容，亦有不少当今社会现象，来阐释此题，所以文字较长，费墨较多，故不做原文抄录，根据个人理解，拟七言句以概之：

阳明欲解时要义，天人合一理须知。

膻中下至神阙穴，就是时相申酉戌。

阳明地界胸腹肺，胃家一并其中矣。

此地"治安"应属何？阳明功自决定起。

中庸空门高境界，不偏不倚实不易。

思路从宽搞科研，眼光放远识中医。

4. 阳明治方要义

阳明的本性就是通、降、凉，而阳明病的要义就是失却通、降、凉。所以，对阳明病的治疗，或者说阳明的治方，其关键就是如何从失却通、降、凉，恢复到通、降、凉上来。阳明的代表方白虎汤充分体现了上述这个作用。

三承气汤性皆属凉，又皆通降，用之得当，顿复阳明本性，这一点很易理解。白虎汤呢？白虎汤其实就是西方，就是申酉戌，就是秋三月。阳明病为何要用西方白虎、申酉戌、秋三月？因为阳明病的主要因素是火热导致不通、不降。今白虎、秋三月来了，气转凉爽，不复温热，阳明的性用便会自然恢复。所以，白虎不仅代表西方，也代表秋三月，这便与欲解时申酉戌打成了一片。中医治病开方为什么不是开时间呢？确实就是开时间。

白虎汤可以从几方面来看。首先是它的药味，其用药共四味，"四"为何？河图云：地四生金，天九成之。四为金数，为西方之数，此与方名相合，与申酉戌相合；其次是君药石膏，色白味辛，白为西方色，辛为西方味，此又与方名合，申酉戌合；再次看诸药之用量，君药石膏一斤，臣药知母六两，"一""六"是什么数呢？河图云：天一生水，地六成之。是知"一""六"乃为坎水之数，乃为北方之数，白虎本为清泻火热之剂，火热何以清之，以寒水清之，以北方清之。西方而用北方之数，这不但是以子救母，亦为金水相生。只这一招，白虎的威力便陡增数倍。佐使药粳米用六合，亦为此意，且粳米之用为生津，故亦用水数。剩下的甘草用二两，"二"是南方火数，在泻火剂中为何要用一个火数呢？以石膏、知母皆大寒之品，虽有清泻火热之功，却不乏伤中之弊，以甘草二两用之，则平和之中又具顾护中阳之妙。是方走西北而不碍中土也。

白虎汤也好，三承气汤也好，其功能总起来无非就是实现这个申酉戌的效用。阳明病为何要欲解于申酉戌，道理是很清楚的，但要把它落实到实处，要对中医治病开方就是开时间有真实的效用，却需要一番功夫。应该把该问题看开来、看广来，把它与整个中医连成一片，这时就会受用。

阳明着重的是温热，说温病就是从阳明发展而来的，有一定道理。横向看，阳明往前便是温病的卫分，往后便是营血；纵向看，往上便是上焦，往下便是下焦。卫气营血和三焦这个枢纽，便在阳明篇中。张仲景是否只谈寒，叶、薛、王、吴是否只谈温？显然不是这么回事。不过"术业有专攻"，这又是肯定的。如果做学问、做专家也中庸，注定是平庸之辈，注定什么也搞不出来。

专家也好，学者也好，必须有一个方向，方向设定后，就得一直走下去，这样一个走向其实就是"攻端"，就是"执端"，徘徊了，犹豫了，还能搞出什么成就？注定半途而废！所以，做学问、做专家，或者要搞成其他什么，必须专注，专注了就要执着于一端。专注于传统，专注于经典，一切从传统出发，传统搞得深了，也许会发现认识中医、改造中医、发展中医，与现代并不相违，稍加调整她就可适应现代、甚至指点现代。

中医现代化是大势所趋、人心所向，历史的潮流不可阻挡。

5. 阳明欲剧时相

（1）寅至辰上：此欲剧相与太阳的意义一样即与欲解时相对、相冲、相反的时相。阳明的欲解时为申至戌，欲剧时当然就在寅至辰。申酉戌在西方，为秋三月，其性主凉、主降，寅卯辰在东方，为春三月，其性主温、主升，正好与阳明的性用相反。因此，对于阳明病它很易成为一个不利因素，很易导致阳明病的加剧。寅卯辰时相特征对诊断阳明病应有较大帮助。

（2）日晡所发潮热：阳明欲剧时相的另外一个特殊方面就是日晡所，更具体一点说就是日晡所发潮热。潮热在日晡所发生，对于诊断阳明病，特别是对诊断阳明病的府实证，具有重要意义。翻开阳明篇，随处可见这个"潮热"。阳明府证的确定主要依据这个"潮热"。而阳明府证中大、小承气汤的运用，尤其大承气汤的运用，更是以潮热为第一指征，即如 208 条所云："其热不潮，未可与承气汤"。

潮热的发作点即在日晡所，有必要对日晡所及潮热在日晡所发生的特殊意义作一番讨论。日晡，《天篇》云：申时也。《淮南子·天文训》云："日至于悲谷是谓晡时。"再从文字的角度看，晡之声符用"甫"，"甫"有吃义。故哺、脯等字借用"甫"。那么，日加甫又是何意呢？日被吞掉了，就是形容太阳落山的这个时段。另外，《说文》云："甫，男子美称也。"日为阳、为男，故日加甫，亦形容日之美者。而日之将落时实为日之最美者，故日落时亦称日晡时也。"日晡"在这里与"所"连用，"所"是一个比较宽泛的字辞，既可表时间，亦可表地点。表时间当然是指上面讨论的这段时间，《玉篇》把它定死了，就在申时，而其他的都比较灵活，因太阳落山会随着不同的季节、不同的经纬区域而有较大幅度的差别。如夏天，中原地区 6、7 点太阳就下山了，而在新疆却要到 8、9 点，其差别显然很大。那么，地点呢？从自然的角度讲，太阳落下去了，落到何处了？落到西半球了，东半球看来是落，西半球看来就成了"升"的过程。而在人体这个系统，当然是落到阳明里了。从酉字的直观结构看，酉为西加一，一是什么？一就是易卦的阳爻，它表阳气、表太阳，一入西中，不就正好说明了日落西的这个过程。证之实际，日落亦正好处于西的时候。而申酉戌为阳明所主，因此这个阳不是落到阳明里，还能落到哪里去呢？另外，《说文》云："所，伐木声也"。《诗》云："伐木所所"。而伐木者，金也。因此，日晡而用所，是表日晡为金时也。既然指金时，当然就应包括申酉戌三时。这与方中行所言"申酉戌间独热，余时不热者，为潮热"的解释相合。

潮热有两个重要特性。其一，言有时也。这个"时"即"日晡所"，即申酉戌。其二，言其高也。这一点需特别的注意，这一点也很容易被忽视，以为光有时，凡在日晡发的热，都可以叫潮热，要这样来理解潮热这个概念，还不完全。因为潮，它必须有一个高度，有一个气势，一般高度的热，甚至是低热就不能叫潮热。所以方中行的解释，只讲对了一半。

潮涨之时在月满，故云：月满观潮。而潮最盛大的时候在八月。八月卦为观卦。八月卦为何叫观卦呢？这是很有意思的问题。潮为什么有涨落？这是阳气作用的结果，阳加于阴谓之潮。既然是阳气作用产生潮，最盛大的潮为什么不在夏日？为什么不在阳气最盛大的时候？反而要在阳气开始收敛的八月？这就关系到潮产生的两个因素，一为推动因素，这完全靠阳，另一个就是阻挡因素，当然是阴的作用。一个推力，一个阻力，一推一阻，潮便自然形成。而这个推阻之力，恰到好处的时候，这个阴阳的作用恰到好处的时候，就会形成最大的潮。潮盛八月，也正是这个道理。

潮的道理搞清了，潮热的问题就容易解决了。潮热既要注意它的时间性，也要注意它的高涨性。阳明经、府证都讲热，其区别就在潮与不潮。阳明经热不讲潮，阳明府热不离潮。故说潮与不潮是阳明经、府热的根本区别。

为什么说"其热不潮，未可与承气汤"呢？就是因为热不潮，阻滞的程度就不重，阻滞不重，干吗要用承气汤呢？所以，中医的东西看起来好像松散，其实它很严密，象潮热这样一个证，严密不严密呢？确实非常严密。

日晡所、发潮热，阳推阴、阻之过。

阳明府、证需通，用承气、不为错。

广览取、博知理，勤求证、意恳切！

七、少阳病纲要

（一）少阳病解义

1. 少阳本义

少者，小也，未大也。所以，若从字面来理解少阳的本义，就是初生之阳。《素问·阴阳类论》将少阳喻为"一阳"，即包含此意。这是少阳的第一层意思。

第二层，道家于四方设有四帝君，而东华帝君即号少阳。东华帝君主东方之事，以其为少阳，说明道家将少阳定位在东方。少阳与东方相关，当然就与春三月相关，当然就与寅卯辰相关。这样一个定位很符合少阳的本性，古云：医者，道者，其揆一也。诚非虚言。

第三层：少阳以一阳言之，以初生之阳言之，以未大之阳言之，以东华帝君言之，它显然具有木的性用，而在运气中少阳却明确定为相火，这就说明在经典里少阳兼有木火两种性用。这一两重性，实际上也就是体用性。《易》之先后天八卦，离卦属火，后天八卦中它处于南方正位。南方火众所周知，这是从用的角度谈。可是在先天八卦中，离火却位于东方，位于木位。这就关系到一个体的问题，源的问题。火从哪里来？火从木中来。古人是钻木取火，所以火从木中来。更早是火从雷电中来，惊蛰节后，春雷响动，大的闪电将干草枯木击燃，这便是自然，最原始的火种。雷属春，春属木，这便又将木火连为一体了。雷属春，龙亦属春，雷属东方，龙亦属东方，华夏以龙自称，华夏民族为龙的传人。龙究竟是什么？只在雷鸣电闪之时仿佛能见到古人所描绘的龙的形象，龙雷之间不是有一种很实在的、很直接的关系吗？这是作为龙的传人应搞清的问题。而古人将木火，将少阳之火称为龙雷之火，显然与火的自然出处有关。龙雷火、木火，木中有火，火出木中，这便是少阳所具有的两重性。

2. 少阳经义

从经络的意义看，有手足少阳。而足少阳的意义显得更为突出。足少阳布身之两侧，足太阳布身之后，足阳明布身之前。《素问·阴阳离合论》云："太阳为开，阳明为合，少阳为枢。"这一开合枢的关系，正好与上述经络的布局相应。少阳在两侧，正应门枢亦在两侧，门枢主门之开合，少阳主太阳、阳明之开合。更具体区分，左为阳，右为阴，阳主开，阴主合，故左少阳主要负责枢转太阳之开，右少阳主要负责转枢阳明之合。因此，左少阳发生病变主要影响太阳，应合太阳而治之，论中的柴胡桂枝汤即为此而设；右少阳发生病变则主要影响阳明，应合阳明而治之，论中的大柴胡汤，以及小柴胡加芒硝汤即为此而备。

3. 少阳府义

包括胆与三焦。胆为六腑之一，也是六腑中一个非常奇特的府。因六腑中的胃、大小肠、三焦、膀胱都只限于一个"六腑"的性用，而唯独胆，还兼有奇恒之府的性用。从脏腑的性用而言，脏为阴，腑为阳，二者皆有偏性，故五脏主藏精气而不泻，六腑主转化物而不藏。唯独胆既具六腑之性，即泻而不藏，又具五脏之性，即藏而不泻。一腑兼两性，不偏不倚居乎中正，是五脏六腑中独一无二的。正因这样一个特性，《素问·六节藏象论》云："凡十一脏皆取决于胆也。"《素问·灵兰密典论》将胆封为"中正之官，决断出焉"。所以，胆的"中正之官"不是随便就封，要真能不偏不倚，直能处乎中正。只是泻而不藏，或只是藏而不泻，都不行，那都是偏倚，都是不中正。所以，《素问·灵兰密典论》给胆所作的功能定位，不但具有重要的生理意义，同时还具有十分重要的社会意义。

另外，从胆的造字看，其声符用"旦"，日出地者为旦，旭日东升，九州普照，所以，旦为明也。而唯其明者，方能行司决断。明则行，明则决断，所以，胆的造字就包含了这样一个意义。

胆为中正之官，胆主明，又为清净之府，胆的这些功用可以用四个字概括：清正廉明。事实上，唯有做到"清正廉明"，这个"决断"方有真正意义。今天来谈论胆的这个问题，显然已不是一个纯粹的生理问题，生命学、生物学问题，还涵括了很重要的社会问题。通过生理现象映射出一定的社会问题而通过社会现象的研究反过来促进生理问题的认识，这便是《素问·灵兰密典论》向我们展示的社会医学模式。

关于三焦，《素问·灵兰密典论》封定为"决渎之官，水道出焉。"决者，疏通也，流行也，开闭也，故《灵枢·九针十二原》曰："闭虽久，犹可决也。"那么，渎呢？渎，《说文》云："沟也"。这是从小的方面言渎，大的方面，"江湖淮济为四渎"，即江水、湖水、淮水、济水名为四渎。所以，决渎合起来就是疏通流行沟渠水路，使水道畅通，故"决渎之官，水道出焉。"而唯有水道畅通，才能保障水利万物而不害万物。因此，决渎这一官对于身体健康对于国计民生，都是很重要的一官。

决渎之官由三焦承担，问题很复杂，也很有争议，下面就三焦概念谈一些有关想法。首先看"焦"，它是火字底，所以与火有关系，将东西往火上一烤，就显现"焦"臭来，因此，焦者火之臭也。焦就是火的作用的一个显现。运气的少阳相火即以三焦言，说明三焦与火的联系是很确凿的。决渎之官要三焦来担当，开通水道的作用要三焦来完成，说明水的功用必须靠火来帮助完成，再一次证明了在太阳篇中论述的理论。

焦的意义与火有关，为何叫三焦呢？三焦说明火的性质有三，火的来路有三，说宽一点，三火就是天火、地火、人火，说窄一点，就是上焦、中焦、下焦之火。上焦之火主要讲心肺之阳，中焦主要讲脾阳，下焦主要讲肾阳。《中医内科》讲水肿时，水液代谢主要与肺、脾、肾相关。火的性质、火的来路讲了三个，同理，靠火作用的水出路应有三个，即上焦天水，中焦地水，下焦水水。从自然的角度讲，天水即自然降雨之水，而肺为五脏之天，肺为水之上源，肺所主的水与天水相关；地水即地下水，地下之暗河系统即属于此类，脾主运化，属土，土克水，脾所主的水与地水相应；水水即江河湖海之水，肾为水脏，肾所主的水与水水相关。

上焦、中焦、下焦水，分开来是三水，合之是一水，因水与水之间始终在相互作用、相互影响，三水之中，尤应注重中焦水，也就是地下暗河系统的水，这个暗河系统的走向形成了传统所说的"龙脉"。龙脉不仅是风水学所关心的一个大问题，也应该是现代生态学所关注的一个大问题。有些地方为何草木茂盛、郁郁葱葱？而有的地方却寸草不生，甚至还要沙漠化？关键是在于有无这个"龙脉"。有龙脉、有地下水，自然万物生长、山林茂盛。没有龙脉、没有地下水，自然万物不生，山野荒漠。青山绿水往深处看，绿水是青山的前提，有绿水才有青山，没有绿水，只有不毛之地。而这个绿水，有时是能看到的河流，有时则是看不到的地下水，是龙脉。植树造林不能光凭热情，还要讲科学，还要讲风水。风水术中就有辨认龙脉的具体方法。把龙脉换成地下水，换成暗河系统，那寻找龙脉就变成了科学。其实古代的很多学科研究的是科学，只是这个名字叫起来使人易联想到迷信。因此，命名的科学化、现代化倒是一个值得考虑的问题。

中焦地水关系到整个生态，现在搞西部开发，首先强调生态环境，但是，如果没有很好地认识水与生态的关系，仍然无限制地开采地水，生态就没法好起来。另外，地水受到日益严重的破坏，对于人体的中焦会有什么影响？这个因素必须考虑进去。现在的现代医学已经意识到社会因素、心理因素对于医学的影响，搞了社会医学模式、心理医学模式。那么，这个环境医学模式、生态医学模式应该迟早会提出来的。

4. 少阳运气义

对于经典的每一个概念，都应花大力气去研究、去探求，该著述名为"思考中医"，其实就是通过对中医的一些主要概念的思考，尤其对《伤寒论》中的一些主要概念的思考展开来的。中医的一些基本概念思考清楚了，中医的整个脉络就会十分明晰地呈现在眼前。这时不管你搞不搞中医，也不管外界对中医是个什么看法，都无法动摇你对中医的认识。这样一个认识在佛门中又叫定解，定解不易获得而一旦获得就牢不可破。在现代化的时代里要想学好中医，这个定解非建立不可。

心之有心包，与火之分君相是有紧密关联的，不能将它作为一般的问题来讨论。

火之有君相，即如心之有心包，一个是从五行六气的角度谈，一个是从脏腑的角度谈。五行之间有区别。水火之间怎无区别，它有寒热的区别；天地怎无区别，它有高下的区别。

在运气里，少阳主相火，相火这个概念建立具有非常重要的意义，由它映射出的问题恐怕不是这个篇幅可以探讨清楚。因此，只能出浅入深地作一个相似的讨论。它有寒热的区别；天地怎能无区别，它有高下的区别。从寒热、高下来谈区别是可以的，但从有余不足谈区别，就会有不妥之处。心与其他四脏，火与其他四行，很难将它们放在同一水平来思维。它们之间不平等、有差别。这个差别、不平等，在形而上与形而下里表现得更为突出。《易·系辞》云："形而上者谓之道，形而下者谓之器"。该问题前已讨论过，心为君主之官，处形而上之位，其余四脏则为臣使之官，而处形而下的范围。上述这个关系如从五行角度看，则能得到更好的说明。五行中火属心，金木水土分别属肺肝肾脾。五行最大的区别就是火与其余四行的差别。火往上走，因其性炎上，其余四行只能往下走。因此，五行中，形而上与形而下的区别是了了分明的。

道与器的区别除了有形无形、向上向下外，还有一个很内在、很本质的区别：是器它就有生化，它就有升降出入。所以，《素问·六微旨大论》云："是以升降出入，无器不有。故器者生化之宇，器散则分之，生化息矣。"有器就有生化；有生化就必有不生化；有器就有升降出入，有升降出入就有升降息、出入废。这是非常辨证的一对关系。既然有器形成，那自然就有器散的时候，"器散则分之，生化息矣。"有生化就有不生化，而从佛门的观点说，就是有生必有灭，生灭相随。生化与不生化以及生灭的根源，显然与器有关，与形而下有关。所以，器世界的东西、形而下的东西都是有生化的，都是生灭相随。有生化、有生灭，就有变动，《易》也好，医也好，都强调"成败倚伏生乎动"。因此，这个变动生起来，成败、兴衰就生起来，轮转漂流就生起来。要想获得永恒，在器这个世界、形而下这个层次，是万万不可能的。因为你有生化、有生灭。要想获得永恒，只有一个办法，就是设法不生不化。无有生灭、无有生化，自然就无变动，不动还有成败、兴衰？这就永恒了。《素问·六微旨大论》云："帝曰：善。有不生不化乎？岐伯曰：悉乎哉问也！与道合同，惟真人也。帝曰：善。"可见，不生不化完全有可能，条件即："与道合同"，与"形而上"合同。《老子》云："为学而日益，为道日损，损之又损，以至于无为"。损是损器世界的东西，损形而下的东西。佛家讲"看破、放下、随缘，自在"，就是要看破、放下器世界、形而下。所以，想真正的大自在，必须"看破、放下"。

所以，君火属形而上，相火属形而下。形而上，故君火以明；形而下故相火以位。《易·系辞》曰："神无方"。神无方，故以相火为方，以相火为位。

心火主神明，故火与思维有密切关系。思维由火所主。《易·系辞》："易无思也，无为也，寂然不动，感而遂通天下之故"。

中医正是这样一门科学，她在揭示人与自然的和谐方面，她在利用人与自然的和谐方面，做到尽善尽美，无以复加的地步！

（二）少阳病提纲

"少阳之为病，口苦，咽干，目眩也"（263 条）

1. 义

（1）少阳病机：格式："诸口苦、咽干、目眩，皆属于少阳"。

（2）三窍的特殊性；主要讲了口、咽、目三窍。窍者，孔穴也，以供出入者也。既然是出入，就关系到开合的问题。人身诸窍中，开合最灵敏、最频繁的，只有口、咽、目三窍。且这三窍的开合是最直观的、最易感觉到的。所以，口、咽、目一个最大的特性，就是其开合性。开合过程的实现，是靠枢机。因此，口、咽、目把枢机问题、把少阳带出来了。谈口、咽、目，便将少阳主枢、便将相火以位的内在含义活脱脱地呈现出来。以口、咽、目为少阳提纲，并非说这三窍由少阳所主，而是透过这三窍表现出少阳病最关键的机要。

（3）苦、干、眩义：苦是火的本味，火味为苦，凡物近火则干，故干者火之性也。目眩则如《释名》所言："悬也，目视动乱如悬物，摇摇然不定也。"是何物具备"摇摇然不定"之性？显然风（木）具备此性，火具备此性。因此，谈苦、干、眩，并非说苦、干、眩只限于少阳病所有，而是透过苦、干、眩表现出少阳枢机木火之性、相火之性。

另外对少阳病提纲还可引而申之，触类旁通。如苦，《素问·阴阳应象大论》云："南方生热，热生火，火生苦，苦生心。"苦不仅属火味，亦与心有关。稍作深入，会发现与苦联系最密切的痛也与心相关，故《素问·至真要大论》云："诸痛痒疮，皆属于心"，喜乐亦生于心。痛苦、喜乐与心的特殊关系，便将宇宙人生的一个大问题引发出来。

痛苦本为生理现象，但因生理与心理的相互影响之深、之大，很难将它们分割开来，因此，对于痛苦和喜乐完全应从综合的角度来看。人类的问题千千万，但千差万别的问题，从最根本的意义、最究竟的意义去思考，就是痛苦与喜乐，简称苦乐。不论纵向、横向看，人类付出的所有努力都是为了解决苦乐问题。古代、现代、科学、艺术、宗教等，也都是在这上面用功，都是为了减少痛苦，增加快乐。因此，只要从苦乐的问题上去作意，去思考，人类、人生的复杂问题就简单化了、真实化了。这样，对这个根本问题的解决，便有了一个直截了当的思考和判断。

要解决这个根本问题，靠物质手段所能起的作用，只是隔靴搔痒。传统的学问，传统的儒、释、道都强调"修心"，把形而上、心这个层面放在第一位，就是要解决人生的最根本问题。老子讲"知足者乐""知足不辱、知止不殆"，可结合思考。

对中医的认识，尤其是对中医价值的认识，不能只局限于几个病，应放开来看。古人云："上医治国，中医治人，下医治病"。从少阳提纲条文的讨论，从对苦这样一个问题的引申，可看到中医的内涵确包含了上述三个层次的东西，只是看能否真正地把握它、受用它。

2. 别义

（1）五窍之特点：五窍即心开窍于舌、脾开窍于口、肺开窍于鼻、肾开窍于耳、肝开窍于目。综《说文》《礼经》所云：窍就是山川的孔穴，即俗称之山洞。其作用是出纳地气。中医理论的基础很深厚、背景很深厚，这个深厚就是自然。因此，谈中医处处都不要忘记自然。道法自然了，理论的根基自然就深厚了，层次自然地上去了。对这个理论就会坚信不疑。这不是盲目自信，而心中有数，了了分明。像五藏主窍的问题，联系到自然，就很清楚了。

另外，五窍皆处于头，头部身之山川也。肝窍目、肾窍耳、肺窍鼻，皆分左右两窍，脾窍口虽不分左右两窍，然由上下两唇相构，且诸窍皆直通于外。唯独心之窍不具这个特性，它既不直通于外，亦非空穴之窍，且不分左右、上下，而为一独窍。五藏之中，肝脾肺肾皆实，其窍却虚；心藏本虚，其窍却实。心为君主，君主为孤为寡，故无左右、上下；余则为百官而有左右、上下之分。五窍的特性，即看到了自然的一面，也看到了社会的一面，二者看似不可分。

（2）九窍之布局：九窍即二耳、二目、二鼻、一口、一前阴、一后阴。双窍之构成恰似易卦之阴，单窍之构成恰似易卦之阳，上三阴为坤，下三阳为乾，坤上，乾下，正好是泰卦。连接这个地天就是处于口鼻之间的人中。

人中的称谓，甚得中医三昧。何谓人中？天在上、地在下，人在其中矣。天食人以五气，地食人以五味，五气入鼻，藏于心肺，五味入口，藏于胃。因此，鼻口实际就是天地与人身的重要连接处，天气通过鼻与人身连接，地味通过口与人身连接。《经》云："人以天地之气生。"显然口鼻担当了重要作用。而鼻为肺窍，口为脾窍，肺主乎天，脾主乎地。故鼻口者，天地之谓也。即以鼻口言天地，处于其间的这道沟渠不为人中为何？因此，人中这个称谓非它莫属。

《素问·六微旨大论》云："言天者求之本，言地者求之位，言人者求之气交。"人气交至关重要。气交就是指天地的气交、阴阳的气交。天气、阳气要下降，地气、阴气要上升，天降地升就气交了。气交了就有万物化生、就有人的产生。故曰：天地气交而人生焉。乾气下降、坤气上升，正是泰卦的格局。所以，人身九窍的布局，三个双窍在上，三个单窍在下，正体现了天地气交，泰卦的格局。像巧合，又像非巧合。总之，造化的奇妙，令人赞叹。有诸内必形诸外，人中通道是外在的，但它必然反映内在天地气交、阴阳气交的情况。因此，人中这个结构、长相就非常重要。看相家可以由人中知道人的健康、人的寿限，即"言人者求之于气交"。看人中实际上就是看气交，就是看生命的根本。不要以为看相就是迷信，孙思邈要求一个大医必须精通诸家相法，不是没有道理的。箴言：简单是真的标志。简单其实就意味着真，越真的越简单，越简单的就越真。复杂了是没办法，是不得已，而复杂了往往容易失真。

《老子》讲："飘风不终朝，骤雨不终日"。这很简单，但它透发出真实。人生、社会的真实，都包含在这个简单中。然就因为简单，"天下莫能知，天下莫能晓。"

人昏过去之后，人的生命危急时，去掐按人中，许多人因这一掐，苏醒过来了。因气交的道疏通了、打开了、气交恢复了，生命也就自然恢复到原来的状态。所以说人中确是重要机关，其称谓透着中医的三昧。

（3）否极泰来：泰卦的布局也已如上述，这提示要想透彻地理解生命的过程，泰卦是值得注意的。

否卦正好与泰卦的布局相反。所以，自"易"始，否泰就分别用来表示两个截然相反的事态。诸如善恶、好坏、吉凶、小人君子等等。泰卦当然代表好的一面，否卦就代表坏的一面。从《易经》否泰二卦的象辞可知其差别原因。否的布局是乾天在上，坤地在下，故其卦辞曰："否之匪人，不利君子贞，大往小来。"尚秉和注云："阳上升，阴下降。乃阳即在上，阴即在下，愈去愈远，故天地不交而为否。否闭也。"又象曰："否之匪人，不利君子贞，大往小来。则是天地不交，而万物不通也。上下不交，而天下无邦也。内阴而外阳，内柔而外刚。内小人而外君子。小人道长，君子道消。"尚秉和注云："天气本上腾而在外，地气本下降而在内。愈去愈远，故气不交。气不交，故万物不通而死矣。"由此可知，否之所以为否、否之所以为诸困顿不吉，关键是天地不交。

泰的布局上坤下乾，卦辞曰："泰，小往大来，吉，亨。"尚秉和注云："阳性上升，阴性下降。乃阴在上，阳在下，故其气相接相交而为泰。泰通也。"又象曰："泰，小往大来吉亨。是则天地交而万物通也，上下交而其志同也。内阳而外阴，内健而外顺，内君子而外小人。君子道长，小人道消。"由是亦知，泰之为泰、为诸通达吉亨，关键是天地交通。

由否泰的象辞可知，该二卦的含义非常深广，有自然科学的方面、社会科学的方面，也有很深厚的人文内涵，值得去研究、去实践。将生命的产生，以及生命过程的诸多正常和不正常态作一个根本意义上的归纳，其实就是否泰问题。否代表不健康状态，即疾病状态，而泰当然代表关着健康状态。因此，从这个角度而言，医学一个根本的目的实际上就是实现由否至泰的转变。

否是乾上坤下，此状态天地不能交通，阴阳的气交不得实现，五藏的元真不能很好地通畅，因此，人的诸多疾病其实就是由该因素渐渐演变而来。

由否转泰的具体过程，反映在太阳篇里的痞证中。对痞证的治疗，《伤寒论》用的是泻心汤，共计有大黄、黄连、附子、半夏、甘草、生姜等五个泻心汤。治痞何用泻心汤？泻非言补泻，泻者言其通也。心即脘域，即脾胃，即升降枢纽之所。此地闭塞了，不通了，升降怎能正常进行，就会有痞证的发生。故泻心者，决其雍阻，通其闭塞，使其复升降也。因此，泻心汤实际上是一个转否为泰之方。以上述诸泻心汤而言，大黄黄连泻心汤，降阳之方也。举凡阳明胃不降则乾阳不降，乾阳不降而生痞，宜此大黄、黄连泻心汤。服之会乾阳下降，自成泰之格局。半夏、生姜、甘草诸泻心汤，降阳升阴之方也。举凡阳明胃不降则乾阳不降，太阴脾不升，乾阳不降，坤阴不升而致否者，宜此诸泻心汤，方中所用黄连，即降阳也；所用参、姜、草、枣即升阴也；半夏则开通闭塞，交通上下也。服之自然阳降阴升而转否成泰。附子泻心汤亦为降阳升阴反否为泰之类。

否者闭也。闭则天地不交而否。泻心汤能通其闭塞，交其天地，故用之而能"天地交而万物通也，上下交而其志同也"，用之而能"君子道长，小人道消也"。泻心汤虽只五方，若能引而申之，触类而长之，则何愁不能于天地间立此泻心一派，以扫荡诸疾矣！

（三）少阳病时相

（1）寅至辰上：272条："少阳病欲解时，从寅至辰上。"日层次：凌晨三点至上午九点；月层次寅卯辰3个月，即农历正月、贰月、三月；年层次即寅年、卯年、辰年。

凡月满或接近月满这段时间行经，不孕症的发生率很低；离月满时间越远，甚至在月晦来潮，不孕症的发生率会很高。且其他妇科病的发生率也远远高于月满而潮者。

（2）少阳病要：少阳在功用上的两个特点，一个就是主枢，设枢当然离不开开合，因此，枢机很重要的特点就是贵畅达而忌郁结。否则就会产生疾病。另一方面是相火，火性炎上，它也是喜舒展奔放而忌遏制压抑，遏制压抑则易生危害。总之，郁结、遏抑是少阳病的根本要素。

（3）少阳时相要义：根据阴阳五行理论，寅卯辰已然将少阳的性用、相火的性用充分地体现出来。遇寅卯辰少阳病变会重新恢复过来。因此，少阳病当然就欲解于寅卯辰。

（4）少阳持方要义：小柴胡汤治方要义。

①象数层面：小柴胡汤用药七味。七是火数。故河图云：地二生火，天七成之。学中医的对河图、洛书要记得很清楚，这两个图很关键，传统的数学就包含其中。《黄帝内经》《伤寒》都用到这两个图。孙思邈说："不知易不足以言太医"。且不要说知易，了解一点总是应该的。

小柴胡汤用药七味，第一味就是柴胡，是君药，黄芩第二，为臣药。柴胡八两，黄芩三两。一个三，一个八，正好是东方之数，正好是寅卯辰之数。单就君臣药的用量，就把少阳的性用烘托出来，就把少阳病的欲解时相烘托出来。可见张仲景的东西非常严谨。中医的用量确实很重要，当然这个量更重要的是在数的方面。甘草汤用大枣三十枚，为"群阴会"；当归四逆汤用大枣二十五枚，为"群阳会"。所以，数这个问题不是小问题，与前面的重要问题同等重要。

数在传统中医里，不是一个纯粹抽象的数，是数中有象，象中有数，象数合一。数变则象变，象变则阴阳变。因阴阳是以象起用的。故《素问》专门有一篇"阳阳应象大论"，以"应象"为名，就是要从"象"上明阴阳的理，从"象"上现阴阳的用。当然，象数问题不易使人轻信。总会觉得三十枚大枣和二十五大枣会有什么区别呢？总觉得有疑问。既然为疑问，不妨一试！实践是检验真理的唯一标准，就用实践检验吧！

②"物"的层次：从小柴胡汤的用量，看出了中医的一点门道。它取三、八之数，是跟寅卯辰相应，跟少阳病的欲解时相应。与欲解时相应是一个根本的问题。

现代人以物知物，而古人是以心知物。以心知物，所以要"格物"而致知；所以要"知止而后有定，定而后能静，静而后能安，安而后能虑，虑而后能得。"得到最后，便成"心物一元"了。这些就是现代和传统在认识方法和认识手段上的差别。

从物这个层次讲，小柴胡汤的君药是柴胡。柴胡气味苦平，其主治功效，《神农本草经》讲得很清楚。另外，清代名医周岩写的《本草思辨录》把柴胡的性用，讲得很地道、很形象。他说柴胡的作用就是"从阴出阳"。这看一看寅卯辰就知道了。阴阳可从南北来分、从冬夏来分、从水火来分。冬为阴，夏为阳，而位于冬夏之间的"寅卯辰"，不正好从阴出阳吗？所以，柴胡的"从阴出阳"的性用正好与寅卯辰相应。与寅卯辰相应，当然就与少阳相应，就与少阳病的欲解时相应。疏解郁结靠柴胡，清热去火依黄芩。人参补五脏的欲解时相应，当然就与少阳的治方大义相应。所以，周氏讲柴胡的这个功用非常地道。

臣药黄芩，补益气阴。其余四味，即半夏、甘草、生姜、大枣，可自己思考。

③选择服药时间：养阳的药一日之中，寅卯辰可服，巳午未也可服；养阴的药，申酉戌就是秋，亥子丑就是冬，故均可服。

六经的欲解时，其实也就是六经服药的正时。如麻黄汤、桂枝汤应在正午时服用，这是应时的服用，是"以从其根"的服用。

5.《本经》中两味特殊的药——柴胡、大黄

柴胡为《本经》上品，大黄为下品。该两味药在《本经》中的气味、功用分别如下："柴胡，味苦平。主治心腹肠胃中结气，饮食积聚，寒热邪气，推陈致新。久服轻身、明目、益精。大黄，味苦寒。主下瘀血、血闭、寒热；破癥瘕积聚，留饮宿食，荡涤肠胃，推陈致新，通利水浴，调中化食，安和五藏。"该二味药在气味和功用上有差异，但有一个很大的共通方

面：推陈致新。

①临界相变：略。

②东西法门：

古人云：但使五藏元真通畅，则百病不生。

东西这个称谓确实透着理性的三昧。

升者出者，亦东也；降者入者，亦西也。一个东西，升降出入，器在其中矣。

柴胡、大黄在扫除阻滞，清理障碍方面有共同点，但也有区别处。其区别就在东西两条道上。柴胡善于清扫东道上，即升出道的障碍，而大黄则善于请扫西道上，即入降道上的障碍。太阳篇的大柴胡汤就是一起上的。故小柴胡汤解决东道问题，而大柴胡汤则是解决东、西两道的问题。大黄则善于清扫西道上，即入降道上的障碍。东西道上都有问题了。

6. 少阳之脉：265 条："伤寒，脉弦细，头痛发热者，属少阳。"266条："本太阳病不解，转入少阳者，胁下硬满，干呕不能食，往来寒热，尚未吐下，脉沉紧者，与小柴胡汤。"

大师讲得好：用好柴胡、大黄，横行天下无双。弦细、沉紧，都是少阳脉。如周岩所云："然此中奥妙，既可从'推陈致新'言，从'临界相变'言，亦可从东西法门言。搞中医的一定要分清本末主次，不要被西医的病名牵着到处跑。否则中医本性就迷失当阴尽生阳之后，未离乎阴，易为寒气所郁，寒气郁，则阳不得伸而阳争。"故脉现上二脉。

八、太阴病纲要

（一）太阴解义

1. 太阴本义：水土合德

①太阴者，言脾土也。太阴主脾土，经典方面有充分依据。像《素问·太阴阳明论》《诊要经终论》《五常政大论》以及《六元正纪大论》都清楚地谈到太阴脾土的问题。

另外，《金匮真言论》也谈到脾土的问题。但它不从太少讲，从阴中之至阴讲。为脾土起了一个"至阴"的名字。脾土何为至阴？

其一，至是最意，极限之意。《周易》的坤卦纯阴无阳。坤者，土也。所以，至阴为土，在易卦中很清楚。

其二，至就是到的意思。所以，至阴就是到阴，到达阴。一年四季，春夏秋冬，春夏为阳，秋冬为阴。秋是阴的开始，至阴就是至秋，到达秋。将要到达秋的时候是长夏，而长夏属土，这是至阴为土的第二个说法。

古人云：太阴者，月也。《公羊传》云："月者，土地之精"。从这个角度讲，太阴还是属土的。

②太阴者，言肾水也：亦应从以下三方面去看。

太阴方面，即如《灵枢、九针十二原》所说："阴中之太阴，肾也。"太阴为肾讲得直接，不必多说。

其次是太阴亦为至阴，而至阴在此又有另外说法。《素问·水热论》说："肾者，至阴也，至阴者，盛水也。"《素问·解精微论》亦云："积水者，至阴也，至阴者，肾之精也。"该两篇经文对至阴的定位都很明确，因此，至阴属肾水应没有疑问。另外，针灸穴位中有个至阴穴，是膀胱经的井穴，故《灵枢·本输》云："膀胱出于至阴，至阴者，足小指之端，为井金。"膀胱为州都之官，为水府。膀胱的井穴，也就是第一个穴直称"至阴"，又佐证了至阴为水的定位。

另一方面即太阴为月的问题。《说文》云："月者，太阴之精也。"《淮南子·天文训》则云："水气之精者为月。"太阴为月，水气之精亦为月。这样一联系，太阴又回到了水上来。

③水土合德："水土合德，世界大成矣。""功成身退，是为玄德。"《周易》的同人卦、师卦都是水土合德的根据。"天地君亲师"，道明师道尊严。

水土合德，不仅易经中有依据，只要留心，随处都有。如作为部首的"月"字，它也是水土同居的。月既可以做四画的月部首，亦可以做肉六画的部首。所以，月部首是四六同居，月肉同旁。水月相连，脾主肉属土，故肉者土也，故单是"月"首部，即蕴涵着水土合德。

④水土流失：环境的破坏，本质上就是对土功能的破坏。万物滋生，厚德载物。治理环境要治本。

2. 太阴经义：主要谈足太阴

足太阴起于足大趾末端的隐白穴，然后由足腿的内侧上行入腹，属脾络胃，经横膈上行，连系舌根，散于舌下。所以脾开窍于口。此乃脾经的空间分布。

在时间上，足太阴于巳初起于隐白、巳末止于腋下大包。并于大包交接于手少阴，于午初起腋下手少阴极泉穴。巳时之前为辰时，辰时系足阳明胃经流注，言太阴当不忘阳明，以二者为表里也。阳明于辰初起目下承泣穴，至辰末止于足次趾历兑穴，历兑与隐白相近，遂于此处例行交接。

足阳明起承泣后，往下走，止于历兑；足太阴起隐白后，往上走，止于大包（分支上止舌本）。阳经往下走，阴经朝上走，阳下阴上，便交通了。显然这又是一个泰的格局。从经络的走向、布局、交接，可感到有太多有意思并且非常值得探讨的问题，从这一门深入，又是一个宏大的法门。只是不能一一阐述，只好忍痛打住。

3. 太阴藏义：主要谈脾

①脾之造字：左边部分与他藏（除心之外）都是共同的，都用月。讲月

应想到四六同居，月肉同旁。月肉相合，才叫天人合一。月讲天，肉讲人。善讲天者，必应于人。讲天而不应于人，月肉分离了，怎么叫"天人合一"？

脾的右边为"卑"。《易·系辞》开首云："天尊地卑，乾坤定矣。卑高以陈，贵贱住矣。动静有常，刚柔断矣。"卑是坤，卑是地，卑是土。所以，脾之造字，便将它的属性、定位，很明确的表达出来了。

脾的定位、性用在土，考查脾的整个功能，其实都可落实在土上。说脾主生化，为后天之本。土是否主生化？坤卦讲"万物滋生"。另一方面，脾主统血，脾主运化水湿。血者，水也，水土合德，不正好提示了脾土在这方面的功能？所以，一个造字，已然将脾之定位和功能和盘托出。文以载道，良非虚语也。

②脾不主时。五藏中，肺主秋，肾主冬，肝主春，心主夏。脾显然没有位置。所以，《素问·太阳阳明论》在谈到脾时说："不得主时也。"不得主时，是说不得主于春夏秋冬这四正时。正位不居，总得占有偏时。所以，《素问·太阳阳明论》又言："脾者土也，治中央，常以四时长四藏，各十八日寄治，不得独主于时也。"脾土不得独主于时，好像四时没有它的份，可是脾却能"常以四时长四藏，各十八日寄治。"就是春夏秋冬四时之末的各十八日。四时末的十八日即为季月的十八日。因每时的三月皆分孟、仲、季，如春三月即分孟春、仲春、季春，余以此类推。

季月末的各十八日所处之位又称四隅，与上述心肝肺肾所处之四正位，由好形成对比。四正为尊为贵，四隅为贱为卑。正隅一比较，脾不主时而旺于四季的时空特性活脱脱地呈现在它的造字之中。

脾土不居正而居隅，不主尊而主卑，可是董仲舒的《春秋繁露》称其为"五行之主。"因金木水火不因土不能成，春夏秋冬不因土不能就。看脾所治各季月中的十八日，这十八日正是过渡到下一个时的关键时刻。比如由春能否正常过渡到夏，依次地能否过渡到秋、冬、春，就要看十八日寄治情况，寄治不好，就没法施行四时之间的正常交替交换。所以，脾虽不独主于时，可四时都离不了它。土虽不处四正，可四正都离不了它的参与。如果四正离了土，不能正常转换，就会形成危害。如果四时老是停在夏这个位置，那夏气就要生亢，这一亢，害便随之而生。所以，它要承制，就是承接，就是转换。夏秋一转换，一承接，炎热烦闷转为秋高气爽，这个夏气之亢还存在吗？所以，《素问·六微旨大论》曰："亢则害，承乃制，制则生化。"如何制亢呢？关键还在于"承"，这就要落实到脾土上。脾在人身上、土在自然界为何重要？就与承制有关。所以，"脾不主时"是保持人与天地在四时这个层次上相应的重要保证。

③脾主肉：人身那一点都离不开肉，那当然就离不开土，离不开脾。所以，脾主肌肉。放宽一点，往深处看，人身中有形的部分绝大多数都冠以

"月肉"旁，便奠定了脾与整个人身、与人身各部分的密切联系。脾为"后天之本"的"本"不是可以滥用的。这又领会了文字工具的重要性，掌握这个工具，可以很方便地打开一些深层认识。

另外，从对文字的认识和研究，可以看到文字的构造不是随意的，它依据严格的"理"，这个理又是从事中来。理以事显，事以理成。理事不二。这在中国文字是体现得尤其充分。比如骨这个造字，肉很柔软，骨非常坚硬。而现在在镜下知道骨组织中充满了细胞，而古人早已将"月肉"置于骨中了。古人凭什么知道？凭什么这样安排？需要认真对待，随意、马虎不得！

④人为倮虫之长：甘草气味甘平，色黄，得土气最全。从甘草在《伤寒论》方中的使用率排在首位这个事实，可以看到张仲景就悟到了这一点。人为倮虫之长，所以，治疗人的疾病，当从土中去找。既然从土中去求，当然要用甘草了。甘草不仅是和事佬，能调和诸药，它代表着很深的理念。

⑤脾主中焦：中焦的作用是交通上下、连续上下。《黄帝内经》中讲到："言天者求之本，言地者求之位"。言人就要求之"气交"。天气下降，地气上升叫气交；上焦之气下降，下焦之气上升，也叫气交。上下的气交、天地的气交也好，都要求之于中，这就要落到中焦上，就要落到脾胃上，就要落实到土上。所以，脾胃于气交而言，关系至大。与气交的关系至大就是与人的关系至大，这又回到了脾主中焦上来。子曰：吾道一以贯之。回顾中医之道，又何尝不是"一以贯之"！

4. 太阴运气义：重点讨论"湿"

①湿义解：天地间一些微小的水，很微细的水，就是湿。所以，能体会到的湿，实际上就是天地间，或者说空气中所弥漫的微小水粒。雨湿从根本上讲是同一个东西，只不过有粗细之分、幽显之别。故《素问》将雨湿划为一类，皆属于土。余略。

②何以配湿土：王冰注释："湿气内蕴，土体乃全，湿则土生，干则土死，死则庶类凋丧，生则万物滋荣，此湿气之化尔。湿气施化则土宅而云腾雨降。其为变极则骤注土崩也。"

《素问·五行运大论》云："中央生湿，湿生土，土生甘，甘生脾，脾生肉，肉生肺。其在天为湿，在地为土，在体为肉，在气为充，在藏为脾。"湿与土，合之为一体，分开有天地之别。湿以气讲，土以形言。"气聚而成形"。所以，土是湿气聚合而成。所以，《素问》讲"中央生湿，湿生土"，而不讲中央生土，土生湿这是一个本末问题、先后问题，一定要清楚，不能混淆。《大学》讲："物有本末，事有终始。知所先后，则近道矣"。

③辰戌丑未：《素问·六节藏象论》云"时立气布"，云："不知年之所加，气之盛衰，虚实之所起，不可以为工。"因此，在知道气的内涵后，还

必须清楚相应的时年。以太阴湿土而言，其相应的时年即标题所说的辰戌丑未。具体而言，辰戌之纪是太阳寒水司天，太阴湿土在泉。其中司天管上半年的加布，在泉管下半年的加布。丑未之年正好相反，是太阴湿土司天，太阳寒水在泉。

明确了时年与太阳湿土的加布关系后，太阴之气到来时，具体会发生什么变化？《素问·六元正纪大论》从时化、司化、气化、德化、布政、气变、令行、病之常等八个方面进行了描述。即：太阴所致为埃浮（时化）；雨府为员盈（司化）；为化为云雨（气化）；为湿生，终为注雨（德化）；为保化（德化）；为濡化（布政）；为雷霆骤注烈风（气变）；为沉阴为白埃为晦暝（令行）；为积饱否隔（病）；为满（病）；为中满霍乱吐下（病）；为重胕肿（病）。

运气是门非常复杂的学问，不但有常，而且有变，不但有胜，而且有复。所以把握起来很不易。欲研究，可将运气与气候变化及疾病变化的资料，一一列出，分析其中的常、变、胜、复关系。研究娴熟了，有体会，再把它转到"马前炮"的研究中来，这时就能"先立其年，以成其气"了。

④天地交通的标志：人是否都有这样的劣根：太容易得到的反而不知珍惜。所以，孔子感叹曰："一阴一阳之谓道。继之者善也，成之者性也。仁者见之谓之仁，智者见之谓之智，百姓日用而不知，故君子之道鲜矣。"

"太阴所至为化为云雨"，而太阴属脾，脾开窍于口，其华在唇。五藏化液，脾液为涎。王冰注液曰："溢于唇口也。"所以，这个涎，这个溢于唇口者，为何不是云雨呢？要想知道自己的身体状况，不要急着出搞化验、去做上下，先感受一下口中的"滋味"，看看这个脾涎、唾液，就能知道大概了。

经言：善言天者必应于人。上述即"验天应人"的过程。

⑤龙战于野，其血玄黄：《易·系辞》曰："易之为书也，广大悉备。有天道焉，有人道焉，有地道焉。兼三才而两之，故云六者非他，三才之道也。"无独有偶，《素问·气交变大论》亦云："夫道者，上知天文，下知地理，中知人事，可以长久。"易兼三才，而广大悉备；医知天地人，而可以长久。从而可看出：古人言医易相通、医易同源，是有根据的、有道理的。

"龙战于野，其血玄黄"所以放到坤卦之上六爻来讨论，以坤至上六，其德乃全。坤德一全，则与太阴无异。这"龙战于野，其血玄黄"，这"天地氤氲，万物化醇"，与此"太阴所至为化为云雨"还有何区别？既无区别，那医易相通、医易同源则毫无疑问了。

太阴湿土的意义非常广大，单就这个"化""云雨"，已然举足轻重了。一位中医教授认为，中医最重要的问题是"两本三枢"，就是"先天之本和后天之本"。先天之本为肾，后天之本即是太阴脾。三枢就是少阳枢、少阴枢和太阴脾所主的升降之枢。两本三枢中，太阴就占去一本一枢。所以，太阴的重要性是显而易见的。不要看太阴篇的条文少、篇幅小，就要以一笔带过。像前面所述，研究倮虫、研究人，就是全仗太阴。

（二）太阴病提纲：即273条："太阴之为病，腹满而吐，食不下，自利益甚，时腹自痛，若下之，必胸下结硬"。

（1）太阴病机：273条太阴病的提纲条文，即太阴病的病机条文。将它改为病机格式，即：诸腹满而吐，食不下，自利益甚，时腹自满，皆属于太阴。

（2）太阴的位性特征：人身的坤位，人身的太阴位，就是腹部。《易·说卦》曰："坤为腹"即是证明。

太阴坤性，坤者，厚也。故《易·象》曰："坤厚载物，德合无疆"。太阴的许多特性，都与"坤厚"有关。

另外，太阴病要是讲坤土、讲脾胃。《素问·灵兰秘典论》曰："脾胃者，仓廪之官，五味出马。"这牵扯到两个问题：一是仓廪者，言其载物也。载物则必以厚。故曰：坤厚载物。所以，观察坤土、太阴、脾胃的一个很重要的方法，即看其厚薄。看厚薄主要从太阴的位上，即从腹部看，再就是肚脐。

第二个问题是《易·坤卦·象》云："至载坤元，万物滋生，乃顺承天。"其实这就是"五味出焉"的问题。由人身小天地的脾胃坤土所化生的五味。

（3）太阴的病候特征：

①其性用有二，其病亦二：太阴脾胃的性用有二，即："坤厚载物"和"万物滋生。"载物讲的是装载、藏纳；资生讲的是运化、变化。这也充分体现在太阴的病变上，提纲条文提到的"吐、食不下、自利"，其实就是载物出了问题。另一方面，资生障碍会影响"五味出焉"这个功能。该障碍若得不到及时解除，会进而全面影响到太阴脾胃作为后天之本的作用。"腹满、时腹自痛"就是上述运化功能受影响的表现。

②太阴利的特点：太阴病的利除了自利的特征之外，还有一个相伴的特征就是"不渴"。即277条所云："自利，不渴者，属太阴"。

③藏寒：太阴病许多病变都与藏寒关系极大。所以，277条指出："自利不渴者，属太阴，以其藏有寒故也，当温之，宜服四逆辈。"藏寒对太阴的载物、滋生万物等性用都会受到影响。对引起藏寒的因素，应围绕阳气来说。

素体因素：即先天因素，父母构精时所给阳气的多少，少则生出来后阳气自然就弱。此藏寒难以改变，只有靠后天太阴脾胃调理。

嗜食寒凉：此为后天因素，非常重要。清末名医郑钦安云："医学一途，不难于用药，而难于识症。亦不难于识症，而难于识阴阳。"因此，作为中医应在阴阳寒热的辨识上下功夫。

烦劳太过：经云："阳气者，烦劳则张。"张即弛张，就是向外，就是发泄释放。烦劳太过，阳气多易亏损。此与太阳开机障碍相关。

作息非时：冬三月，此为闭藏，要注意"早卧晚起，必待日光"，以保养阳气。病人"食不下"，辨证非食滞，不可用焦三仙等消导药，舌脉为藏寒，用理中汤一类，阳气起来了，病人自然会胃口大开。

④谏议之官：古代官名，后称谏议大夫。《说文》徐注曰："谏者，多别善恶以陈于君"。所以谏议官位重要，享有特权，可将任何的善恶之声直接面禀君王。即所谓"知周出焉"。《易·系辞》云："知周乎万物而道济天下，故不过。"就是此意。君王要想没有过失，可想真正的知周乎万物而道济天下，就要靠"谏议之官"。

"谏议之官"非同导演，要担当此非常之任，至少有三个条件：正直、重义、大度。

《周易》坤卦之六二云："直方大，不习无不利。"其后之象云："直其正也，方其义也。君子正以直内，义以方外。敬义立而德不孤。直方大，不习无不利，则不疑其所行也。"由此"直方成大"，则知脾为"谏议之官"的条件完全具备。

如何杜绝肿瘤复发？西医要求诸免疫，在免疫上下功夫。而中医作为"谏议之官"的脾，应该是一个重要的突破口。

子曰："百姓日用而不知，故君子之道鲜矣。"

（三）太阴病时相

275 条："太阴病，欲解时，从亥至丑上。"

1. 亥至丑上

亥子丑在日周期里，即晚上 9 时至凌晨 3 时。

月周期，每时辰约占 2 天半的时间。所以亥子丑就住于晦日前后的 7 天半里。晦日前后是每个月周期里月相最缺或隐匿之时。月相缺或隐匿反映了阳的收藏，这与太阴的性用相符。

年周期里，亥子丑即亥月、子月、丑月，亦即农历的十月、十一月、十二月。上述三个月分别与十二消息卦里的坤、复、临相配。坤卦六爻皆阴，多人以为该卦阴盛阳衰了，阳气没有了、消失了。其实是错会了坤卦。六爻皆阴不是阳气没有了，而是收藏起来了。正是藏才使阳气得到蓄养，得到恢复，才有后面的一阳生、二阳生。

亥子丑除上述时间特性外，还有空间方特性。即北方，先天卦中北方居坤，先天为体，后天为用。故坤体在北，其用在西南。

2. 欲解时要义

冬月阳气趋里，内里反热，太阴病正好借亥子丑的阳气入里，使藏寒得到温暖，使太阴病的里虚寒得到转机。故太阴病要欲解于亥子丑。欲解时条文，是无形而无不形，无案而无不案。其蕴义更深广、更透彻。经言：夫知道者，上知天文，下知地理，中知人事，乃可以长久。提纲条文是讲人事的，而欲解时条文则是讲天文、地理的。如仅言提纲，显然已流于人事中医，中医之道怎会长久！

3. 欲剧时相

应是巳午未。巳午未的阳气在表，则里易虚寒，对太阴病而言，无疑是失道，失道寡助，故曰欲剧。

手太阴肺言天，足太阴脾言地，夏日是天热地寒的格局，其实也就是肺热脾寒的格局。应该很好地把握天地格局，即肺脾格局，除了知道益元散、太白散之外，还应知道理中汤也很好用。

4. 太阴治方要义

①四逆义：首先看四，四主要指的是四肢。而四肢禀气于胃，脾又主四肢，所以，四与脾胃的关系最密切。接着看逆，公认说法是逆冷，合四即四肢逆冷。逆还有另外一层含义，即与顺相对。顺是由上而下，由近而远，由中央而四傍。逆则刚好反过来，就是由下而上，由远及近。所以，逆冷就是从四肢的远端、从肢末开始，逐渐向上发展，甚至延肘过膝。这是火没有了，阳气虚之故。所以，太阴病的治疗要特别注意"当温之，宜四逆辈。"其中内涵很深，切莫轻易滑过。

②四逆汤解：该方是三阴通用、温里、壮火之方。也是救逆之方。三味药中，附子、干姜大温大热，用以温里，壮火理所当然。炙甘草是中土药的王牌，成无己云："却阴扶阳，必以甘为主，是以甘草为君"。《医宗金鉴》亦云："君以炙甘草之甘温，温养阳气，臣以姜附之辛温，助阳胜寒"。土虽非火，可却能使火的作用真正落到实处，使熟物而不焦物，使火温物而不炙物。由此可见，四逆汤真正原发挥温养、回阳救逆作用，甘草便是关键的关键。诚如《长沙方歌括》所言："建功姜附如良将，将将从容借草筐。"

肿痛不一定是热，化脓的不一定是热，口苦也不一定是热。要在于通过四诊，通过舌脉，鉴出阴阳。阴阳了然了，就能高屋建瓴，就能八九不离十。

要抱定这个阴阳，朝于斯，夕于斯，流离于斯，颠沛于斯。果能如此，不出数年，包管在中医上有一个境界、能够真正列入仲景的门墙。

应知道降火有多途，特别学了太阴篇，知道太阴的开就是为了使这个火入里，使这个火收藏使这个火降下来，这就是甘温除大热。其实就是着眼在太阴这个开机上。也就能够很好地理解四逆汤中甘草的重要作用，理解太阴篇的重要意义。

九、少阴病纲要

（一）少阴解义

1. 少阴本义

其实就是水火的本义。按常识，水火不容，可在少阴中，水火却相依相容。

1）坎水义：水在易卦中属坎，故习称坎水。郑钦安的《医理真传》中有首坎卦诗，颇得坎水之旨趣，兹录于下：

天施地孕水才通，一气含三造化工。

万物根基从此立，生生化化沐时中。

①坎水之形成：易讲乾坤生六子，三男三女，三男就是长男震雷，中男坎水，少男艮山。所以，坎水实为乾坤所生六子中的一子。郑诗首句"天施地孕水才通"即为此义。

乾天坤地，乾父坤母，故乾坤交媾而有六子之生。坎水中男就是由乾坤二卦之中爻相交，若乾交坤，坤之中爻变阳，即生坎中满，若坤交乾，乾之中爻变阴，即生离中虚。

乾之中爻交坤而生坎，坤虽变坎，而余体尚在。故坤坎同居，水土合德。坤德为藏，坎德亦为藏。藏什么？就是藏的坎中之阳。坎中之阳源自先天，故称真阳、元阳，亦称命门火、龙火。此阳此火宜潜伏而不宜飞越，除了坎德本身之藏外，尚需依赖坤德之藏。所以，水土合德的关系不但在太阳篇里很重要，在少阴篇中仍然不能轻视这个关系。

②真阳命火：它是人身中绝顶重要的东西，有它才有生命，无它便无生命可言。

真阳命火潜藏了才能温养生命，才能让生气旭旭而生、煦煦而养，如此生命才得长久。反之，生命定危机四伏。少阴篇和厥阴篇，有相当多的内容讨论这个问题。少阴篇为何有戴阳证、格阳证？许多病人临终前为何出现回光返照？其实就是真阳升越的征兆。

2）离火义：诗云：

地产天成号火王，阴阳互合隐维皇。

神明出入真无定，个里机关只伏藏。

①离火的形成：郑氏离卦诗开首句："地产天成号火王"，可知离火的形成亦是乾坤交媾的结果。由乾之中爻交坤，坤之中爻变阳，即得坎水。反之，由坤之中爻交乾，乾之中爻变阴，即成离火。它与坎水相反，是以乾为体。

乾坤生三男三女。坎为水为阴却号男，离为火为阳却号女，里面既有体用关系，又有相依关系。也有更值得思考的深层问题。阳言生化，阴言伏藏，此为常理。而郑诗中，坎水却言生化，离火却言伏藏，这与中男中女之称实有异曲同工之妙。此中的旨趣若能参透，阴阳至理便在把握之中了。这是离火的形成。

②离火的自然性用：根据至少有六个方面：

其一，热性。

其二，明性。该二性，众所周知。

其三，动力。该性实为造就现代科学的最大因素。蒸汽机的发明就是最典型的例子。

其四，熟物。生物经火可变熟，可以说人类丰富的饮食文化即由火造就。

其五，变化。该性显而易见。冰是固体，经火的作用很快变成液体，而液体再经火的作用又可变为气体。为何多数化学反应有加热过程？为的就是加速变化、促进变化。

其六，但见其用，无形可征。

五行中，独火无形。而老子曰："大象无形"。对于大象的性用，老子又云："执大象，天下往"。由此看来，火之所以能够彻底的改变整个人类，火之所以有如此重要作用，与此无形的特性，与此大象的特性是分不开的。

③火之身用：亦离不开上述六个方面。

其一，温热身体。

其二，视物光明。

其三，人身的机能活动。

其四，人胃腐熟水谷的功能与火的熟物是很相应的。

其五，人之一生处于不断的变化之中，现代语言谓之新陈代谢。

其六，"但见其用，无形可征"是火的最重要、最独特之处。很显然，它是与神明相应。故《中庸》曰："视之而弗见，听之而弗闻，体物而不可遗，使天下之人齐明。"故《诗》曰："神之格思，不可度思，矧可射思？"神其谓欤！

五行中，火是但见其用，无形可征的。而在人身，神明由心所主。肝、脾、肺、肾四脏的造字，却有一个月旁，有月肉就有形可征，有形可鉴。故肝、脾、肺、肾四脏皆各有具体形状。而唯独心缺少肉月旁，当然无形可征、可鉴了。从五行火的特性，从五藏心的造字，从神明的特性，对中医赖以建立的这个基础，对中医的概念，应该有一个较深刻的认识。中医虽然是有关人的医学，可《黄帝内经》即强调搞中医必须谈天论地，因若不谈天论地，这个人就弄不清楚，人弄不清楚，何说把中医搞好呢？

3）同名少阴：

①水火者，血气之男女也：水火同名少阴，一是强调水火在人身的重要

性，一是强调水火一定要配合好。水火要相依，不能相离。经云水火就是阴阳。阴阳就是男女。所以，人身之水火就是人身之阴阳，就是人身之男女。男女同居一室，当然是夫妻。夫妻就是要相依，就是要夫唱妇随。从前妻到夫家都要随夫的，故水火同居少阴，含义深刻。

人身需要饮食，需要男女，饮食的作用是为人身的阴阳，水火提供给养。男女就是实现人身阴阳、水火的调合。男女问题在道家要通过修炼来解决。在道家功夫中，常见到姹女婴儿、龙虎交媾、水火相济、取坎填离，其实这些都是和的方法。是直接通过内氤氲、内构精的方法来实现人身水火、阴阳的和合。

②阴阳水火何以相媾：中医的问题，一旦进行到很深的层面时，就要借助"易"这门学问。

③乾坤为体，水火为用：

要知"易"，就必须先知八卦，而讲八卦必须先明先后天。先天为体，后天为用。先天卦乾坤、分居南北，后天卦则原来乾坤的位置让坎离占据了。离火占据乾位，演出天火同人；坎水占据坤位演出地水师。讲水火形成时，为何说坎水以坤为体、离火以乾为体？即因有这样一个特殊的先后关系。

在八卦的八方中，有四正四隅之分。东西南北为正，余皆为隅。先天卦中，乾坤居南北正，坎离居东西正。而至后天八卦，乾坤由正退居于隅位，坎离则由东西正跃居南北正。由八卦的这样一个先天后的布居，应清楚地看到，卦虽分八，然"易"所独立的是坎离水火。是以八卦之中，唯坎离二卦得独居正位。于先天八卦中坎离居纬正，后天八卦中坎离居经正。

易以先天为体，后天为用。而乾坤为体中之体，坎离为用中之用。由先后天中坎离始终居正，则知易所重用也。以先天不易变，而后天易变。易有三易，其中一易即为变易也。故易重变革，易重当下的精神显而易见。

易重坎离水火，是知言水火即言乾坤，言水火即言男女，言水火即言阴阳。而少阴之名，少阴之经已将水火赅尽，故知少阴一经关系至重。若病至少阴，往往扰乱乾坤，气血、水火、阴阳，致使阴阳离绝。故病至少阴，即多死证。

郑钦安于《道理真传》中云："乾坤六子，长少皆得乾坤性情之偏。惟中男、中女，独得乾坤性情之正。人禀天地之正气而生，此坎离所以为人生之命之根也。"经云：善言天者，必应于人。反过来，善言人者，亦必应于社会。不禁可以联想到，二千多年的封建社会代代相传，帝王皆立长而不立中，其实是非常错误的。

易之结构是以乾坤为首，所以第一卦是乾，第二卦是坤。易之结尾有两个：一个是上经的结尾坎离，一个是下经的结尾还是坎离。只不过它是放在既济、未济里。所以，从整个《周易》的结构可以看出，它是以乾坤为首，坎离为尾，以乾坤为体坎离为用的。因此，虽为一少阴，其实已囊尽了乾坤、天地阴阳、水、火。

易以乾坤为首、坎离为尾的结构非常重要。所以，讨论六经病应该清楚，虽然厥阴是最后一经，但六经病最重要的结局还是看少阴。看这一关能否透得过，透过了不会有大问题，透不过，就很麻烦。因此，三阴篇应当花大气力在少阴篇。

4）乾坤生六子

乾坤氤氲生六子，阴阳交合化五行。《老子·九章》云："功遂身退，天之道也"及《老子·十章》所云："生之，畜之，生而不胡，为而不持，长而不宰，是谓玄德。"乾坤生六子后，即水火当家了，而自己退居二线（隅），老子称为玄德，非常重要。故《老子·七章》云："天长地久，天地所以能长且久，以其不自生，故能长久"。足见易学广大悉备，里面既有自然科学，也有社会、人文科学。参透了易，做人的道理全在其中。

（二）少阴经义：包括手足少阴

足少阴由酉初时起于涌泉穴，至酉末行至于胸前，俞府穴止。手少阴午时初起于腋下极泉穴，午末终于手小指端少冲穴。

（三）少阴藏义：

1. 心：手少阴心，前已论及很多，补充易忽略问题。

①天下万物生于有，有生于无。

从造字言，其他藏、府均有"月肉"旁，意味都有形的，是"有"。而心无"月肉"旁，是"无"。道家学问中，有无概念非常重要。《老子》云："天下万物生于有，有生于无。"有确实重要。我们的生活，一切都离不开"有"。但"有"即来自"无"。故道家思想很注重无为。故云：道常无为而无不为。

无为思想很可贵，很有用场。用来做学问、为人处事，用至治国平天下都十分重要。

心为君主之官，至高至上。由此可知中医确实有很浓厚的道家思想。从某种意义上说，医、易、道是三位一体的。因在《黄帝内经》里，既可以看到很多易的东西，亦可看到很多道家的东西。最早给《素》全面作注的是唐代的王冰，其注至今还很有权威性。而从他的注释内容，道家内容十分浓厚。王冰氏自号启玄子，是一个地道的道家称谓。由此可见医道之水乳交融。

②君主之官，神明出马

机体每天都面临着细胞的异常分化，可形不成肿瘤，因它一异化，就被发觉，机体就做出调整和处理。其他一切疾病亦是如此，只要"主"明，就能及早发现，就不至于使其形成大患。

"君主之官，神明出马"，"诸痛痒疮，皆属于心"，确实很重要。如能明此，机体诸毛病可以得到杜绝。因此，中医并非没有课题，而是看深入了没有，联系了没有。

③疼痛：心痛、痛心常连用，说明痛与心有关，因该两词都痛苦，苦为心味。另外，疼痛常并提，疼之声符是"冬"，冬气为寒，说明疼痛与寒关系。痛的声符是"甬"，甬指导道路，加"疒"旁，说明道路出了问题，不通了，不通就痛。中医常讲"痛则不通，不通则痛"，痛或疼痛，实际上完全地将痛之原因、机理告诉了。只要明白了，何必再去"身"外求法？

2. 肾：

1）上善若水：肾之造字，古字上为"臤"，下为月，"臤"古作"贤"，贤者，善也。月的意思是水月结合，是水之精气。故言月者，亦言水也。故肾之造字上下合起来，正印证了《老子》的话："上善若水。"善在上，水在下，老子的精神尽在其中。

2）肾者，作强之官，伎巧出焉。

作，即作为、作用；强，两层意义：一是本义，即米虫也。如《玉篇》云："米中蠹"。又如《尔雅·释出》云："强，虫名也。"所以强的第一层本义是指的米中的蠹虫。它就像男性生殖器，这个东西就叫"强"。因为肾主二阴，从此可以清楚地看出将肾与外阴、与生殖器联系起来。肾既为作强之官，当然就与生殖有关。天下的诸多伎巧中，还有什么比生殖繁衍更大的伎巧？这一大伎巧又谓之造化，故王冰释云："造化形容，故云伎巧。"

第二层引申义，就是坚强、刚强、强硬之义。人身中最刚强、最坚硬的东西，最能胜任强力、重力的东西，非骨莫属。所以，强之含义，第一是生殖，第二是骨。而肾主骨，肾主外阴。因此，肾为作强之官。

肾主水，水至柔，为何反而能作强？此道理十分深邃。《老子·四十三章》云："天下之至柔，驰骋天下之至坚"。《老子·七十八章》云："天下柔弱莫过于水，而攻坚强者莫之能胜，以其无以易之。弱之胜强，柔之胜刚，天下莫不知，莫能行。"肾主水，又主骨。水与骨好像风马牛不相及，可在人身上它们却扯到一起了。所以，人身中至柔和至坚的，实际都集中在肾里。又至柔又至坚，刚柔结合在一起了。能不生伎巧吗？因此，在肾这一官里，真正体现了《老子》"天下之至柔，驰骋天下之至坚"的理念。医道确实同源。

伎巧说深了，即人的生殖繁衍能力、人的造化功能，说浅一些，则为技艺、工巧一类。说深、说浅都离不开刚柔，都需要刚柔的结合。所以，将整个肾的功能特征作一归纳：即"作强之官，伎巧出焉"。

3）肾者，主蛰、封藏之本，精之处也

蛰就是封藏。是封藏阳气。结合前面谈到的坎水，对肾之封藏含义会更清楚。肾为水藏，为坎藏，坎就是两阴之中包含一个阳。故两阴之间封藏的地方就是指所处的地方。所以，"封藏之本"与"精之处"联系来讲，精的含义会更清楚。

4）诸寒收引，皆属于肾

这是肾的病机。前已述及，疼痛的主因是寒，此讲诸寒皆属于肾，此其一。其二前述疼为"不通"，为何"不通"？因收引了。经脉、血脉，收引了，变小了，就易造成不通。而这里讲收引也属于肾。这是一个更明确、更清晰的思路。

疼痛与寒关系密切！可以说它的因在肾，果在心。欲彻底治愈疼痛，当然要因果两治。但是，如果因一时难以祛除，或一时难以确定，只好在果上下功夫。故镇痛，特别是强力镇痛，恐怕重要要放在心上。

精神一词，天天在用。何谓精神？实际上就是心肾。

《素问·六节藏象论》云："心者，生之本，神之变也……肾者，主蛰，封藏之本，精之处也。"一个精之处，一个神之变，一个藏精，一个藏神。这就是精神。所以，从一个人的精神状态，完全可以看出心肾的状态。当然也就可以看出水火、阴阳的状态。心属火，属离；肾属水，属坎。正常情况下，水火要既济，心肾要相交。心火下降的目的是温暖肾水，也就是温暖坎中之阳。肾水上升的目的是济养心阴，就是离中之阴。坎离相交，各得其所。

（四）少阴运气

少阴在运气方面属君火。君火以明，相火以位。君相的明和位少阳篇已述，此不重复。

总之，君火在上，肾水在下。《老子》云："高以下为基，贵以贱为本"。君火高高在上，贵为君主，可它的基在下，在肾水。所以，君火与肾水又是这样的一种关系。病至少阴，往往高高在上和低低在下的都不行了。没有在下的基和本，在上的君主也就难以发挥作用。因此，疾病发展到少阴，就到了一个很棘手的阶段。

（五）少阴病提纲

281条："少阴之为病，脉微细，但欲寐"。为与病机相合，改为"诸脉微细，但欲寐，皆属于少阴。"

1. 微妙在脉

脉之意义很微妙。正如《素问·脉要精微论》所云："微妙在脉，不可不察，察之有纪，从阴阳始。"所以，察脉关键是看阴阳。阳加于阴谓之脉。血属阴本静，之所以在血管中流动，是阳的作用。所以诊脉其实就是察阴阳、察水火，从而也就是察心肾。心肾水火阴阳者，皆属少阴。以少阴为心肾水火之藏。所以，脉与少阴的关系很特别。而少阴与太阳又是标本、对待、表里的关系，故整个六经的提纲条文中，只有太阳少阴谈到脉。

太阳少阴为表里，太阳是在外一层谈阴阳、水火；少阴则是在内一层讲阴阳、水火。在外太阳言阴阳水火之用，在内少阴言阴阳水火之体。因此，太阳与少阴实际上是体与用的关系。病至少阴，显然体用衰微了。脉势就很微弱，是用不行了；体不足了，脉当然就细了。故"脉微细"实际上讲的是体用都不行。

"脉微细"的情况在《伤寒论》中有两处，一处在少阴篇中（不只一条），另一处在太阳篇。太阳篇60条云："下之后，复发汗，必振寒，脉微细。所以然者，以内外俱虚故也"。该条讲得非常形象，刚好将以上讨论的内容作了一个总结。太阳病，经汗下之后，出现振寒、脉细微，以内外俱虚故也。内则言少阴言体，外则言太阳言用。用虚则脉微，体虚则脉细。故一个"脉微细"，已然将水火、心肾、内外、体用的病变揭露无遗。所以说脉非常微妙。

2. 但欲寐

①人之寤寐：经云："天有昼夜，人有起卧。"中医一大特色是天人相应、天人合一。"天有昼夜，人有起卧"是最大的相应、合一。相应、合一又叫得道，得天之道，得道多助。不相应、不合一又叫失道，失道寡助。因此，要想养生保健，把握好寤寐时间其实就是一个很大的方面。

日出地则明，日入地则暗。人之寤寐也是因日出地和日入地的关系。日出地则明，于易卦则为晋。晋者上离下坤，离在坤上为晋（䷢）。离为火为日，坤为地。日火出地，阳光普照，何得不明？故《说文》曰："晋，进也，日出万物进也。"《杂卦》云："晋，昼也。"《象》曰："晋，进也。明出地上，顺而丽乎大明。"

日入地则暗，于易卦则为明夷（䷣）。明夷正是晋的相反卦。把晋倒过来，成坤上离下，就成为明夷。明是光明，夷是伤也。明伤故晦。日出地上，其明乃光。此为晋，为昼，亦为寤矣。至其入地，明则伤矣。此则为明夷，为夜，亦为寐也。

《易·系辞》曰："古者包牺氏之王天下也，仰则观象于天，俯则观法于地。观鸟兽之文，与地之宜。近取诸身，远取诸物。于是始作八卦，以通神明之德，以类万物之情。"晋与明夷二卦，远则以类天地，以类昼夜；近则以类寤寐。远类昼夜，经中以明训。近类寤寐，略观双目即晓。

双目外覆眼睑，上睑属脾，下属胃，合之由脾胃所主。故其属土也，属坤也。双睑打开，则目外露而能视物，此则为明也。《说卦》云："离为目。"睑开而目露，正与日出于地相类，日出于地为晋。而人之由寐至寤，所干第一件事就睁开双目，进入晋的状态。可见晋与寤确为一类。

从人之寤寐，与易卦之晋与明夷，看到医易之间关系是非常实在的。作为中医，对待寤寐，就要从晋与明夷去考虑。认识到睡眠就是从晋进入明夷，从而帮助实现明夷状态，就能够很好地解决失眠问题，不是依靠安眠药治失眠。

明夷是坤土上离火下。要实现之，无非解决两个问题。依照这一思路，多年来以太阳篇半夏泻心汤治疗失眠，取得了良好效果。该方主要是针对痞证而设，多用于肠胃病。它所以能治失眠，关键在于它能够帮助解决上述两个问题。方中的主药半夏功善开结，能够打开上下交通的道路。上下的道路一打开，交通起来就方便。黄连、黄芩用于帮助离火的下降，人参、干姜、炙甘草、大枣用于帮助坤土的上升。离火降于下，坤土升于上，明夷的格局自然形成，良好的睡眠状态自然形成。是不治痞而痞自治，不安神而神自安也。这便显出知易与不知易的差别。第二，研究易学不能脱离象。易乃象辞之学，象数之学、象占之学。象数理占，缺一不可。如离开象，易之辞理很难落实。一旦结合象，易理是很通透的，而医理亦在象中得到清楚地表露。

②月入地者，太阴也；日出地者，厥阴也。

从明夷看，日入地靠太阴，太阴开，日才能入。当然，太阴开的过程需要阳明配合。日出地靠厥阴，需要太阳的配合。太阴与厥阴，一开一合，二者把握好了，晋与明夷便没有问题。而开合的把又需要少阴枢来把握。所以，少阴病的提纲条文中，谈"但欲寐"的问题，其含义十分深刻。

但乃只意、仅意；欲是想；寐是睡觉。合之即一天到晚想睡觉。但欲寐，实际上不能寐！想睡却不能入寐。不能寐即寤的状态，觉醒的状态，可因其昏昏欲寐，又不能很好的寤。因此，但欲寐，实际上寤寐皆不能。以易卦言之，则是明夷与晋皆不能。这是因为调节上述开合、调节太厥二阴的少阴枢出了问题。因此，在少阴病的提纲条文里讨论"但欲寐"，正好反映了少阴主枢的特性。

另外，寤寐亦可以从心肾的角度来谈。寤是阳气开放，日出于地的状态，此状态应是心所主。寐是阳气收藏日入于地的状态，该心理状态由肾所主。所以说寤寐问题无非是心肾的问题。现在病人出现"但欲寐"，想睡不能睡，寤寐皆不能，精神萎靡不振，标志着心肾不行了，心肾都有虚衰的趋势。如在疾病的过程中，突然出现"但欲寐"及"脉微细"，就是疾病转入危重的信号。所以，少阴病的这两个提纲证，于少阴病的危重性而言，是很具代表性的。

3. 少阴病形

282条："少阴病，欲吐不吐，心烦，但欲寐。五六日自利而渴者，属少阴也。小便白者，以下焦虚有寒，不能制水，故令色白也。"下面仅就本条所论，对提纲条文作两点补充。

1）但欲寐而心烦：《伤寒论》中，心烦一证总是跟不眠连在一起。如61条："昼日烦躁不得眠"；71条："胃中干，烦躁不得眠"；76条；"虚烦不得眠"；303条："心中烦，不得卧"；319条："心烦不得眠者"；等等。这说明心烦与失眠之间很有关联。两者之间甚至有一个因果关系。而在少阴篇的282条中，却一反常态，心烦反而与"但欲寐"连在一起。这就有必要对烦及其与但欲寐的关系予以讨论。

①何为烦：烦是心不能定静的一种内心感觉，故称心烦。从造字看，形符是火，右边是页。页者，首也，头也。所以《说文》将烦释为"热头痛"。因为烦就是火加在头上。因此，烦的造字及《说文》释义很直观。当然，在此不一定将烦作热头痛讲，但它必定与烦的结构有关。因页为头为上，所以烦必定与火在上、火浮与上的因素有关。晋就是一个火在上的卦，晋为寤，明夷为寐，故晋亦不寐也。为何烦总与不眠相连，从烦之造字及易之晋象便很清楚了。

②归根曰静：火浮越在上易烦，所以，火要归根。中医强调心肾相交，就是要肾水来济心火，心火不浮越在上，火便归根了。此为一方面。而从明夷卦可知，要使火不浮越，要使火归根，太阴脾土的作用同样十分重要。火浮越则烦，火不浮越，归根了则不烦，不烦曰静。由此烦静，见到了水土合德的意义。

《老子·十六章》云："夫物芸芸，各复归其根。归根曰静，静曰复命，复命曰常，知常曰明。不知常，妄作凶。"所以，归根是很重要的，静是很重要的。人的睡眠其实就是归根，就是静，而静了则能复命，恢复生命的活力。如此，不仅生命的质量会提高，寿命也会延长。《黄帝内经》云："阳气者，静则神藏，躁则消亡。"因此，复命的过程，也就是神藏的过程。道云：复命曰常，知常曰明。而医云："神藏则主明，主明则下安，以此养生则寿。"故知道者，医者，其揆一也。

③睡眠为大归根，吸纳为小归根

呼出为阳，阳者言释放也，言功用也；吸纳为阴，阴者言收藏也、蓄积也。踵息曰小归根，归根曰静，静则不烦也。不烦则得寐得眠。能寐能眠又为大归根，大归根则得大静，静曰复命。谚云："君若识得呼吸事，生死海中任游行。"信不诬也。

④烦则不当欲寐：以心烦者，真阳亡失而上越也；但欲寐者，心火虚衰，神明昏暗也。故而此为心肾将衰的信号，是少阴病很重要的一个特点。用此特点，可与上述的一般情况区别开来。

2）渴而小便色白：此亦为反常现象，系少阴病的一个特色。临床见口渴就用花粉、麦冬显然不行！如渴在阳明，用之还算对证。如果是少阴的渴，也养阴生津，即死定了。这是从少阴口渴引出的问题，由此会引发诸多感觉。

（六）少阴病时相

291条："少阴病欲解时，从子至寅上"。

子至寅即子丑寅。一日中，为晚上11点至次日凌晨5时。一月中，为初一至上弦的七天半。一年之中，则为农历十一月至次年一月。

1. 子者复也

①七日来复。子于十二消息卦正与复卦相应，复卦卦辞云："复，亨。出入无疾，朋来无咎。反复其道，七日来复，利有攸往"。复者指的是阳气来复，阳气恢复之意。而阳气的恢复需要七日的时间，故云："反复其道，七日来复。"这只要将十二消息卦综合起来看就会明白。

按照奇门遁甲之说，十二消息卦分阴阳二局。其中复、临、泰、大壮、夬、乾六卦为阳局，因其所处的过程是阳在增长的过程，而姤，遁、否，观、剥、坤六卦为阴局，因其所处的过程为阴不断增长的过程。阳局走完之后就到了阴局，阴局由姤卦开始，若按每卦一天算，走完整个阴局正好是六天。阴局完结之后，继续往前走，即重新恢复到下一个阳局。阳局由复开始，由阴局到下一个新的阳局正需要七天，这便是复卦卦辞所言："反复其道，七日来复。"其实，不仅阳复，亦即由姤至复需七天；阴复亦即由复至姤，亦为七日。故七者，周而复始之数也。可见七日一周并非传自西方，《周易》中已有周七之数也。《素问·热论》云："伤寒一日，太阳受之……六日竟后，至七日又复太阳"。故伤寒六经传变，亦是七日来复。

②冬至一阳生。复卦所在月份一个很重要的节气是冬至。复卦虽配十一月，但严格地说，必须要等到冬至节来临时，复气才正式启动。所以，冬至的一阳，实际指的是复卦的一阳。

复卦上坤下震，曰地雷复。象曰："雷在地中，复。先王以至日闭关，商旅不行。"至日就是指冬至日。冬至所以要闭关，因这时正是一阳初生的时候，正是阳气来复的时候，归根的时候、转换的时候。这个来复，这个转换如成功了，下一个周期的循环就能很顺利地进行。要保证上述过程成功，闭关就是很好的方法。闭关也就是处静。通过闭关，杜绝一切烦劳之事，让机体在很安静的环境里进行上述转换、来复。其实，不但是冬至需要闭关，夏至也同样需要闭关。故《后汉书·鲁公传》云："易五月姤用事，先王施命令止四方行止者。"以五月乃复至所居，姤卦启动之时也。先王施命令止四方行止者，即是"先王以至日闭关，商旅不行"之意。反复其道，七日来复。故不但于冬至阴交阳时需闭关，于夏至阳交阴时，亦需闭关。于此阴阳交替之际，于此阴阳初生之时，皆需细心呵护。

子午于一年为十一月和五月，于一日则子午时也。故子时亦有一阳生，午时亦有一阴生。故子午之时亦需小闭关。午时稍微休息，或静坐，或小睡，皆为闭关之举。由是亦知，中国人的午休习惯可以上溯至周代。现有人遑论午休习惯无益健康，诚不知易也。

③欲解时要义

子居正北，水之所在，体之所在。阳用归根，即归入此体中。阳归于体，方得休养生息。故子交复以后，即得来复，阳气即进入慢慢增长阶段。少阴病为何欲解于子丑寅？因少阴病是阳气虚衰，阳不归根，以此病而遇子丑寅，则正值阳气归根来复，阳渐增息的过程，何得不愈？此天道地道以助人道也。尤证"人禀天地之气生"非虚语。

少阴病的重要方剂四逆汤，如太阴篇所述，以炙甘草为君，气味甘平，得土气最全，故其象坤也。干姜、附子辛温辛热，颇得雷气，为臣使，其象震也。上君而下臣，上坤而下震，正是地雷复。故知四逆汤一类，颇具复卦之象，这便与少阴病的欲解时很好地对应起来了。此亦方时相应也。

2. 欲解何以占三时

三为何数？有何特性？《素问·生气通天论》云："其生五，其气三。"《素问·六节藏象论》云："五日谓之候，三候谓之气。"故知三而成气也。一年由四时组成，一时有三个月。故知三而成时。易之经卦，由三爻组成，故知三而成卦。《老子》云："道生一，一生二，二生三，三生万物。"故知三而成万物。

另外，有关三数，还有很重要的一个内容，就是三而成合。五行配地支，除五行相配，即寅卯木、巳午火、申酉金、亥子水、辰戌丑未土外，还有三合相配。即亥卯未合木，寅午戌合火，巳酉丑合金，申子辰合水。这便又成就了一个三而成合，三而成行。三合的概念非常重要，看五行的木火金水中都分别含辰、戌、丑、未，就是土！前面已谈过金木水火不因土不能成；讨论脾不主时而旺于四季时，曾谈到四时的交替没有土就不能成功，从三合中应看得很有清楚。

三合的意义很多，比如临床辨证辨出了水虚，或火虚，可水火都补不进去。或者一补水，有碍脾胃，一补火就口舌生疮。很可能的原因就是没有把握好时机。如果在三合时补，比如在申子辰时补水，寅午戌时补火，以此类推，在亥卯木时补木，巳酉丑时补金，就没有补不进的。

（七）对 AD 病（老年性痴呆）的思考

老年性痴呆，从六经的层面去思考，就是一个少阴病。AD 病的早期，是由记忆障碍开始并逐渐发展到神志障碍。记忆的问题实际就是心肾的问题。记为贮藏的过程，该过程与肾的主蛰、封藏相应，故记的过程系由肾所主；忆的过程则为提取，该过程与夏日之释放相应，故忆的过程由心所主。因此，记忆的障碍实际就是心肾的障碍，就是少阴的障碍。而神志的障碍则更与心肾相关，以心藏神，心藏志也。

少阴病的病机：脉微细，但欲寐。寐之问题前已从寤寐谈过，这只是一个方面。另一方面即如《康熙》所言："寐之言迷也，不明之意。"老年痴呆实际上就是迷而不明的状况。否则，怎能连亲生子女的名字也不知道，连居住了几十年的家也记不住？既 AD 是一个地地道道的"寐"的状态，那当然要从少阴病去考虑。少阴病固然危重，但也还是有回转之机，救逆之法。因此，从少阴的层面去论治老年痴呆症，应该大有文章可做。

十、厥阴病纲要

（一）厥阴病解义

1. 厥阴本义

"帝曰：厥阴何也？歧伯曰：两阴交尽也。"两阴指太阴和少阴。从《伤寒论》六经排列，厥阴放在最后一经，放在少阴之末，可知这就"两阴交尽"。此从排列的次第来看厥阴的意义。此其一。

其二，《素问·至真要大论》云"两阴交尽故曰幽。"前云两阴交尽为厥阴，此云两阴交尽故曰幽，是知厥阴之为义者幽也。《正韵》云："幽囚也。"囚就是囚禁。厥阴曰幽，曰囚禁。囚禁什么？前面讲阴阳离合时曾谈过厥阴为合，合什么？就是合阴气。把阴气合起来，关闭起来，以便让阳气能够很好地升发。故幽者，实为囚禁阴气之义。此与阴阳离合机制甚为相符。

其三，太少二阴以太少言，乃言其长幼、多寡也。厥阴言何？《玉篇》云："厥短也。"《康熙》引《前汉书·诸侯王表》注云："厥者顿也。"又顿者何：顿者止也。故知厥阴即短阴也、止阴也。考厥阴乃阴尽阳生之经，乃阴止而阳息之时，故曰短阴、曰止阴者，皆相符合。又《灵枢·阴阳系日月》云："亥十月，左足之厥阴。戌九月，右足之厥阴。此两阴交尽，故曰厥阴。"戌亥为地支之尽，尽后遇子则阳气来复，故曰厥阴也。此为厥阴之大义。

2. 厥阴经义

指手足厥阴经。手厥阴于戌初起乳后天池穴，戌末止中指中冲穴。足厥阴于丑初起拇指大敦穴，于丑末止乳下期门穴。别支上走巅顶交百会穴。

对于六经的起止及大体分布，是每个学习中医的人都必须弄清的问题。讲六经辨证，其实很重要的部分就是经络分布区域的辨证。

3. 厥阴藏义

①肝：

先谈"肝"之造字。肝用干，《说文》云："干，犯也。"《尔雅释言》曰："干，扞也。"即捍卫也。《康熙》云："干，盾也。"故《诗·大雅》有

"干戈戚扬"之句。

综上诸义，犯者、捍卫者，盾者，干戈者，都与武力有关，都与战争有关。这很自然地想到了《素问·灵兰秘典论》的"将军之官，谋虑出焉。"既然是用武之事，战争之事，就要靠将军来把握它。因此，肝的造字与其为官将军的特性是非常切合的。

将军要用武，要用战争结束战争，要化干戈为玉帛。它靠的是威武、勇猛和谋虑。必须智勇双全乃为将军，若有勇无谋，则一介匹夫也。威武、勇猛所用者阳气也；谋所用者阴气也。故肝虽号称刚藏，却又体阴而用阳。由此可知，将军者，必以谋虑为体，以勇猛为用焉。

《素问·灵兰秘典论》和"六节藏象论"是非常重要的两论。前者从社会功能的角度谈藏府，后者从生理功能角度谈藏府。必须两者结合、互为参用，才能对藏府的内涵有透彻的理解。于"灵兰秘典论"中，肝为"将军之官，谋虑出焉"。而于"六节藏象论"，则肝为"罢极之本，魂之居也。"罢极何意？《玉篇》云："罢者，休也，已也。"故《论语·子罕》曰："欲罢不能"。极者，极至也，极端也。但凡武力、战争之事皆由争端起，故极者，又为诸乱之源。是以罢极者，罢其争端，罢其诸乱也。争端已起，诸乱已发，则必须以其人之道还治其人之身，必以战争结束战争。此则为将军用武之道也。由此可见，"将军之官""罢极之本"实为异名同类矣。

极为诸乱之源，故古有六极穷极之谓。《康熙》云："六极穷极恶事也。"《书·洪范》曰："威用六极。六极，一曰凶短折，二曰疾，三曰忧，四曰贫，五曰恶，六曰弱。"人有一个复杂的自治系统，该系统中，脾为谏议之官，担负发现诸乱，并及时呈报于上；心为君主之官，则于所极之诸乱善识别之，或宜文治，或宜武功，皆由君主号令；肝为将军之官，罢极之本者，则威用六极，平定诸乱也。因此，肝于人体健康自治中所能发挥的作用，甚宜结合现代医学思考之。其中有非常值得研究的课题。

②心包：足厥阴为肝，手厥阴为心包。心包者，亦包心也。是包绕心君的结构，故古称为"心主之宫城"。古人认为，心为君主之官，不能受邪，心包代君受邪。所以心包所担负的，主要就是护卫心的作用。肝为将军之官，其威用六极，平定诸乱，亦为护卫君主。由此亦见，手厥阴心包与足厥阴肝，在其作用方面的联系是非常密切的。

4. 厥阴运气

运气方面，厥阴在天为风，在地为木，故合称厥阴风木。

1) 风义

①风者天地之使：风是六气中很特殊的一气，它不仅生于东方，四面八方皆可生风，故谚称八面来风。《灵枢》中一篇叫"九言八风"，即专门谈到由八方来的八种风。即：风从南方来，名曰大弱风；从西南方来，名曰谋

风；从西方来，曰刚风；人西北方来，曰折风；从北方来，曰大刚风；从东北方来，曰凶风；从东方来，曰婴儿风；从东南方来，曰弱风。风有四风、八风、十二风。可以说东、西、南、北风，西南、西北风，却未见有讲东、西、南、北湿，亦未见东、西、南、北寒，这是风与其余五气的一个很大不同之处。

风还有另外一个特殊之处，即《河图》所云："风者，天地之使也。"使为使民之急，就像派往各国的大使，代表这个国家的作用。所以，风为天地之使，就是说风是天地的一个代表，天地之气要发生什么变化，都可以从风上反映出来。比如，天要转寒，会首先出现北风，故一见北风起，便知天要变寒。而天要转热转湿了，会先出现南风，因此，一见南风，便知天要变热变湿。天地之气的变化虽然复杂，可一旦把握了风，便能知道天气变化的底细。故《周礼·春官保章氏》云："以十有二风察天地之和命，乖别之妖样"。

《素问·至其要大论》曰："帝曰：善。夫百病之始生也，皆生于风寒暑湿燥火，以之化之变也。"这向我们提出了一个很重要的疾病观，不是伤风感冒或某几个病与六气相关，而是百病、所有的病。外感与它相关，内伤同样与它有关。不内外伤也与它相关。所以，这就要求在诊治疾病时，将这些相关的因素考虑进去。百病的产生都离不开风寒暑湿燥火，故《至真要大论》在谈到病机时，不是"谨候气宜，勿失病机"，就是"审察病机，勿失气宜"。气宜就指这天气。怎样谨候气宜、勿失气宜？抓住风就行了。抓住风就抓住了六气。因风为天地之使，当然就是六气之使。这就是《黄帝内经》反复强调"风为百病之长""风为百病之始"的原由。就是因为百病皆生于风，而风为六气之使的缘故。

②风何以为木

首先从五行的角度讲，世界上何属木？《尚书·洪范》讲："木曰曲直"。但此过于理论化。具体一点，凡植物一类的东西均可叫木，都属于木类。而木类又与风有很大关系。首先思考一个问题：自然界的植物为何能生灭相续？一直流传下来不灭绝？很重要的原因就是植物也具有繁殖能力，也能生息繁衍。动物繁殖需要雌雄交配，动物发情时，雌性或雄性都会跑到很远处与异性交配。人类亦如此，男女双方有时千里来相会，相会除了爱情之外，很重要的方面是繁殖后代，生息繁衍。

植物生在什么地方就固定在那里，所以它要"相爱"，进行雌雄相聚，以生息繁衍，就要靠风。风带动植物的花粉，使植物的雌雄亦能"相聚"，亦能交配，从而繁衍生息。因此，风便成为植物生息繁衍的最重要的因素。可以说，没有风，植物或说木类就无法生息繁衍，不可能流传到现在。足见风与木的关系是非常密切的，具有决定性。而《素问》"东方生风，风生木"，则将风木关系浓缩、精彩表述到了极处。

③风与动物

首先从造字方面看，风（風）繁体字里面是一个"虫"。虫在古文中虽有三种不同写法，但都代表动物。故凡属动物一类，古时皆以虫称之。而"風"之造字用虫，说明风与动物关系十分密切。《说文》云："风动虫生，故出八日而化"。所以，从风的造字可以看到，风不但可以生植物、生木，且也与动物的繁衍有很大关系。而该关系能在繁体字中明确地显示出来。简化字风字里面是一个"乂"，它能代表什么？所以，文字一改造，风与动物的关系，特别与动物繁衍的关系就荡然无存了。因此，前面虽呼吁过，文字的问题有关中华民族文化繁衍、中华文明传承的大问题，是真正的千年、万年大计，绝不能草率、马虎不得。否则一失足，定成千古恨。

《左传·四年》："惟是风马牛不相及也。"这也是一句谚语。如何解释这句话呢？以前曾闹过一个笑话。风马牛怎么不相及呢？原来是马牛跑得太快，风赶不上它。当然，现在都知道这句话是用来形容两件不相干的事情。可不相干的事何以用"风马牛"来形容？该问题倒是应弄清楚。

《康熙》引贾达对这句话的注释云："风放也，牝牡相诱谓之风"。牝牡相诱，不言自清。"风马牛不相及"呢？公马和母马机缘成熟时，它们会相诱、相恋并且相交，这使有了生息繁衍的可能。但公马和母牛都不可能相诱、相恋。即使畜类没有伦理的约束，种属的差别也决定了它们不可能相诱起来。此即风马牛不相及也。

异性相诱、相恋、相动谓之风。所以，《说文》云："风动虫出"。这个"虫"从生理意义而言，很大程度上指男性或雄性动物的精虫。常见发情期的猫，很凄厉地嚎嚎乱叫，这时期的猫往往被称为春猫。何以春言？以东方生风，通于春气也。春三月，天地以生，万物发陈，一派生机勃勃，此又与风之上述含义甚相符合。观风诸义，当于临床有所启示。

2）木义

①首先"木曰曲直"

曲直为木的特性之一。凡植物都具该性。《素问·阴阳应象大论》曰："东方生风，风生木，木生酸，酸生肝，肝生筋。"又曰："神在天为风，在地为木，在体为筋，在藏为肝。"所以，在体的筋和在藏的肝皆有曲直之性。人体的筋最重要的作用是曲直。人的四肢为什么能灵活的屈伸活动，养分是靠筋的作用。如无筋，人的各个关切就很难灵活运动。所以，人体之筋主要是聚集在关节周围。而膝则是聚集筋最多之处，故膝关节在《黄帝内经》称为"筋之府"。木曰曲直，木在体为筋，筋的这些作用，确实能很好地体现木的曲直作用。

另一方面，是《素问》许多篇章所提到的宗筋。宗筋的含义虽不止一个，但主要就是指前一个筋，特别是指男性的阴茎。有关宗筋的意义，《灵枢·五音五味》篇曰："宦者去其宗筋，伤其冲脉。"宦者即宦官，近世又称太监，太监入宫前要厉行阉割，这便是《灵枢》所云的"去其宗筋。"宗筋的这样一个含义，又回到了上述的风义里。风为牝牡相诱，风系生殖繁衍，而宗筋便最主要的生殖器官。由此天之风，地之本，体之筋，藏之肝，足证《老子》所云："人法地，地法天，天法道，道德自然"绝非虚语。天人相应的关系在此是证据确凿的。

《礼记·月令疏》云："春则为生，天之生育盛德在于木位。"这句话讲得很精彩，天所赋予我们的生育盛德就在木位上。木主宗筋，这个盛德不在木位能在哪里呢？而宗筋要发挥作用，很关键的就是要能够曲直。现在患阳痿的人很多，很重要的原因是道德伦理方面。作为中医，则应在厥阴上、风木上去作意、去思考。

②五行次第

五行次第，《尚书·洪范》已规定："一曰水，二曰火，三曰木，四曰金，五曰土。"河图的五行次第亦与此相同。故河图云："天一生水，地六成之；地二生火，天七成之；天三生木，地八成之；地四生金，天九成之；天五生土，地十成之"。这种五行次第排列非常关键，因它向我们提示了地球上诸物质的起源次第，地球上诸物种的生起次第，对研究地球、人类，无疑是很重要的线索。

五行水一火二木三金四土五的次第，说明地球首先出现的东西就是水，水是一切生命的基础，也是地球区别于太阳系的其他行星的重要特征。在水之后出现的便是火。《素问·阴阳应象大论》云："水火者，阴阳之征兆也。"故水火出现了，意味着阴阳出现了。而"阴阳者，天地之道也，万物之纲纪，变化之父母，生杀之本始"，所以，水火出现后，便能很自然的化生五行，化生万物。因此，地球上的生命有了水火之后，得以逐渐的诞生。当然，生命的诞生是先有植物生命，后有动物生命，植物生命的代表是木，动物生命的代表是土。故五行在水火之后首先有木，最后才有土。

另外，单就动物生命而言，五行次第也能很好地揭示其进化情况。五行中地球上最早出现的动物是水生动物，然后渐渐地发展为水陆两栖动物，最后才是陆生动物。因此，五行是始于水终于土的。前已述及，五行与动物的关系是水为鳞出，火为羽出，木为毛出，金为介出，土为倮出。所以，动物生命是首先诞生的鳞出，最后是倮出。人就是最典型的倮出。由此可见，人类是地球上所有动物生命中，最后进化的一个动物生命。这与现代科学所研究的进化论完全一致。对这样一个结论，我们当刮目相看，肃然起敬。

③木生火义

首先，水生木，木生火，最大的意义就是与现代最热门的话题——可持续性发展有非常密切的关系。可以说，木生火是可持续性发展的最为关键的环节。因为，可持续性发展的核心是能源问题。

能源虽包括诸多方面，但关系到人类生存和发展的最主要的方面就是燃料。燃料就属于火。五行之火由木所生。所以，古代先是用木料做燃料的，这就是五行的相生法，它非常合乎自然。合乎自然，当然就可以持续。所以，以木为燃料的发展方式，就是很完全的可持续发展。

传统以木来生火，现代直取水以生火。木生火，说明在过去木是一个主要能源，而作为主要能源的木又是由水而生。是水生木，木生火也。由此角度看，水最终还是能源的源泉。既然水是最终能源源泉，却与木生火有很大区别。很重要的一个区别是，木生火的过程是大自然完全能控制和把握的过程。……因此，要仔细去琢磨水生木、木生火的过程，就能感受到它是很有意思的过程，要深思熟虑，认真对待。

直接取水生火，以坎中的真阳为火，这个过程自然根本没有办法把握、控制，完全由人类说了算。这样一个过程是不可能持续的。最根本最究竟的应该是，凡符合自然，以及自然可控制的发展，是可持续性发展；反之，凡是不符合自然，以及自然不能控制和把握的发展，即为不可持续发展。老子为什么要将"道法自然"放在最高的境界来讨论，一方面是老子看到了人性有脱离自然，为所欲为的一面；另一方面则告之只有法自然的道，才是真正的长久之道。

（二）厥阴病提纲

326条："厥阴之为病，消渴，气上撞心，心中疼热，饥而不欲食，食则吐出回，下之利不止。"

1. 消渴

①消渴泛义：大概意思：既渴又能饮水，且饮后即消，口又很快地渴起来。消渴，对于厥阴病的诊断而言，成为一个很重要的依据。

②厥阴何以渴

渴必由口舌，必由心脾，必由火土，说明厥阴是最易影响口舌、心脾、火土的因素，此亦为厥阴病渴的重要前提。

实际上渴与旱相类似，在天曰旱，在人曰渴。都是缺水滋润之故。如前所云，水在江河湖海，其性曰静，故水不能自润万物，必借其他中介之作用，方能滋润万物。其中一个重要的中介就是厥阴，就是木。因木为水生，系水之子，所以五行中，离水最近者非木莫属。故前人将此关系形容为"乙癸同源"。实际上就是水木同源。既是同源关系，当然最易得到。而心作为五行中的火，又为木之子，由木所生。因此，心之苗窍——舌要想得到滋润，必须靠木吸水以上养，就必须靠木的中介作用。此为一方面。

另一方面即水土关系。木为什么能使土保持湿润，或者说厥阴为什么能够保证脾的口窍滋润？这一点看看自然界会很清楚。凡植物较多处，其保湿就好，特别原始森林，常年土质是湿润的。反之，无植被的地方，土质往往很干燥。可见太阴虽称湿土，如果没有木，该土是湿不了的。前已述及，龙战于野，其血玄黄。龙是兴云布雨的东西，当然也就是保持天地不旱的重要因素。而龙属东方，龙归于木。这更加证明了木在滋润万物的过程中的关键作用。因此，正常情况下，厥阴能使心脾的苗窍——口舌保持充分的滋润，从而无有渴生。一旦厥阴发生病变，心脾的苗窍得不到滋润，消渴自然发生了。

③六经辨渴

首先看三阳的口渴。太阳口渴见于太阳府证中，由太阳气化不利所致，故太阳之渴必兼脉浮、发热、小便不利之证；阳明之渴系热盛伤津所致，故常与四大证相伴；少阳之渴由枢机不利，影响开合，影响三焦所致，故多伴往来寒热、胸肋苦满、脉弦细、口苦、咽干、目眩等。治疗上，太阳之渴用五苓散；阳明之渴用白虎汤；少阳之渴用小柴胡汤化裁，或用柴胡桂枝干姜汤。

三阴病中，太阴无渴，即便有渴亦不欲饮，所以，三阴病只有少阴和厥阴言渴。少阴病的渴是小便色白，一派阴寒之象，因此它是容易区别的，特别很易与三阳之渴区别。少阴病口渴，宜运用四逆汤一类方剂。三阳病及少阴病的口渴，各有千秋，易于鉴别，除上述口渴，其他口渴都属于厥阴的口渴。所以，厥阴病的口渴范围很广泛。凡上述四经之外的，一切不典型的口渴，皆属于厥阴渴的范畴。所以，根据口渴，只要不具备上述四经的特殊表现，都可以大致地判断，是与厥阴相关的疾病。特别渴而能饮、能消者，对厥阴病的诊断意义非常重要。

④厥阴治渴方

把握六经辨证，确属厥阴渴者，非厥阴的主方——乌梅丸莫属。

⑤对糖尿病的思考

对糖尿病应有一个宏观的认识，它不是糖太多，而是糖不足，治疗糖尿病的关键问题是设法解决糖的利用问题。扫清了糖利用过程的障碍，糖尿病的诸多问题会迎刃而解。

从中医角度讲，尤其是伤寒六经的角度，糖是甘味的东西，而甘味于五行属土，很显然，糖应归到土类。因此，糖的代谢、利用过程，从中医角度讲，应是土系统的障碍。古人云：人之血脉如大地之江河。把血中的糖分过多的病理状态，放到自然中，实际就是水中的土太多了，江河中的土太多了。遵循老子的"道法自然"，将糖尿病的过程放到自然中，就知道糖尿病虽是土系统的毛病，可它的病根却在木系统上，却在厥阴上。厥阴的提纲证为何首言消渴？这里的消渴与后世的消渴（糖尿病）是很有关系的。显然，将糖尿病放在厥阴病中来思考，便从根本上突破了原有的三消学说，得以从真正的源头上设立对治方法。这便将糖尿病的论治，糖尿病的研究，升到了很高的自然境界。迄今为止，现代医学还是认为糖尿病是不可治愈性疾病，必须终身服药。对此中医应满怀信心。通过思考利用中医方法治愈糖尿病，是否是中医现代化？作为人类，人们更希望中医以这样的方法方式来出奇制胜地为现代提供服务。我们应更多地开动脑筋，用中医的思想来武装中医，只有这样，中医的路才有可能走得长远。

2. 气上撞心，心中疼热

有关心之所指，大体分三种情况。第一是直接言心，如心悸、心烦、心乱等；第二是心下，比如心下痞，心下悸、心下急、心下支结、心下痛等，部位较明确，是指腹以上剑突下的区域；第三是心中，如心中悸而烦、心中结痛、心中疼热等，只有两种可能，心中指心或心区，泛指胸部；其二，古人言心者，常非指心藏，而是指躯干的中央，正好位于心窝（剑突下）的地方。所以，心中实际指心窝，亦即剑下。民间所谓心痛，以及整个藏区言心痛，均指此部分的疼痛。因此，心中的第二层意义，实际指胃脘部位。

厥阴提纲讲"气上撞心，心中疼热"，此"心"及"心中"应包括上述两个方面。一是指导心前区及胸骨后，显然是手厥阴领地；另一个即剑下区域，为中土所主。所以，气上撞心，心中疼热，一方面确实包括了现在的心脏疼痛，另一方面则包括了胃脘及其周围邻近脏器的疼痛。前者属于今循环系统，后者属于消化系统。前者包括心包络痛，系手厥阴；后者疼痛乃土系统病变所致。土何以病？以木使之病、厥阴使之病也。故《金匮要略》曰："见肝之病，知肝传脾"也。故厥阴提纲"气上撞心，心中疼热"，至少应考虑到上述两个方面。

撞之义如《说文》云："揭也"，亦如《广韵》云："击也"揭与击所致之痛，颇似刺痛、压榨痛、绞痛一类。心中疼热，即疼痛而伴火烧、火燎之感。结合上述之定位，则刺痛、压榨痛多为心绞痛一类，系循环系统疾病。而疼痛兼热辣、烧灼之感，则多为胃脘痛，系消化系统疾病。胆系统疾病亦多绞痛感，以其部位，亦接近心中，故亦应从厥阴来考虑。另外厥阴篇有52处言厥、胆系统之绞痛尤易致厥，讨论厥阴篇需要考虑到该问题。

3. 饥不欲食

饮食问题《伤寒论》多处谈及，如小柴胡汤四大证之一的"默不欲饮食"，太阴病提纲条文的"腹满而吐，食而下"，以及此处的"饥而不欲食"。"默默不欲饮食"，即平常说的"茶饭不思"，重在不思、不欲，强调主观；厥阴病亦是"不欲食"，此不欲与小柴胡汤证类似。但在不欲食的同时，他是感觉饥饿而不想吃，是厥阴区别于少阳的地方。太阴的饮食虽强调食不下，因脘腹胀满、不舒服，所以太阴的食不下是强调客观的食不下，强食必不舒，必生胀满。少阳、厥阴之食不下，是强调主观之食欲。太阴俱土性，少阴、厥阴俱木性，故知饮食一事，食不食主要在土（脾胃），欲不欲主要在木（肝胆）也。

因此，对饮食有问题的患者，要仔细询问，抓住根本。是不想吃，还是吃了不舒服；是整日不知饥饿，吃也行不吃也行，还是饥不欲食。这对临床辨证都很重要。都不能停留在焦三仙一类消导药上。

同时应注意六经的提纲条文，每一经提纲条文内部既有较密切的联系，又有相对的独立性。只要条文中的一两个证具备了，其诊断即可成立，厥阴病亦如此。

4. 食则吐蛔

《伤寒论》谈到吐蛔有三处：太阳病的 89 条"病人有寒，复发汗，胃中冷，必吐蛔"；厥阴病的 338 条的乌梅丸证；厥阴病的提纲条文。吐蛔非常见证，摆在提纲里，并非说厥阴病一定会吐蛔，而是将厥阴病的一些特征衬托出来。

蛔是潜伏在体内的一种寄生虫，又可称它为蛰虫。自然界的蛰虫，多通过二十四节气的惊蛰节被惊醒。因为春月木气而出，人体的蛰虫亦然，也很易被厥阴之气惊动，惊动了就会乱窜，就会发生蛔厥或吐蛔。326 条的吐蛔，实际上即表达厥阴之气易触动蛰虫的这样一个内涵。

5. 厥阴禁下

厥阴提纲最后讲"下之利不止"。该问题还是从《黄帝内经》中找答案。

《素问·四气调神大论》曰："春三月，此谓发陈，天地俱生，万物以荣，夜卧早起，广步于庭，被发缓形，以使志生，生而勿杀，予而勿夺，赏而勿罚，此春气之应，养生之道也。"厥阴为风木，于时为春，禀生气者也，故宜生而不宜杀，宜予而不宜夺，宜赏而不宜罚。今用下者，是杀之也，故厥阴病者，当不宜下法，强下之则利不止也。

（三）厥阴病时相

主要以"厥阴病欲解时，从丑至卯上为纲要。"

丑至卯于一日为凌晨一时至上午七时；一月之中，为初三以后的七天半；一年之中，为农历十二月至二月。

1. 丑时义

①两阴交尽：丑于一岁而言，为冬之末。一年四时中，春夏为阳，秋冬为阴，合之为二阴二阳。而丑置二阴（即秋冬）之末，正合厥阴"两阴交尽"之义。故厥阴欲解时起于丑，与《素问》对厥阴的定义非常符合。

②丑辟临：丑于十二消息卦中与临卦相配，临卦为阳息之卦，在此有两重含义。第一层则与《周易尚氏学》所云："临视也"。用目看东西叫视，所以，视物又叫临物。所以将视之含义放入丑中，很有意思。首先，谈厥阴

经义时，曾谈到厥阴的流注时间就在丑时，它与丑初起于大敦，于丑末止于期门。此又将丑时定为厥阴的欲解时。说明丑与厥阴，尤其与厥阴肝的联系非常特殊。而肝开窍于目，目者所以视物者也。这就说明视的问题与肝的关系、厥阴的关系非常密切。必定与丑密切、与临密切。所以，当看到这样密切的联系时，不禁要感叹，医义、易义、文义谁先谁后，说不清楚。其中往往此中有彼，彼中有此。故习医者，当于医、易、文不可忽视！

临另外一层含义，是临界、交界之义。临界，就是此一状态与彼一状态之交界。丑为两阴之交尽，为冬之末，冬末之后即是春之到来，所以，丑是以冬临春的交界点。丑像一道门，跨过门就进入另一全新世界。

古人讲厥阴经，常用阴尽阳生一词，其实无论从阴阳离合的角度还是从时相的角度，厥阴都是这样一个意思。丑为冬末，又为岁末，故丑又为阴之尽，丑这一含义与厥阴很相应。《素问·六节藏象论》云："肝者，罢极之本，魂之居也。"对罢极之本结合"将军之官"作了讨论。其实，罢极还有另外一层与丑相关的含义。极的意义已如前述；有极限、极点的意思。以一岁而言，岁的极点就在冬末，就在丑上。在这个"极"尽之后，能否开一个新的循环这很关键。前面将丑喻为门，这道门跨过了才是新的一年，跨不过依然是在旧岁中。中医讲太过不及，以上述极而言，还未到就跨过了是太过，迟迟不过叫不及。罢极是保证人体能及时跨过而与天地步调保持一致。

③丑与厥：丑为阳将尽阴将生之时，亦为阴阳交替，新旧交替之时。所以，厥阴很重要的作用就落实在这上面。如交替不得实现，会产生一个很严重的证，就是厥。厥阴篇共 56 条原文，而讨论"厥"之处就有 52 处。因此，厥阴篇中，几乎条条原文都在谈厥。可知厥阴病最重要的内容就是讨论厥。该问题在原文 337 条里说得很清楚："凡厥者，阴阳气不相顺接，便为厥。厥者，手足逆冷是也"。阴阳气不相顺接，其实就是阴尽阳生的过程不能很顺利的交接、新旧交替不能很好地完成。而厥阴的功能是保证上述交接能够顺利完成的关键因素。今厥阴发生病变，阴阳气不能顺接，当然厥证就发生，厥阴篇所以如此大量篇幅讨论厥，是因此因素。

从厥证的含义，从厥与丑、丑与临的联系，得知中医与时间的关系太密切了。可以说，时间于中医是无处不在的。所以，学习中医、时间观念须臾都不能离。

337 条将厥证产生的因素主要为"阴阳气不相顺接"，主要临床特征是："手足逆冷是也"。手足即四肢，结合上述观念，手足四肢应该定位在辰戌丑未中。

十二地支中，亥子属水（冬），寅卯属木（春），巳午属火（夏），申酉属金（秋），辰戌丑未属土。土所在的时段正好是四季的季月所在。《素问·太阴阳明论》云："脾不主时，旺于四季"。四季即指四时的季月。季月就是与下一时相临的月，故四季或者辰戌丑未又可称四临。即丑临春、辰临夏、未临秋、戌临冬也。既讲临，就有交界问题、顺接问题。因此，丑这一关是冬与春顺接，辰是春与夏顺接，未是夏与秋顺接，戌是秋与冬顺接。而春夏为阳，秋冬为阴，春为阳中之阴，夏为阳中之阳，秋为阴中之阳，冬为阴中之阴。所以，讲四时的顺接实际是讲了阴阳的顺接。可见阴阳顺接主要是辰戌丑未四个点上进行的。前已述及，辰戌丑未属土，属四肢。从时上而言，天、地、人的阴阳气的顺接都在这个时段进行。从空间方位，从具体地点而言，天地在东北、东南、西南、西北四隅，而人即在手足四肢。所以，手足四肢其就是人体阴阳气顺接的重要场所。因此，如果阴阳气的交接不能顺利地进行，无疑首先要从手足四肢上表现出来，337 条"厥者，手足逆冷是也"就是这个道理。

手足为阴阳气相顺接的场所特别重要。它是认识何以致厥，以及厥证特征的基本着眼点。既然辰戌丑未都是阴阳的顺接点，在上述顺接点上出现问题均可发生厥。但是，丑这个顺接点与其他三个顺接很有区别。其他三个点只是四时之顺接点，负责四时之间的交替，而丑点却是年与年之间的顺接点，负责年与年之间的交替。因此，相比之下，丑这一点是最大的阴阳顺接点。看整个六经的欲解时，辰为少阳欲解时，为少阳占之；未为太阳、戌为阳明，分别为太阳、阳明占之。而丑却为三阴共同的欲解时，为三阴共占之。在十二支中绝无仅有。由此可见，从六经的时相角度言，丑的分量与其余各支的分量相较，不可同日而语。故在丑时、厥阴时专门提厥。

④厥热胜复：实际上就是讲的手足的逆冷和温暖的情况，亦就是厥热的情况。厥的情况多，逆冷的情况多，说明阴阳气，不相顺接的问题十分严重，阴尽不能阳生，阳气没法恢复，当然会导致死亡。反之，温暖的情况多，热的情况多，说明阳气顺接的情况逐渐得到好转，问题得到纠正，阳气渐生、渐复，疾病当然易于转向康复。所以，观察厥热的情况，实际上也就是观察了阴阳交替、阴阳顺接的情况，也就是观察了疾病转危为安的情况。

2. 厥阴方义

①厥阴的立方原则：厥阴立方实际上就是要立它原有的方，就是与丑寅卯相对应的方。这应该是厥阴立方的根本原则，当然也是中医立方的根本原则。老子、孔子都非常强调"道不可须臾离，可离非道。"中医之道就是时方！这是应时刻记住的问题。

②乌梅丸解：该方为厥阴病的主方。它在 338 条文里，这并非巧合。从该条文序号，应看出古人真是煞费苦心，借用条文序号传递信息，就是三八的信息、风木的信息。借机回看 38 条，它是讨论大青龙汤，青龙为东方之属、风木之属，可知此安排不是偶然，而是要借此表达象数的关系，表达象数与时方的关系。所以可知乌梅丸绝非厥阴篇的非常之方。

接下来看乌梅丸在用药的寒温之气上的特征。从总体来说，由寒温两组药构成。其中温热药为乌梅、细辛、干姜、当归、附子、蜀椒、桂枝共七味；寒凉药黄连、黄柏、人参（人参《本经》为甘，微寒），共三味。合之，温热为七，寒凉为三，温热比例远大于寒凉，正与前述厥阴之立方原则相符。

紧接着看第三个问题，方名乌梅丸，肯定乌梅为君药。以东方生风，风生木，木生酸也。酸味药中以乌梅为最，理所当然的应成为厥阴主方的主药。本方中，乌梅用量为300枚，又一次体现了厥阴的方时特性。乌梅丸用在乌梅的基础上，再以苦酒渍一宿。苦酒即酸醋，便酸上加酸。《伤寒论》中，用酸味药虽不只是乌梅丸，可是以用酸的程度而言，该方都是无以复加的。从乌梅丸的气、味、数三方面，都与厥阴时方、本性甚相符合，因此，本方作为厥阴病的主方是无疑问的。

厥阴为阴尽阳生，为风木，其主要本性为升发。乌梅、苦酒等酸性药具有很强的收敛作用。既然厥阴要升发，何以酸收酸敛为君？这形成了很大矛盾，如不解决，即便乌梅丸用至整个厥阴的治方很难落到实处。落不到实处，对于乌梅丸的运用当然谈不上左右逢源。

木性升发，酸性收敛，升发为何用酸敛？该道理《老子·三十六章》中隐约可见，其曰："将欲歙之，必固张之；将欲弱之，必固强之；将欲废之，必固兴之；将欲夺之，必固与之。是谓微明"。将《老子》的"微明"引申到厥阴中，引用到乌梅丸中，便是"将欲发之，必固酸敛之"。

乌梅丸一个很大的特点，其中温热药特别多，共七味，是整个《伤寒论》用温热药最多的方子，无任何方的温热药能超过它。

乌梅丸的温热药既多且杂，川椒、当归是温厥阴的，细辛是则温太阴，干姜、附子虽三阴皆温，然干姜偏于太阳，附子偏于少阴，桂枝则是太阳厥阴之药。因此该方的温热药很杂乱，可称谓四面八方俱到。可现在有个限定、有个目标，不需它温四面八方，只需要它温厥阴一方。张仲景在此告知一个很巧妙的方法，就是重用乌梅、重用酸味药。乌梅像一面旗帜，原来杂乱无章的散兵统统归拢到这面旗帜下、指引下，力往一处使，劲往一处发，都来温这个厥阴。所以，乌梅丸之用乌梅，意义实在太深。

由乌梅丸看到了经方的鬼斧神工，看到了张仲景的立方用药之巧。确实令人拍案叫绝。该方有了乌梅这面旗帜，就能将分散的力量集中起来，聚于厥阴，就能帮助厥阴之气突破阴的束缚，从而承阴启阳。这样才能真正地实现升发，实现阴阳的顺接。此非"将欲升发之，必固酸敛之"乎？

从整个厥阴及乌梅丸的意义而言，厥阴之气所以不能升发，之所以不能顺接阴阳，很重要的因素就是受到阴寒的束缚，而在束缚的过程中必须会产生郁遏，郁遏即会生热。在大量的温热药中配上二味苦寒药，目的就是消除郁遏所生气热。最后一味是人参，能扶正，可加强上述力量。另外张仲景用人参还有另一重要作用，就是生津止渴。厥阴首证是消渴，用人参就起止渴作用。再者，乌梅亦能止渴。

总之，乌梅丸为临床极重要常用之方，不但可以治 338 条所述诸证，尚可用于巅顶头痛、睾丸肿痛等疾。于生殖器其他病变，亦可参该方义治之。只要对该方理通事明了，临床自会左右逢源，信手拈来。不仅乌梅丸如此，《伤寒论》的 112 方皆如此，只要理上贯通，事上自会圆融。

跋　语
五言句

——学习心得

学而时习之，诚乃喜悦事。

朋自远方来，实当欢乐处。

不知而不愠，古今皆君子。

品味人生宴，首推爱读书。

活学直到老，勤于做笔记。

学识靠积累，精神凭感悟。

动脑多思考，养心又健体。

圣教真信奉，天年自享愉。

重习《运气学说》札记

坎坷岐黄路，勤勉半世纪。人生有涯医无涯。天资缺聪敏，加余欠努力。故五十余年少建树。顾尖武称赞傅青主有诗云："苍龙日暮还行雨，老树春深更著花。"我生肖属龙，年逾古稀，又逢壬辰之春，吹醒了我努力学习的夙愿。学什么呢？还是学《黄帝内经》（以下简称《黄帝内经》吧）因它是我国现存最早的中国医学经典文献，是最权威的中医理论基础，是中医学的"圣经"，但博大精深的《黄帝内经》涉及哲学、天文、物候、历法等多方面，古人称谓"上穷天纪，下极地理，远取诸物，近取诸身，更相问难。"几乎是天地间事无所不包。我以为不论从医学，哲学、人文学等角度看，最有吸引力，最为主要的当为"运气学说"了。只是对该学说，我下功夫少，理解程度廖廖，这就是我重习它的因由。同时，也是为了激励中青年同道学习中医的热情，提高其对学习中医的兴趣。加深其对中医的笃信，增强其对中医的运用。我誓愿与中青年同道携手一致，齐心协力，共同树立献身中医药事业的决心，志不坚则智不达，如对一门学问没有信心，是不可能学好的。并且要做到边读书边实践（临床），既要继承前人的经验，又要具备开拓思想及实践创新精神，要有博学，审问，精思，明辨和笃行的治学态度，刻苦学习，锲而不舍。这样则临床疗效必能得到提高。功夫是不负有心人的。

长江后浪推前浪，愿中青年同道勤勉奋进，实现中医学术的继承、发扬、创新及提高。

书归正叙。

何谓运气学说？

运气，即运和气的合称。

运指五运，木、火、土、金、水五运。

气指六气，风、寒、湿、燥、君火、相火六气。

运气学说是以阴阳和五行来说明和预测每年、月、甚至时的运和气的变化情况和相互作用关系。

《黄帝内经》中的运气学说集中在《运气七篇》中，即《天元纪大论》《五运行大论》《六微旨大论》《气交变大论》《五常政大论》《六元正纪大论》《至真要大论》七篇。

该七篇内容极其丰富，从篇幅字数上看，约占《黄帝内经·素问》的三分之一。

从内容上看，它从中医学的指导思想、理论基础、病因病机认识，到诊断治疗原则，方剂药物的临床应用，都做了较系统的论述。特别是以预测运气为特点，根据每年的天干地支，预测和推算每年各时间的气候变化与物候变化对疾病的诊断与治疗的特点，更做了详细的归纳和说明。

运气学实际上是一种预测学。那么它究竟有什么用处呢？简言之，它可以预测每年的气候变化和疾病流行的一般情况，还可以预测诸年气候变化和疾病流行的特殊情况。并且为预防灾害，疾病及治疗临床诊断给予了众多参考，做到有备无患。

我写该札记的目的，是想自己能与中青年同道事半功倍的熟悉和掌握运气的推算方法和运用。所以开始先介绍推算运气的一些基本概念、公式和方法。为便于中青年同道学习和查阅，还根据运气七篇中有关原文，写了"六十甲子诠释"二章。

在《六十甲子诠释》中，根据第 1～5 章所介绍的运气推算方法，较详细地将一个甲子六十年中，每年的运气情况都推算出来并给予分析和讲说。这样一方面可以让中青年同道一起熟悉前几章方法的运算，熟练推算方法，另一方面便于大家作为资料的查阅。大家可以不费气力的查到所想知道的任何一年的运气变化概况。对于原文的解说，可以让我们能在一个较高的层次上理解《黄帝内经》。有兴趣者，还可以把它当作入门之砖，进一步学习

《黄帝内经》。可以说读完《札记》，反过来对《黄帝内经》的学习会容易多了。

现在首先归纳一下《黄帝内经》中有关运气学说的内容，以便对 1~5 章的方法学习中，心中有一个整体的概念。

首先，运气学说强调了自然界中气候变化和自然界中生命现象之间的不可分割性，强调了整个宇宙是一个统一的整体。

运气学说特别强调了人禀天地正常变化之气而生存，受天地异常变化之气而百病由生。它认为天、地、人为一体，统一起来认识，这是朴素的唯物主义和自发辩证法思想的体现。

第二，它强调了宇宙间一切事物都是在运动着的，不是绝对不变的。而是不断地在发展变化着。它认为变化的产生都是五运之间运动不已的结果。而五运之间的运动不已，则又是由五运之间的渐衰盈虚引起的。如《天元纪大论》所云："气由多少，形有盛衰，上下相召而损益彰。""形有盛衰，谓五行之治""运静相召，上下相临、阴阳相错而变由生"；《五常政大论》云："成败倚伏生于动"，等等，都说明上述道理的恒动观。

第三，运气学说强调了科学的预测学一面，强调了自然界中一切变化都是可知的。是有其规律可循的，是可以为人所掌握和运用的。

运气七篇中明确指出："五气运行，各终其日"。"九星悬明，七曜周旋，曰阴曰阳，曰柔曰刚，幽显即位，寒暑弛张。生生化化，品物咸章"。至数之机，迫迮以微，其来可见，其往可追。"善言始者，必会于终，善言近者，必知其远，是则至数极而道不惑，所谓明矣"。"推而次之，令有条理，简而不匮，久而不绝，易用难忘，为之纲纪"（《天元纪大论》）。

以上引文明确指出自然世界中一切变化是有规律可循的。这就是说，既然有规律，就可以根据规律来进行预测，就可以按照公式来推算运气。

《六元正纪大论》中明确提出"必折其郁气，先资其化源，抑其运气，扶其不胜，无使暴过而生其疾，食岁谷以全齐真，避虚邪以安其正，适气同异多少制之"。"通天之纪，从地之理，和其运，调其化，使上下合德，无相夺伦，天地升降，不失其宜，五运宣行，勿乖其政"。这说明自然界中的变化规律不但可以认识，而且完全可以为人所掌握和运用。

以上说过，运气学说是我国古代哲学家、科学家长期观测和经验得出的，用它来指导生活实践的理论。古人在长期的生活和生产实践中，注意到了四时气候暑往寒来的一般特点，也注意到各种流行疾病与季节之间的密切关系，注意到了各年份在气候和疾病上的共同点，从而总结出了一套运气的规律和推算方法。

我们应重视运气学说，通过不断学习，理解我国传统文化中的这一宝贵遗产，并学会运用它。

第一章　干支及其应用

《黄帝内经》中有关运气的章节，其内容极其深奥难解，一般中青年同道难以得步入其门。我虽粗读数遍，并未深研，故也是一知半解，不甚了了。为了和中青年通道共同深研，逐步理解，不断提高，学会运用，我将在1～5章，着重于基础概念和基本推算运气的方法，就已所学进行归纳和介绍，首先熟悉了这些基本内容，则易于掌握《黄帝内经》中有关运气学说了。只要能真正理解了这些基本概念和推算方法，即有了较扎实的基本功，这样再学习运气学说，可起事半功倍之效。

对基本概念的学习，必须予以高度重视，付出较大努力。实际上若真学也并不难，主要是循序渐进，刻苦勤奋，扎实掌握，用心记牢所有专业术语，定能较快地掌握运气学说。世上无难事，只要肯登攀！

1. 干支释

干支是古代预测学中最基本的概念之一，如果不理解有关干支的理论，就相当于学习数学而不懂得计数一样。在运气学说中，要推算每年的运和气，就必须从干支上着手，因干支所代表的年份的运气，正是要从每一年的干支推算的。所以，必须熟练掌握十天干和十二地支的顺序，充分理解干支代表的丰富含义。如果仅仅把干支当作类似阿拉伯数字一样的记数数字，就不能很好地理解运气学说的深奥理论，也就容易把运气学说简单化和机械化。

所谓"干支"，即"天干"和"地支"的简称，它实际上就是古人用以计算年、月、日、时及方位的符号。早在殷代就已开始用"干支"来记日记、旬记，东汉光武以后就逐渐用它来纪年。

"干"，有单个的意思。如颜师古注《汉书·食货志》云："干犹个也。"古人最早用来记日，每天的计算方法就以日出日落为标准，日出日落一个过程就是一天，所以"干"又叫作"天干"，《皇极经世》云："十干，天也。"

"支"，有着分支的含义。古代最早使用"支"来计月，每一个月是以月亮的盈亏来计算的，月亮盈亏一次是一个月。从阴的属性上来看，日为阳，月为阴，阳为天，阴为地，故也可把"支"称之为"地支"。

天干有十个，依次相数是甲、乙、丙、丁、午、己、庚、辛、壬、癸；地支有十二个，依次相数是：子、丑、寅、卯、辰、巳、午、未、申、酉、戌、亥。

干支的次第排列，其先后不是随便更动的。它不等同于一、二、三、四，这样仅仅是指一个数字符号，干支还包含着万物由发生而至少壮，至繁殖，至衰老，至死亡，至从新开始的含义在内。

依据《史记·律书》及《汉书·律历志》的解释，下面分别对十天干、十二地支逐一解释：

十天干注解：

甲：为"出甲为甲"，"甲"字同荚，指嫩芽破土而出的出生现象。

乙：为"奋轧于乙"，指幼苗逐渐抽轧而长。

丙：为"明炳于丙"，指的是气充盛，生长显著。

丁：为"万物丁壮"，"大盛于丁"，指幼苗不断地壮大成长。

戊：为"丰楙于茂"，指指幼苗日益茂盛。

己：为"理纪于己"，指幼苗已成熟至极。

庚：为"敛更于庚"，指生命开始收敛。

辛：为"悉新于辛"，指新的生机又开始酝酿。

壬：为"怀揆于壬"，指新的生命已开始孕育。

癸：为"陈于癸"，指新的生命又将开始。

十二地支注释：

子："孳萌与子"，"万物滋于小"。

丑：为"纽芽始生然也"。

寅：为"万物始生螟然也"。

卯：为"万物之卯也"。

辰：为"振美于辰也"。

巳：为"阳气之已尽"。

午：为"阴阳角日午"。

未：为"万物皆成有滋味也"。

申：为"阴用事，申赋万物"。

酉：为"万物之老也"。

戌：为"万物尽灭"。

亥：为"阳气藏于下也"。

由上述原因，不论天干还是地支，它的次第顺序都不是仅指数字的排列，而是包含有生物的生、长、化、收、藏、再生长的含义在其中。

因此，古代之人把它用在医学上，就与季节、方位、脏腑性能、治疗方法紧密联系起来。

如《黄帝内经》中说："肝主春，足厥阴少阳主治，其日甲乙，肝苦急，急食甘以缓之。心主夏，手少阴太阳主治，其日丙丁，心苦缓，急食酸以收之……"。

综上所述，说明干支的含义及其所包括的具体内容已很明确。对以上知识有所了解，便利于后面的推算。大家对十天干、十二地支的名称和排列，一定或说必须牢记心中。

2. 干支配阴阳

人类有阴阳的观念是自然的，因宇宙间常有相反的两面组成，如明暗、黑白、昼夜、强弱、冷热、雌雄、男女、上下、左右等等，由此产生了中国古代的阴阳观念，也就是矛盾的观念。然后再用阴阳的观念推论万事万物。

干支也同样有阴阳的属性。天干属阳，地支属阴。如果从干支本身来说，则天干地支都可以再分阴阳。天干中的甲、丙、戊、庚、壬属于阳，因此这些干又称阳干；乙、丁、己、辛、癸属阴，因此又称阴干。

地支中的子、寅、辰、午、申、戌属阳，因此这六支又叫阳支；丑、卯、巳、未、酉、亥属阴，故又叫阴支。

可以看出，划分的方法是按干支的排列次序，单数为阳，双数为阴。为什么？刘完素云："凡先言者为刚为阳，后言者为柔为阴也。"（《伤寒直格论方》卷上）。乍一看，似乎不错，但仔细一想，却又不对。如"乙"与"丙"相比较，乙是在"丙"之前，但"乙"却属阴而"丙"属于阳。因此一般仍以奇为阳，偶为阴来解释。但为什么一定奇数阳，偶数阴，仍然不是分清楚。我认为要解释清楚这个问题，应从阴阳本身来解释为好。

前已经述及，自然界的一切事物、一切现象都可以用阴阳加以归类，而且一切事物也只有有了阴阳之间的运动才能产生无穷的变化。干支本身既然包含有万物生长、繁殖、衰老、死亡、再生的含义在里面，因此它本身就有阴阳的区分，否则也就不可能发生一系列的变化，这是一方面。干支本身也有数字的含义，而数字不论大小，总不外奇偶两数，所以自然就可以以奇偶区分阴阳，这是另一方面。这也是我认为干支单数为阳、双数为阴的理由。

3. 干支配五行

天干配五行：天干可分成甲乙、丙丁、午己、庚辛、壬癸五对，然后将它们分别配以五行以测定每年的岁运。其方法如下：甲乙与木相配、丙丁与火相配、戊己与土相配、庚辛与金相配、壬癸与水相配。为什么呢？一般有两种解释：

其一，十天干本身次序的排列是按每年生长化收藏的次序来排列的，而五行相生的次序也正是生长化收藏的次序，因此就按次序木、火、土、金、水五行相配。

其二，在方位上甲乙属东方，东方是木位，所以甲乙属木；丙丁属南方，南方是火位，所以丙丁属火；戊己属中央，中央是土位，所以，戊己属于土；庚辛在西方，西方是金位，所以庚辛属金；壬癸属于北方，北方是水位，所以壬癸属于水。

至于为什么要两干来配五行中的一行，是因为五行之中又有阴阳，木有阳木阴木、火有阳火阴火、土有阳土阴土、金有阳金阴金、水有阳水阴水之故。

4. 地支配五行

十二地支也可以分别配以五行。其相配结果是：寅卯属木，巳午属火，申酉属金，亥子属水，辰戌丑未属土。

为什么这样相配呢？因为地支在运气上主要用来纪月的，每年正月属寅，二月属卯，三月属辰，四月属巳，五月属午，六月属未，七月属申，八月属酉，九月属戌，十月属亥，冬月（十一月）属子，腊月（属丑）。

由于寅卯是正二月，正二月是春季，木旺于春，所以寅卯属木；巳午是五月份，四五月是夏季，夏季火旺，所以巳午属火；申酉是七八月，是秋季，金旺是秋，所以申酉属金；亥子是十冬月，是冬季，水旺于冬，所以属于水（亥子）。

五行之中以土最重要，所以土旺四季，也就是一年四季都有土旺的月份，每年春季的三月、夏季的六月、秋季的九月、冬季的腊月都是土旺的月份。

三月在地支上属辰，六月属未，九月属戌，腊月属丑。由于土旺四季的关系，所以辰未戌丑都属于土。

5. 地支配六气

十二地支除了配五行外，更主要的还是配三阴三阳六气。

所谓三阴，就是一阴（厥阴），二阴（少阴），三阴（太阴）；所谓三阳，就是一阳（少阳），二阳（阳明），三阳（太阳）。所谓六气，就是风、寒、暑、湿、燥、火。六气之中，由于火与暑是属于一类，所以一般不列暑与火，而只是把火分为君火与相火两种。

地支配三阴三阳六气，其中搭配结果为：子午少阴君火，寅申少阳相火，丑未太阴湿土，卯酉阳明燥金，辰戌太阳寒水，巳亥厥阴风木。

其一，十二地支的前六支属阳属刚，后六支属阴属柔，前后配合起来，也就是阴阳结合起来，即构成了子午、丑未、寅申、卯酉、辰戌、巳亥六对。按五行相生次序排列起来，就构成了上述相配。

其二，三阴三阳六气有正化和对化的不同。正化就是指产生六气本气的一方，对化是指对面受作用或相互影响的一方。

十二地支中的寅卯辰位置在东方，巳午未在南方，申酉戌在西方，亥子丑在北方。

午的位置在正南方，南方是火位，所以君火生于午，也就是正化于午。午的对面受作用的一方是子，因此对化于子，所以子午都是属于少阴君火。

未的位置在西南方，同时未在月份上属于长夏，土旺于长夏，所以土正化于未。未的对面是丑，因对化于丑。故丑未均属于太阴湿土。

寅的位置在东方，属木，因木生火的关系，所以火生于寅，也就正化于寅。其对面是申，因此对化于申。故寅申均属于少阳相火。

酉的位置在西方，西方金位，所以金正化于酉。酉的对面是卯，因此对化于卯。故卯酉均属于阳明燥金。

戌的位置在西北方，西方属金，北方属水，因为金生水的关系，所以戌属于水，也就是水正化于戌。戌对面是辰，因此对化于辰。故辰戌均属于太阳寒水。

亥的位置在北方，属水，因为水生木的关系，所以木生于亥，亥对面一方是巳，因此对化于巳。故巳亥均属于厥阴风木。

6. 干支结合纪年

天干和地支结合起来，可以用来纪年，亦可以用来纪月、纪日。可以依据其所属干支的属性来分析这一年或这一月或这一日的变化大致情况。

干支结合纪年非常重要，目前运用是多样的，如：

用在医学运用上，主要用于干支纪年。其方法如下：把每一年配上一个天干和地支。其具体方法还是天干在前，地支在后，按着干支的顺序，依次向下排列：天干第一位是甲，地支第一位是子，将其结合起来就是甲子，因此习惯上便称年为甲子年。

从甲子年开始，天干和地支相互配合，每年不同。

天干往复排列六次，地支往复排列五次。天干地支往复排列起来，就可得出六十年，以后才又轮到甲和子结合。

众所周知，一般六十岁的老人被称之为花甲之年，超过了六十岁被称之为年逾花甲，这就是取六十年为一个甲子的意思。

为避免临时换算的麻烦，兹把干支相结合一周的次序排列如下：

六十年干支结合纪年表

干：	甲	乙	丙	丁	午	己	庚	辛	壬	癸
支：	子	丑	寅	卯	辰	巳	午	未	申	酉
干：	甲	乙	丙	丁	午	己	庚	辛	壬	癸
支：	戌	亥	子	丑	寅	卯	辰	巳	午	未
干：	甲	乙	丙	丁	午	己	庚	辛	壬	癸
支：	申	酉	戌	亥	子	丑	寅	卯	辰	巳
干：	甲	乙	丙	丁	午	己	庚	辛	壬	癸
支：	午	未	申	酉	戌	亥	子	丑	寅	卯
干：	甲	乙	丙	丁	午	己	庚	辛	壬	癸
支：	辰	巳	午	未	申	酉	戌	亥	子	丑
干：	甲	乙	丙	丁	午	己	庚	辛	壬	癸
支：	寅	卯	辰	巳	午	未	申	酉	戌	亥

第二章　五运及其推算

五运：即木运、火运、土运、金运、水运之简称。

在自然界中一年四季的气候变化是春去夏来，夏去秋至，秋去冬来，东去春至，循环运转不已。

前已述及，一年四季都可用五行概念加以归类：春木、夏火、长夏土、秋金、冬水。一年四季的气候变化循环不已，实质就是木、火、土、金、水五运的循环运转不已。因此，木、火、土、金、水五运，实质上也就是指在自然界中各个季节气候方面正常或异常的变化。

一、大运及天干化五运

1. 何谓大运

就是主管每年全年的岁运。换句话说，也就是指各年的气候变化以及人体与之相应而发生的脏腑功能变化的一般规律。因此可以用大运来说明这一年全年的气候变化的情况及脏腑的作用大致情况。

大运分为土运、金运、水运、火运、木运五种。各运的特点与五运的特性一致。

今年是那一个大运主事，今年的气候变化以及人体脏腑的变化就会表现出与它相应的五行特征。

例如：大运是土运，这一年在气候变化上就与湿的作用密切相关，在人体脏腑上就与脾胃的作用密切相关，因为湿、脾、胃等在五行归类中都属土。

大运的金运，这一年在气候变化上就与燥的作用密切相关，在人体的脏腑上就与肺、大肠的作用密切相关，因为燥、肺、大肠在五行中都属金。

大运是水运，该年在气候变化上就与寒的作用密切相关，在人体脏腑上就与肾、膀胱的作用密切相关，因为寒、肾、膀胱等在五行中都属于水。

大运是木运，该年在气候变化上就与风的作用密切相关，在人体脏腑中就与胆、肝的作用密切相关，因为风、肝、胆等在五行归类上都属于木。

大运是火运，该年在气候变化上就与热的作用密切相关，在人体脏腑中就与心、心包络、小肠的作用密切相关，因为热、心、心包络、小肠等在五行归类中都属于火。

由此可见，大运只不过是古人在人与天地相应的观念下，摸索总结出来的一套自然气候和人体脏腑变化的规律而已。

多数中青年同道或许觉得它很深奥神秘、其实只要了解了诸多基本知识，并融会贯通，就并不难理解，不认为它深奥神秘了。

2. 天干化五运

前面已说到，天干配五行是甲乙属木，丙丁属火，戊己属土，庚辛属金，壬癸属水。但在五运的变化上，便又要把这十个天干的阴阳干重新配合，而有其另外的属性，这就叫天干化五运。

所谓化就是变化，也就是说天干在五运的变化中还具有它另外的属性，而不能以未经变化的五行属性来运用它。

天干化生五行的结果如下：

天干逢甲己之年，大运便是土运，逢乙庚之年，大运便是金运，逢丙辛之年，大运便是木运，逢戊癸之年，大运便是火运。为何十天干在化五运上合配五行上其属性上不改呢？这是因为十天干配五行是五方、五季等关系来确定的。而五运则是根据天象的变化也就是天上星辰之间的变化来确定的。

二、主运及其推算方法

1. 何谓主运？

主运就是每年气候的一般常规变化。这些变化基本上是年年如此，固定不变，所以叫主运。每年的主运变化也分为木运，火运、土运、金运、水运五种。各年的主运特点与五行保持一致。

一年中的某一段时间，是属于哪一年主运主事，这段时间的气候变化和人体脏腑的变化也就会出现与它相关的五行特点。

例如：这段时间是属于木运主事时，在气候变化上与风的作用密切相关，在人体脏腑中就肝的作用密切相关……其余各运可以此类推，不赘述。

2. 主运的推算方法

主运分五季，分司一年中的五个运季。

每季所主的时间，亦即每个运季的时间，为七十三日零五刻。

主运五季的推算从每年的大寒日开始，按木、火、土、金、水五行相生的次序依次推移往后。即木为初运，火为二运，土为三运，金为四运水为五运。

主运五季的交司时间，从日上说基本相同。即木运都起源于大寒日，火运起于春分后十三日，土运起于芒种后十日，金运起于处暑后七日，水运起于立冬后四日。年年如此。但从时间上来说，则各年亦小有出入。

现将各年主运的交司时刻简介如下：

①子、辰、申年

初运：（木）：大寒日寅初初刻起；

二运：（火）：春分后十三日寅正一刻起；

三运：（土）：芒种后十日卯初二刻起；

四运：（金）：处暑后七日卯正三刻起；

五运：（水）：立冬后九日辰初四刻起。

②丑、巳、酉年

初运（木）：大寒日巳初初刻起；

二运（火）：春分后第十三日巳正一刻起；

三运（土）：芒种后第十日午初二刻起；

四运（金）：处暑后第七日午正三刻起；

五运（水）：立冬后第四日未初四刻起。

③寅、午、戌年

初运（木）：大寒日申初初刻起；

二运（火）：春分后第十三日申正一刻起；

三运（土）：芒种后第十日午初二刻起；

四运（金）：处暑后第七日酉正三刻起；

五运（水）：立冬后第四日戌初四刻起。

④卯、未、亥年

初运（木）：大寒日亥初初刻起；

二运（火）：春分后第十三日亥正一刻起；

三运（土）：芒种后第十日子初二刻起；

四运（金）：处暑后第七日子正三刻起；

五运（水）：立冬后第四日丑初四刻起。

十二支中，子、辰、申、午、戌在阴阳的属性上属阳，所以该六年，均属阳年。在五行上也是一样，子为阳水，申为阳金，辰戌为阳土，午为阳火，寅为阳木。

丑、巳、酉、卯、未、亥在阴阳属性上属阴，所以该六年均属阴年。巳为阴火，酉为阴金，丑未为阴土，亥为阴水，卯为阴木。

凡阳年初运，皆起于阳时，所以申、子、辰三阳年都起于寅；阴年初运，均起于阴时，所以巳、酉、丑三阴年都起于巳。寅午戌三阳年都起于申，亥、卯、未三个阴年都起于亥。

三、客运及其推算方法（算）

1. 何谓客运

客运是指每五年运季中的特殊变化。它虽然每年轮转，但也有一定的规律可循。由于十年之内，年年都不相同，如客运之来去，所以叫客运。

每年的客运也分为木运，火运，土运，金运，水运五种。各运的特点与五行的特性一致。

这个运季是哪一个客运主事，这个运季中的气候变化和人体脏腑的变化也就会出现与它相关的五行特征。

例如：这个运季的客运是土运时，它在气候变化上就与湿的作用密切相关，在人体脏腑中就与脾的作用密切相关。其余客运也是同样，均可以此类推。

2. 客运的推算方法

客运的推算是在每年值年大运的基础上进行的，每年值年大运就是当年客运的初运。

客运的初运按照当年大运确定后，以下即按五行相生的次序依次推移。

例如：丁壬之年大运为木运，因此丁壬之年客运的初运便是木运，二运是火运，三运是土运，四运是金运，终运是水运。其余各年可以此类推。

四、大运，主运，客运之间的关系

大运，主运，客运都是运用五行学说，配以天干来计算和推测自然界气候变化情况和人体脏腑变化的方法。三者的作用是：

大运是说明全年的气候变化及人体变化的情况。

主运是说明一年之中各个季节的气候变化和人体脏腑变化的一般情况

客运是说明一年之中各个季节的气候变化及人体脏腑变化的特殊情况。

三者之间的关系以大运为主，因为大运包括全年。

其次是客运，因为根据客运可以分析每年各个季节的特殊变化情况。

主运是年年相同，是一般情况。

提出主运来说的原因，一方面是根据主运可以了解每年各个运季的常规变化。另一方面也是为了帮助分析客运，因为没有一般情况就无法考虑特殊，没有主运也就没有客运。

第三章　六气及其推算

六气即风、寒、暑、湿、燥、火之简称。

六气之中的暑气与火气，基本上属于一类，所以运气之中所说的六气，在应用上一般不说风寒暑湿燥火，而是说成风、寒、燥、湿、君火、相火，这六种气候上的变化的现象，基本上是在一年四季阴阳消长进退情况下产生出来的。

因此，六气一般又以三阴三阳为主结合十二地支来说明和推算气候变化的一般变化及其特殊变化。

每年的六气，一般分为主气，客气两种。主气以述常，客气以测变。客主加临可以用来进一步分析气候的复杂变化。下面逐一扼要的叙说。

一、主气及其推算

1. 所谓主气，其意义与主运相同，是指每年各个季节气候的常规变化。

由于这些变化是常规如此，年年固定不变，所以叫主气。它分为风、君火、相火、燥、湿、寒等六种。各气的特点，也可以用五行加以归类。这个节气是哪一个主气时，这一节序便会表现出与他相关的五行特点。例如：这一节序的风气主时，它便会在各方面表现出木的特点；余气可类推……六气主时常年不变。所以说主气是指每年各个节序的常规变化。

2. 主气的推算方法：

根据一年的气候变化特点，一年中可分为二十四个节气：分别为立春、雨水、惊蛰、春分、清明、谷雨、立夏、小满、芒种、夏至、小暑、大暑、立秋、处暑、白露、秋分、寒露、霜降、立冬、小雪、大雪、冬至、小寒、大寒。歌诀为：春雨惊春清谷天，夏满芒夏暑相连；秋处露秋寒霜降，冬雪雪冬小大寒。对此众多老百姓都很熟，故应牢记于胸。

每一个节气管十五天多一点，主气有六。因此主气主时也就分为：初、二、三、四、五、终六步。

六气六步的主时次序是与五行相生的顺序一致的。按木、火、土、金、水顺次推移。

一年四季是从春季开始，春主风，属木因此便以厥阴风木为初之气；春木生火，因此便以少阴君火为二之气；君火、相火都属于火，同气相随，便以少阳相火为三之气；火能生土，便以太阴湿土为四之气；土能生金，便以阳明燥金为五之气；金能生水，便以太阳寒水为终止之气。

主气的推算方法是：把一年二十四个节气分属于六气六步中，从每年的大寒日开始计算。十五天多一点为一个节气，四个节气为一步，每一步为六十天又八十七刻半。

二、客气及其推算方法

1. 客气是各年气候中的异常变化

变化虽也有规律可循，但由于它年年推移，故称其为异常。很显然，这与主气的固定不变有着明显的不同。又因客气来了一次之后，又要距离一定的时间才再重来。好像客人一样，所以管他叫客气。

客气同主气一样也分为风、湿、燥、寒、君火、相火六种。

客气的五行特点与主气一样，其不同的地方是：主气只管每年的各个季节，而客气除了也管每年中的各个节序之外，客运还可以包括全年。

客气十二年一转，在这十二年里是年年不同的，所以说客气是指各个年度的具体变化。

2. 客气的推算方法

推算客气首先要知道的是三阴三阳及司天在泉间气是什么。为清楚这些，将它分开来说：

①三阴三阳：阴和阳的本身古人认为可离可合。合则为一阴一阳，离则为三阴三阳。也就是说，阴和阳的本身又可以按照所合阴气阳气的多少，而把它们分为三。阴分为三就是三阴，阳分为三就是三阳。

三阴之中以厥阴阴气最少，其次是少阴，以太阴阴气最盛。因而厥阴又叫一阴，少阴又叫二阴，太阴又叫三阴。

阳亦如此，三阳之中以少阳阳气为最少，阳明次之，太阳阳气为最盛。

因而少阳又叫一阳，阳明又叫二阳，太阳又叫三阳。

客气推算方法是按三阴三阳次序进行。即一阴（厥阴）、二阴（少阴）、三阴（太阴）、一阳（少阳）、二阳（阳明）、三阳（太阳）。再配以子、丑、寅、卯、辰、巳、午、未、申、酉、戌、亥十二地支及风、寒、暑、湿、燥、君火、相火，六气及木、火、土、金、水五行来进行计算。

其推算方法，在干支一节中已谈过，为加深理解，特再做说明如下：

凡是值年地支逢巳逢亥之年，不管它的天干是什么，都配以三阴三阳中的厥阴，六气中的风，五行中的木。

如上以此类推，相配合后的结果是：

子午少阴君火，丑未太阴湿土，甲申少阴相火，卯酉阳明燥金，辰戌太阳寒水，巳亥厥阴风木。

逐年客气的推算也就是依此次序逐年推移，循环不已。

六气六年一转，地支十二年一转，周而复始，如环无端。

②司天在泉四间气

司天在泉就是值年客气在这一年中主事的统称。

主管每年上半年的客气叫司天之气，主管每年下半年的客气叫在泉之气。四间气就是司天之气及在泉之气左右的气。司天之气占一步，司天之气的左边一步是司天左间，右边一步是司天右间；在泉之气占一步，在泉之气的左边一步是在泉左间，右边一步是在泉右间。加在一起，就是四间气。司天在泉加上左右间气，共为六气。

值年客气逐年转移，因此，司天在泉四间气也每年不同。司天在泉左右的间气是根据前述地支配三阴三阳的结果来推算的。也就是说凡是逢子逢午之年就是少阴君火司天。凡逢丑未之年就是太阴湿土司天，凡逢寅，申之年就是少阳司天（相火）；凡逢卯酉之年就是阴明燥金司天；凡逢辰戌之年就是太阳寒水司天；凡逢巳亥之年就是厥阴风木司天。

在六步中，每年的司天之气总是在六步中的第二步上，司天之气确定了，在泉之气以及左右四间气也就知道了，因为司天之气的对面就是在泉之气。司天的左右也就是司天的左间右间。在泉之气的左右也就是在泉的左间右间。

按照三阴三阳的次序，司天与在泉之间有如下关系：阳司天，阴就在泉，阴司天，阳就在泉。

司天在泉的阴阳，在它们阴阳的多少上也是相应的。即：司天是一阴（厥阴），在泉的必定是一阳（少阳）司天的是二阴（少阴）在泉的必定是二阳（阳明）；司天的是三阴（太阴）在泉的必定是三阳（太阳）。

司天在泉之气确定了，左右四间气也就确定了。下面以庚子年举例说明：

按照地支配三阴三阳的结果，子午少阴君火，所以庚子年便是少阴君火司天，少阴是二阴，因此本年的在泉之气便是二阳（阳明）。按照三阴三阳的次序排列是：司天少阴的左间是太阴，右间是厥阴；在泉阳明的左间是太阳，右间是少阳。

其余各年均可以此类推。

③客气的异常变化

客气的司天在泉左右间气六年一转移，这是客气的一般变化规律。但在特殊情况下，也可以出现较为异常的情况。

司天在泉之气不按一般规律转移，这就是《黄帝内经》中所说的"不迁正""不退位"（《素问·遗篇·制法论》）。

所谓"不迁正"也就是应该转到的值年司天之气没有转到；"不退位"也就是说应该转位的司天之气仍然停留。例如：

己亥年，己亥厥阴风木，因此该年便是厥阴风木司天。己亥年的次年是庚子年，子午少阴君火，因此庚子年便是少阴君火司天。假如己亥年厥阴风木之气有余，留而不去，到了庚子年在气候变化上及其他方面仍然表现出己亥年所有的风气木气的特点，这便是"不退位"。少阴君火之气自然也就不能到来，这就是不迁正。司天在泉之气有了不迁正，不退位的情况，左右间气自然就应升不升，应降不降。客气的升降失常，不按一般规律轮转，这就属于异常。

三、客主加临

所谓客主加临，就是将客气加在主气上面。换句话说，也就是把主气客气放在一起来加以比较，分析推算。为什么这样做呢？这是因为主气是一年中气候的一般变化。客气是一年中气候变化的特殊变化。

首先了解了一般变化，才能分析它的特殊变化。不但要了解一般变化，而且要进一步分析它的特殊变化。只有这样，方能真正认识这一事物。

所以在分析每年气候变化的时候，也就必须把主气和客气对照起来加以比较分析。只有这样，才能从中找出它们的各种规律来。《普济方·卷六》云："以客加主，而推其变"其意亦即如此。

客主加临的方法：把值年的客气与主气的三之气相加。

主气的初之气是厥阴风木；二之气是少阴君火，三之气是少阳相火，四之气是太阴湿土，五之气是阳明燥金，终之气是太阳寒水。值年司天的客气固定的加在主气的三气之上，实际上也就是固定的加在少阳相火之上相加之后，主气六步不变。

客气六步则每年按一阴二阴三阴，一阳二阳三阳的次序，依次推移，六年一转，运行不息。

第四章　运气相合

每年的年号上都有一个天干和一个地支。前已讲明天干的作用是用以分析各年的运，地支的作用是用来分析各年的气。但运和气之间并非孤立，天干及地支常是相互作用、相互影响的，所以运和气之间也是互相作用，相互影响的。

这种情况《黄帝内经·素问·六元正纪大论》叫作"同化"。因为运气之间有同化作用，故必须把各年的干支结合起来分析。

要分析各年的全面情况，单从运上或气上分析是不行的，换言之，就是要把运和气结合起来分析才行。只有在运气结合的情况下，才能分析和推算出各年的大致变化情况。以上分析和推算出各年的大致变化情况。以上也是干和支为什么结合起来运用的原因。

一、运和气的盛衰

主要根据运和气的五行生克关系来测定。

运生气或运克气都叫作运盛气衰。

例如：辛亥年的年干是辛，丙辛化水，所辛亥年的大运是水运。辛亥年的支是亥，己亥厥阴风木，所以辛亥年的值年司天之气便是风木。

水与木得关系是水生木，用在这里便是运生气。因此，辛亥年这一年便是运盛气衰。

甲辰年的年干是甲，甲己化土，所以甲子年的大运是土运，甲辰年的年支是辰，辰是太阳寒水所以甲辰年的值年司天之气候是寒水，土与水的关系是土克水，用在这里就是运克气。因此甲辰年这一年也是运盛气衰。

甲子年的年干是甲，甲己化土，所以甲子年的大运是土运，年支是子，子午少阴君火司天，所以甲子年的值年司天之气是火。火生土用在这里是气生运，因此甲子年也是气盛运衰。

为什么要分别各年的运和气的盛衰呢？目的主要有二：

其一，根据其盛衰可以推算出各年的变化的主次。运盛气衰的年份，在分析当年变化时，便以运为主，以气为次。反之，气盛运衰的年份，在分析当年变化时，便以气为主，以运为次。

其二，根据运气盛衰可以进一步推算各年的复杂变化。根据生克关系，气生运为顺化，气克运为天刑。运生气为小逆，运克气为不和。顺化之年，变化较为平和，小逆及不和之年，变化较大。天刑之年，变化则特别剧烈。

二、天符岁会

天符和岁会是根据运和气不同结合的情况而命名的。天符之中又可分为同天符与太乙天符。岁会之中又有同岁会。

一般说，逢天符之年，气候变化较大，同天符之年同此。如逢太乙天符之年，则气候变化剧烈。其推算如下：

天符：凡是每年的值年大运与同年的司天之气在五行属性上相同，便叫天符。

以己丑年为例：年干是己，甲己化土，故己丑年的大运是土运。年干是丑，丑未太阴湿土司天，所以己丑年司天之气是太阴湿土。大运是土，值年司天之气也是土，二者的五行属性相同。所以己丑年便是天符之年。

在甲子一周的六十年中逢天符者，计有乙卯，乙酉，丙辰、丙戌、丁巳、丁亥、戊子、戊午、己未，己丑、戊寅、戊申等十二年。

岁会：凡是每年值年的大运与同年年支的五行相同，便叫岁会。以乙酉年为例，年干是乙，乙庚化金，所以乙酉年的大运便是金运；年支是酉，在五行上属金，大运是金，年支五行属性也是金，故乙酉年便是岁会之年。

在甲子一周的六十年中，逢会岁者计有：甲辰、甲戌、己丑、己未、乙酉、丁卯、戊午、丙子等八年。

其中己丑、己未、乙酉、戊午四年即属岁会又属天符，因此，单纯岁会的年份，实际上只有四年。

三、同天符

凡是年干与年支在阴阳的属性上都属阳，同时值年大运与同年在泉之气的五行属性相同，便叫同天符。以庚子年为例：

庚子年的年干是庚，庚是单数，属于阳干；年支是子，子也是单数，属于阳支。年干年支却属于阳，故庚子年属于阳年。年干是庚，乙庚化金，所以庚子年的大运是金运。年支是子，子午少阳君火司天，阳明燥金在泉，故庚子年的在泉之气是阳明燥金。年干、年支属阳、大运、在泉之气都属金，所以庚子年便同天符之年。

在甲子一周的六十年中同天符者计有：甲辰，甲戌、庚午、庚子、壬寅、壬申等六年。其中甲辰、甲戌两年即属同天符，又属岁会，因此属同天符之年实际上只有四年。

四、同岁会

凡是年干和年支在阴阳属性上都属于阴同时值年大运又与同年在泉之气的五行属性相同，便叫同岁会。

以辛丑年为例，年干是辛，辛是双数，属于阴干；年支是丑，丑亦是双数，属于阴支。年干年支都属于阴，所以该年属于阴年。

辛丑年的年干是辛，丙辛化水，故辛丑年的大运便是水运。年支是丑，丑未太阴湿土司天，在泉之气也属于水。大运属水，年干年支都属于阴，所以辛丑年便是同岁会之年。

在甲子一周的六十年中，逢同岁会者有：辛未、辛丑、癸卯、癸酉、癸巳、癸亥等六年。

五、太乙天符

即逢天符，又逢岁会，换言之就是这一年的大运与司天之气，年支的五行属性均皆相同，便叫太乙天符。以戊午年为例：

年干是戊，戊癸化火，故年干大运是火运；年支是午，子午少阴君火司天，同时午在五行中也属于火。大运司天之气、年支的五行属性都是火，所以戊午便是太乙天符之年。

在甲子一周六十年中，逢太乙天符者共计有四年，共分别为：己丑、己未、乙酉、戊午。

六、平气

平气及其推算：

平就是平和，气就是变化。五运之气平和，无太大的变化，既非太过，又非不及，就叫平气。遇着这样的年份，也就叫平气之年。

平气的推算方法，从总的原则上来说，是在五行生克的基础上推算的。具体方法，大致有下列两种：

根据运气之间的关系来推算：

是否平气之年，一般都是按照岁运的太过不及与同年司天之气及干支的五行属性之间的相互关系来确定。有下列情况之一者，都属于平气之年。

运太过而被抑：即凡属岁运太过之年，如果同年的司天之气在五行上与它是一种相克关系时，这一年的岁运便可以因受司天之气的克制而不致太过，从而构成平气，以戊戌年为例说明：

年干是戊，戊癸化火，所以该年的大运是火运。戊是单数，是阳干，阳干属太过，戊戌年的年支是戌，辰戌太阳寒水司天，故该年的司天之气是水。水克火，就是太过火的司天寒水之气的抑制，便不会太过，所以戊戌年便是平气之年。

在甲子一周的六十年中，逢运太过便被抑制而得平气之年的计有六年：即戊辰、戊戌、庚子、庚午、庚寅、庚申之年。

运不及而得助：

凡属岁运不及之年，如果同年的司天之气在五行属相上与之相同，或与他的年支五行属性与之相同，这一年的岁运可以成为平气。

如乙酉年的年干是乙，乙寅化金，因此乙酉年的大运是金运，乙是双数，是阴干，阴干属于不及，所以乙酉年是金运不及之年。

乙酉年的年支是酉，卯酉阳明燥金司天，所以乙酉年的司天之气是金，金运不及之年，如果同年司天之气是金，它便会受司天金气的帮助而不会不及。所以说乙酉年时平气之年。又例如：

辛亥年的年干是辛，丙辛化水，故该年大运是水运。辛乃双数，为阴干，阴干属不及，故辛亥年是水运不及之年。

辛亥年年支是亥，五行属水，不及的水运得到了地支水的帮助，便不会不及，故辛亥年也是平气之年。

甲子一周六十年中，逢运不及得助而成平气之年有九：丁卯、乙酉、丁亥、己丑、癸巳、辛亥、乙卯、丁巳、己未。

根据每年交运时年干与日干的关系推算：

前已提及，每年初运交运的时间总是在大寒节交接。交运的第一天，如果年干与日干相合，或者年干与日干相合，可产生平气。例如：

壬申年初运交运的大寒节第一天甲子日是丁卯，丁壬同可化木，刚柔相济，这就是年干与日干相合。因此由壬申年可以推算作下一个平气之年。其他的甲与己合，乙与庚合，丙与辛合，丁与壬，戊与癸合等。它们同样都属于平气，可以此类推。

总之，天符，岁会，同天符，同岁会，太乙天符，平气等，都是在运气相合的基础上变化出来的。

也就是说，只有通过运气相合，才能进一步全面地来分析每年的各种复杂变化。

因此，在运用运气学说时必须把运和气结合起来分析，不能分开。

第五章　运气七篇简介

前四章已较完整地介绍和讲述了运气学说中的具体推算方法，公式和概念。至此，中青年同道可以根据前面的知识，比较能得心应手地推算出运气在各年的情况了。

不过，实话实说，运气学说博大精深，即使懂得了并能应用它的计算方法，但我认为对推算出来的结果不一定真正理解，往往似是而非，很难心领神会。

所以，我准备在后面还将对六十甲子的每一年，运用推算方法进行详细的分析讲解，这样不仅本人可以达到更加熟悉，大家也可以将理论与实际相互对照，更深入地运用和理解运气学说了。

为了顺利进行，本章先以《活解黄帝内经》为蓝本（素问篇），对《黄帝内经》的运气七篇的原文简略地予以介绍。大家通过对本章的论述，可以在理性上有一个全面了解，知道七篇的每一篇是介绍什么的，这样对后面"六十甲子详解"则更容易领会。同时，对有兴趣和进一步深入学习者，亦可以此为指南，更加真诚细致地攻研运气七篇原文了。

一、《天元纪大论》

本篇主要讨论自然气候变化发生的原因及一般规律，提出了五运六气的一些基本概念和测算法则，是一篇有关运气学说的概论性质的文章。

"天"：一般作自然界讲。

"元"：同"源"，有根源之意。

"纪"：指纲纪，一般作规律或规定解。

"天元纪"：指自然现象发生的根源及其变化规律。

本篇篇首即先明确指出运气学说："人与天地相应"的指导思想，明确提出"五位"——东南西北中，"五气"——寒暑燥湿风，"五脏"——肝心脾肺肾，"五志"——喜怒思忧恐之间的相互关系，并把"五位"放在首要地位，亦即认为有了五方的不同，所以才有寒暑燥湿风等正常气候的变化；因为有了正常的气候变化，所以才有正常的生命现象。

这一指导思想是用古代先进的哲学思想，即阴阳五行学说来加以说理，并用之于具体的实践之中。

然后，本篇又指出物质变化的定义，同时指出了物质变化是十分复杂和玄远的，即所谓"阴阳不测谓之神"，但又指出并非绝对不可知的，可以通过自然界各种现象，特别是可以从自然气候变化与生物生长期相应变化来推求自然变化的规律。自然界物质的生长化收藏之所以产生，是由于物质本身的变化，而变化的产生又来源于运动，而运动的产生又由于物质本身的盛衰。

下面指出气候的变化各有时限，各年度之间的气候变化，以一年为单位；一年之中的气候变化，以一季节为单位。气候之所以产生变化的原因，关键在于运动；运动之所以产生，则又在于气候本身盛衰多少。

接着又介绍了五运六气的运动规律是："天以六为节，地以五为制，周天气者，六周为一备。"即六气的运行，以六为周期，循环运转。"终地纪者，五岁为一周"，即五运的运行，以五为周期，循环运行。其次，解释了为什么五行之中木、土、金、水均各为一，而火独分为二。同时也指出，总结五运六气的盛衰变化，必须把自然界气候的变化和物质的生长化收藏等物化现象密切结合起来进行分析，要注意它的常和变，盛和衰，并且要经过较长的时间，即六十年的大周期进行全面而周密地观察，才能总结出各个年度的一般和特殊的变化规律。

然后又介绍了"天干化五运"的推算方法，以及地支配三阴三阳六气的具体内容及其标本关系。

从具体介绍中可以看出，地支配三阴三阳六气，如同天干化五运一样，并非主观规定，仍然是从运动变化的客观规律现象总结出来的。

自然规律可以用阴阳五行学说加以总结和运用，因此，对阴阳五行学说必须熟练掌握。

本篇还介绍了有关天符、岁会等具体内容和概念。

二、《五运行大论》

五，指五行；运，指运动变化。

本篇主要讨论五运六气的物质基础、运动变化规律，与万物生化方面的关系及具体运算方法，故以"五运行"为篇名。

本篇指出了运气学说的物质基础是自然界存在的客观规律现象，正如原文所谓的"始正天纲""临观八极"，是古人对自然现象认真观察后的经验总结。

本篇一方面指出了阴阳五行学说是在认真观察自然现象的基础上提出的，运气学说把它作为阐述自己的认识和归类自己经验的说理工具，这就是原文所谓的"阴阳之升降，寒暑章其兆"，"考建五常"；但另一方面又同时指出，对待阴阳五行的运行不能机械地生搬硬套，强调一切必须根据实际观察，这就是原文指出的，在"不合阴阳"的情况下，则"天地阴阳者，不以数推以象谓也"，"天候之所始，道之所生"。

本篇详细地介绍了司天在泉四间气的运行规律及计算方法。指出了六气的作用及其常和变在自然界的各种外在表现。指出了自然界气候变化与脉诊的关系；另一方面强调了不能以脉测天，这就是原文所谓的"天地之变，无以脉诊"；但另一方面，又强调了人与天地相应，不同季节有不同脉象，并可以根据它来诊断疾病的预后和转归，及原文所谓"从其气则和，违其气则病。""先立其年，以知其气，左右应视，然后乃可以言死生之顺逆。"

本篇还介绍了以天之六气和地之五运为中心，联系人体的生理及病理表现以及自然界各种物化现象的具体内容。

在介绍这些内容中，首先述常，然后论变，最后强调了五气相关，五脏相关。对如何了解和分析自然现象以及人体生理和病理现象作了十分系统、全面地介绍和总结。

三、《六微旨大论》

六，指风、热、火、湿、燥、寒六气。微，指精微和细微。旨，意义、含义。

本篇是在前两篇概论六气变化的基础上进一步讨论六气精微含义和变化的规律。故名。

本篇指出了自然变化的规律是深远的，是一时还认不清的，但是应该加以探讨的，是可以根据其外在表现与物化现象加以总结的。即原文所谓"天地之道也，如迎浮云，若视深渊。""尽言其事，会终不灭，久而不绝"。"因天之序，盛衰之时也。"

还提出了具体研究自然气候变化的方法，即运用阴阳五行学说来总结天道变化，即原文所谓"六六之节。"

指出六气有常有变，其常其变均与自然界物候现象及人体生理变化密切相关。因此也就可以根据自然界物化现象及人体生理活动现象来观测自然气候的常与变，即原文所谓"应则顺，否则逆，逆则生变，变则病。""物，生其应也，气，脉其应也。"

本篇还具体指出了六步的运行次序以及各个不同年度的不同交司时刻，从而总结出自然气候变化在一年中的季节周期，以及不同年度间的四年周期。

指出了自然界气候变化中的自稳调节与自然界各种物化现象上的密切关系，从而总结出自然气候变化中"亢则害，承乃制，制则生化"这一自然变化规律。

提出了"运气同化"问题，介绍了"岁会""天符""太乙天符"的具体运算方法及有关年份，提出主了"客主加临"的问题，介绍了少阴君火与少阳相火在加临中位置与顺逆的关系。

最后着重地讨论了物质变化与运动之间的关系问题，明确作出了物质是运动的基础，运动是物质变化的原因，没有物质就没有运动，没有运动就没有物质变化的正确结论。

四、《气交变大论》

"气交"，在《六微旨大论》中有明确解释。原文曰："帝曰：何谓气交？岐伯曰：上下之位，气交之中，人之居也。"这里的"气"，指六气；"交"，指相交；亦即相互作用。

"上下之位"，上，指天气；下，指地气。天气与地气是相互作用的，上下运转的，故曰"气交"。

本篇的主要内容是论述由于天地气交，相互作用，上下运转而出现太过、不及，从而出现了气候的异常变化，以及万物因此而出现灾变，人体因而发生疾病的道理，故名《气交变大论》。

提出了自然变化有其固有的变化规律，认为自然变化是整体的，是天人相应的，是恒动的。即原文所谓"五运更治，阴阳往复，寒暑逆随"。并认为这些规律为历代所高度重视。即所谓"此上帝所贵，先师传之"。

介绍了在岁运太过及岁运不及的各个年度中不同的气候变化，物化现象及疾病表现；也介绍了五运在变化中的复杂连锁关系；总结出太过之年本气流行，所胜受邪，所不胜来复，从而认为："五运之政，尤权衡也，高者抑之，下者举之，化者应之，变者复之，此生长化收藏之理，气之常也，失常则天地四塞矣。"即得出了五运之间在变化中所产生的各种复杂连锁变化这一结论。

指出了自然气候变化及物候变化现象与天体上星辰的运行变化密切相关。即原文所谓"其不及太过，而上应五星。"

指出自然变化规律是客观存在的，是不依人的意志而加以改变的。即原文所谓"德化政令不能相加也，胜复盛衰不能相多也，往事大小不能相过也，用之升降不能相无也。"如果规律本身受到影响失去正常。就成为灾害。

即原文所谓"气相胜则和，不相胜则病。"

五、《五常政大论》

五，指木、火、土、金、水五运。

常，指一般变化规律。

政，同正，指正常的作用和职能，亦有外在表现之义。

这也就是《气交变大论》中说的"政令者，气之章。"章者，彰明于外也。

"五常政"三字，质言之，即木、火、土、金、水五运在其运行变化中的一般规律及其外在表现。

主要内容是介绍五运的"平气""太过""不及"的一般变化情况及其在气候、物质及疾病上的各种表现，因之以"五常政"名篇。

指出了五运有平气、太过、不及三种情况并比较系统地、详细地介绍了其各自的气候变化特点，物候现象及人体疾病的特点。

总结出：平气的特点是"生而无杀，长而无罚，化而无制，收而无害，藏而无抑。"不及的特点是"乘威而行，不速而至，暴虐无德，灾反及之，微者复微，甚者复甚。"太过的特点是"不恒其德，则所胜来复，政恒其理，则所胜同化。"

本篇指出了地理条件与气候变化的关系。与人体寿命长短的关系，与疾病性质及治疗方面的关系。从而总结出：我国西北地势偏高，气候偏冷，人的寿命相对偏长，疾病方面可以出现表实里热症，治疗上可以治以寒凉。而在东南方，地势偏低，人的寿命相对偏短，疾病方面可以表现出表虚里寒症，可以治以温热。这也就是原文所说的"地有高下，气有温凉，高者气寒，下者气热。""阴精所举其人寿，阳精所降其人夭。"

指出了五运与六气之间有极其密切的承制关系，因而岁运变化有不应不用的情况。

详细地介绍了六气司天的不同气候和物候变化以及疾病流行情况，以供分析岁运变化时的参考，并且讲述了六气司天的具体内容。

指出了六气司天在泉与自然界动物的胎孕生长与植物的气味厚薄密切相关，从而总结出"同者盛之，异者衰之"的自然生长规律。这个规律是：从动物来说，如果与司天在泉之气相应，生长胎孕就好；反之就不好。从植物来说，如果与司天在泉之气相应，生长就好，反之就不行。即原文所谓的"五类衰盛各随其气之所宜也。""寒热燥湿，不同其化。"

但也同时指出了不同的年份，不同的动植物生长情况不同，其原因是因为不同的动植物有不同的内在基础，要求不同的气候条件，所以各个年份各种不同的动植物生长特点也不同。

根据本篇前已述气化物化的关系，提出了相应的对疾病的治则和治法。

六、《六元正纪大论》

六元：即风、寒、暑、湿、燥、火六气。

《天元纪大论》谓："厥阴之上，风气主之；少阴之上，热气主之；太阴之上，湿气主之；少阳之上，相火主之；阳明之上，燥气主之；太阳之上，寒气主之。所谓本也，是谓六元。"

正纪：指正常的变化规律。

本篇内容主要论述六十年中六气的变化规律，故命名曰"六元正纪大论"。

指出了自然界气候变化有其固有的运行规律，只要掌握了这些变化规律，就能适应它、控制它。

指出了分析自然气候、物候变化及其人体疾病关系的具体方法，是以阴阳五行学说为工具，运用感知，对各个年度的气候、物候变化和疾病表现加以归类并进行分析，以总结其固有规律。

这就是原文所谓"推而次之，从其类序，分其部主，别其宗司，昭其气数，明其正化。""先立其年，以明其气，金木水火土运行之数，寒暑燥湿风临御之化，则天道可见，民气可调，阴阳卷舒，近而无惑，数之可数。"

本篇以三阴三阳司天为纲，以用、化、病、变为目，对甲子一周六十年中各个年份的气候物候变化及疾病特点，治疗原则进行了归类和总结。同时，按干支结合顺序，对六十年运气变化的常数以及各个年份药食之所宜进行了系统的讨论，此为本篇的主要内容。

本篇论述了五郁五发的气候、物候变化及其与人体发病的关系。同时也指出了人体五郁的治疗原则，即原文所谓"木郁达之，火郁发之，土郁夺之，金郁化之，水郁折之。"还讨论了六气六步主时中，各个时令的正常和异常变化。

本篇还指出了在治病指疗中的几个需要注意的原则性问题。其一，药食要与季节气候相应；其二，要注意到以预防为主，先期治疗；其三，在平时要注意饮食的选择，以增强人体正气；其四，在治疗时，攻邪要适可而止，防止过用伤正。

七、《至真要大论》

"至"，有"最"或"极"之意；"真"，指真实或正确；"要"，指重要。"至真要"，即最正确、最重要之意。

本篇主要是总结前几篇的内容，并在此基础上演绎出中医辨证论治的理论体系以及临床运用规律。

在总结气候变化与物候、病候之间密切相关的基础上，提出由于这三者相关，所以医者必须认真研究运气学说，必须懂得三者之间的关系，才能正确认识疾病及其变化的规律。

总之本篇重点讨论了六气司天、在泉、胜气、复气、标本寒热等病理变化所出现的病症、诊断及其治疗原则；正治法与反治法的含义及作用；病机十九条的具体内容；同时还讨论了制方法则、药物服法、禁忌等内容。因它非常真切，又很重要，故篇名为"至真要大论"。

第六章　六十甲子运气诠释之一

前几章的学习，对《黄帝内经》中有关运气学说的基本概念和推算方法，已算熟悉，下面将把上面的理论运用到实践中去，具体而详尽地讨论六十甲子中每一年的运气情况。

为了便于理解和学习，将运用《六元正纪大论》中有关原文加以详细解释，分别对六十年中每年的情况进行分析。它同时具有便于查询的方式，如需要了解某年运气情况，只需根据这一年的干支进行查询即可。

如有兴趣想进一步学习《黄帝内经》原文，以下对原文的注解，是较好的基础学习材料，对进一步学习较有帮助。

根据六十甲子各年的特点，可以把这六十年分成六部分，每部分各十年。此六大类是：

太阳寒水司天之年；阳明燥金司天之年；

少阳相火司天之年；太阴湿土司天之年；

少阴君火司天之年；厥阴风木司天之年。

此可回顾第一章四节中，地支配三阴三阳六气的有关内容。

下面将分六节分别诠释

一、辰戌之纪

本节诠释太阳寒水司天之年的情况。

辰戌太阳寒水，所以太阳寒水司天之年的年支上都带有"辰戌"。

六十甲子年中，年支上逢有"辰"或"戌"的年份共有十年：壬辰、壬戌；戊辰、戊戌；甲辰、甲戌；庚辰、庚戌；丙辰、丙戌。即五年阳干之年。

原文：

帝曰：太阳之政奈何？歧伯曰：辰戌之纪也。太阳、太角、太阴、壬辰、壬戌。其运风，其化鸣紊启拆，其变振拉摧拔，其病眩掉目瞑。太角初正，少徵、太宫、少商、太羽终。

诠释：

太阳之政：指太阳寒水司天之年；辰戌之纪；指年支逢辰、逢戌之年；太角：指木运太过；太阴：指太阴湿土在泉。（见第三章《客气及其推算》中第二司天在泉的概念—太阳寒水司天，太阴湿土在泉）

壬辰、壬戌：本节是讨论壬辰、壬戌两年的运气情况。该两年由于都是

"壬"，依照三章中二节天干化五运的方法，"丁壬化木"，所以这两年属于木运。而"壬"在天干顺序上属于单数为阳干，上便是气温偏高。

其化鸣紊启拆，"化"指生化，"鸣紊"指风气偏盛时所出现的飘动摇荡的自然现象；"启拆"指自然界在春天里所出现的萌芽生长现象。该句的整个意思是指岁木太过之年，春天里风气偏盛，自然界一般活跃，万物萌芽生长。

其变振拉摧拔，"变"指突变；"振拉摧拔"指岁木太过之年，风气偏盛，如果过甚，就会出现突变，狂风大作，摧物拔树，形成灾害。这是风气过胜超过常法的情况。

其病眩掉目暝，"眩"指头晕，"掉"指抽搐，"目暝"指视物不清。整句意为岁木太过之年，风气偏胜，人容易发生肝病，其症状可表现为上述眩掉目暝等。

原文最后指壬辰、壬戌年的主运和客运的运行次序和变化。可参看第三章第三节中客运及其推算方法。

所谓客运，是指一年中五个运季，即春、夏、长夏、秋、冬等季节中的特殊气候变化。客运的计算方法是在每年岁运的基础上进行的。每年值年的岁运，就是当年客运的初运，以后按五行相生的次序依次推移。

由于壬辰、壬戌年的岁运是岁木太过，所以这两年的客运初运便是木运太过，亦即"太角"。二运便是火运，由于五音建运中有个"太少相生"的规律，即如前述，太过之后便是不及，故二运的火运便是火运不及，即原文所谓"少徵"。三运火生土，不及之后又是太过，故三运是土运太过，亦即"太宫"。四运便是金运不及了，即"少商"。五运即应为水运太过，即是"太羽"。

以上就是原文中最后一行"太角""少徵""太宫""少商""太羽"的含义。

所谓主运，即一年中五个运的一般气候变化，该五运系是固定的，年年不变，顺序是依据木（风）、火（热）、土（湿）、金（燥）、水（寒）五行相生之序进行的。因此，主运的推算很简单，即木为初运，火为二运，土为三运，金为四运，水为终运。

因此，原文中最后一行还可以表示主运的运行次序。原文最后一行"太角"的右下方的两个小字"初正"，初字即表示主运中的初运，"正"字表示正角，以示在客运中的"太角"相区别。

最后一行"太羽"右下方的小字"终"字，表示主运中的终运，亦即主运之水运。

主运在运行中没有太少之分，因此原文中最后一行若用来表示主运，则应读作"角、徵、宫、商、羽。"实际上每一年的主运都应如此读。

原文中最后一行是把主客运两个表省略为一个表，因此必须注意其中的两个不同的含义，注意不同读法。

本章中下面各年的原文，其编排类此，大家可以举一反三，很容易地了解后面诸节的内容。但如果不理解本节的解释，后面的文章读起来就事倍功半了。

原文：

太阳、太徵、太阴、戊辰、戊戌、同正徵。其运热，其化暄暑郁燠，其变炎烈沸腾，其病热郁。

太徵、少宫、太商、少羽终、少角初。

诠释：

该段原文之读法与上节相同。

本节是讲解戊辰、戊戌两年。

这两年年干都是戊，戊癸化火，午是阳干，所以它都是岁火太过之年，亦即"太徵"。

这两年年支是辰戌，辰戌太阳寒水司天。太阳司天，太阴在泉，故这两年是太阴湿土在泉。"正徵"，即火运平气之年，就是说，这两年从岁运上看，虽是火运太过之年，但是由于从岁气上看太阳寒水司天，太过的火运，受到了司天之气的寒水的克制，根据"岁太过而被抑"乃可构成平气的原则，所以这两年实际上构成了火运平气之年。故原文说戊辰、戊戌之年，同"正徵"。

这两年岁火太过，在这两年中，特别是这两年夏天气候偏热。但由于"同正徵"，可以视为平气之年，所以气候也就属于正常。

暄暑：指炎热；郁燠：指郁蒸。这两年夏天气候炎热，暑热郁蒸，故曰"其化暄暑郁燠"。

"其变炎烈沸腾"，"变"指"突变"，"炎热沸腾"指气候酷热，此句意为这两年由于岁火太过，可现暴热。

"其病热郁"，意指这两年人体以里热病症为主，热郁结在里。

最后一行指戊辰、戊戌岁的客运和主运的运行次序和变化。可参考上一节原文之解释。

戊辰、戊戌年的客运是：

初运火运太过，即"太徵"；二运土运不及，即"少宫"；三运金运太过，即"太商"；四运水运不及，即"少羽"；终运木运不及，即"少角"。

主运仍然同其他年份一样，初运是角，二运是徵，三运是宫，四运是商，终运是羽。按木、火、土、金、水顺序而行。

这里需要作特别的解释：

其一，按照五音建运，太少相生的规律，总是太生少、少生太，交替来往，但本节原文最后一段所列顺序是太徵、少宫、太商、少羽、少角。最后两步中，少羽和少角连接在一起，这与太少相生的规律不相符，为什么？

这是因为这两年的值年岁运是火运，太过，太徵之年。太徵之前，按规定必是"少角"，如果是"太角"，那就会成"少徵"，与实际情况不符。因此这两年岁运的终运必须是少角才合规定。这就是说，一年中的主运以初运为主。

其二，表中所列"少羽终，少商初"，是采取的一种省略写法。"少羽终"，是指主运的终运，意即主运的终运是水（羽）；"少角初"，是指主运的初运是木（角），主运仍然是木（角）、火（徵）、土（宫）、金（商）、水（羽）依次而列。

以上两节不同于上节原文，在阅读时加以注意。

具体年份上的一些特殊情况，应特殊分析，不可机械搬套。

原文：

太阳、太宫、太阴、甲辰岁会同天符，甲戌岁会同天符，其运阴埃，其化柔润重泽，其变震惊飘骤，其病湿下重。

太宫、少商、太羽终、太角初、少徵。

诠释：原文读法如前。

本段论述甲辰，甲戌两年的情况。

甲已化土，甲干属阳干，故这两年是土运太过之年。该两年同是太阳寒水司天，太阴湿土在泉。参阅前四章二节有关天符岁会的介绍。

这两年在计算上虽是岁土太过之年，但由年干是甲，甲已化土，属于土运；年支是辰，是戌，按地支配五行，辰戌丑未的固有五行属性属土，太运与年支的固有五行属性相同，故这两年又是岁会之年。

再者，这两年大运太过（土运），其在泉之气的五行属性也是土，年干甲和年支辰、戌在阴阳属性上都属于阳，同时值年大运又与同年的在泉之气的五行属性相同，因此甲辰、甲戌这两年又是同天符之年。

"其运阴埃"，可以作为"其运阴雨"来理解，意即这两年岁土太过，土化湿，所以阴湿偏胜。

"柔润"，指浸润，"重泽"，指水多。意为这两年由于土运太过，气候偏湿，所以雨水较多，湿气较大。"震惊"，指雷声大作；"飘骤"，指狂风暴雨；"变"，指灾变。这两年土运太过，如果雨湿过盛，就可以因雨水大作而成灾变。

这两年岁土太过，气候偏湿，人们易生湿病，如病状为体液潴留现象，下肢酸重或浮肿。

最后一行原文是这两年的主运和客运的运行次序。读法同前。客运的运行次序如下：

初运太宫，即土运太过；二运少商，即金运不及；三运太羽，即水运太过；四运太角，即木运太过；五运即终运少徵，即火运不及。

主运的运行次序，依照如原文略写为：初运为角，终运为羽。

该两年的客运遵照"少太相生"规律，并无例外。

原文：

太阳、太商、太阴、庚辰、庚戌。其运凉，其化雾露萧瑟，其变肃杀凋零，其病燥，其病燥背瞀胸满。

太商、少羽终、少角初、太徵、少宫。

诠释：此节论述庚辰、庚戌之年。

乙庚化金，庚为阳干，因此庚辰、庚戌为岁金太过之年。亦即太商之年，太阳寒水司天，太阴湿土在泉。

"凉"，即气候清凉。"其运凉"是指庚辰、庚戌之年，金运太过，凉气偏胜，所以在这两年中，特别是在秋天，气候偏凉。

"雾露萧瑟"，指气候秋气清凉的自然景象。

"其化雾露萧瑟"是对"其运凉"的具体描述，意即这两年秋天里气候偏凉，西风萧瑟，雾露早降。

"其变肃杀凋零"，指这两年金运太过，气候凉而过甚，就会过早的出现树叶凋零，肃清杀灭，一片荒凉的自然景象。"变"，指灾变。

"燥"，即干燥；"背瞀"，指背部闷满；"胸满"，指胸部满闷。

庚辰、庚戌两年，由于金运太过，气候偏凉偏燥，因而人体容易发生肺病而在临床上出现干咳无痰，口燥咽干，胸背闷满等燥病的一类症状。

这两年的客运为：

初运太商，即金运太过；二运少羽，水运不及；三运少角，木运不及；四运太徵，火运太过；终运土运不及。

注意二运、三运少羽、少商相连的例外。主运解同前。

原文：

太阳、太羽、太阴、丙辰天符，丙戌天符，其运寒，其化凝惨凛冽，其变冰雪霜雹。其病大寒留于溪谷。

太羽终，太角初，少徵，太宫，少商。

诠释：此丙辰、丙戌年的情况。

丙辛化水，丙为阳干，因此这两年水运太过，即太羽之年，同样太阳寒水司天，太阴湿土在泉。

又因这两年年支是辰、是戌，辰、戌太阳寒水，岁运是水，司天之气也是水，岁运羽司天之气的五行属性相同，所以这两年为天符之年。

可参阅第四章第二节关于天符岁会内容的具体解释。

水运太过，因此在丙辰、丙戌这两年中，特别是在冬季里，气候十分寒冷，天寒地冻，万物闭藏。还可能在冬季冬雪成灾。

"大寒"，气血凝泣之病，"溪谷"，指人体血气流行之处。这两年水运太过，加之司天之气又是水，乃天符之年，人体容易感寒而使气血凝泣不通发生各种疾病。

该两年的客运是：初运太羽，二运太角，三运少徵，四运太宫，终运少商。主运如常不变。

原文：

凡此太阳司天之政，气化运行先天，天气肃，地气静，寒临太虚，阳气不令，水土合德，上应星辰镇星。其谷玄黅，其政肃，其令徐。寒政大举，泽无阳焰，则火发待时。少阳中治，时雨乃涯，止极雨散，还于太阴，云朝北极，湿化乃布，泽流万物，寒敷于上，雷动于下，寒湿之气，持于气交，民病寒湿，发肌肉痿，足痿不收，濡泻血溢。初之气，地气迁，气乃大温，草乃早荣，民乃厉，温病乃作，身热头痛呕吐，肌腠疮疡。二之气，大凉反至，民乃惨，草乃遇寒，火气遂抑，民病气郁中满，寒乃治。三之气，天政布，寒气行，雨乃降。民病寒，反热中，痈疽注下，心热瞀闷，不治者死。四之气，风湿交争，风化为雨，乃长乃化乃成。民病大热少气，肌肉痿足痿，注下赤白。五之气，阳复化，草乃长，乃化乃成，民乃舒。终之气，地气正，湿令行，阴凝太虚，埃昏郊野，民乃惨凄，寒风以至，反者孕乃死。故岁宜苦以燥之温之，必折其郁气，先资其化源，抑其运气，扶其不胜，无使暴过而生其疾，食岁谷以全其真，避虚邪以安其正，适气同异，多少制之，同寒湿者燥热化，异寒湿者燥湿化，故同者多之，异者少之，用寒远寒，用凉远凉，用温远温，用热远热，食宜同法。有假者反常，反是者病，所谓时也。

诠释：该大段是对太阳寒水司天十年的总结。

"气化运行先天"，"先天"作为在运气学说中，一般作"太过"或"早至"解，后谓"太过者先天，不及者后天"。全句意为六十年中属于太阳寒水司天的十年中都是岁运太过之年。

太阳寒水司天之年的自然气候特点为：自然界一派清肃，大地上生长现象相对安静不活跃，气候偏寒冷，阳气相对不足。

"水土合德"，指太阳寒水司天，太阴湿土在泉，司天之气和在泉之气的共同作用下，所出现的气化、物化现象。"上应星辰镇星"，意即这一年的气候特点是上半年偏寒，下半年偏湿，这种气候变化被认为是天体的水星和土星运气密切相关。"其谷玄黅"，意为全年气候以寒湿偏胜为特点，因此玄谷（黑色谷物）和黅谷（黄水谷物）在生长上相对良好，所以玄谷，黅谷也就是该年的"岁谷"，亦即是当年生长较好的谷物。

这一年上半年气候偏冷，下半年气候偏湿，自然界一派清肃、植物生长相对较慢。"寒政大举，泽无阳焰"，指太阳寒水司天之年，气候偏冷，好像有水无火一样。"则火发待时"，指这一年上半年偏冷，主气的初之气厥阴风木、二之气少阴君火，均为寒气所郁，应温不温，应热不热，因而"寒政大举，泽无阳焰"。但运气学说认为，到了一定时候，被郁的火气就要发作出来，即原文"郁极乃发"，故说"火发待时"。一般说来，到了五之气，亦即到了秋分以后至小雪，也就是农历的八月下旬至十月上旬这一时间，可能会出现较热的气候以及相及的物候现象，即"阳复化"。

"少阳中治"，"少阳"指六气中的少阳相火，大家可回顾第三章第一节中有关六气主时的内容，六气六步主时中，初之气为厥阴风木，二之气为少阴君火，三之气为少阳相火。这里说的"少阳"指三之气，"中治"，指客气中的司天之气，因为客至加临时，司天之气是加在主气的三气之上，亦即少阳相火的位置上，三之气在六步中居第三步，位于六步之中，所以叫作"中治"。

"时雨"，指正常的降雨，此处值雨季，也就是指主气四之气太阴湿土所属的节气。"涯"指边际或尽头处。"少阳中治时雨乃涯"，意指太阳寒水司天之年，上半年天气偏冷，主气的初之气厥阴风木，二之气少阴君火被郁，应温不温，应热不热，三之气少阳相火，正好是司天的位置，所以也仍然偏冷，应热不热。

由于司天之气主管上半年，因此太阳寒水之气要到三之气以后才终止。到了四之气太阴湿土主时之时，寒水之气的作用才结束，这就是所谓"时雨乃涯"。

"止极雨散，还于太阴"，意即太阳寒水司天之年，司天之气只管上半年，寒水之气至主气的三之气为止。至四之气以后，下半年则由在泉之气主事。所谓"还于太阴"。

"云朝北极"，指雨水很多。

"湿化乃常"，指气候潮湿。

"泽流万物"，指自然界万物的生长变化都受到湿的作用和影响。这些是对太阴湿土在泉时自然界的气候和物候变化特点的概括。

"寒敷于上"，指太阳寒水司天之年，上半年寒气偏胜。

"雷动于下"，指虽然上半年偏于寒，但到了下半年五气之时，由于此时客气的间气是少阴君火，所以此时也可出现偏热的气候变化。

"寒湿之气，持于气交"，指太阳寒水司天之年，由于太阴湿土在泉，故从总的来说气候特点以寒湿为主。

"民病寒湿"，指本年因寒湿为主，故人体疾病在性质上也以寒湿为主。

"发肌肉痿"，指肌肉萎缩无力。"足痿不收"，指肌体瘫痪不用。"濡泄"，指大便溏泻。"血溢"，指出血。

以上诸症状，多与脾肾有关，性质上与寒湿有关。

以下则详述太阳寒水司天之年六步主时中每一步的具体气候变化情况，为便于理解现将太阳寒水司天之年的司天在泉四间气列表图示：

图1　太阳寒水司天之年客气六步主时表

在泉左间气	司天右间气	司天	司天左间气	在泉右间气	在泉
初之气	二之气	三之气	四之气	五之气	终之气
少阳	阳明	太阳	厥阴	少阴	太阴

"初之气"：指该年之客气加临之间气的初气为少阳相火。

"地之迁"：指该年初之气少阳相火，是由上一年在泉之气迁移而来。上一年是阳明燥金司天，少阴君火在泉。太阳寒水司天之年，上一年在泉之气的少阴君火迁于本年的五气之上，所以少阳相火才由上一年的二之气上迁移到本年的初之气上。

"气乃大温"，指初之气为少阳，少阳主火，所以在初之气所属这段时间，亦即在本年大寒以后至惊蛰以前，大约在农历十二月下旬至二月上旬这段时间，气候较温暖。

"草乃早荣"，气候大温，植物萌芽生长较平常早些。

"民乃病疠，温病乃作"，指由于气候反常，疫疠流行，容易发生温病。

"身热头痛呕吐，肌腠疮疡"：指温病的临床症状，意指太阳寒水司天之年，从全年来说，虽然疾病以寒湿类为主，但在初之气这段时间中，由于初之气是少阳，故也可以出现身热、头痛、呕吐、疮疡等热病症状。

以上是初之气的情况

"二之气"，指太阳寒水司天之年，其客气加临之间气二之气为阳明燥金。"大凉反至"，由于阳明主凉主燥，故在二之气这段时间中气候偏凉。"民乃惨，草乃遇寒，火气遂抑"，指这段时间正值春夏之交，应温不温，应热不热，草木生长较慢。"民病气郁中满"，指人体因气候影响，肝气疏泄不及而发生气郁中满症状。"寒乃始"，指太阳寒水司天之年，上半年气候由于寒凉，但由于初之气为少阳相火，故实际并不冷，因此真正的偏寒现象还是从二之气才开始。

以上是二之气的情况。

"三之气"，指太阳寒水司天之年，共客气三之气为太阳寒水。"天布政"，"天政"指司天之气，意即太阳寒水司天之年，其客气六步的三之气，正是司天之气的本位所在。"寒之行"，指由于太阳主寒，加上这一步是司天之气所主，所以在三之气所属的这段时间，亦即在该年小满以后至大暑以前，大约在农历四月下旬至六月上旬这段时间中，气候特别寒冷。"雨乃降"，指天气较冷，雨水也较多。"民病寒"，指疾病性质以寒病为主。"返热中，痛疟注下，心热瞀闷"，指该年上半年气候偏寒，尤其三之气这段时间特别寒冷，故人们这段时间容易感寒。但由于这段时间中正是春夏之交，气候应温应热，人体阳气也相应偏盛，因此在感寒之后，易现寒郁于表，热结于里的表寒里热证，临床上出现上述热中，痛疟，注下，瞀闷等里热症状。这是三之气的情况。

"四之气"，指该年其客气加临之间气四之气为厥阴风木。"风湿交争"，指该年由于厥阴主风、主温，所以在四之气所属这段时间，亦即在该年大暑以后至秋分以前，气候偏温，风气偏胜（大约在农历六月下旬至八月上旬）。四之气从主气上来说，又属太阴湿土，雨水较多，加上太阳寒水司天之年，太阴湿土在泉，湿气偏胜，故这段时间风气与湿气均可偏胜，或有胜复，故原文谓之"风湿交蒸"。"风化为雨"意为"湿"在"风"的作用下，由于风可胜湿，故湿不至于偏胜而成为正常降雨现象。"乃长乃化乃成"，指在正常降雨的情况下，自然界的植物就能正常地生长和成熟。"民病大热"，指在这种情况下，人容易发生热病。

在四之气这段时间中，由于客气为风、为湿，主气为湿为热，因此容易出现湿热交争的现象，而临床上表现为发热、少气、肌肉痿、赤血痢等湿热内蕴的症状。以上为四之气的情况。

"五之气"，指该年客气加临之间气五之气为少阳君火。

"阳复化"，指因少阴主君火，主热，故在五之气所属的这段时间，亦即在该年秋分以后至小雪以前，大约在农历八月下旬至十月上旬这段时间中，气候偏热。

"草乃长乃化乃成"，指此时植物的成长又趋于活跃。

"民乃舒"，指人体内部郁积的阳气由于气候转热得则发泄而不致怫郁在里，故人体感到舒畅。

以上是五之气情况。

"终之气"，指该年其客气终之气为太阴湿土。

"地气正"，指这也是在泉之气的所在位置。

"湿令行"，指太阴湿土在泉，该年下半年湿气偏胜，尤其是在终之气所属这段时间，亦即在该年小雪以后至大寒以前，大约在农历十月下旬至十二月上旬，湿气尤其偏胜。

"阴凝太虚"，指天空阴云密布。"埃昏郊野"，指在郊野雾雨迷蒙。"民乃惨凄"，指在阴晦绵雨之中，人们的凄凉感觉。"寒风以至"，指寒冷的北风吹来。太阳寒水司天之年，下半年偏湿。在冬令这段时间，除了偏湿外，同时也很冷。

"反者孕乃死",指该年气候上以寒湿为特点,凡是能适应这种气候特点的生物就能生长能孕能育,反之,就不能生不能育不能生长或生长孕育不好,即使孕了也要死亡。以上为终之气的情况。

下面谈太阳寒水司天之年的一般治疗原则。

这一年的药物及食物所宜,应为苦寒药物,以清热化湿,或用温热的燥湿药。

治疗时必先处理致郁之气,亦即偏胜之气,但另一方面,也要支持被郁之气,即所谓"必折其郁气,先资其化源"。

"抑其运气,扶其不胜",意为抑制太过之岁运,扶其不胜之气。"无使暴过而生其疾",意为不要使有偏胜失调,否则发生疾病,要调和全身,使无偏胜。

"食岁谷以全其复",意为在这太阳寒水司天之年,在养生方面应多食玄谷黅谷之类,因这是岁谷,生长的好,对养生有利。"避虚邪以安其正",意为该年以寒湿为主,但亦应根据各个季节的反常现象,注意起居调摄,才能保持人体健康。"适其同异,多少制之",意为太阳司天的十年中,除了要根据岁气方面的特点采取治疗措施外,还要注意岁气与适气之间的关系。"适",酌量之意。"同寒湿者燥热化",即治疗用药上应以温热燥湿为主,以热胜寒,以燥胜湿。"异寒湿者,燥湿化"。接上句,不属于寒湿的年份,如问热的太角、太徵等年,须以寒胜热,以燥胜湿。"故同者多之,异者少之",指岁运与岁气完全相同的,温热燥湿药就用的多;不相同的相对来说用药就少些。

"用寒远寒,用凉远凉,用温远温,用热远热,食宜同法"。意指用药和饮食都要遵循以下原则:寒证不能食用具有寒凉作用的食物或冷食,热证不能食用具有温热作用的食物或饮食,用药亦如此。

"有假者反常",是指在确具适应症的情况下,治疗用药也并不一定受季节气候的约束,即任何季节中,都可以假借寒凉药来治疗热症,假借温热药物来治疗寒症。

"反是者病",指违反了以上的原则就会出差错。

"所谓时也",上述的治疗原则,不能随便违反,因疾病性质与季节气候密切相关,不能因变废常。

二、卯酉之纪

本节讨论阳明燥金司天之年,同样为十年。

卯酉阳明燥金,故年支上凡逢有卯或凡逢有酉的年份,为阳明燥金司天之年。甲子一周六十年中,年支上带有卯或酉的年份如下:丁卯、丁酉;癸卯、癸酉;巳卯、巳酉;乙卯、乙酉;辛卯、辛酉。兹分别诠释。

原文：

阳明之政奈何？岐伯曰：卯酉之纪也。阳明，少角，少阴，清热胜复同，同正商。丁卯岁会，丁酉其运风清热。

少角初正，太徵，少宫，太商，少羽终。

诠释：

阳明之政，指阳明燥金司天之年。该年的年支上带卯或带酉。本节述丁卯、丁酉二年的情况。

丁卯、丁酉之年是木运不及之年，司天之气为阳明燥金，在泉之气是少阴君火。

木运不及之年，春天应温不温，气候偏凉，由于调节之因，到了夏天又偏于炎热，用五行概念来说，亦即木运不及之年，金来乘木。阳明燥金之年，乘克更甚。由于胜复（即偏胜恢复）的原因，火又克金。即原文中"清热胜复同"之义。

"正商"，即金运平气之年。丁卯、丁酉木运不及之年，金来乘木，如再遇上阳明燥金司天之年，则克上加克，这一年的春天就会像金运平气之年的秋天一样，应温不温，应长不长，自然界一片清肃，严重反常，所以原文论"同正商"。

"岁会"，即岁会之年。凡岁运与年支的固有五行属性相同的年份，即属岁会之年。丁卯年年干为丁，丁壬化木，属木运：其年支是卯，寅卯属木。岁会与年支五行属性相同，所以丁卯年属于岁会之年，故原文中说"丁卯岁会"。丁酉年因年支酉在五行属性是金，因此不是岁会之年。

"其运风清热"，意即木运不及之年，春天应温不温，气候偏凉，好像到了秋天一样，到了夏天由于自然调节的原因，反而比一般的时间要偏热。

最后说明丁卯、丁酉年的客运初运是少角、二运是太徵、三运是少宫，四运是太商，五运是少羽。其五运如常不变。如于此不甚明了，可回顾参阅本章第一节开始对五音建运的解释。

原文：

阳明，少徵，少阴。寒雨胜复同，同正商。癸卯同岁会，癸酉同岁会，其运热寒雨。

少徵，太宫，少商，太羽终，太角初。

诠释： 此节为癸卯、癸酉之年的情况。该二年为火运不及之年，即少徵之年。为阳明燥金司天，少阴君火在泉。

火运不及之年，夏天应热不热，气候偏冷，由于自然调节的原因，到了冬天反而相对不冷，不下雪反而下雨，气候较平常的冬天相对偏热。用五行的概念来说，即火运不及之年，水来乘火，所以夏天里偏冷。由于胜复的原因，土又来克水，所以冬天雨湿流行，此即所谓"寒雨胜复同"。

"同正商"，意为火运不及之年，火不能克金，如果再遇上该年的司天之气是阳明燥金，那就完全由司天之气用事，因此该年的夏天应热不热，应长不长，一片肃杀之象。好像秋天一样，属于严重的反常。

"同岁会"，即同岁会之年。凡岁运与同年的在泉之气在五行属性上相同，而且岁运同属于不及的，就叫"同岁会"。癸卯、癸酉年，年干是癸，癸属阴干，因此属于火运不及；该两年年支是卯或酉，卯酉阳明燥金司天，少阴君火在泉。岁运是火，在泉之气是火，而且岁运又是不及之年，故癸卯、癸酉二年都属于同岁会之年。

"其运热寒雨"，"热"，指该二年为火运不及；"寒"指水乘之。"雨"，指水乘太过，土气来复。质言之，该二年夏天偏冷，而冬天又偏热。

最后说明该二年的客运行运为：

初运少徵，火运不及；二运太宫，土运太过；三运少商，金运不及；四运太羽，水运太过；五运太角，木运太过。主运初运木运，终为水运，顺序如常。

原文：

阳明，少宫，少阴。风凉胜复同。己卯，己酉，其运雨风凉。少宫，太商，少羽终，少角初，太徵。

诠释： 本段讲解己卯、己酉两年。这两年是土运不及之年，司天之气是阳明燥金，在泉之气是少阴君火。

"风凉胜复同"，意即土运不及之年，在长夏季节里，应湿不湿，风气偏胜，气候偏热，由于自然调节作用之因，到了秋天反而相对偏凉。用五行的概念来说，也就是土运不及之年，木来乘土，故长夏应湿不湿，雨水很少，出现旱象，由于胜复原因，金来克木，故秋天又比一般清凉。

"其运风雨凉"，"雨"指土运，"风"指土运不及，风木乘之。"凉"指金，意为木乘土太过，金气来复。质言之，己卯、己酉年长夏雨量易偏少而天旱，秋天偏凉。

最后是己卯、己酉年的客运顺序：初运少宫，土运不及；二运太商，金运太过；三运少羽，水运不及；四运少角，木运不及；终运太徵，火运太过。主运如常不变，初木运，终水运。

原文：

阳明，少商，少阴。热寒胜复同，同正商。乙卯天符，乙酉岁会，太一天符。其运凉热寒。

少商，太羽终，太角初，少徵，太宫。

诠释： 本段讨论乙卯、乙酉两年的情况。该两年是金运不及之年，司天之气是阳明燥金，在泉之气是少阴君火。

"热寒胜复同"，意指金运不及之年，秋天应凉不凉，气候偏热。由于自然调节原因，到了冬天又会出现比一般冬天寒冷的变化。用五行概念来说，就是金运不及之年，火来克金，故秋天应凉不凉，气候偏热。但由于胜复原因，火克金太甚时，水又可以来克火，以求全年气候相对协调，故冬天又会特别寒冷。

"同正商"，意即金运不及之年，如遇阳明燥金司天，这一年不及的金运，由于得到司天的金气相助，就可因而构成平气之年。在该年的秋天气候会完全正常。乙卯、乙酉这两年，以岁运说是金运不及，但从岁气来说，是卯酉阳明司天，"运不及而得助"，故该两年实为平气之年。

应当指出，阳明燥金司天的十年中，少角之年"同正商"，少徵之年"同正商"，少商之年"同正商"，但这三年中只有少商之年"同正商"是平气之年，其他均属于反常。这是因为少商之年金运不及，遇上阳明燥金之年，可以构成平气。这就是说，金运不及之年，秋天应凉不凉，气候偏热，但是如果可以构成平气的话，则这一年秋天就同正常秋天一样。其他两年则不同，少角、少徵之年，一个反映在春，应温不温，一个反映在夏，应热不热，如遇上阳明燥金司天，则只能凉上加凉，春行秋令或夏行秋令，属于自然气候的严重反常。因此，虽然三年都是"同正商"，但一属平气，一属反常，完全不同，必须加以区别。

岁运与司天之气五行属性相同，即是天符之年。乙酉年年干是乙，乙庚化金，年支是酉，申酉属金，岁运是金，年支五行属性也是金，岁运与年支的五行属性相同，故乙酉年属于岁会之年。

还有一点乙酉年的司天之气也是金，故也是天符之年，即是天符之年又是岁会之年的年份，名曰"太乙天符"，所以乙酉年也是太乙天符之年。

"其运凉热寒"，意为金运不及，火来乘之，火乘金太过，水气来复。因此乙酉乙卯年，秋天偏热，冬天偏冷。

该二年客运：初运少商，二运太羽，三运太角，四运少徵，终运太宫。主运如常。

原文：

阳明，少羽，少阴。雨风胜复同，同少宫。辛卯、辛酉，其运寒雨风。少羽终，少角初，太徵，少宫，太商。

诠释： 该段论述辛卯、辛酉二年之情况。该两年是水运不及之年，阳明燥金司天，少阴君火在泉。

"雨风胜复同"，意为水运不及之年，冬天应冷不冷，雨湿流行，不下雪而下雨，气候偏湿。由于自然调节之因，到了第二年春天，风气偏胜，雨水相对减少。以五行概念来讲，就是水运不及之年，土来克水，故冬天雨水偏多，气候偏湿，但由于胜复原因，土克水太甚，木又来克水，以求气候协调及相对平衡，故春天雨水相对减少。

"辛卯少宫同"，意指水运不及之年，土来乘之，土乘水太过，则木气来复。质言之，辛卯、辛酉冬天多雨，次年春天多风。

客运顺序：初运少羽，二运少角，三运太徵，四运太宫，五运即终运是太商。主运如常不变。

原文： 凡此阳明司天之政，气运化行后天，天气急，地气明，阳专其令，炎暑大行，物燥以坚，淳风乃治，风燥横运，流于气交，多阳少阴，云趋雨府，湿化乃敷。燥极而泽，其谷白丹，间谷命太者，其耗白甲品羽，金火合德，上应太白荧惑。其政切，其令暴，蛰虫乃见，流水不冰。民病咳嗌塞，寒热发，暴振栗，癃闭，清先而劲，毛虫乃死，热后而暴，介虫乃殃，其发躁，胜复之作，扰而大乱，清热之气，持于气交。初之气，地气迁，阴始凝，气始肃，水乃冰，寒雨化。其病中热胀，面目浮肿，善眠，鼽衄，嚏欠，呕，小便黄赤，甚则淋。二之气，阳乃布，民乃舒，物乃生荣。厉大至，民善暴死。三之气，天政布，凉乃行，燥热交合，燥极而泽，民病寒热。四之气，寒雨降，病暴仆，振栗谵妄，少气嗌干引饮，及为心痛，痈肿疮疡疟寒之疾，骨痿血便。五之气，春令反行，草乃生荣，民气和。终之气，阳气布，候反温，蛰虫来见，流水不冰，民乃康平，其病温。故食岁谷以安其气，食间谷以去其邪，岁宜以咸，以苦，以辛，汗之，清之，散之。安其运气，无使受邪，折其郁气，资其化源。以寒热轻重少多其制，同热者多天化，同清者多地化，用凉远凉，用热远热，用寒远寒，用温远温，食宜同法。有假者反之，此其道也。反是者，乱天地之经，扰阴阳之纪也。

诠释： 该大段为阳明司天之年的总结

"气化运行后天"，"后天"指后天时而至，亦即至而不至。

阳明燥金司天的十年中，由于其年干都是阴干，均属岁运不及之年，故各年的气候与季节不完全相应，气候不与相应的季节同时而来，至而不至。

"天气急，地气明"指阳明司天之气属金，主凉，主燥、主杀、所谓"天气急"。少阴在泉之气属火，主热、主长、故曰"地气明"。亦即凡属阳明燥金司天之年。其气候特点是上半年偏凉，下半年气候偏热。

"阳专其令，炎暑大行"意即该年上半年偏凉，但夏天又比一般偏热，这是自然气候变化中自稳调节的结果。

"物燥以坚，淳风乃治"指该年上半年气候偏凉，偏燥，因而只有外壳坚硬的谷物或果类生长良好，即原文"物燥以坚"；淳风指风气正常，其他的植物则由于上半年气候偏燥偏凉，生长较差，只有到了客气间气的五之气，亦即厥阴风木主时之时，气候偏温，风气偏胜时，才能较好地生长，也就是原文的"淳风乃至"。

"多阳少阴"指该年初之气为太阴，二之气为少阳，三之气为阳明，故上半年阴少阳多。"阳趋雨府，湿化乃敷"指到了四之气太阴湿土主气之时，自然气候转向偏湿。燥极而泽，承上而来，指阳明燥金司天之年，上半年偏凉偏燥，到了下半年主气四之气太阴湿土主气时，自然气候就会由燥转为湿。"泽"者，水也，湿也。

"其谷白丹"意即上半年偏凉，有利于白谷的生长，下半年偏热，有利于丹谷的成长。故这一年的白谷和丹谷生长较好，质量较佳，而成长为阳明司天之年的岁谷。"间谷命太者"，"间谷"为感间气而化生的谷物，此句意为间谷是太过之年的间气所化生的谷物。"命太"即太过之年。"其耗得甲品羽"意为属于金类的白色生物及介虫一类的生物，由于阳明燥金司天，少阴君火在泉，火胜克金的原因，多遭损害，生而不长，长而不育。相反羽虫与少阴在泉之气则同属火类，所以羽虫胎孕生长良好。"品"有胎孕生长正常之意。"金火合德"指阳明燥金司天，少阴君火在泉之年。司天与在泉之气相互影响和共同作用。合德指共同作用。

"上应太白荧惑"，"太白"指太白金星，荧惑指火星。此句意为这一年气候变化与天体上的金星和火星的活动变化有关。阳明燥金司天之年，金星，火星在天空中比平常年份大而明亮。

"其政切"指该年上半年气候偏凉的自然景象。"其令暴"指金气偏胜时，火气来复，气候暴热的自然景象，亦指少阴君火在泉，下半年气候偏热的现象。

"蛰虫乃见，流水不冰"该年冬天应冷不冷，故蛰虫不藏，流水不冰。蛰虫，冬天蛰伏的昆虫或小动物。

"民病咳益塞，寒发热暴震慄，癃闭"指该年金气用事，上半年气候偏凉，人之肺脏容易感邪发病。临床上表现出过多咳嗽，鼻塞等肺部症状。"寒热发"即发热恶寒，"暴振栗"即突然出现寒战现象。"癃闭"指小便不利，闭塞不通，其病机之一是肺失调。

"清出而劲，毛出乃死"指本年上半年偏凉，如果过于清凉，那不适宜于温暖气候生长的毛虫就会因为不能适应而死亡。从五行概念说，清凉属金，毛虫属木，"清先而劲，毛虫乃死"，亦即金乘木之意。

"热而后暴，介虫乃殃"意指本年下半年偏热，如过于炎热，那么适宜于清凉气候生长的介虫会因不适应这种炎热气候而死亡。从五行概念上讲，"炎热属火，介虫属金，热而后暴，介虫乃殃"亦即火乘金之意。

"其发躁"指气候变化很快很急。"胜发之作"，指清气偏胜，热气来复。"扰而大乱"即气候严重反常。"清热之气"指阳明燥金司天之气与少阴君火在泉之气。"持于气交"，此指上半年及下半年之间，金句意为阳明燥金司天之年，上下半年之间，特别是在三气四气之间，时凉时热，气候极不稳定。

以下详述阳明燥金司天之年六步主时每一步气候及物候变化的具体情

况。为理解方便，列表图示之：

图 2 阳明燥金司天之年六步主时表

左	右	司天	左	右	在泉
初之气	二之气	三之气	四之气	五之气	终之气
太阴	少阳	阳明	太阳	厥阴	少阴

初之气指该年其客气加临的初之气为太阴湿土。

"地之迁"，指该年初之气太阴湿土是由上年在泉之气迁转而来。本年的上一年是少阳相火司天，厥阴风木在泉。本年上一年的在泉之气的厥阴风木，迁于本年的五之气上，所以太阴湿才能由上年的二之气迁转到本年的初之气上。

"阴始凝，气乃肃，水乃冰，寒雨化"，指本年初之气为太阴，主湿，湿为阴邪，故在初之气所属时间，即在本年大寒以后至惊蛰之前，大约在农历十二月下旬至二月上旬这段时间天气阴暗潮湿，寒冷，雨水较多，初之气为太阴湿土气候偏湿人体可外感湿邪致病。湿邪在表，则热郁于里，临床表现"中热""鼻衄""小便黄赤""淋""脓"等里热症。湿邪在里，故可现面目浮肿喷嚏呕等里湿症，以上即初之气情况。

二之气指本年客气加临的二之气为少阳相火。

"阳乃布，民乃舒，物乃生荣"，指在二之气所属时间中亦即在该年春分后至小满之前，大约农历二月下旬至四月上旬，气候偏热，人们从前段阴雨绵绵湿气偏胜的气候中转入温热的气候中感到舒服。植物也因之生长旺盛。"厉大至，民善暴死"，本年客之气的二之气为少阳相火气候较热，严重反常。因而易产生厉气，从而造成瘟疫流行，导致暴死，以上为二之气情况。

"三之气，天政布，凉乃行"，本年客气的三之气是阳明燥金。按主客加临的规定，客气加临在主气之上，即为司天之气，故阳明燥金为今年的司天之气，"天"即司天之气，"天政布"即司天之气的作用，不只是像其他间气，尽管所属的一段时间，而是主管全年，特别是主管上半年。"凉乃行"，指上半年气候偏凉，特别是在三之气所属的时间中，亦即该年小满至大暑之前，大约在农历四月下旬至六月上旬尤为清凉，气候严重反常。

"燥热交合"指本年主气少阳相火，客气燥与主气的热相交合。"燥极而泽"，指燥金之气到了三之气终结时，便交转一般客气四之气太阳寒水，同时主气的四之气为太阴湿土因此该段时间气候湿润，雨水较多。"民病寒热"指本年上半年气候偏凉，下半年气候偏湿夏秋之间易流行疟疾。以上为三之气情况。

"四之气"，本年客气加临的四之气为太阳寒水。

"寒雨降"，因司之气太阳寒水，太阳主寒，而从主气上说是太阴湿土，太阴主湿，故四之气之期间，即在该年大暑至秋分以前，约在农历六月下旬至八月上旬，气候偏冷，湿气偏胜，雨水较多。四之气偏寒偏湿，寒可伤肾，临床上可现骨痿一类疾病。寒也可伤心，因而也可以出现晕厥，谵妄，痈肿疮疡等病。湿可伤脾，因而可以出现疟疾少气，嗌干便血等一类疾病。以上乃四之气情况。

"五之气"本年其客气加临的五之气为厥阴风木

"春令反行"指在五之气阶段，亦即在该年的秋分以后至小雪以前约在农历八月下旬至十月上旬，气候偏湿，风气偏胜，好像春天一样。此时已是秋末冬初，气候应凉不凉，风气偏胜，故称春令反行。"草乃生荣"，指这时间由于气候偏温，植物照样生长。"民气和"，指人体由于前段时间气候相对寒冷，现气候转温，感到相对舒畅。以上是五之气情况。

"终之气"，其客气加临的终之气是少阴君火。

"阳气布，候反温"，是指在终之气期间亦即在该年小雪以后至大寒以前，约在农历十月下旬至十二月上旬气候偏热。由于终之气为在泉之气加临部位。在泉之气主管下半年，该年为少阴君火在泉，故下半年气候较一般年份偏热。故原文谓"阳气布"。由于终之气正值冬季，应寒不寒，反而气候偏热，属于反常，所以原文称"候反热"。

"蛰虫来见，流水不冰"。此为该年气候偏热而出的自然现象的描述，意即由于该年冬天应冷不冷，因而蛰虫不藏，水不结冰。

"民乃康平，其病温"，意指由于上半年气候变冷，现在相对较温，相对舒畅，但由于冬天应寒不寒，应藏不藏，属于严重的反常，故人们也易得温病。

"故食岁谷以安其正"，阳明燥金司天之年，人们在养生方面应多食白谷，丹谷类食物。因它是感受当年司天在泉之气所生长收藏的谷物。质量较好，有利于人的健康。"食间谷以去其邪"，意为在该年一般情况食用岁谷，即白丹谷为好。但如果感邪致病，则根据感邪的性质不同有针对性地选择不同属性的谷物，抉其不胜之气以利去邪。"间谷"，即感左右间气所生长的谷物。例如：感寒邪致病，则宜食黅谷；感热致病，则食用玄谷；感风邪致病则用白谷；感湿邪致病则食用苍谷；感凉邪宜丹谷等。

该年上半年气候偏凉，人体易感寒致病，故宜用辛温，因该药有发汗散寒作用。下半年气候偏热，人体易感热致病，故治疗上宜用咸味药物或苦味，因它们多具有清热作用。既然知道了该年的特点，故在生活起居上，情志调节方面，应该注意与该年的气候特点相适应。

治疗要对人体在病因作用下出现的偏胜之气加以处理，也要补益其被郁之气，亦即扶持其正气。在原文所谓"折其郁气，资其化原"。

"其寒热轻重少多其制，同热者，多天化，同清者，多地化"，指临床治疗用药选方之事宜，症候与气候同属热者，多用感受司天所以化生的药物，此处指寒凉药物，症候与气候同属寒者，多用感在泉之气所化生的药物，此处指温热药物。

三、寅申之纪

本节论述少阳相火司天之年的情况，也是十年。

寅申少阳相火，所以六十甲子中凡年支上逢寅或申的年份，为少阳相火司天之年。共有如下十年：

壬寅，壬申；戊寅，戊申；甲寅，甲申；庚寅，庚申；丙寅，丙申。

年干全为阳干。兹分别讨论各年运气情况。

原文：少阳之政奈何？歧伯曰：寅申之纪也

少阳，太角，厥阴，壬寅同天符，壬申同天符。其运风鼓，其化鸣紊启拆，其变振拉摧拔，其病掉眩支胁惊骇。

太角初正，少徵，太宫，少商，太羽终。

诠释：本段讨论壬寅，壬申两年的情况。

丁壬化木，壬为阳干，故该两年是属木运太过之年。司天之气是少阳相火，在泉之气是厥阳风木。该两年的岁运是木运太过，在泉之气是厥阴风木，岁运与在泉之气是五行属性一致，根据"太过而加同天符"的规律，故该两年又是同天符之年。

"其运风鼓"，亦即这两年岁木太过，少阳相火司天运气相互作用，风纵火势，火借风威，因此这一年的春天气候上风较多也较热，"其化……其变……其病"等与本章第一节所述的太角之年，即木运太过之年基本相同。可参照理解不再详论。

该两年的客运，初运太角，二运少徵，三运太宫，四运少商，终运太羽。主运如常不变，初运木，终运水，按木火土金水之序运行不变。

原文：少阳，太徵，厥阴，戊寅天符，戊申天符，其运暑，其化暄嚣，郁燠，其变炎烈沸腾，其病上热，郁，血溢血泄心痛。

太徵，少宫，太商，少羽终，少角初。

诠释：本段讲戊寅，戊申两岁。

"少阳"，指少阳相火司天。太徵，指火运太过之年。

"厥阴"，指厥阴风木在泉。

年干为戊，戊癸化火。因此这两年岁运便是火运，年支是寅或申，寅申少阳相火司天，岁运是火，司天之气也是火，岁运与司天之气的五行属性相同，根据天符概念，所以这两年是天符之年。

"其运暑"这两年岁火太过，故气候炎热，特别夏天尤甚。"上热"指热甚于上。"郁血"指血郁于下。"溢血"指血上溢。"血泄"指血下泄。"心痛"指胸腹痛。岁运太过，火热偏盛，人体与之相应易感受火邪，临床发生上述之诸症。

客运的初运是太徵，二运少宫，三运太商，四运少羽，终运少角。主运依木火土金水顺序，如常不变。

原文：少阳，太宫，厥阴。甲申，甲寅，其运阴雨，其化柔润重泽，其变震惊飘骤，其病体重，浮肿，痞饮。

太宫，少商，太羽终，太角初，少徵。

诠释：本节讲甲申，甲寅两年运气情况。

"少阳"，指少阳相火司天；"太宫"，指土运太过之年。"厥阴"，指厥阴风木在泉。年干为甲，甲己化土，甲为阳干，故该两年为岁运土运太过之年。

"其运阴雨，其化柔润重泽，其变震惊飘骤"，是对土运太过之年的气候物候特点的描述。指雨湿偏胜，气候偏湿，雨水较多，如果雨湿过盛，就可因雷雨大作而成灾变。可参考本章第一节中太宫之年所讲。

"体重"，身体沉重，"腑肿"，足肿，"痞饮"，水饮内停，该两年岁土太过，湿气偏胜，人体容易被湿困，临床上则发生上述病症。在前述太阳之政甲辰、甲戌年中，谓之"其病湿下重"，与此同义。该两年的客运：初运太宫，二运少商，三运太羽，四运太角，终运少徵。

主运：初运木，终运水，如常不变

原文：太阳　太商　厥阴。庚寅、庚申，同正商。其运凉，其化雾露清切，其变肃杀凋零，其病肩背胸中。

太商，少羽终，少角初，太徵，少宫。

诠释：本节论述庚寅，庚申两年。年干是庚，己庚化金，庚为阳干，因此该两年属于岁金太过之年，其司天之气是少阳相火，在泉之气为厥阴风木。

"正商"，即金运平气之年，"同正商"，意即该两年虽属金运太过，但由于年支是甲是寅，寅甲少阳相火司天，岁运太过的金运，会受到司天之气的抑制，根据太过而被抑可以构成平气的规律，故该两年还可以构成金运平气之年。

"其运凉，其化雾露清切，其变肃杀凋零，其病肩皆胸中"。前述太阳之政庚辰，庚戌年中与此节描述基本一样。"其化雾露清切"，彼为"其化雾露萧瑟"，"其病肩背胸中"，彼为"其病燥背瞀胸满"。其义大致相同，可参看前注。

两年客运；初运太商，二运少羽，三运少角，四运太徵，终运少宫。少角初表示主运是木，少羽终，表示主运的终运是水。主运如常顺序不变。

原文：少阳，太羽，厥阴。丙寅，丙申，其运寒肃，其化凝惨凛冽，其变冰雪霜雹，其病寒浮肿。

太羽终，太角初，少徵，太宫，少商

诠释：本段述及丙寅、丙申之岁，"少阳"，指少阳相火司天，"太羽"，指水运太过之年。"厥阴"，指厥阴风木在泉，该两年，年干为丙，丙辛化水，丙又为阳干，故这两年是岁水太过，其司天之气是少阳相火，在泉之气是厥阴风木。

"其运寒肃，其化凝惨凛冽，其变冰雪霜雹，其病寒浮肿"。该段话是对水运太过之年气候和物候为现象的描述。其内容与前述"太阳之政"，丙辰，丙戌年中的描述基本一致。"其运寒肃"，彼处是"其运寒"，"其病寒浮肿"，彼处是"其病大寒留于溪谷"，此处是从症状角度讲，彼处是从病机角度讲，含义大致相同。

该两年客运的初运是太羽，即水运太过，二运太角，木运太过，三运少徵，火运不及，四运太宫，土运太过，终运少商，金运不及。主运初运木，终运水，如常不变。

原文：

凡此少阳司天之政，气化运行先天，天气正，地气扰，风乃暴举，木偃沙飞，炎火乃流，阴行阳化，雨乃时应，火木同德，上应荧惑岁星，其谷丹苍，其政严，其气扰。故风热参布。云物沸腾，太阴横流，寒乃时至，凉雨并起。民病寒中，外发疮疡，内为泄满，故圣人遇之，和而不争。往复之年，民病寒热疟泄，聋瞑呕吐，上怫肿色变。初之气，地气迁，风胜乃摇，寒乃去，候乃大温，草木早荣。寒来不杀，温病乃起，其病气怫于上，血溢目赤，咳逆头疼，血崩胁满，肤腠中疮。二之气，火反郁，白埃四起，云趋雨府，风不胜湿，雨乃零，民乃康。其病热郁于上，咳逆呕吐，疮发于中，胸嗌不利，头疼身热，昏愦脓疮。三之气，天政布，炎暑至，少阳临上，雨乃涯。民病热中，聋瞑血溢，脓疮咳呕，鼽衄渴嚏欠，喉痹目赤，善暴死。四之气，凉乃至，炎暑间化，白露降，民气和平，其病满身重。五之气，阳乃去，寒乃来，雨乃降，气门乃闭。刚木早雕，民避寒邪，君子周密。终之气，地气正，风乃至，万物反生，霜雾以行。其病关闭不禁，心痛，阳气不藏而咳。抑其运气，赞所不胜，必折其郁气，先取化源，暴过不生，苛疾不起。故岁宜咸辛宜酸，渗之泄之渍之发之，观气寒温，以调其过，同风热者多寒化，异风热者少寒化。用热远热，用温远温，用寒远寒，用凉远凉，食宜同法，此其道也。有假者反之，反是者病之阶也。

注释：

本段系少阳相火司天之年的总结。

"气化运行先天"，指六十年中，属于少阳相火司天的十年都是岁运太过之年。岁运太过，气候先天时而至。

"天气正"，该年所在位置为三之气，这正是主气少阳相火的位置，该年三气之上，主气、客气都是少阳相火用事。

"地之扰"，意即该年厥阴风木在泉，风主动，故该年气候变化，下半年变化较大，相对来说，不很稳定。

"风乃暴举"，指大风暴作。"木偃沙飞"，指大风暴作时飞沙走石，拔树摧屋的自然现象。"炎火乃流"，此处指炎热季节延长，"阴行阳化"，指秋冬季节也和春夏一样，比较炎热。"雨乃时应"，指下雨及时。

少阳相火司天之年，由于少阳主火，故上半年气候偏热。厥阴风木在泉，主风，主温，温热同类，故下半年也较暖和，应冷不冷。即是说该年全年气候均较高，由于该年气温较高，气候炎热，热必生湿，故雨水相对较多。

"火木同德"，意即司天、在泉之气主火，主风，火热风温，共同作用。"上应荧惑岁星。"意为该年上半年气候偏热，与火星的运行有关；下半年气候偏温，风气偏胜，与木星的运行有关。

"其谷丹苍"，指该年的气候适宜于丹谷和苍谷的生长，故丹苍谷亦为少阳司天之年的岁谷。

"其政严"，意为火的作用剧烈，此指炎热。"其令扰"，指木的作用扰动而不稳定。是说该年全年气候偏热，变化大而不稳定。

"风热参布"，是指该年司天、在泉之气"上下通和"，"火木同德"，故全年气候以温热为主。"云物沸腾"，指气候炎热，风气偏胜，气候自然环境一起扰动现象。

"太阴横流"，指该年全年气候偏热，因热生湿，雨水较多。"寒乃时至"，指火气偏胜时，由于胜复原因，寒气来复，故该年又可出现突然寒冷的气候变化。"凉雨并起"。指由上述原因寒冷和雨湿之邪，常可同时出现。该年气候偏热且不稳定，有冷有热，变化很大。全年气候偏于温热，在炎热气候中易生外热内寒症，由于外热，所以"外发疮疡"，由于内寒，故"内为泄露"。

该年由于司天在泉之气的影响以及胜复郁发的原因，气候变化很大，寒热往复，盛衰错综，人体疾病常常也是寒热往复，虚实并现，故在治疗上也就只能采取调和的方法，在处理上既要照顾到寒也要照顾到热，既要照顾到实也要照顾到虚，既要照顾到表，也要照顾到里。这就是原文所谓"故圣人遇之，和而不争"的含义。

"往复之作"，意谓少阳司天，有寒有热，寒热往复，气候变化很大，时冷时热，极不稳定。"民病寒热虐泄聋瞑呕吐，上浮肿色变"。指本年由于寒热往复，因而在疾病上也容易发生寒热往来或者寒热并见，如疟疾，泄泻，耳聋，眼花，呕吐，颜面浮肿等。

以上所述是少阳相火司天之年在气候物候变化上的大体情况。以下所述是该年六步主时每一步的具体变化情况。为便于理解，先将司天在泉的间气列表。

图3　少阳相火司天之年客气六步主时表

左	右	司天	左	右	在泉
初之气	二之气	三之气	四之气	五之气	六之气
少阴	太阳	少阳	阳明	太阳	厥阴

"初之气"指少阴司天之年，其客气加临之间气初气为少阴君火。

"地之迁"，指本年初之气的少阴君火，是由上一年在泉之气转来。少阳相火司天之年的上一年是太阴湿土司天，太阳寒水在泉。少阳相火司天之年，上年在泉之气的太阳寒水迁于本年的五气之上，故少阴君火才能由上年的二之气迁转到本年的初之气之上。

"风胜乃摇"，指风气偏胜时草动树摇的自然景象。意为本年初之气为少阴君火，司天之气也是火，火上加火，气候十分炎热，热盛时可同时出现风气偏胜的气候变化，同时主气的初气为厥阴风木主时，风气偏胜，故出现了"风胜乃摇"的自然景象。

"寒乃去，候乃大温"，指初之气所属的这段时间，亦即在本年大寒以后至春分以前，约在农历十二月下旬至二月上旬，气候炎热。一般该段时间还应比较冷，余寒犹冽，但由于初之气是火，司天之气亦是火，故该年这段时间就不会太冷，所以原文说"寒乃去"，非但不冷，反而偏于炎热，故原文说"候乃大温"。

"草木早荣"，指由于春回来早，故草木提前生长。"寒来不杀"，指该年初之气是少阳君火主事，气候大温，纵然由于时令季节关系，偶一时寒冷或寒潮来袭，亦不能阻止草木生长。该年全年气候偏热，初之气又属少阴君火主事，火热更甚，故初之气所属时间中，人体发病以温病为主。其临床表现为气怫于上，血溢，目赤，头疼，咳逆，肌腠中疮等，上乃初之气情况。

"二之气"，指该年客气加临之间气二之气为太阴湿土。

"火反郁"，指火热之气受到客气太阴湿土之气的郁遏，亦指在二之气时段中，意即在春分以后至小满以前，正值春夏之交，从主气来说正是少阴君火主时，一般气候应该是暖，但该年客气二之气为太阴湿土，春雨绵绵，春寒犹冽，应温不温，故原文称"火反郁"，"白埃四起"，形容湿土之气如白色烟雾从地面升起变化为云，"云趋雨府"，指天空多云，变化为雨。"风不胜湿"，是说从主气主运来说，春令多风，但由于该年二之气为太阴湿土，气候反常，虽说属风气偏胜，不应多雨，也仍然雨湿流行。"雨乃零"，意指降雨，此处"零"同"临"。

以上从总的情况来看都是对太阴湿土主时自然景象的描述，意即在二之气所属时段雨水偏多。

"民乃康"，指由于该年初之气少阴君火主气，"候乃大温，温病乃起"，到了二之气太阴湿土主气时，气候相对转凉，人之感觉舒畅

由于二之气主气为少阴君火，客气为太阴湿土，火被湿郁，热郁于里，故临床上可发生热郁于上疮发于中的里热症状。由于湿束肌表，湿邪内蕴，故临床上可发生咳逆呕吐，胸不利头疼身热，等症状。由于湿热交争。湿蒙清窍故临床上亦可发生昏愦脓疮等症状。

以上为二之气的情况。

"三之气"，指该年其客气三之气为少阳相火。

"天政布"，指少阳相火司天。

"炎暑至"，指由于少阳主火，加上该步主气也是少阳相火，主、客气都是火热，故在三之气所在时间中，亦即小满以后至大暑以前，约在农历四月下旬至六月上旬气候特别炎热。

"少阳临上，雨乃涯"，指该年在三之气所属时段气候特别炎热，在此之前，二气中所出现的雨湿偏胜现象，到了三气主时便自然结束。三之气时段，气候酷热，人们容易外感热邪而发生原文中的各种病症。以上为三之气情况。

"四之气"，指该年客气加临之间气四之气属阳明燥金。"凉乃至"，指由于阳明主凉主燥，故在四之气期间，亦即在大暑以后至秋分以前，约在农历六月下旬至八月上旬气候偏凉。"炎暑间化"，意即在四之气期间，正值炎夏季节，加上少阳相火司天之年，厥阴风木在泉，故气候应偏热，但四之气主气是太阴湿土，客气是阳明燥金，太阴主湿，雨水偏多，阳明主凉，偏于清冷，在这种错综复杂的变化中，因此炎热并不持续表现，即时冷时热。

"白露降"，指清冷的自然景象。"民气和平"，指经过三之气大热后，天气转为清凉，在这种自然气候的状态下，人体状况感到相对良好。"其病满身重"，指该年的四之气时，主气为太阴湿土，湿气偏胜。客气为阳明燥金，清气偏胜，司天在泉之气为火为风，在这种错综复杂的气候变化中，不论其系属湿热致病，风湿或寒湿致病，临床上都可表现为上述腹满身重症状。以上为四之气情况。

"五之气"，指该年其客气加临之间五之气为太阳寒水。

"阳乃去",指热之气已去。"寒乃来",指阴寒之气到来。"雨乃降",指由于天气转凉故雨水增多。就是说由于太阳主寒,故在五之气期间即在秋分以后至小雪以前,约在农历八月下旬至十月上旬,气候偏凉。

"气门乃闭,刚木早雕",意为该年五之气为太阳寒水,气候偏寒,故自然界从物化现象来说,树木早雕,从人体生理现象上讲,汗出减少或无汗阳气内藏。"民避寒邪,君子周密。"意为该段时间由于主气为阳明燥金,客气为太阳寒水,气候比一般年份要冷,秋行冬令,故在养生方面,居处要注意防寒,要保持温暖。以上为五之气。

"终之气",指该年其客气加临终之气为厥阴风木。

"地气正",指正是在泉之气的位置所在,"风乃至",指厥阴风木在泉。该年下半年气候偏温,风气偏胜,尤其在终之气期间。亦即在小雪以后至大寒以前,约在农历十月下旬至十二月上旬,气候偏温,应冷不冷。

"万物反生",由于气候偏温,冬行春令,所有草木提前萌芽生长。"霜雾以行",指风令偏胜时飞沙走石,天气昏暗的自然景象。终之气期间,由于厥阴风木用事,风气偏胜,人体易发生肝病,气滞血瘀,临床上可现心腹痛等症状。也可在肝气偏胜的情况下反悔肺金,出现咳嗽等症状。以上为终之气的情况。

以下文字部分与前述太阳之政的总结部分有重合,可参阅理解,不再赘解。仅将难解之处列出说明。

"暴过不生,苛疾不起",指按说述原则对疾病进行早期治疗,防患于未然,则人体就不致患急病(暴过)或重病(苛疾)。

"故岁宜咸辛,宜酸,渗之,泄之,渍之,发之",意指该年全年气候偏于温热,人体易患外感温热之邪致病,因此在治疗上多选用咸寒或酸收的药味以清理敛阴。用通利二便的药物以清里泄热,用辛散酸药物或用热渍形发汗。使热从外解。

"观气寒温以调其过,同风热者多寒化,异风热者少寒化",指少阳相火司天之年气候以风热为主的特点。人体疾病亦以风热症为主,但如果不是感司天在泉之气致病,而是感间气致病,则仍须具体情况具体处理,必须"观气之寒温以调其过"。

"反是者,病之阶也",指如果违反了上述原则,就必然走上错误的道路。

四、丑未之纪

本节讨论太阴湿土司天之年的情况。共十年。丑未太阴湿土,六十甲子年中,凡年支逢丑或未的年份,为太阴湿土之年。十年分别为:丁丑、丁未;癸丑、癸未;己丑、己未;乙丑、乙未;辛丑、辛未。以下分别讨论每年的情况。

原文：太阴之政奈何？岐伯曰：丑未之纪也。

太阴；少角、太阳。清热胜复同，同正宫，丁丑，丁未，其运风清热。

少角初正，太徵，少宫，太商，少羽终

注释：本段讨论丁丑、丁未两年的情况。

该两年是木运不及之年，太阴湿土司天、太阳寒水在泉。

"清热胜复同"，意即木运不及之年，春天应温不温，气候偏凉，夏天又比一般年份炎热。这是木运不及之年在气候变化上的特点，前述阳明司天之政节中，"清热胜复同"已作讲解，可参阅。

"正宫"，即土运平气之年。"同正宫"，意为木运不及之年，如遇太阴湿土司天，由于风气不及，故该年春天湿气偏胜。春行长夏之令，雨水多，用五行概念讲，木克土，风胜湿，如木运不及，风气不足，由于"其不及则己所胜轻而侮之"之因，土就可以反侮风木，故该年行长夏之令，湿邪偏盛，雨水偏多。

"其运风清热"，指本年从岁运上看属木云不及之年，气候特点是风运不及，凉乃大行，春天应温不温，气候偏凉，但由于胜复原因，清气偏胜则火气未复，故夏天又较炎热。

该年客运、主运如下：

客运：初运少角，木运不及；二运太徵，火运太过；三运少宫，土运不及；四运太商，金运太过；终运少羽，水运不及。

主运：初运为木，二运为火、三运为土，四运为金，终运为水。主运每年固定不变，年年如此。

原文：太阴，少徵、太阳，寒雨胜复同。癸丑，癸未，其运热寒雨。

少徵，太宫，少商，太羽终，太角。

诠释：此段解述癸丑、癸未年。

"太阴"，指太阴湿土司天；"少徵"，指火运不及之年。"太阳"，指太阳寒水在泉。

"寒雨胜复同"，意为火运不及之年，夏天应热不热，冬天应冷不冷。可参阅前一二节中阳明之政中"寒雨胜复同"，便能了解此段话之意。

"其运热寒雨"，指该年岁运是火运不及之年，夏天应热不热，气温偏寒，但由于胜复原因，到了长夏转为偏湿偏热。

该二年客运：初运少徵，火运不及；二运太宫，土运太过；三运少商，金运不及；四运太羽，水运太过；终（五）运太角，木运太过。主运初木，终水，如常不变。

原文：太阴，少宫，太阳，风清胜复同，同正宫。己丑太乙天符，己未太乙天符。其运雨风清。

少宫，太商，少羽终，少商初，太徵。

注释： 本段讲己丑，己未二年。该二年为土运不及之年司天之气为太阴湿土，在泉之气为太阳寒水。

"风清胜复同"，指土运不及之年，长夏应湿不湿，降雨量少，风气偏胜，秋天气候清凉，此为土运不及之年的气候特点。"风清胜复同"，在阳明之政一节中作"风凉胜复同"，义与此同，可参阅。

"同正宫"，"正宫"，即土运平气之年，意为该二年，虽从年干上看属于土运不及，但由于该二年的年支是丑、未，丑、未太阴湿土司天，根据"运不及而得助"，可以得到司天之气的帮助构成平气，故该二年也是土运平气之年。故原文中说"同正宫"。

按规定，岁运与司天之气五行属性相同者谓之"天符"；岁运与年支的固有五行属性相同者谓之"岁会"。既是天符，又是岁会者，谓之"太乙天符"。该二年年干为己，甲己化土，故是土运；年支为丑、未丑未太阴湿土。岁运是土，司天之气也是土，岁运与司天之气的五行属性相同，故该二年是天符之年。该二年年支是丑、未，十二支中辰戌丑未属土，岁运是土，年支的五性也是土，岁运与年支的固有属性相同，故该二年是岁会之年。

由于该二年既是天符之年，又是岁会之年，故也是太乙天符之年。故该二年在气候变化上极不稳定。这种不稳定的复杂变化中，计算一般以变化剧烈者为准。

运气同化中，太乙天符之年变化最为剧烈，故原文谓"乙丑太乙天符，乙未太乙天符"而未言其他。这就是说，该二年气候变化剧烈，在疾病上也比较急重。

"其运风雨清"，意即该二年土运不及，风运乘之，由于胜复原因，风气偏胜时，金气又必然来乘，因此该二年的气候特点，长夏季节雨水不多，风气偏胜，秋天有相对偏凉。"其运风雨清"在阳明之政中已作"其运风雨凉"之语，其意义完全相同，可参考。

该二年客运：初运少宫，土运不及；二运太商，金运太过；三运少羽，水运不及；四运少角。木运不及；五运（终）运太徵，火运太过。主运不变。

原文： 太阴、少羽、太阳。风雨胜复同。同正宫。辛丑同岁会，辛未同岁会，其运寒雨风。

少羽终，少角初，太徵，少宫，太商。

诠释： 此段讲辛丑，辛未岁。"太阴"指太阴湿土司天，"少羽"，指水运不及；"太阳"指太阳寒水在泉。该二年是水运不及，太阴湿土司天，太阳寒水在泉。

"风雨胜复同"，指水运不及之年的气候特点。意即该二年冬天应冷不冷，气候偏湿。第二年春雨水少风偏多。详见阳明之政"风雨胜复同"

之解。

"正宫"，即土运平气之年。"同正宫"，指该二年在气候上与土运平气之年相同。因从岁运上说是水运不及，从司天之年来说是太阴湿土，水不及则土乘之，故该年湿气偏胜。特别是冬天，应冷不冷，湿胜雨多，好像土运之年的长夏季节那样。

根据规定，岁运与在泉之气的五行属性相同，而且岁运属于不及者，谓之"同岁会"。该两年年干是辛，丙辛化水，属于土运。辛未阴干，属于不及。该二年的年干是丑、未，丑未太阴湿土司天，太阳寒水在泉。岁运是水运不及，在泉之气也是水，故该二年是"同岁会"之年。

需要注意的是，该二年的气候特点既是"同正宫"，即与土运平气之年相似，又是"同岁运"，即与水运平气之年相似，在实际中应以实际的气候变化为标准，但在预测时则这两种情况都应考虑，即该二年其气候既可出现"同正宫"的气候变化，即冬季不寒而湿胜多雨，如同土运平气之年的长夏季节那样；也可出现一切正常无偏的"同岁会"的气候变化。

"其运寒雨风"，指该二年水运不及，土来乘之。由于胜复原因，土气偏胜时风气又必然来复。

该二年客运：初运少羽，二运少角，三运太徵，四运少宫，五运太商。主运如常不变。

原文：凡此太阴司天之政，气化运行后天，阴专其政，阳气退避，大风时起，天气下降，地气上腾，原野昏雾。白埃四起，云奔南极，寒雨数至，物成于差夏。民病寒湿，腹满身膜愤胕肿，痞逆寒厥拘急。湿寒合德，黄黑埃昏，流行气交，上应镇星辰星，其政肃，其令寂，其谷黅玄，故阴凝于上，寒积于下，寒水胜火，则为冰雹，阳光不治，杀气乃行，故有余宜高，不及宜下，有余宜晚，不及宜早，土之利，气之化也。民气亦从之，间谷命其太也。初之气，地气迁，寒乃去，春气正，风乃来，生布万物以荣，民气条舒，风湿相搏，雨乃后。民病血溢，筋络拘强，关节不利，身重筋痿。二之气，大火正，物承化，民乃和，其病温疠大行，远近咸若，湿蒸相薄，雨乃时降。三之气，天布政，湿气降，地气腾，雨乃时降，寒乃随之。感于寒湿，则民病身重胕肿，胸腹满。四之气，畏火临，溽蒸化，地气腾，天气否隔，寒风晓暮，蒸热相薄，草木凝烟，湿化不流，则白露阴布，以成秋令。民病腠理热，血暴溢疟，心腹热胪胀。甚则胕肿。五之气，惨令已行，寒露下，霜乃早降，草木黄落，寒气及体，君子周密，民病皮腠。终之气，寒大举，湿大化，霜乃积，阴乃凝，水坚冰，阳光不治。感于寒，则病人关节禁锢，腰椎痛，寒湿推于气交而为疾也。必折其郁气，而取其化源，益其多气，无使邪胜，食岁谷以全齐真，食间谷以保其精。故岁宜以苦燥之温之，甚者发之泄之。不发不泄，则湿气外溢，肉溃皮拆而水血交流。必赞其阳火，令御甚寒，从气异同，少多其判也，同寒者以热化，同湿者以燥化，异者少之，同者多之，用凉远凉，用寒远寒，用温远温，用热远热，食宜同法。假者反之，此其道也。反是者病也。

诠释： 该大段为太阴湿土司天之年的总结。"气化运行后天，"指该十年中，各年气候与季节不完全相应，至而未至，均为不及之年。"阴专其政，"指太阴湿土司天之年，太阳寒水在泉，全年气候变化以寒湿为主，寒和湿在阴阳属性上均属于阴。"阳气退避，"指寒湿用事，阳气不足，气候偏寒。"大风时起，"指该年由于客气的初之气与主气完全一致，都是厥阴木风，故在初之气所属期间，亦即初春之时，风气偏胜。"天气下降，"指该年司天之气不仅主管上半年，而且也影响下半年。"天气"即司天之气。"地气升腾，"意为在泉之气不仅主管下半年，而且也对上半年产生作用和影响。"原野昏霜，"指天气昏暗。"白埃四起，"指湿土之气如烟雾迷蒙。"云奔南极"，"南"在方位上代表南方，在季节上代表夏季，气候上代表热。意为夏天经常阴云密布。"寒雨数至"，即天气偏寒，常常下雨。太阴湿土司天，太阳寒水在泉之年，天气阴暗，气温偏低，经常下雨，尤其是南方雨水较多。

"物成于差夏"，意指该年植物成长主要在夏秋之交。"物成"指植物成长；"差夏"指"长夏之时秋之交也。""民病寒湿，"指该二年气候变化以寒湿为主，因此人体也由于易感寒湿之邪而发生寒湿之病。"腹满"，腹部胀满。"嗔愤"，指肿胀。"胕肿"，即浮肿。"痞逆"，指上腹阻塞闷满，呕吐恶心。"寒厥"，即由于感受寒湿之邪而出现四肢逆冷。"拘急"，即肢体拘急，屈伸不利。

以上多为寒湿之病，故多发生在太阴司天之年。

"寒湿合德"，指太阴司天之气和太阳寒水在泉之气互相影响和共同作用。"黄黑埃昏"，指在司天、在泉之气的相互作用下，天气阴暗，寒冷潮湿。"流于气交"，指寒湿之气流行。"上应镇星辰星"，意指该二年所以全年气候偏寒偏湿，与天体上土星和水星的运行变化有关。"镇星"，即土星；"辰星"即水星。"其政肃"，指该二年气候变化以寒凉为特点，物候变化以生长较差为特点。"其令寂"，指植物生长缓慢，不活跃。"其谷黔玄"，意为该二年气候偏于寒湿，适合于黔谷和玄谷的生长。故在这样的年份黔谷和玄谷生长较好，故它成为该二年的岁谷。"阴凝于上"，指太阴湿土司天，湿为阴邪，太阴主湿，故阴凝于上；"寒积于下"，太阳寒水在泉，太阳主寒，故寒积于下。"寒水胜火，则为冰雹"，指气候寒冷，结水成冰。"阳光不治，杀气乃行"，指在气候寒冷的情况下，植物生长不好或不生长。"故有余宜高，不及宜下，有余宜晚，不及宜早"，意为在种植谷物时要根据岁气的有余或不及来确定种植土地的高下和种植时间的早晚。岁气有余时，地势较高的土地上也可以种植谷物，因地势较高的地方气候较冷，平常年份谷物生长不好，但是岁气有余时，由于岁气偏胜，故尽管地势高寒冷也可生长得较好。岁气不及时，高地就不宜种植谷物，因地高气寒，谷物不宜生长，故应在地势较低的土地上种植，因地低气候偏温偏热，谷物宜于生长，故尽管岁气不及，由于地低气热，亦可生长得较好。即原文所谓"有余宜高，不及宜下"。岁气有余时，气候变化比季节来得早些，未至而至，故种植谷物可以晚一些，同样生长得很好，不会因晚种而影响收成。岁气不及时，气候变化比季节来得晚些，至而不至，故种植谷物要早一点才好，因岁气不及，生机低下，只有早种，让谷物有较长的时间，才不致于因岁气不及而影响收成。即原文所谓"有余宜晚，不及宜早。"

"土之利"，意即在种植谷物时要充分注意土地的特点，使其能充分发挥作用而对谷物的生长有利。

"气之化"，意为植物的生长变化，实际上是在气候影响下所产生。"民气亦从之"，意为人体的健康也与地势高下、气候温凉密切相关，故治疗要因时因地制宜。

"间谷命其太也"，指间谷是太过之年的间气所化生之谷。"命太"即太过之年。

以上所述是太阴湿土在天之年在气候、物候变化上的大体情况。以下再叙述该年六步主时每一步的具体气候、物候变化情况。为便于理解，先列表图示之：

图4　太阴湿土司天之年客气六步主时图

左	右	司天	左	右	在泉
初之气	二之气	三之气	四之气	五之气	终之气
厥阴	少阴	太阴	太阳	阳明	太阳

"初之气"，指太阴司天之年，其客观加临之间气初之气为厥阴风木。

"地之迁"，指本年初之气厥阴风木是上一年的在泉之气迁转而来。上一年是少阴君火司天，阳明燥金在泉。上一年在泉之气的阳明燥金迁转到本年的五气之上，故厥阴风木由上一年的二之气迁转到本年的初之气之上。

"寒乃去"，指严冬已去，大地回春的自然景象。

在初之气所属期间，气候由寒转暖，风和日丽，大地回春。该期间在大寒以后至春分以前，约在农历十二月下旬至二月上旬。"春气正"，指本年由于初之气主气和客气都是厥阴风木，故该年春天基本正常。"正"者，正常也。"风乃来"，指春天东风徐徐吹来，鸣条律畅，一派正常春景。"生布"，指春天植物普遍萌芽生长，生意盎然。"生"，指萌芽生长，春主生；"布"指普遍、遍布。"万物以荣"，指自然界植物生长良好，欣欣向荣。"民气条舒"，指在春天气候正常情况下，人体也相应健康。"风湿相薄，雨乃行"，指本年一般说上半年气候偏湿，降雨量应偏多，但由于初之气主气、客气均是厥阴风木，风气偏胜。风能胜湿，故初之气期间，雨量不但不多，反而相对减少。"薄"同博，有作用之意。"后"，指过后，此处指不足。

本年初之气风气偏胜，故人体与之相应，易出现肝气、风气偏胜现象，临床上发生出血和运动障碍等症状。如原文所谓"民病血溢，筋络拘强，关节不利，身重筋痿"。"筋络拘强"，即筋络拘急强直。上乃初之气情况。

"二之气"，指本年客气加临之间气二之气为少阴君火。"大火正"，因本年的二之气主气、客气均为少阴君火，故二之气所属期间，亦即在春分以后至小满以前，约在农历二月下旬至四月上旬期间，气候偏热。"物承化，民乃和"，意为本年二之气气候偏热，生物，尤其是植物由于气候温热，生长良好，欣欣向荣。人体健康亦相对良好。"物"，指生物，"承"，指继承或承载义。"化"，指生化。

"其病温，后大温，远近咸若"，意为本年二之气气候偏温、偏热，故人体易感温邪而发生温病，且由于易传染发生流行。"咸若"，意都是这样。"远近咸若"，指各地发生的疾病，症状都相似。

"湿蒸相薄，雨乃时降"，意为本年上半年气候偏湿，应该雨水偏多。但初之气是厥阴风木，风气偏胜，风胜湿，故降水量相对减少。二之气少阴君火，火生土，故降水量正常。"湿"，指太阴湿土之气；"蒸"，指以火煮水化气蒸物。"湿热相薄"指太阴湿土司天之气与二之气少阴君火的相互作用而言。以上为二之气的情况。

"三之气"，指本年其客气的三之气为太阴湿土。

在三之气所属期间，亦即在小满至大暑以前，约在农历的四月下旬至六月上旬，由于太阴湿土司天之因，故气候偏湿，降雨偏多。"湿气降，地气腾"，指司天在泉之气相互作用和影响。"雨乃时降"，义与前面二之气所述之"雨乃时降"同，意为太阴湿土司天之气与主气少阳相火相互作用，"湿热相薄"，故说"雨乃时降"。"寒乃随之"，指在泉之气的作用和影响而言。由于太阴司天，太阳在泉，所以尽管主气的三之气是少阳相火，但由于司天在泉之气的相互作用和影响，故在本年三之气所属期间，不但气候偏湿，且有寒有热，寒热互见。

"感于寒湿，则民病身重浮肿，胸腹满"，意为本年全年气候以寒湿偏胜为特点，因此人体易感受寒湿之邪，临床上出现全身酸重，下肢浮肿，胸腹胀满等寒湿病症。

以上为三之气情况。

"四之气"指本年客气加临之间气四之气为少阳相火。"畏火临",指由于四之气少阳相火用事,气候炎热可畏。"溽蒸化",指四之气期间,由于客气少阳相火和主气太阴湿土的相互作用下,热而且湿,湿热交蒸。"地气腾",指太阳寒水之气上腾。"天气否隔",否同痞,有阻塞不通之义,意为由于"地气上腾"的原因,故司天之气在下半年的作用就受到影响。"寒风晓暮",指早晚气候寒凉。"蒸热相薄",即湿热交蒸。

本年四之气所属期间,即在大暑以后至秋分以前,约在农历六月下旬至八月上旬,由于主气是太阴湿土,客气是少阴君火,在泉之气是太阳寒水,故该期间早晚寒凉,白日炎热,雨水偏多,寒湿热同时存在。

"草木凝烟",指草木处于烟雾迷蒙之中。

"湿化不流,则白露阴布",意为烟雾是属于湿气聚积而成,而湿气聚积则非由于湿不流动的结果。就是说由于湿聚才形成"凝烟",才产生雾露,故才"寒风晓暮","以成秋令",气候早晚转凉。

本年少阳相火加临于四之气,在四之气期间,可因感热邪而出现原文中所说的"腠理热","血暴溢"等热症症状,亦可感热邪及湿邪而出现"疟""心腹、满热"等症,还可感寒邪及湿邪出现"胕胀"(指腹壁水肿),浮肿等寒湿症状。以上为四之气情况。

"五之气",指本年客气加临之间气五之气为阳明燥金。

"惨令正行",指五气所属期间,亦即在秋分以后至小雪以前,约在农历八月下旬至十月上旬,主气客气都是阳明燥金用事,阳明主凉,故该期间偏凉。

"寒露下",指天气寒凉,出现露水。"霜乃早降",指霜降较一般年份为早。"草木黄落",指草木凋谢,黄叶飘零。以上是对该期间自然景象的描述。

"寒气及体",指人体感到寒凉。"君子周密",指善养生者要注意保暖防寒。本年五之气期间,气候偏凉,要注意保暖:以防因凉致病。"民病皮腠",指本年五之气阳明燥金用事,气候偏凉,人体易感寒凉之邪而发生发热、恶寒、咳喘、鼻塞流涕或皮肤斑疹等症。"皮腠",即皮肤、腠理。以上为五之气情况。

"终之气",指本年客气终之气为太阳寒水。

"寒大举",指本年终之气所属期间,亦即在小雪以后至大寒以前,约在农历十月下旬至十二月上旬,由于其主气、客气都是太阳寒水主事,太阳主寒,故该期间气候特别寒冷。"湿大化",指本年天气可以下降,影响下半年的气候,因而下半年雨水也可偏多。"大化",指雨湿之气在终之气太阳寒水的作用下,雨水化为冰雪。质言之,亦即该期间气候特别寒冷,异于常年。"霜乃积",指霜聚积为冰。"阴乃凝",指彤云密布。"水坚冰,阳令不治",

指天气寒冷，雪地冰天。"感于寒"，指感受寒邪，太阳主寒，与人体肾密切相关。"关节禁锢"，指关节屈伸不利，活动受限。"腰椎痛"，即腰椎病。在终之气期间，气候严寒，人体感寒，故临床上出现关节屈伸不利、活动受限、腰痛等肾病症状。

"寒湿推于气交而为疾也"，意为本年气候以寒湿为主。"寒"，太阴湿土。"气交"，指天气地气之间。"必先折其郁气而取化源"，与前述"折其郁气，先取化源"义同。本年冬令寒冷，故在冬令来到之先的九月，先补心火，扶阳气，以治疗于未病之先。"益其岁气，无使邪胜"，意为丑未太阴湿土司天的十年，从岁运上来说，都是岁运不及之年，根据"运不及而得助"即可构成平气的规律，补益岁气，即可使不及的岁运得到帮助而构成平气。

"食岁谷以全其真"，意为在该十年岁谷是黅谷、玄谷，生长数量较多，质量较好，故应多食黅、玄谷以维持人体正常生命活动的需要。"岁谷"，指感受各个年份司天在泉之气所生长的谷物。"食间谷以保其精"，意为根据感邪的性质，治疗上选用相应的谷物或药物，进行针对性处理。"间谷"，指感受左右间气所生长的谷物。可参阅前文所述。

该年全年气候特点以寒湿为主。在寒湿作用下，人体疾病亦以寒湿为主或表现为表寒里湿症，治疗应发之，泄之，即运用发汗、利小便之法；或表现为寒湿交搏症，应该温之、燥之，即运用温寒、燥湿法；或表现表寒里热症，就应发之及以苦清之、下之；或表现为湿热交蒸，就应发之、泄之、苦之、温之同用。以上即原文所谓"故岁宜以苦燥之、温之、甚者发之、泄之"。

"不发不泄，则湿气外溢，肉溃皮拆而水血交流"意为如果对于湿病不采取发汗、利小便之法，则湿邪得不到出路而会自动寻找出路向外溢流，人体便会肌肉溃烂，皮肤损坏，裂开，水血交流。"必赞其阳火，令御甚寒"，指在治疗上应以扶阳温中为主要治疗方法。"从其异同，少多其判也"，指在该十年中，由于各年岁运各有不同的特点，在具体处理疾病时，还必须结合岁运的特点综合加以分析，完全或不完全按寒湿治疗，从少、从多，都要根据具体情况具体处理。"同寒者以热化，同湿者以燥化"，即岁运与岁气在性质上基本相同均属寒者，即可采用温热散寒法治疗；岁运与岁气不完全相同，故应特别对待，只能从燥化。"异者少之，同者多之"，指岁运相同的年份，或不同的年份，用药方式和多少要视具体年份具体治疗。

五、子午之纪

本节讨论少阴君火司天之年的情况。共十年。子午少阴君火，在甲子六十年中，凡年支上逢有子或午的年份，为少阴君火司天。具体分列如下：

壬子、壬午；戊子、戊午；甲子、甲午；庚子、庚午；丙子、丙午。以下分述十年各自情况。

原文：少阴之政奈何？岐伯曰：子午之纪也。

少阴，太角，阳明。壬子、壬午，其运风鼓，其化鸣紊启拆，其变振拉摧拔，其病支满。

太角初正，少徵，太宫，少商，少羽终。

诠释：本节讨论壬子、壬午两年的情况。该两年为木运太过之年，少阴君火司天，阳明燥金在泉。

"其运风鼓，其化鸣紊启拆，其变振拉摧拔，其病支满"。全句是指木运太过之年，风气偏胜时的自然气候和物候变化及人体疾病的临床表现，与前之所述太角之年完全相同，可参阅。

该二年的客运及主运：

客运：初运太角，木运太过；二运少徵，火运不及；三运太宫，土运太过；四运少商，金运不及；五运太羽，水运太过。主运初运为木运，终运为水运，如常不变。

原文：少阴，太徵，阳明。戊子天符，戊午太乙天符。其运炎暑，其化暄曜郁燠，其变炎烈沸腾，其病上热血溢。

太徵，少宫，太商，少羽终，少角初。

诠释：本节讨论戊子、戊午两年情况。

"少阴"，指少阴君火司天；"太徵"，指火运太过之年；"阳明"，指阳明燥金在泉。

"戊子天符"，即戊子年为天符之年。因其年干是戊，癸戊化火；其年支是子，子午少阴君火司天。岁运与司天之气的五行属性相同，即为"天符"之年。

"戊午太乙天符"，即戊午年为太乙天符之年。因戊子年岁运和司天之气的五行属性均属火，为天符之年；戊午年的年支是午，午在五行固有属性上亦属火。岁运与年支的五行固有属性相同为岁会之年。即是天符，又是岁会，即属太乙岁会之年。故戊午年为太乙天符之年。

"其运炎暑，其化暄曜郁燠，其变炎烈沸腾，其病上热血溢"，此指火运太过之年，火气偏盛时的自然气候和物候变化及人体的疾病表现。与前述太徵之年完全一样，可参阅。该二年的主、客运情况如下：

客运：初运太徵，火运太过；二运少商，土运不及；三运太商，金运太过；四运少羽，水运不及；终运少角，木运不及。主运初运木，终运水，如常不变。

原文：少阴，太宫，阳明。甲子、甲午，其运阴雨，其化柔润时雨，其变震惊飘骤，其病中满身重。

太宫，少商，太羽终，太角初，少徵。

诠释：本段讨论甲子、甲午二年。"少阴，太宫，阳明"，意即该二年为土运太过，少阴君火司天，阳明燥金在泉。

"其运阴雨，其化柔润时雨，其变震惊飘骤，其病中满身重"，是指土运太过之年，湿气偏胜时的自然气候、物候变化及人体的疾病表现。此与前述太宫之年基本相同，可参阅。

该二年的客运和主运：

客运：初运太宫，土运太过；二运少商，金运不及；三运太羽，水运太过；四运太角，木运太过；五运少徵，火运不及。

主运初运木运，终运水，如常不变。

原文：少阴，太商，阳明。庚子同天符，庚午同天符，同正商。其运凉劲，其化雾露萧瑟，其变肃杀凋零，其病下清。

太商，少羽终，少角初，太徵，少宫。

诠释：本段讨论庚子、庚午两年的情况。

"少阴，太商，阳明"，指少阴君火司天，阳明燥金在泉，为金运太过之年。

"庚子同天符，庚午同天符"，依前述所知：岁运属于太过，其五行属性又与同年在泉之气相同，为同天符之年。由此可知，该二年年干是庚，乙庚化金，庚为阳干，故该二年为金运太过之年；两年的年支是子、午，为少阴君火司天，阳明燥金在泉，即两年的在泉之气与岁运在五行属性上相同，故说该两年是同天符之年。

"同正商"，"正商"，即金运平气之年。该两年本为金运太过之年，但由于是少阴君火司天，火克金，故太过的金运会受到司天的火气克制。根据"运太过而被抑"，可以构成平气的规律，该二年是平气之年，所以原文说"同正商"。

"其运凉劲，其化雾露萧瑟，其变肃杀凋零，其病下清"，是说金运太过之年，凉气偏盛时的自然气候、物候变化及人体的疾病表现。所述与前面所说太商之年基本相同，可参阅。

该两年的客运、主运情况：

客运：初运太商，金运太过；二运少羽，水运不及；三运少角，木运不及；四运太徵，火运太过；终运少宫，土运不及。

主运初运木，终运水，如常不变。

原文：少阴，太羽，阳明。丙子岁会，丙午。其运寒，其化凝惨凛冽，其变冰雪霜雹，其病寒下。

太羽终，太角初，少徵，太宫，少商。

诠释：本节讨论丙子、丙午两年的情况。

"少阴"，指少阴君火司天；"太羽"，指水运太过；"阳明"，指阳明燥金在泉。即该两年为水运太过之年，少阴君火司天，阳明燥金在泉。

"丙子岁会"，如前所述，岁运与司天之气的五行属性相同的年份为岁会之年。丙子的年干为丙，丙辛化水，故丙子年的岁运为水运。年支是子，"子"的五行属性为水，该年的岁运与年支的五行属性相同，都属水运，故该年为岁会之年。

"其运寒，其化凝惨凛冽，其变冰雪霜雹，其病寒下"，是指水运太过之年，寒气偏胜时的自然气候、物候变化和人体的疾病表现，与前述太羽之年基本相同，可参阅。

两年的主运、客运情况如下：

客运：初运太羽，水运太过；二运太角，木运太过；三运少徵，火运不及；四运太宫，土运太过；终运少商，金运不及。

主运初运木，终运水，如常不变。

原文：凡此少阴司天之政，气化运先天，地气肃，天气明，寒交暑，热加燥，云驰雨府，湿化乃行，时雨乃降，金火合德，上应荧惑太白。其政明，其令切，其谷丹白。水火寒热持于气交而为病始也，热病生于上，清病生于下，寒热凌犯而争于中，民病咳喘，血溢血泄鼽嚏，目赤眦疡，寒厥入胃，心痛腰痛，腹大嗌干肿上。初之气，地气迁，燥将去，寒乃始，蛰复藏，水乃冰，霜复降，风乃至，阳气郁，民反周密，关节禁锢，腰椎痛，炎暑将起，中外疮疡。二之气，阳气布，风乃行，春气以正，万物应荣，寒气时至，民乃和。其病淋，目暝目赤，气郁于上而热。三之气，天政布，大火行，庶类蕃鲜，寒气时至；民病气厥心痛，寒热更作，咳喘目赤。四之气，溽暑至，大雨时行，寒热互至。民病寒热，溢于黄瘅，鼽衄饮发。五之气，畏火临，暑反至，阳乃化，万物乃生乃长荣，民乃康。其病温。终之气，燥令行，余火内格，肿于上；咳喘，甚则血溢。寒气数举，则霜雾翳，病生皮腠，内舍于胁，下连少腹而作寒中，地将易也。必抑其运气，资其岁胜，折其郁发，无取化源，无使暴过而生其病也。食岁谷以全真气，食间谷以避虚邪。岁宜咸以软之，而调其上，甚则以苦发之；以酸收之，而安其下，甚则以苦泄之。适气同异而多少之，同天气者以寒清化；同地气者以温热化。用热远热，用凉远凉，用温远温，用寒远寒，食宜同法。有假则反，此其道也，反是者病作矣。

诠释：本段为少阴君火司天之年的总结。

"少阴司天之政"，指少阴君火司天之年。"气化运行先天"，即气候比季节早来，未至而至，即太过之年。该两句是说，少阳君火司天的十年，都是岁运太过之年

"地气"，指在泉之气，"肃"，指清肃。"地之肃"，指本阳明燥金在泉，金性清肃，下半年气候偏凉。

"天气"指司天之气。"明"，指明亮。"天气明"指该年君火司天火性

明亮，上半年天气偏热。

"寒交暑"，此承上句，指上半年偏热，下半年偏凉，寒热相交的自然景象而言。这是本年的必然结果。

"热加燥"，少阴司天，阳明在泉君火在上，燥金在下，两者相互作用，是为热加燥。

"云驰雨府，湿化乃行，时雨乃降"，意为该年四之气主气，客气都是太阴湿土主事，因此雨水偏多，且四之气期间正值天气与地气相交时间，也就是气交之间，故该年的气候特点在寒暑相交燥热相临之间还是会出现雨湿偏胜情况。此与后文"四之气溽暑至，大雨时行"同义，互参。

"金火合德"，指司天之气和在泉之气的相互影响，共同作用。

"上应荧惑太白"，指该年所以出现前文所说的"寒交暑"，"热加燥"等气候变化，与天体上的火星及金星运行变化密切相关。

"其政明"，"明"指光明，此引申为偏热，意为该年上半年偏热，"其令切"，"切"，凄切，指该年下半年气候偏凉。

"其谷丹白"，即丹谷的生长环境要求偏热，白谷的生长环境要求偏凉，该年上半年偏热，下半年偏凉，故上半年宜于丹谷生长，下半年宜于白谷生长。所以该年谷物生长以丹谷及白谷最好，收成也较多，因之为岁谷。

"水火寒热"，水寒同性，火热同性，此处指司天在泉之气而言，即少阴君火属火热，阳明之气属水寒。

"气交"，即天气与地气相交，"水火寒热持于气交而为病"，全句意为该年由于天气地气的相互影响和共同作用故气候上寒热错杂，疾病上也虚实互现。

"热病生于上"，指该年上半年人体亦因易感热邪而发生热病，"清病生于下"，指该年下半年人体易感寒邪而发生寒病。例如该年初之气主气为厥阴风木，主温，客气为太阳寒水，主寒，即可出现寒热凌犯的情况。五之气主气阳明燥金，主凉，客气为少阳相火主热，亦可出现寒热凌犯情况。因此，该年上半年虽以热病为主，但由于寒热凌犯，也会有寒有热。

民病咳喘，血溢，血泄，嚏嚏，目赤，眦疡，指该年人体可因感受热邪在临床上出现的症状，咳喘，即咳嗽气喘，血溢，即出血于上或肌表，如呕血，衄血、肌衄等。"血泄"即出血于下，如便血，尿血，崩漏等。嚏嚏，即喷嚏，鼻塞，流涕等。目赤，即眼红，眦疡即眼角溃烂，上述诸病多属热症。

"寒厥入胃"，意为人体由于感受外寒或人体出现虚寒，阳气不足的内在原因，损害人体脾胃的功能，临床上出现一系列症状，"寒"，外感寒邪，亦指人体在致病因素作用下所出现的阳气不足现象。"厥"，指人体气血运行逆乱，亦指手足逆冷。

"心痛"，指胸痛及上腹痛，"腹大"，指腹大膨胀。即"鼓胀病"，"嗌干"，"咽干"，"肿上"，即颜面浮肿。

上述诸症，一般多属寒症，即该年人体由于感受寒邪或由于人体在致病因素作用下，而出现阳气不足，特别脾胃阳虚时，临床即可出现上述症状。

兹将少阴君火司天之年的司天在泉间气表示之：

图5　少阴君火司天之年客气六步主时图

左	右	司天	左	右	在泉
初之气	二之气	三之气	四之气	五之气	终之气
太阳	厥阴	少阴	太阴	少阳	阳明

"初之气"，指本年其客气加临之间气初之气为太阳寒水，"地之迁"，指初之气的太阳寒水由上年的在泉之气运转而来，上年是厥阴风木司天，少阳相火在泉，今迁于本年的五之气之上，故太阳寒水才能由上年的二之气上迁于本年的初之气上。

"燥将去"，就初之气来看，是由去年的阳明主步迁至今年的太阳主步，阳明主燥，太阳主寒，燥去寒来，故曰"燥将去"。

"寒乃始，蛰变藏，水乃冰，霜复降"，该几句是对本年初之气期间气候物候变化中自然景象的描述，意为寒冷才开始，小生物才藏伏，河水结冰，天降霜雪。

"风乃至"，指本年主气的变化，以及客主加临的情况下所出现的情况而言，初之气期间，任何年份都是厥阴风木主事，东风吹来，气候开始温暖，"阳气郁"，本年初之气期间客气是太阳寒水，就是说由于受到客气的影响，春应暖反寒，温暖之气为寒凉之气所遏郁，应温不温。

"民反周密"，指本年初之气期间气候偏冷，春行冬令，故人们要采取保暖防寒。"周密"，即注意保暖密闭防寒。"反"，是针对上年的冬天气候不冷而言。意即气候反常，春天反而要注意保暖。

"关节禁锢，腰椎病"。意即本年初之气期大阳寒水用事，气候偏寒，人体易感寒。发生关节不能活动或运动障碍腰椎病等症状。

"寒暑将起，中外疮疡"。指本年初之气为厥阴风木，主温，由于客气为太阳寒水，温被寒郁，可形成表寒里热或由寒化热，而发生热病。

"二之气，阳气布"。指本年其客气加临间气二之气为厥阴风木。二之气由于厥阴风木主事，厥阴主风，主生，主温。同时，二之气的主气是少阴君火，少阳主热。主客气皆属温热，故春分以后至小满以前，春阳之气，满布人间，气候偏温。

"风乃行，春气以正，万物应荣"，指东风劲吹，春其盎然，一片生意，万物主要是指植物普遍生长，欣欣向荣。

"寒气时至"，指由于该段时间中气候偏热，因此寒气来复而出现的自然现象，也就是该段时间中，气候炎热，但有时亦可出现寒潮或暴冷的气候变化。

"民乃和"，指本年二间气期间，尽管气候炎热，但由于寒气时至，炎热气候能得到一定调节，故对人体来说也就是相对平和。

"其病淋，目瞑，目赤"，全句意为二之气间期，气候偏热，风气偏胜，人体易外感风热而表现出小便不畅，疼痛淋涩，眼花，眼红等风热症状。

"气郁于上而热"，指本年二之气期间，由于司天之气，客气，主气的温热，故人体易感受热邪气郁于上而热。

"三之气天政布，大火行，庶类蕃鲜"，全句亦即在三之气期间，亦即在小满至大暑之前约在农历四月下旬至五月上旬，气候炎热，各类植物生长很好，欣欣向荣。

"寒气时至"，三之气期间，气候过热，由于胜复原因，因而"寒气时至"以维持气候变化中的相对稳定和协调。

"民病气厥心疼，寒热更作，咳喘目赤"。全句意为三之气期间，由于主客气均属火，故气候极热，因而人体也易感热邪，发生功能紊乱，胸痛，胃疼等，恶寒发热交替发作，咳嗽气喘，眼目泛赤等热证表现。

"四之气，溽暑至，大雨时行"，四之气期间，由于主客气皆是太阴湿土用事，故该期间雨水偏多，气候偏湿，偏热。"寒热乃至"，由于司天在泉之气的相互影响，所以寒热互至，时冷时热。

"民病寒热，嗌干，黄瘅，衄衊，饮发"，四之气期间，主气客气都是太阴湿土用事，因其寒热互至时冷时热，湿气偏胜，因此可以外感寒湿或湿热，而出现疟疾，咽干，黄疸，鼻出血，水饮发作等症状。

"五之气，畏火临，暑反至"，全句意为五之气期间，主气阳明燥金用事，气候一般清凉，但由于少阴君火司天，相火加临于主气之上，因此该期间气候反而炎热，秋行夏令，故原文说"暑反至"。

"阳乃化，万物乃生，乃长荣"。全句意为五之气期间，由于少阳相火加临，气候炎热，故万物生长茂盛。"民乃康"，指该期间气候偏热，因此人体阳气亦相对偏胜，"康"，非作健康解，应作阳气偏胜，偏热解。"其病温"，承上句，气候炎热，秋行夏令，故人体易感热邪而生温病。

"终之气，燥令行"，意为本年终之气期间，气候偏凉，偏燥，"余火内格"，意为本年终之气时段，一般气候偏凉，不过也偶然出现热像，这就是"余火内格"的表现，"余火"五之气时段，气候炎热，至终之气时，虽气候清凉，但火气仍有残余存在，"内格"指终之气气候虽偏凉，偏燥，但由于五之气尚未全退，故寒热之间产生相互抗拒。亦即彼此之间互相作用影响。

"肿于上，咳喘，甚则血溢"，全句意为终之气气候偏凉，偏寒，由于五之气的火气残留，火为寒郁，上冲而为咳嗽，气喘，鼻衄，肌衄，咳血，吐血等症状。

"寒气数举，则霜雾翳，病生皮腠"，全句为本年终之气期间，气候偏凉，天气阴暗，人体易感寒凉而使肌肤发生疾病。"霜雾翳"，指天地晦暗，烟雾迷蒙。"病生皮腠"，指人体肌表易感邪而生病。

"内会于胁，下连少腹而作寒中"，承上句，终之气气候偏凉，人体可感受寒邪而生寒病，此句是说在这种气候条件下人体还可以感受寒邪而生里寒症。"地将易也"，即在泉之气将变易，阳明向太阳变易，燥气向寒气变易。

"必抑其运气，资其岁胜"，指本年上半年气候偏热，因此在治疗上应抑制此偏热之气，火克金，金气则受损，治疗上应先支持金之所属器官，凉偏胜，木气将受损，故治疗要先支持木气之所属器官。"抑其运气"，即抑制本年所胜之气，"资其岁胜"，即扶持本年岁会所胜之气。

"折其郁发，先取化源"，意为本年上半年火气偏胜，火胜可使金气被郁。因郁而发，形成偏胜。金胜又可克木，下半年金气偏胜，金胜可使木被郁，因郁而发，形成偏胜，木胜克土，抑制其偏胜之气。扶此偏胜之气抑制其所胜之气。

"食岁谷以全其气，食间谷以辟虚邪"，意为本年在饮食上应多食丹谷，白谷，以维持人体正常生命活动的需要。在对疾病的饮食治疗和调理上，则应根据所感邪气选用相应的食物或药物，进行针对性的处理。

"岁宜咸以软之，而调其上，甚则以苦发之，以酸收之，而安其下，甚则以苦泄之"。全句意为本年上半年偏热，因此人体易感热邪而生热病，即上文所谓"始也热病生于上"，因此应用咸寒清热药物治疗，即原文所谓"岁宜咸以软之"，"而调其上"，如果内热太甚，则应用苦寒泄下药物治疗，使过甚热邪有出路。即原文"甚则以苦发之"。下半年气候偏凉，人体易感凉邪而使热郁于里发生前述"余火内格"，"热冲于上"的疾病，应用味酸性收的药物或食物治疗。如内热太甚，则应以苦寒泄下法作处理，使热邪有出路，即原文"甚则以苦泄之"。

"同天气者以寒清化，同地气者以温热化"。意为本十年（少阴司天的十年）中，其岁运与少阴之气同属一类，即同属温热，均可以用具有寒凉作用的药食进行治疗，阳明在泉的十年中，其岁运与在泉之气同属一类者均可用具有温热作用的药食进行治疗。

六、巳亥之纪

本节讨论厥阴风木司天的年份运气情况。共十年，在六十年甲子中，凡年支上逢巳或亥的年份为厥阴风木司天之年。

带巳或亥的十年份如下：丁巳，丁亥，癸巳，癸亥，己巳，己亥，乙巳，乙亥，辛巳，辛亥

下面分述该十年的运气。

原文：厥阴，少角，少阳。清热胜复同，同正角。丁巳天符，丁亥天符。其运风清热。

少角初正，太徵，少宫，太商，少羽终。

诠释：本段讨论丁巳，丁亥两年的情况，该二年为木运不及之年，厥阴风木司天。少阳相火在泉。

"清热胜复同"，指春天不温，夏天偏热的气候反常变化，详见前解。"同正角"，意即木运不及之年，如遇上司天之气属木，由于"运不及而得助"的原因可以构成平气，该两年年干为丁，丁壬化木，丁为阴干，所以为木运不及之年，年支是巳亥，巳亥厥阴风木司天属风木司天之年，木运不及而得司天之气相助，故该二年为平气之年"正角"，即木运平气之年。

"丁巳天符，丁亥天符"，此两年岁运为木，司天也是木，岁运与司天之气相同者即为天符之年。

"其运清风热"，该两年气候特点为春天应温不温，夏季比较炎热。详见前解。两年客主运情况如下：客运，初运少角，木运不及，二运太徵，火运太过，三运少宫，土运不及，四运太商，金运太过，终运少羽，水运不及。主运初运为木，终运为水，如常不变。

原文：厥阴，少徵，少阳。寒雨胜复同，癸巳同岁会，癸亥同岁会，其运热寒雨。

少徵、太宫、少商、太羽终、太角初。

诠释：本段讨论癸巳，癸亥两年的情况，该两年为火运不及之年，厥阴风木司天，少阳相火在泉。

"寒雨胜复同"指火运不及之年的气候特点是夏天应热不热，冬天应冷不冷，详见前解。

"癸巳同岁会，癸亥同岁会"，依前所述，岁运不及之年，其岁运与该年在泉之气的五行属性相同者为同岁会之年。

癸巳，癸亥两年的年干是癸，戊癸化火，癸为阴干，故该两年为火运不及之年，两年的年干是巳亥，巳亥厥阴风木司天，少阳相火在泉，岁运为火运不及，在泉之气是火，故此两年是同岁会之年。

"其运热寒雨"，指该两年夏日应热不热，夏季节偏湿偏热，详见前解。该年的客主运情况：客运，初运少徵，火运不及，二运太宫，土运太过，三

运少商，金运不及，四运太羽，水运太过，终运太角，木运太过。

主运初运木，终运水，如常不变。

原文：厥阴，少宫，少阳，风清胜复同。同正角。己巳，己亥，其运风雨清。

少宫，太商，少羽终，少角初，太徵。

诠释：本段讨论己巳，巳亥年的情况，该二年为土运不及之年，厥阴风木司天，少阳相火在泉。

"风清胜复同"，指该年的气候特点是长夏应湿不湿，雨量少，风气偏胜。秋天气候偏凉，详见前解。

两年的客主运情况：

客运：初运少宫，土运不及，二运太商，金运太过，三运少羽，水运不及，四运少角，木运不及，终于太徵，水运太过。

主运初运木，终运水，如常不变。

原文：厥阴，少商，少阳，寒热胜复同，同正角，乙巳，乙亥，其运凉热寒。

少商，太羽终，太角初，少徵，太宫。

诠释：本段讨论乙巳，乙亥，为金运不及之年，厥阴风木司天，少阳相火在泉。

"热寒胜复同"，意为该两年为金运不及之年，但风木司天运不及，则气反侮运，因此，运从气化，即该年的岁运以气为主，故金运不及之年在气候上与木运平气之年相似，亦即该年的秋天应凉不凉，气候偏温，秋行春令，和正常的春天气候一样。

"其运凉热寒"，指该二年金运不及，火运乘之，水又来复的自然景象。亦即该两年的气候特点是秋天应凉不凉，气候偏热，冬天又比一般年份寒冷。

该年的客、主运情况。

客运：初运少商、金运不及，二运太羽，水运太过，三运太角，木运太过，四运少徵，火运不及，终运太宫，土运太过。

主运初运木，终运水，如常不变。

原文：厥阴，少羽，少阳。雨风胜复同，辛巳，辛亥，其运寒风雨。少羽终，少角初，太徵，少宫，太商。

诠释：本节讨论辛巳、辛亥，两年的情况。

是水运不及之年，厥阴风木司天，少阳相火在泉。

"雨风胜复同"，指水运不及之年，冬天应冷不冷，气候偏温，第二年春天风多雨少的气候特点。详见前解。

"其运寒雨风"，指该年二年水运不及，土来乘之，土气偏胜时，木气必然来复，故该两年气候特点是冬天不冷，雨水较多，第二年春天风气偏胜，雨水减少。

该两年客主运情况：

客运：初运少羽，水运不及，二运少角，木运不及，三运太徵，火运太过，四运少宫，土运不及，终运太商，金运太过。

主运初运木，终运水，如常不变。

原文： 凡此厥阴司天之政，气化运行后天，诸同正岁，气化运行同天，天气扰，地气正，风生高远，炎热从之，云趋雨府，湿化乃行，风火同德，上应岁星荧惑，其政扰，其令速，其谷苍丹，间谷言太者，其耗文角品羽。风燥火热，胜复更作，蛰虫来见，流水不冰，热病行于下，风病行于上，风燥胜复形于中。初之气，寒始肃，杀气方至，民病寒于右之下。二之气，寒不去，华雪水冰，杀气施化，霜乃降，名草上焦，寒雨数至，阳复化，民病热于中。三之气，天布政，风乃时举，民病泣出耳鸣掉眩，四之气，溽暑湿热相搏争在于上，民病黄瘅而为浮肿。五之气，燥湿更胜，阴沉乃布，寒气及体，风雨乃行。终之气，畏火司令，阳乃大化，蛰虫出见。流水不冰，地气大发，草乃生，人乃舒，其病温厉。必折其郁气，资其化源，赞其运气，无使邪胜。岁宜以辛调上，以咸调下，畏火之气，无妄犯之。用温远温，用热远热，用凉远凉，用寒远寒，食宜同法。有假反常，此其道也。反是者病。

诠释： 本段为厥阴风木司天之年的总结。

"气化运行后天"，指气候与季节不相应，后天时而至，亦即至而不至。在该十年中，由于其年干都是阴干，均为岁运不及之年，故各年的气候变化与季节不能完全相应，较正常年份为晚，至而不至。

"天气扰，地气正"。全句意为该十年，厥阴司天，少阳在泉，厥阴主风，故上半年风气偏胜，气候偏温，少阳主火，下半年阳气偏胜一些，气候偏热。"风生高远，炎热从之"。承上所言，即厥阴司天，风气偏胜，司天之气对全年有一定的影响，少阳在泉，火气偏胜，由于司天之气主管上半年，在泉之气主管下半年，故气候变化上是先出现风气偏胜，然后出现火气偏胜的气候现象。

"云趋府雨，湿化乃行"，即阴云密布，雨湿流行，实际这是自然气候变化中一种自调现象。该十年全年气候以风热偏胜为特点。上半年风气偏胜，风可胜湿，故上半年雨水减少，应湿不湿，下半年火气偏胜，冬天应冷不冷，水气不及，水不及则土来乘之，故有"云趋湿化乃行"的现象。

"风火同德，上应岁星荧惑"，指该十年在风气和火气的影响下，全年气候特点以风热为主，一年的气候变化与天上的木星火星活动密切相关，岁星即木星，荧惑即火星。

"其政挠，其气令速"。指该年风主动，火主速。挠，音义同扰，速，快速。其谷仓丹，指该年份上半年有利于青色谷物生长，下半年有利于红色谷物生长。因此，该年份仓谷和丹谷生长较好而成为该年岁谷。

"间谷言太者"，意为该十年均属岁运不及之年，故这十年在饮食，治疗上只能考虑岁谷，亦即"其谷仓丹"的问题，至于间谷，由于"间谷言太"之因，厥阴司天的十年无太过之年，因此不存在间谷言太的问题。至于这个问题，在阳明之政的诠释中，以详述及，可参阅。

"其耗文角品羽"，意为该十年上半年风气偏胜，气候偏温，下半年火气偏胜，气候偏热，属于木类的毛虫，由于其胎孕生长，以气候温和的条件为好，而少阳在泉气候过热，所以毛虫不育。与其相反，属于火热的羽虫，由于其胎孕生长以炎热气候为好，故少阳在泉，羽虫育。"耗"，指损耗，消耗，"文角"，指毛虫。"品"，有标准之义，此处作胎孕生长良好解。"羽"即羽虫。

"风燥火热，胜复更作"，意即木气偏胜，金克木，金气偏胜时，火又克金。"风"，指风气偏胜，"燥"，指燥气，凉气来复，"火热"，指燥气，凉气偏胜时，火热之气又对燥凉之气来复。

"热病行与下，风病行与上，风燥胜复行于中"，全句意为厥阴风木司天之年，少阳相火在泉，上半年风气偏胜，气候偏温，故人体疾病上半年也以风病较多，下半年火气偏胜，由于胜复原因，燥气来复，故上半年和下半年之间，有时会出现暴凉的气候变化，表现在人体疾病方面，在肝气偏胜的同时，有时以可出现肺气偏胜的病理变化。

图6　厥阴风木司天之年客气六步主时图表

左	右	司天	左	右	在泉
初之气	二之气	三之气	四之气	五之气	终之气
阳明	太阳	厥阴	少阴	太阴	少阳

"初之气寒如肃，杀气方至"，意为该年初之气阳明燥金主事，阳明主凉，故初之气期间，气候偏凉，春行秋令，自然界一片清凉肃杀，毫无生意。

"民病寒于右之下"，指该年初之气期间，由于气候偏凉，故人体易感寒邪而生寒病。"右"，指司天右间。

"二之气"，指该年其寒气加临的二之气为太阳寒水。"寒不去"，指二间气期间，虽从主气来说是厥阴风木主事，气候应逐渐转温，但由于客气是太阳寒水，故气候仍偏凉。

"华雪水冰"，意为该年二之气太阳寒水用事，春行冬令，气候仍然十分寒冷。华雪，即雪花，水冰，水结成冰。

"杀气施化"，意为该年二气太阳寒水司天主事，气候寒冷，寒凝肃杀之气影响了自然界正常的生理现象，生物应生不生，应长不长，春行冬令，气候严重反常。"杀气"，指肃杀之气，"施"，实施，施加，给予之义。

"霜乃降，名草上焦"，意为该年二之气是太阳寒水用事，气寒冷，植物不生不长，反而松焦如秋冬。"霜乃降"，指气候偏凉天降冷霜，"名草上焦"，指植物松萎，应生不生。"寒雨数至"，指寒冷之气不断来袭。

"阳复化"，指由于胜复及主气的影响，水气偏胜气候寒冷时，火被水乘，土来复之，因此，在经常出现寒潮的同时，气候也会同时出现炎热的变化，就是说，二之气主气是少阴君火，本来气候就应逐渐转热，但由于客气是太阳寒水，故气候反偏于寒凉，由于胜复原因及主气的影响，故该期间内会出现热像。

"民病热于中"，意即该年二气期间，主气少阴君火，气候应热，客气太阳寒水，气候应寒，人体亦应之。因此，易出现表寒里热或热郁于里的病症。

"三之气"，指该年其客气的三之气为厥阴风木。

"天政布"，即司天之气布于四方。"风乃时举"，即由于厥阴主风，故该年风气偏胜。其中又以上半年，特别三之气所属时段，风气尤为偏胜，气候也转为温热。

"民病泣出，耳鸣，掉眩"，由于该年风气偏胜，特别三气时段，风气尤甚。故人体易感风邪，或由于气候原因肝气偏胜，临床上发生流泪、耳作轰鸣、蝉鸣、肢体抽搐、眩晕等症状。这些症状，定位在肝，定性为风。

"四之气"，指该年客气加临四之气为少阴君火。

"四之气，溽暑湿热相搏争在于上"，意即该年四之气主气是太阴湿土，气候偏湿，客气是少阴君火，气候偏热，故该年四之气时段，气候偏湿偏热，暑热交蒸。

"民病黄瘅而为浮肿"，即该年四之气湿热交蒸，人体易感湿热之邪或在气候的影响下出现湿热变化，临床上发生黄疸，浮肿等湿热症状。

"五之气"，指该年其客气加临的五之气是太阴湿土。

"燥湿更胜"，指气候凉而干燥与热而潮湿交替偏胜，全句意为五之气时段，由于主气是阳明燥金，正常情况下，气候应转凉转燥，但客气是太阴湿土，气候又偏热，偏湿，在客气与主气相互作用下，该时段出现凉燥或湿热交替现象，气候变化反常。

"阴沉乃布，寒气及体，风雨乃行"，此承上句，是对客气偏胜时的自然景象的描述。意即天空低沉，阴云密布，气候转凉，雨水偏多。

"终之气"，指该年终之气，其客气加临是少阳相火。"畏火司令"，即少阳相火在泉。"阳乃火化"，指由于少阳主火，厥阴司天之年的下半年，尤其在终之气时段，阳气偏胜，气候偏热。

"蛰虫出见流水不冰"，是对气候偏热冬行夏令的描述，意即冬天气候偏热，应冷不冷，因而小动物应藏不藏，河水应冰不冰。"地气大发，草乃生"，指该年冬季应冷不冷，应藏不藏，冬行春令，植物同春天一样萌芽生长，此为气候物候严重反常。"人乃舒"，意即冬行春令，人体亦与之相应出现阳气偏胜，属于反常。

"其病温疠"，承上而言，意即由于气候偏热，冬行春令，应藏不藏，故终之气时段及第二年春天皆易生温病。

"必折其郁气，资其化源，赞其运气，无使邪胜"，此指该年治疗上一方面要处理其偏胜之气，另一方面又对其全身正气及其可能受害的器官行先期扶持。

"岁宜以辛调上，以咸调下，畏火之气，无妄犯之"。意即该年上半年风气偏胜，与人体的肝脏关系密切，故应适当选用味辛性温的药、食物调理肝脏；下半年气候偏热，火与人之心脏关系密切，故应适用味咸性寒的药、食物调理心脏。在泉少阳之气，不能乱用清火的治疗方法。

六十甲子运气诠解之二

前述"六十甲子运气诠释"，实际上已把一甲子六十年中每年的运气情况加以诠释了，但其编排次序却非按照六十甲子干支列顺序的。前面是以三阴三阳司天为纲，以运、化、病、变为目，对各年份运气情况进行解释的。

为便于学习和查阅，下面根据原文，按照六十甲子干支序列的顺序，再列表诠释六十甲子运气的情况。

古人认为，从甲子到癸巳，三十岁为一纪，复从甲午而至癸亥，六十岁为一周。故此有如下排列。

原文：五运气行主岁之纪，其有常乎？岐伯曰：臣请次之。甲子，甲午岁。上少阴火，中太宫土运，下阳明金。热化二，雨化五，燥化四，所谓正化日也。其化上咸寒，中苦热，下酸热，所谓药食宜也。

诠释：本段诠释甲子、甲午年。

"上少阴火，中太宫土，下阳明金"，全句意为甲子、甲午年是土运太过之年，少阴君火司天，阳明燥金在泉。

"热化二"，该两年为少阴君火司天，少阴主热，故上半年气候偏热，万物感热气而化生。"二"二为火之生数。"雨化五"，两年为土运太过之年，土主湿，故长夏季节时段，湿气偏盛，雨水偏多，万物感雨湿之气而化生。

"五"为土之生数。"燥化四",两年为阳明燥金在泉,阳明主凉、主燥,故下半年气候偏凉、燥。万物感凉、燥气而化生。"四"为金之生数。'"正化日",所谓"正化",即各个有关年份气候上的正常变化。在两年中出现热化、雨化、燥化的气候、物候现象,是两年岁运、岁气变化之常。"其化",指根据该两年气候变化特点。

"上咸寒",指上半年由于少阴司天,气候偏热,故治疗及饮食调理中应以咸味性寒的药物或食物为宜。"中苦热",指岁运由于土运太过,长夏季节,湿热交蒸,雨湿流行,故治疗及饮食调理上以味苦性热的药物或食物为宜。"下酸热",指下半年由于阳明在泉,气候偏凉、偏燥,治疗或饮食调理上应以味酸性热的药物或食物为宜。

原文:乙丑、乙未岁。上太阴土,中少商金运,下太阳水。热化寒化胜复同,所谓邪气化日也。灾七宫。湿化五,清化四,寒化六,所谓正化日也。其化上苦热,中酸和,下甘热。所谓药食宜也。

诠释:本段讲解乙丑、乙未年。"上太阴土",太阴湿土司天;"中少商金运",指金运不及之年。"下太阳水"指太阳寒水在泉。

"热化寒化胜复同","热化"指金运不及之年,秋天应凉不凉,比较炎热。以五行概念来论即金运不及火来乘之。"寒化",指金运不及之年,火来乘金,但火气过于偏胜时,由于气候不断调节原因,寒气又要来复。该年的冬天又会出现气候偏凉的现象。

"所谓邪气化日也",即前述"热化寒化胜复同"现象,是比较反常的气候变化。"灾七宫",意即该二年自然灾害主要发生在西方。"灾",灾害;"七宫",根据《灵枢·九宫八风》篇中九宫图,位居西方。"湿化五",该两年太阴司天,太阴主湿,故上半年气候变湿,该段时间万物感湿气而化生。"五",是土之生数。"清化四",该两年金运不及,金主清凉、主燥,意为该二年秋季应凉不凉,应燥不燥。秋季生物的正常生长受到影响。"四",金之生数。"寒化",该二年太阳在泉,太阳主寒,故两年下半年气候偏寒,万物因过于寒冷而停止生长。"六",水之成数。

"上苦热",上半年太阴司天,气候偏湿,故在疾病的治疗及饮食调养上以味苦性温的药、食为宜。"中酸和"金运不及之年应凉不凉,应收不收,故疾病的治疗及饮食调养应味酸性平和的药、食为宜。"下甘热",下半年太阳在泉,气候偏寒,故疾病的治疗及饮食调养应以味甘性温的药食为宜。以上为该二年的药、食之所宜。

原文:丙寅、丙申岁。上少阳相火,中太羽水运,下厥阴木。火化二,寒化六,风化三,所谓正化日也。其化上咸寒,中咸温,下辛凉,所谓药食宜也。

诠释:本段讲解丙寅、丙申年。

"上少阳相火，中太羽水运，下厥阴木"，全句意该二年为水运太过之年，少阳相火司天，厥阴风木在泉。

"火化二"，因该二年少阳相火司天，少阳主火，故两年的上半年气候炎热，万物感此炎热之气而化生。"二"，火之生数。

"寒化六"，两年水运太过，水主寒，故冬气候严寒，万物因气候过于寒冷停止生长。"六"，水之成数。（注：此处气候变化用成数而不用生数，是由于主气是太阴寒水，本来偏于寒冷，今又加水运太过，寒上加寒，故此用水的成数而不用生数，以示极寒。）"风化三"，两年为厥阴风木在泉，厥阴主风，故两年之下半年风气偏盛，气候偏温，万物感风气而化生。"三"木之生数。

"上咸寒"，指上半年由于少阳司天，气候偏热，故在疾病的治疗及饮食调理上以咸味性寒的药、食物为宜。

"中咸温"指水运太过，气候偏寒，寒能伤肾，故在疾病的治疗及饮食调理上以味咸性温的药、食物为宜。

"下辛凉"，下半年厥阴风木在泉，风气偏盛，气候偏温，故在疾病的治疗及饮食调理上以味辛性凉的药、食物为宜。

原文：丁卯岁会、丁酉岁。上阳明金，中少角木运，下少阴火。清化热化胜复同。所谓邪气化日也。灾三宫，燥化九，风化三，热化七，所谓正化日也。其化上苦小温，中辛和，下咸寒，所谓药食宜也。

诠释：本段讲解丁卯、丁酉年。"上阳明金，中少角木运，下少阴火"，全句意为该两年木运不及，阳明燥金司天，少阴君火在泉。

"清化热化胜复同"，指木运不及之年，春天应温不温，气候偏凉，金来乘木，但金气过于偏胜时，由于气候自然调节，火气又要来复，该年夏天又会出现偏热现象。"灾三宫"意为该二年主要自然灾害发生在东方。

"燥化九"阳明燥金司天，阳明主凉，主燥，故上半年气候偏凉，偏燥。万物感此凉燥之气而化生。"九"金之成数。"风化三"木运不及，木主风主温，春天应温不温，气候偏凉，春季生物的萌发生长受到影响。"三"木之生数。"热化七"，少阴君火在泉，少阴主热，万物感此火热之气而生长。"七"火之成数。

"上苦小温"上半年由于阳明燥金司天，天气偏凉，故在疾病的治疗及饮食调理上以味苦性温的药、食物为宜。

"中辛和"，木运不及，气候应温不温，肝气不及，故在疾病的治疗及饮食调理上以味辛性较温和的药、食物为宜。

"下咸寒"，下半年少阴君火在泉，气候偏热，故在疾病的治疗及饮食调理上以味咸性寒的药、食物为宜。

原文：戊辰、戊戌岁。上太阳水，中太徵火运，下太阴土。寒化六，热化七，湿化五，所谓正化日也。其化上苦温，中甘和，下甘温，所谓药食宜也。

诠释：本段讲解戊辰、戊戌岁。

"上太阳水，中太徵火运，下太阴土"意为该二年火运太过，太阳寒水司天，太阴湿土在泉。

"寒化六"太阳寒水司天，太阳主寒，故上半年气候寒冷，万物因气候寒冷在化生方面受到影响。"六"水之成数。

"热化七"火运太过，火主热，故该两年夏天气候变热，万物感此火热之气而生长。"七"火之成数。

"湿化五"，太阴湿土在泉，太阴主湿，故该两年的下半年，湿气偏盛，雨量偏多，万物感此雨湿之气而生长。"五"土之生数。

"上苦温"，上半年寒水司天，气候偏寒，故在疾病的治疗及饮食调理上以味苦性温的药、食物为宜。

"中甘和"岁运火运太过，气候偏热，疾病的治疗及饮食调理方面以味甘性寒而较平和的药、食为宜。此用"甘和"而不用重剂，是因太阳司天水气偏盛，火气减半，气候并非太热。

"下甘温"下半年太阴湿土在泉，湿气偏盛，故在疾病的治疗及饮食调理上以味甘性温的药、食物为宜。

原文：己巳、己亥岁。上厥阴风木，中少宫土运，下少阳相火。风化清化胜复同，所谓邪气化日也。灾五宫，风化三，湿化五，火化七，所谓正化日也。其化上辛凉，中甘和，下咸寒所谓药食宜也。

诠释：本段讲解己巳、己亥年。

"上厥阴风木，中少宫土运，下少阴相火"，全句意即该两年为土运不及之年，厥阴风木司天，少阳相火在泉。

"风化清化正复同"，意即该两年为土运不及，木来乘之，故该两年的长夏季节风气偏盛，雨水减少。但由于胜复原因，风气偏盛时，清金之气又必然来复。故到了秋季，气候又较一般年份偏凉。

"灾五宫"按照《灵枢》九宫图，"五宫"即中宫表示中央。意即该两年的自然灾害主要发生在中央地区。

"风化三"厥阴风木司天，主风，主温，故上半年风气偏盛，气候偏温。万物因气候较暖，风气偏盛而生长。"三"，风之生数。

"湿化五"，土运不及，风乃大行，故该两年的长夏季节雨水不多，应湿不湿出现旱像，万物因雨水不足在化生上受到影响。"五"土之生数。

"火化七"少阳相火在泉，主火，主热，故下半年火气偏盛，气候偏热，万物因气候偏热而生长。"七"，火之成数。

"上辛凉"上半年厥阴风木司天，气候偏温，风气偏盛，故在疾病的治疗及饮食调理上以味辛性凉的药、食物为宜。

"中甘和"，土运不及，故在疾病的治疗及饮食调理上以味甘性和的药、食物为宜。

"下咸寒"，下半年少阳相火在泉，故疾病的治疗及饮食调理，以味咸性寒的药、食为宜。

原文：庚午同天符，庚子同天符岁。上少阴火，中太商金运，下阳明金。热化七，清化九，燥化九，所谓正化日也。其化上咸寒，中辛温，下酸温，所谓药食宜也。

诠释：本段讲解庚午，庚子年。

"上少阴火，中太商金运，下阳明金"，是说该两年为金运太过之年，少阴君火司天，阳明燥金在泉。

"热化七"少阴君火司天，少阴主热，故上半年气候偏热，万物感此火热之气而生长。"七"，火之成数。

"清化九"，岁运金运太过，金主凉，主燥，故该两年秋天来之较早，气候特别清凉而干燥。万物感此凉燥之气而影响正常生长和收成。"九"，金之成数。此处用成数而不用生数，是该两年金运太过之故。

"燥化九"，阳明燥金在泉，下半年气候偏凉，偏燥，万物生长收成因而受影响。"九"，金之成数。原因同上。

"上咸寒"，上半年少阴君火司天，气候偏热，故疾病的治疗及饮食调理，以味咸性寒的药食为宜。

"中辛温"，岁运金运太过，气候偏凉，疾病的治疗及饮食调理，以味辛性温的药食为宜。

"下酸温"，下半年阳明燥金在泉，气候偏凉，治疗上及饮食调理方面，以味酸性温的药、食为宜。

原文：辛未，辛丑岁。上太阴土，中少羽水运，下太阳水。雨化风化胜复同，所谓邪气化日也。灾一宫，雨化五，寒化一，所谓正化日也。其化上苦热，中苦和，下苦热，所谓药食宜也。

诠释：本段讲解辛未，辛丑年。"上太阴土，中少羽水运，下太阳水"，意即该两年为水运不及，太阴湿土司天，太阳寒水在泉。

"雨化风化胜复同"，意即水运不及，土来乘之，故该年的客运初运及冬季可出现湿气偏胜现象，但由于胜复原因，湿气偏胜时，风气又必然来复，故有时可现风气偏胜的气候变化。

"灾一宫"，按《灵枢》九宫图，"一宫"代表北方，即该年自然灾害主要发生在北方地区。

"雨化五"，太阴湿土司天，太阴主湿，因此该两年，上半年湿气偏胜，万物感此雨湿之气而化生。"五"，土之生数。

"寒化一"，水运不及之年，水主寒，故该两年冬令来迟，应寒不寒，万物也因而应藏不藏，在化生上受到影响。"一"，水之生数。

"上苦热"，上半年太阴湿土司天，气候偏于湿，故疾病的治疗及饮食调理，以味苦性热的药、食为宜。

"中苦和"，岁运水运不及，湿大行，应寒不寒，气候偏热，湿热交蒸，故痰病的治疗及饮食调理，以味苦性平和的药、食为宜。

"下苦热"太阳寒水在泉，气候本应寒冷，但由于湿大行，故疾病的治疗及饮食调理，以味苦性热的药、食为宜。

原文：壬申同天符，壬寅同天符岁。上少阳相火，中太角木运，下厥阴木。火化二，风化八，所谓正化日也。其化上咸寒，中酸和，下辛凉，所谓药食宜也。

诠释：本段讲解壬申，壬寅岁。"上少阳相火，中太角木运，下厥阴木"，意即该两年为木运太过之年，少阳相火司天，厥阴风木在泉。

"风化二，风化八"，该两年少阳相火司天，少阳主火，故上半年气候偏热，万物感此火热之气而化生。"二"火之生数。木运太过，木主风主温，故该两年春令来早，风气偏胜，气候偏温，万物感此风、温之气而化生。"八"，木之成数。

"上咸寒"，上半年少阳相火司天，气候偏热，故疾病的治疗及饮食调理，以味咸性寒的药、食为宜。

"中酸和"，岁运木运太过，风气偏胜，气候偏温，人体相应肝气偏胜，故疾病的治疗及饮食调理，以味酸性平的药物、食物为宜。

"下辛凉"，下半年厥阴风木在泉，故疾病的治疗及饮食调理，以味辛性凉的药、食为宜。

原文：癸酉同岁会，癸卯同岁会岁。上阳明金，中少徵火运，下少阴火。寒化雨化胜复同，所谓邪气化日也。灾九宫，燥化九，热化二，所谓正化日也。其化上苦小温，中咸温，下咸寒，所谓药食宜也。

诠释：本段讲解癸酉，癸卯年。

"上阳明金，中少徵火运，下少阴火"，即该两年为火运不及之年，阳明燥金司天，少阴君火在泉。

"寒化"太阳寒水之气；"雨化"太阴湿土之气。

"寒化雨化胜复同"，即该两年火运不及，水来乘之，故该年客运初运时段及夏季出现暴寒气候变化，但由于胜复原因，寒气偏胜时，湿气又必然来临，故有时又可出现气候偏湿的气候变化。

"灾九宫"，按《灵枢》九宫图，"九宫"代表南方。故意为该两年自然灾害主要发生在南方地区。

"燥化九"，该两年阳明燥司天，阳明主燥、主凉，故上半年气候偏凉、偏燥，万物因而生长受到影响。"九"金之成数。此用成数而不用生数，是因该两年火运不及，应热不热，气候必然相对偏寒，加以阳明燥金司天，气候又凉，故用成数而不用生数。

"热化二"，该两年火运不及，因此夏令来迟，应热不热，因而夏季影响了万物生长。"二"为火之生数。

"上苦小温"上半年阳明司天，气候偏凉，故对疾病的治疗和饮食调养，应以味苦、性小温的药食为宜。

"中咸温"该两年火运不及气候偏凉，应热不热，人体心气不足，故对疾病的治疗和饮食调理方面，应以味咸、性温的药食为宜。

"下咸寒"，少阴君火在泉，气候偏热，故治疗及饮食调理，以味咸性寒的药物为适宜。

原文：甲辰岁会同天符、甲戌岁会同天符岁。上太阳水，中太宫土运，下太阴湿土。寒化六，湿化五，正化日也。其化上苦热，中苦温，下苦温，药食宜也。

诠释：本段讲的甲辰、甲戌年。"上太阳水，中太宫土运，下太阴土"，意即该年为太阴土太过之年，太阳寒水司天，太阴湿土在泉。

"寒化六"，该两年太阳寒水司天，主寒，因此上半年气候偏寒，万物因气候寒凉，应温不温影响生长。"六"水之成数。

"湿化五"，土运太过，该年长夏及客运初运所属时段雨湿偏胜，万物感此雨湿之气而化生。"五"土之生数。

"上苦热"，上半年太阳寒水司天，气候偏寒，加之岁运为土运太过，客运湿气偏胜，气候以寒湿为特点，故疾病的治疗及饮食调养以味苦性热为宜。

"中苦温"，该两年土运太过，湿气偏胜，故疾病的治疗及饮食调理，以味苦性温的药食为宜。

"下苦温"太阴湿土在泉，湿气偏胜，与岁运相同，故对疾病的治疗和饮食调理也与岁运同。

原文：乙亥、乙巳岁。上厥阴风木，中少商金运，下少阳相火。热化寒化胜复同，邪气化日也。灾宫七，风化八，清化四，火化二，正化度也。其化上辛凉，中酸和，下咸寒，药食宜也。

诠释：本段讲的乙亥、乙巳年。"上厥阴木，中少商金运，下少阳相火"，意为该两年金运不及，厥阴风木司天，少阳相火在泉。

"热化寒化胜复同"，"热化"指少阴君火或少阳相火；"寒化"指太阳寒水。全句即该两年金运不及，火来乘之，故该两年秋天应凉不凉，气候偏热，但由于胜复原因，水气又必来复，故该两年的冬天又会气候偏寒。

"灾宫七"，意即该两年的自然灾害发生在西方。"七宫"，代表西方。

"风化八"，厥阴风木司天，厥阴主风主温，故上半年风气偏胜，气候偏温。万物感此偏胜之风气化生。"八"，木之成数。

"清化四"，金运不及，金主凉，主燥，故秋天应凉不凉，应收不收，万物感此凉燥而正常生长收成。"四"金之生数。

"火化二"，少阳相火在泉，主火主热，故下半年气候应偏热。万物因气候应寒不寒，应藏不藏而影响其正常生长。"二"，火之生数。

"上辛凉"，上半年厥阴风木司天，风气偏胜，气候偏温，故在疾病的治疗和饮食调理上，以味辛性凉的药物、食物为宜。

"中酸和"，金运不及，气候偏温，肝气偏胜，故疾病的治疗和饮食调理，以味酸性平和的药物、食物为宜。

"下咸寒"，少阳相火在泉，气候偏热，古疾病的治疗和饮食的调理，以味咸性寒的药食为宜。

原文：丙子岁会、丙午岁。上少阴火，中太羽水运，下阳明金。热化二，寒化六，清化四，正化度也。其化上咸寒，中咸热，下酸温，药食宜也。

诠释：本段讲的是丙子、丙午年。

"上少阴火，中太羽水运，下阳明金"，全句意即该两年为水运太过，少阴君火司天，阳明燥金在泉。

"热化二"，少阴君火司天，少阴主火，主热，故上半年气候偏热，万物感此偏热之气而化生。"二"，火之生数。

"寒化六"岁运水运太过，水主寒，故该两年冬天气候特别冷。"六"水之成数。

"清化四"，阳明燥金在泉，阳明主凉，主燥，故下半年偏凉燥。"四"金之生数。

"上咸寒"，上半年气候偏热，故对疾病的治疗及饮食调理上，以味咸性寒的药物、食物为宜。

"中咸热"，水气太过，客运初运及冬季气候特冷，寒伤肾，伤心，故对病的治疗及饮食调理上应以味咸性热的药食为宜。

"下酸温"，阳明燥金在泉，下半年的气候偏凉、偏燥，故对疾病的治疗和饮食调理上，以味酸性温的药食为宜。

原文：丁丑、丁未岁。上太阴土，中少角木运，下太阳水。清化热化胜复同，邪气化度也。灾三宫，雨化五，风化三，寒化一，正化度也。其化上苦温，中辛温，下甘热，药食宜也。

诠释：本段讲的丁丑、丁未年。

"上太阴土，中少角木运，下太阳水"，全句意即该两年为木运不及之年，太阴湿土司天，太阳寒水在泉。

"清化热化胜复同"，该两年木运不及，金来乘之，故春季虽然一般气候偏凉，应温不温。但由于金气偏胜，火气必然来复，故夏季又可出现偏热的气候现象以求自调。

"清化，热化，邪气化度也"，前指阳明燥金之气，后指少阴君火或少阳相火之气。意即前过"清化热化胜复同"现象，虽像一种自调现象，但毕竟是一种反常的气候变化。这种反常的气候变化，尤以岁运不及之年表现明显。

"灾三宫"，该两年自然灾害主要发生在东方地区，"三宫"，代表东方。

"雨化五"太阴湿土司天，上半年气候偏湿，降雨量多，"五"，为土之生数。

"风化三"木运不及，春天应温不温，应生不生，气候偏凉。"三"为木之生数。

"寒化一"，太阳寒水在泉，下半年气候偏寒。"一"，水之生数。

"上苦温"太阴湿土司天，上半年湿气偏胜，故在疾病的治疗及饮食调理上，以味苦性温的药物、食物为宜。

"中辛温"木运不及，气候偏凉，故对疾病的治疗及饮食调理上，以味辛性温的药食为宜。

"下甘温"，太阳寒水在泉，气候偏寒，故在疾病的治疗和饮食调理上，以味甘性热的药食为宜。

原文：戊寅、戊申天符岁。上少阳相火，中太徵火运，下厥阴木。火化七，风化三，正化度也。其化上咸寒，中甘和，下辛凉，药食宜也。

诠释：本段讲的是戊寅、戊申年。"上少阳相火，中太徵大运，下厥阴木"意为该两年火运太过，少阳相火司天，厥阴风木在泉。

"火化七"少阳相火司天，上半年气候偏热。"七"，火之成数。

"风化三"厥阴风木在泉，气候偏温，风气偏胜。"三"，木之生数。

"上咸寒"，少阳相火司天，气候偏热，故对疾病的治疗及饮食调理方面，以味咸性寒的食物、药物为宜。

"中甘和"，火运太过，夏季特热，故对疾病的治疗和饮食调理，以味甘性寒的药食为宜。

"下辛凉"，厥阴风木在泉。气候偏温，风气偏胜，故疾病的治疗及饮食调理，以味辛性凉的药物、食物为宜。

原文：己卯、己酉岁。上阳明金，中少宫土运，下少阴火。风化清化胜复同，邪气化度也。灾五宫，清化九，雨化五，热化七，正化度也。其化上苦小温，中甘和，下咸寒，药食宜也。

诠释：本段讲解己卯，己酉年

"上阳明金，中少宫土运，下少阴火"，全句意为该两年为土运不及，阳明燥金司天，少阴君火在泉。

"风化清化胜复同"，即土运不及，风乃大行，该年长夏季节，应湿不湿，雨量减少，风气偏胜。由于胜复原因，风气偏胜，金气必然未复，因此，该年秋季气候又比一般年份偏凉，以求自调。"风化"指厥阴风木；"清化"指阳明燥金之气。

"灾五宫"，指该两年自然灾害主要发生在中央地区。"五宫"代表中央。

"清化九"，阳明燥金司天，上半年气候偏凉。"九"，金之成数。

"雨化五"，土运不及，故长夏之气应湿不湿，雨水减少，风气偏胜，出现旱象。"五"土之生数。

"热化七"，少阴君火在泉，下半年气候偏热。"七"，火之成数。

"上苦小温"，阳明燥金司天，上半年气候偏凉，故疾病的治疗及饮食调理，以味苦性温的药物、食物为宜。

"中甘和"，土运不及，甘为土之味，故疾病的治疗及调理，以味甘性和的药物、食物为宜。

"下咸寒"，少阴君火在泉，下半年气候偏热，故疾病的治疗及饮食调理，以味咸性寒的食物、药物为宜。

原文：庚辰，庚戌岁。上太阳水，中太商金运，下太阴土，寒化一，清化九，雨化五，正化度也。其化上苦热，中辛温，下甘热，药食宜也。

诠释：本段讲的是庚辰，庚戌年。

"上太阳水，中太商金运，下太阴土"，全句即该两年为金运太过，太阳寒水司天，太阴湿土在泉。

"寒化一"，太阳寒水司天，上半年气化偏寒。"一"，水之生数。

"清化九"，金运太过，秋季偏凉，偏燥。"九"，金之成数。

"雨化五"，太阴湿土在泉，下半年气候偏湿，降雨量多。"五"土之生数。

"上苦热"，太阳寒水司天，气候偏凉，故疾病的治疗及饮食调理，以味苦性热的药物、食物为宜。

"中辛温"，岁金太过，秋季偏凉，故疾病的治疗及饮食调理，以味辛性温的药、食为宜。

"下甘热"，太阴湿土在泉，气候偏湿，故疾病的治疗及饮食调理，以味甘性热的药物、食物为适宜。

原文：辛巳，辛亥岁。上厥阴木，中少羽水运，下少阳相火。风化雨化胜复同，邪气化度也。灾宫一，风化三，寒化一，正化度也。其化上辛凉，中苦和，下咸寒，药食宜也。

诠释：本段讲解辛巳、辛亥年。

"上厥阴木，中少雨水，下少阳相火"，全句意即该两年为水运不及，厥阴风木司天，少阴相火在泉。

"雨化风化胜复同"，即该两年水运不及，土来乘之，土气偏胜，木又来复。"雨化"，太阴湿土之气；"风化"，厥阴风木之气。

"灾一宫"，指该两年主要自然灾害发生在北方地区。"一宫"，表北方。

"风化三"，厥阴风木司天，上半年风气偏胜，气候偏温。"三"，木之生数。"寒化一"，水运不及，冬天应冷不冷，应藏不藏。"一"水之生数。"火化七"，少阳相火在泉，下半年气候偏热。"七"，火之成数。

"上辛凉"，厥阴风木司天，上半年气候偏温，风气偏胜，故对疾病的治疗及饮食调理，以味辛性凉的药、食为宜。

"中苦和"，岁水不及，冬令气候偏热，应藏不藏，故对疾病的治疗及饮食调理，以味苦性平和的药物食物为宜。

"下咸寒"，少阳相火在泉，气候偏热，火气太过，故对疾病的治疗及饮食调理，以味咸性寒的药、食为宜。

原文：壬午，壬子岁。上少阴火，中太角木运，下阳明金。热化二，风化八，正化度也。其化上咸寒，中酸凉，下酸温，药食宜也。

诠释：本段讲解壬午、壬子年。"上少阴火，中太角木运，下阳明金"，意即该两年木运太过，少阴君火司天，阳明燥金在泉。

"热化二"，少阴君火司天，上半年气候偏热。"二"，火之生数。"风化八"，岁木太过，春季风气偏胜，气候偏温。"八"，木之成数。"清化四"，阳明燥金在泉，下半年气候偏凉、偏燥。"四"，金之生数。

"上咸寒"，少阴君火司天，上半年气候偏热，故对疾病的治疗及饮食的调理，以味咸性寒的药物、食物为宜。

"中酸凉"，木运太过，风气偏胜，气候偏温，故对疾病的治疗及饮食调理，以味酸性凉的药物食物为宜。

"下酸温"，阳明燥金在泉，下半年气候偏凉，故疾病的诊疗及饮食调理，以味酸性温的药物、食物为宜。

原文：癸未、癸丑岁。上太阴土，中少徵火运，下太阳水。寒化雨化胜复同，邪气化度也。灾九宫，雨化五，火化二，寒化一，正化度也。其化上苦温，中咸温，下甘热，药食宜也。

诠释：本段讲解癸未、癸丑年。"上太阴土、中少徵火运，下太阳水"，意即该两年火运不及，太阴湿土司天，太阳寒水在泉。

"寒化雨化胜复同"，火运不及，水来乘之，水气偏胜，土气来复。"寒化"，指太阳寒水之气；"雨化"，指太阴湿土之气。

"灾九宫"，该两年主要自然灾害发生在南方地区。"九宫"，表南方。

"雨化五"，太阴湿土司天，上半年气候偏湿。"五"，土之生数。

"火化二"，火运不及，夏天应热不热，应长不长。"二"，火之生数。

"寒化一"，太阳寒水在泉，下半年气候偏寒。"一"，水之生数。

"中咸温"，岁运不及，夏天应热不热，故疾病的治疗及饮食调理，以味咸性温的药物、食物为宜。

"上苦温"，太阴湿土司天，上半年气候偏湿，故疾病的治疗及饮食调理，以味苦性温的药食为宜。

"下甘热"，太阳寒水在泉，气候偏寒，同时由于复气的影响，同时又出现偏湿，故对疾病的治疗及饮食调理，以味甘性热的药物、食物为宜。

原文：甲申、甲寅岁。上少阳相火，中太宫土运，下厥阴木。火化二，雨化五，风化八，正化度也。其化上咸寒，中咸和，下辛凉，药食宜也。

诠释：本段讲解甲申、甲寅岁。"上少阳相火，中太宫土运，下厥阴木"，意即该两年土运太过，少阳相火司天，厥阴风木在泉。

"火化二"，少阳相火司天，上半年气候偏热。"二"，火之生数。

"雨化五"，岁土太过，长夏季节气候偏湿，雨量偏多。"五"，土之生数。

"风化八"，厥阴风木在泉，下半年风气偏胜，气候偏温。"八"，木之成数。

"上咸寒"，少阳相火司天，气候偏热，故在疾病的治疗及饮食调理上，以味咸性寒的药物、食物为宜。

"中咸和"，岁土太过，气候偏湿，故疾病的治疗及饮食方面，以味咸性和的药、食为宜。

"下辛凉"，厥阴风木在泉，气候偏温，故疾病的治疗及饮食调理，以味辛性凉者为宜。

原文：乙酉太乙天符、乙卯天符岁。上阳明金，中少商金运，下少阴火。热化寒化胜复同，邪气化度也。灾七宫，燥化四，清化四，热化二，正化变也。其化上苦小温，中苦和，下咸寒，药食宜也。

诠释：本段讲解乙酉、乙卯年。"上阳明金，中少商金运，下少阴火"，全句意即该两年的金运不及，阳明燥金司天，少阴君火在泉。

"热化寒化胜复同"，是该两年金运不足，火来乘之，火气偏胜，水气来复的自然气候变化。"热化"，指少阴君火或少阳相火之气；"寒化"，指太阳寒水之气。

"灾宫七"，意为该两年的自然灾害主要发生在西方地区。"七宫"，在西方。

"燥化四"，阳明燥金司天，上半年气候偏凉、偏燥。"四"，金之生数。

"清化四"，岁金不及，秋天气候应凉不凉。

"热化二"，少阴君火在泉，下半年气候偏热。"二"，火之生数。

"上苦小温"，阳明燥金司天，上半年气候偏凉，故对疾病的治疗及饮食调理方面，以味苦性温的药食为宜。

"中苦和"，岁运不及，火气来乘，气候偏热，故疾病的治疗及饮食调理，以味苦性和的药物、食物为宜。

"下咸寒"，少阴君火在泉，下半年气候偏热，故对疾病的治疗及饮食调理方面，以味咸性寒的药物、食物为适宜。

原文： 丙辰天符，丙戌天符岁。上太阳水，中太羽水运，下太阴土。寒化六，雨化五，正化度也。其化上苦热，中咸温，下甘热，药食宜也。

诠释： 本段讲解丙辰，丙戌年。"上太阳水，中太羽水运，下太阴土。"意为该两年水运太过，太阳寒水司天，太阴湿土在泉。

"寒化六"，太阳寒水司天，上半年气候偏寒。"六"，土之生数。

"雨化五"，在泉之气太阴湿土，下半年气候偏湿。"五"，土之生数。

"上苦热"，太阳寒水司天，上半年气候偏寒，故疾病的治疗及饮食调理，以味苦性偏热的药食为宜。

"中咸温"，岁运水运太过，冬气特别寒冷，故对疾病的治疗及饮食调理，以味咸性温的药食为宜。

"下甘热"，太阴湿土在泉，下半年气候偏湿，故疾病的治疗及饮食调理，以味甘性热的药食为宜。

原文： 丁亥天符，丁巳天符岁。上厥阴木，中少角木运，下少阳相火。清化热化胜复同，邪气化度也。灾三宫。风化三，火化七，正化度也。其化上辛凉，中辛和，下咸寒，药食宜也。

诠释： 本段讲解丁亥，丁巳年。

"上厥阴木，中少角木运，下少阳相火。"全句意即该两年是木运不及，厥阴风木司天，少阳相火在泉。

"清化热化胜复同。"该两年岁木不及，金来乘之，金气偏胜，火气来复的气候变化。"清化"，阳明燥金之气；"热化"，指少阴君火或少阳相火。

"灾三宫"，该两年的自然灾害主要发生在东方地区。"三宫"，表东方。

"风化三"，厥阴风木司天，上半年气候偏温，风气偏胜。"三"，为木之生数。

"火化七"，少阳相火在泉，下半年气候偏热。"七"，为火之成数。

"上辛凉"，厥阴风木司天，上半年气候偏温，风气偏胜，所以在疾病的治疗及饮食调理上，以味辛性凉的药食为宜。

"中辛和"，岁木不及，春季该温不温，风气不及，故对疾病的治疗和饮食治疗，以味辛性和的药食为宜。

"下咸寒"，少阳相火在泉，下半年气候偏热，故对疾病的治疗和饮食调理，以味辛性寒的药食为宜。

原文： 戊子天符，戊午太一天符岁。上少阴火，中太徵火运，下阳明金。热化七，清化九，正化度也。其化上咸寒，中甘寒，下酸温，药食宜也。

诠释： 本段讲解戊子，戊午年。"上少阴火，中太徵火运，下阳明金。"该两年火运太过，少阴君火司天，阳明燥金在泉。

"热化七"，少阴君火司天，上半年气候偏热，"七"，火之成数。

"清化九"，阳明燥金在泉，下半年气候偏凉，"九"，为金之成数。

"上咸寒"，少阴君火司天，上半年气候偏热，故疾病的治疗及饮食方面，以味咸性寒的药食为宜。

"中甘寒"，岁运火太过，夏季特热，故疾病的治疗及饮食上，以味甘性寒的药物、食物为适宜。

"下酸温"，阳明燥金在泉，下半年气候偏凉，故疾病的治疗及饮食调理，以味酸性温的药食为宜。

原文： 己丑太一天符，己未太一天符岁。上太阴土，中少宫土运，下太阳水。风化清化胜复同，邪气化度也。灾五宫，雨化五，寒化一，热化七，正化度也。其化上苦热，中甘和，下甘热，药食宜也。

诠释： 本段讲己丑，己未岁。"上太阴土，中少宫土运，下太阳水。"意即该两年为土运不及，太阴湿土司天，太阳寒水在泉。

"风化清化胜复同"，岁土不及，木来乘之，木气偏胜，金气来复的气候变化。"风化"，指厥阴风木之气，"清化"，指阳明燥金之气。

"灾五宫"，该两年自然灾害主要在中央地区。"五宫"表中央。

"雨化五"，太阴湿土司天，上半年气候偏湿。"五"，为土之生数。

"寒化一"，太阳寒水在泉，下半年气候偏寒。"一"，水之生数。

"上苦热"，太阴湿土司天，气候偏湿，在疾病的治疗及饮食调理上，以味苦性热的药物、食物为宜。

"中甘和"，土运不及，故疾病的治疗及饮食调理，以味甘性和的药物、食物为宜。

"下甘热"，太阳寒水在泉，下半年气候偏冷，故疾病的治疗及饮食调理，以味甘性热的药食为宜

原文： 庚寅，庚申岁。上少阳相火，中太商金运，下厥阴木。火化七，清化九，风化三，正化度也。其化上咸寒，中辛温，下辛凉，药食宜也。

诠释： 本段讲的庚寅，庚申岁。"上少阳相火，中太商金运，下厥阴木。"意即该两年金运太过，少阳相火司天，厥阴风木在泉。

"火化七"，少阳相火司天，上半年气候偏热。"七"，火之成数。

"清化九"，岁金太过，秋季气候偏凉。"九"，金之成数。

"风化三"，厥阴风木在泉。下半年偏温。"三"，木之生数。

"上咸寒"，少阳相火司天，上半年气候偏热，故在疾病的治疗及饮食调理上，以味咸性寒的药食为适宜。

"中辛温"，岁金太过，秋季偏凉，故疾病的治疗及饮食调理上，以味辛性温的药食为适宜。

"下辛凉"，厥阴风木在泉，下半年气候偏温，故在疾病的治疗及饮食调理上，以味辛性凉的药食为适宜。

原文：辛卯，辛酉岁。上阳明金，中少羽水运，下少阴火。雨化风化胜复同，邪气化度也。灾一宫，清化九，寒化一，热化七，正化度也。其化上苦小温，中苦和，下咸寒，药食宜也。

诠释：本段讲解辛卯，辛酉岁。"上阳明金，中少羽水运，下少阴火"，意即该两年水运不及，阳明燥金司天，少阴君火在泉。

"雨化风化胜复同"，意即水运不及，土来乘之，土气偏胜，风气来复的自然变化。"雨化"，太阴湿土之气。"风化"厥阴风木之气。

"灾一宫"，指该两年的自然灾害主要发生在北方地区。

"清化九"，阳明燥金司天，上半年气候偏凉。"九"，金之成数。

"寒化一"，水运不及，冬季应寒不寒。"一"，为水之生数。

"热化七"，少阴君火在泉，下半年气候偏热。"七"，火之成数。

"上苦小温"，阳明燥金司天，上半年气候偏凉，故在疾病的治疗及饮食调理上，以味苦性小温的药食为适宜。

"中苦和"，岁水不及，冬季应冷不冷，故疾病的治疗及饮食调理上，以味苦性和的药物、食物为适宜。

"下咸寒"，少阴君火在泉，下半年气候偏热，故对疾病的治疗及饮食调理，以味咸性寒的药、食为适宜。

原文：壬辰，壬戌岁。上太阳水，中太角木运，下太阴土。寒化六，风化八，雨化五，正化度也。其化上苦温，中酸和，下甘温，药食宜也。

诠释：本段讲解壬辰，壬戌岁。"上太阳水，中太角木运，下太阴土。"即该两年为木运太过，太阳寒水司天，太阴湿土在泉。

"寒化六"，太阳寒水司天，上半年气候偏冷。"六"，水之成数。

"风化八"，岁木太过，春天偏温，风气偏胜。"八"，木之成数。

"雨化五"，太阴湿土在泉，下半年偏湿。"五"，土之生数。

"上苦温"，太阳寒水司天，上半年气候偏寒。故对疾病的治疗及饮食调理，以味苦性温的为适宜。

"中酸和"，岁木太过，春季风气偏胜，气候偏温。故疾病的治疗及饮食调理上，以味酸性和的药、食为宜。

"下甘温"，太阴湿土在泉，下半年气候偏湿。故疾病的治疗及饮食调理上，以味甘性温的药、食为宜。

原文：癸巳同岁会，癸亥同岁会岁。上厥阴木，中少徵火运，下少阳相火。寒化雨化胜复同，邪气化度也。灾九宫，风化八，火化二，正化度也。其化上辛凉，中咸和，下咸寒，药食宜也。

诠释：本段讲解癸巳，癸亥岁。"上厥阴木，中少徵火运，下少阳相火"，意即该两年火运不及，厥阴风木司天，少阳相火在泉。

"寒化雨化胜复同"，全句是论该两年火运不及，水来乘之，水气偏胜，土气来复的自然气候变化。"寒化"，指太阳寒水之气，"雨化"，指太阴湿土之气。

"灾九宫"，意为该两年的自然灾害主要发生在南方。"九宫"，表南方。

"风化八"，该两年厥阴风木司天，上半年气候偏温，风气偏胜。"八"，为木之成数。

"火化二"，指该两年岁火不及，夏季应热不热。"二"，火之生数。

"上辛凉"，厥阴风木司天，上半年气候偏温，风气偏胜，故对疾病的治疗及饮食调理，以味辛性凉为宜。

"中咸和"，岁运不及，夏季应热不热，人体心气不足，故在疾病的治疗及饮食调理，以味咸性和的药食为宜。

"下咸寒"，少阳相火在泉，气候相对偏热，故在疾病的治疗及饮食调理上，以味咸性寒的药、食为宜。

第八章　简介五运郁发

六七两章，根据年份的干支情况，详细地诠释了推算六十甲子各年的运气。

古云"学以致用"，毛主席也说过，"学习的目的是为了应用"，故本章简单补充介绍五运郁发的概念，即防止犯机械性的形而上学，一味对号入座，仅知运气之常，不知运气之变。也为下一章"运气学说的运用"更好的打下基础。

五运郁发是自然气候变化中的自然现象。其实质实际上是一种胜复现象，五运郁发的规律是郁积到了极度就会发作出来。也就是《素问·六元正纪大论》中所谓"郁极乃发，待时而作"。

五运郁发与人体疾病的关系表现为人体疾病的性质与郁发之气的性质基本一致。因此要"谨侯其时，病可与期"。但由于气候变化的复杂性，所谓"政无恒也"，因此又不能完全机械地对待。

所谓"郁发"，即郁到了极度而发作之意。

五运郁发，意为木火土金水五运在被郁到了极度时，其本身就会发生反克的现象。它既称"郁发"，也叫"复气"，是被郁一方本身起来报复之气。

在六十甲子各年份中，其五运有太过、不及之分。岁运太过或不及，由于有所郁，故必有"郁发"现象。不过五运郁发情况，因太过或不及而各有其不同。

岁太过之年，其因郁而发现象，比较急，比较猛，所以人体因感受此郁发之气而发病也较重。岁运不及之年，其因郁而发现象，比较慢，比较缓，故人体感受此郁发之气而发病较缓，常表现为迁延缠绵，持久难愈。

下面分别简介五运郁发的各自情况：

1. 土郁之发

土郁之发，指土气被郁至极而发作。

从岁运来说，凡属木运太过之年，或土运不及之年，均因木来乘土，风可胜湿的原因而出现土郁现象。

从岁气来说，在四之气上客气为厥阴风木之气主时时，可能因为风气偏胜，太阴湿土被郁而出现土郁现象。

土郁之发的表现，是雷雨大作，山谷震动。雷雨大作时，阴云密布，天昏地暗，烟雾迷蒙。"化为白气"，山洪暴发，巨石被洪水冲决而下，大风飘骤，飞沙走石，河水泛滥，田地被洪水淹没。泥土堆积成小丘。

土被木郁，降雨减少，气候干旱。但土郁之发，雷雨大作山洪暴发。经郁发后，气候干旱现象解除，气候恢复正常，生物的收成自然也就恢复正常。

土郁之际，人体脾胃运化功能相应失调，故在临床上可出现脾胃运化失调的症状。土郁之际，木气太过，人体亦相应易发肝乘脾的各种症状。

如果自然环境出现"云奔雨存，霞拥朝阳，山泽埃昏"的景观，即下雨之处阴云密布，早晨太阳周围云彩很多，山林沼泽之处天气阴暗的景色，这是土郁之发，亦即雷雨将作的前兆。

土郁之发的时间主要在四之气这一段时间中，也就是在大暑以后，秋分以前，大约在农历六月中至八月中的这段时间。原因是四之气为太阴主时时。土气偏旺，故也就多在此时发作。

远远望高山，如果看到的白云横绕，浮游山顶，时聚时散，云层较低，这就是土郁即发的先兆，被郁的土气正要发作。

2. 金郁之发

"金郁"，指金气被郁。"金郁之发"，指金气被郁至极而发作。

从岁运来说，凡属火运太过或金运不及之年均可由于火来乘金，热可胜凉的原因，而出现金郁的现象。金运太过之年，火气偏胜，可出现金郁现象。金运不及之年，火气来乘，亦可出现火气偏胜发生金郁的现象。

从岁气来说，在五气之上，客气为少阴君火或少阳相火主时之时，可因火气偏胜而使阳明燥金之气被郁而现金郁现象。

金郁之发，主要表现为天气清朗，秋高气爽，"天浩地明"，一反夏日湿热交蒸的自然景象。而气候由热转凉，使人产生瑟瑟西风，萧索凄凉之感，所谓"风清气切，大凉乃举"。

这时秋凉以后，在自然景象上"草树浮烟"，即树林之中，雾气迷蒙。这是因为秋凉之气行。厚雾数起之因。这时肃杀之气于是而至，树干叶枯，草黄枯败，落叶飘零，秋风大作，秋声凄切。

金郁之发时，人体之肺亦相应失调，临床上会出现各种肺失宣降的症状。由于肺肝关系，故也容易由肺转肝，临床出现"心肋骨，引少腹"，等肝气失调症状。还有如"善暴痛，不可反侧"等症。

金郁之发时，人体肺气失调，"肺主气，朝百脉"，人之气血皆上注于面，所以在金郁之发时，燥气偏胜，人体肺气严重失调，可在面部出现"面生尘"，"色恶"等症。

金郁之发，气候偏燥，还可出现卤地盐碱上泛的自然景象。金郁之发主要发生在五之气这段时间，也就是在秋分以后至小雪以前，大约在农历八月中至十月中之间。其原因是因为五之气是阳明主时，金气偏胜，故金郁之发多在此时发生。

如果出现夜降霜露，树林之中秋风凄切，秋声四起的景象，这就是金郁之发，亦即金气行将来复的先兆。

3. 水郁之发

"水郁"，指水气被郁，"水郁之发"，指水气被郁至极而发作。从岁运来说，凡属土运太过或水运不及之年，均可由于土来乘水而出现水郁现象。

土运太过，湿气偏胜，可出现水郁现象，水运不及，土气来乘，亦可出现湿气偏胜，发生水郁现象。

从岁气来说，在终之气，客气在泉之气为太阴湿土主时时，也可因为湿气偏胜而使太阳寒水之气被郁而出现水郁。

水郁之发时，阴寒之气突然出现，气候突然转寒，即所谓"阳气乃辟，阴气暴举"。这时气候严寒，"大寒乃至"，江河湖池之水冻结成冰。天寒而降大雪。大雪纷飞之时，天气阴暗的自然景象。即是"黄黑昏翳"。由于气候寒冷，万物萧条，不能正常生长。水郁之发后，由于其郁已得发泄，故水的作用较为正常，亦即"水乃见祥"。

水郁之发时，寒气偏胜，寒胜则可以引起人体气血运行不利，大关节痛，屈伸不利等症状，还可以出现其他各种气血逆流的症状，即所谓"善厥逆，痞坚腹满"。

水郁之发时，阳气已衰，不能主事，阴寒之气由于湿气偏胜而郁积在里。天气阴暗低沉让人感到头目不清，即水郁之发的表现。

水郁之发的时间主要发生在少阴君火主时之前后或少阳相火主时之前后。就是说如果少阴君火主时，火气过甚，水气被郁时，则水郁之发可在少阳相火主时之前，亦即在二之气的后一段时间出现寒气来复现象。

如果少阳相火主时，火气过甚，水气被郁时，则可以在少阳相火主时后，亦即在三之气以后的一段时间中出现寒气来复的现象。

宇宙的变化十分幽深玄远，气候变化规律千头万绪，乱如散麻，尽管如此，这些变化规律，经仔细观察，见微知著，仍然可以进行总结和理解。

在春夏大热之时，如果突现天气阴暗，天气黑黄现象时，就是表示水气即将来复，水郁之发的前兆。

4. 木郁之发

"木郁"，即木气被郁，"木郁之发"，即木气被郁至极时而发作。

从岁运来说，金气太过之年，可由金气偏胜，金来乘土而产生木郁现象，木郁不及之年，亦可由木运（气）不及，金气来乘而产生木郁现象。

从岁气来讲，在初之气厥阴风木用事时段，如果客气是阳明燥金，可由于客胜主的原因产生木郁现象。

木郁至极即可因郁而发，反化其所不胜之气而表现出风气偏胜的气候，物化变化。

木郁之发时，天空尘土飞扬，天昏地暗，天空中的云雾和地面上的万物，动乱不安，风气偏胜，狂风大作，房屋被风吹倒，树木被风吹断，风气变化形成灾变，即所谓"木有变"。

木郁之发时，人体肝气相应失调，因而在临床上可现肝病及脾的症状。即由于肝病失调，不仅可发生胃脘痛，胁痛等一般肝乘脾症状，亦可发生肝病重症。

木郁之发时，天空昏暗，与苍山一色，"气浊色黄黑"，即是说天空阴沉，或黄或黑。

天空乌云密布，天色昏暗，如果云郁不动时，就是天将大雨的前兆。

木郁之发，没有一定时间，即所谓"其气无常"，木郁之发，风气因被郁而表现风少。如果有风，江河之滨，风吹草伏，树叶因风吹而翻转见底，山高风劲，松树被风吹而发出鸣响，虎啸与岩岫，这些都是风气偏胜的表现。说明木郁之发，大风即将来临。

5. 火郁之发

"火郁"，即火气被郁，"火郁之发"，即火气被郁至极而发作

从岁运来说，水运太过之年可由于水气偏胜，水来乘火而产生火郁现象。火运不及之年亦可因水气来乘而产生火郁现象。

从岁气来说,在二之气少阴君火或三之气少阳相火用事时段,如果客气是太阳寒水,也可由客胜主而产生火郁现象。

火郁至极就可因郁而发,反侮其所不胜之气而表现出火气偏胜的气候及物候的变化。

火郁之发时,气候暴热,平时较凉之处如山上水边,广厦内等地也十分炎热,树木因炎热而流出汁液,高大的房屋也热得想火烧一样。这时土地发白,盐碱上泛,水井或水池中的止水,也因天热而干枯或减少,野草因天热而焦枯发黄。对这种暴热现象,人们常感到迷惑不解,从而流行种种猜测,解释、惑人之言。

火郁之发时段,天气炎热,下雨减少,雨季延后,人体易由于因高热的消耗而出现气虚症状,临床可现全身、头面、四肢胸胁,背腹等部位胀满症状。还易出现皮肤痤疮,或痱子,或恶心呕吐等症状。人体还易外感热邪,热极生风而出现痉挛拘急抽搐的症状,或出现痢疾,温疟,腹中暴痛,出血,精液耗损不足。

火郁之发时,天气十分炎热,到了夜半热仍不退,汗出不止。火郁之发的时间,主要在四之气时段中,即在大暑以后至秋分之前,大约在农历六月中至八月中时段。

四之气本为太阴湿土主时,一般来说应该湿气偏胜,但由于火郁之发的原因在四之气时段,可出现天气反热,应雨不雨。阳热过甚,就要向相反的方面转化,由阳动变为阴静。但重阴必阳,重阳必阴,阳气偏旺至级,就要向阴的方面转化。也就是说,火郁之发时,气候燥热,但炎热过去,又会出现寒凉,以求自调。

火郁之发后,由于阳热偏胜而出现"动复则静,阳极反阴"现象时,湿气主时的作用便继之出现,植物仍可以成熟。

火被寒郁,即春夏季节,百花开放之时,但气候反常,出现了冰雪,火被寒郁而出现火郁现象。但是如果出现烈日当空,南方沼泽之地本应爽快而感到炎热时,则预示被郁的火气即将发作。

第九章　运气学说之应用

前八章已通俗而详尽地介绍了运气的推算方法及公式,并且又逐一地对每一甲子六十年的运气情况进行了具体演示,实际上至此大家已对运气学说的实际应用有了一定程度的理解。为使大家进一步加深对该学的灵活运用能力,特在本章中再次将运气学说的运用进行讨论和介绍。

运气学说实际上是古代非常高级和先进的预测学,它强调了自然界中气候变化与生命现象之间不可分割的关系,强调了宇宙是一个统一的整体。它通过木火土金水五运和风、寒、暑（火、热）燥、湿六气之间的运动变化，说明宇宙间的自然变化是彼此联系的，相互作用，相互转化，互为因果的。特别强调了人禀天地正常变化之气而生存，受天地异常之气而百病由生。这就是古代天人合一的哲学思想，它充满朴素的唯物主义和自发的辩证法思想。

运气学说强调了自然界中的一切变化是可知的，是有其规律可循的，是可以为人所掌握和运用的。更进一步，运气学说根据古人长期的观测，找到了这种规律，这就是运气学说的推算和预测。

古人曾美誉运气学说在预测上的奇验，如《医学正传·卷一·医学或问》中载："以天之六气，加临于岁于之六节，五行胜负盈亏之理，无不有验。传曰：天之高也，星辰之远也，苟求其故，千岁之日至可而致也。"意思是，运气学说以风、火、湿、热、燥、寒六气，加临于一年的六节（两个月为一节），由此推算，五行胜负盈亏的道理，没有不验证的，甚至以这种方法来推算，一千年后的运气情况，也可以关在家里坐着就能知道。

古人的赞誉或许有些过分，但起码它说明一点，运气的推算绝非迷信，而是科学，是经过数千年实践的检验的。

古人在长期生活、生产活动的实践中，注意到了流行疾病与季节气之间的密切关系，注意到各年份在气候上和物候上以及人体疾病上的共同点，也注意到它们的不同点，从而总结出一套规律和推算方法。这是古人给我们的一份极为珍贵的文化遗产，我们万不可掉以轻心，视若无睹，更不能轻易否定！

当然，运气学说虽是古人在长期的生活和生产实践中经验积累而来，但毕竟受当时历史条件的限制，科学发展的限制，还不可能认识到自然变化的全貌，故也很自然地只能从直观的、表面的现象来归纳，因而得出的经验也就自然不会完全正确和细致。

说实在的，《黄帝内经》本身对运气学说就持有极可贵的科学的实事求是的态度。该书虽用很大篇幅介绍运气学说，却一再谆谆告诫我们不能机械运用运气学说。

如《六元正纪大论》说："行有顺逆，至有迟速……，至高之地，冬气常在，至下之地，春气常在，必谨察之。"《五常政大论》亦说："地有高下，气有温凉，高者气寒，下者气热。"《至真要大论》更明确提出："时有常经，而无必也。"这都充分说明《黄帝内经》不是把运气学说当作是机械一成不变的。

所以，对运气学说要持正确的态度，可以把它作为预测运气的重要依据和参考，但又不能完全依靠它、照搬它，而不考虑其他的具体位置和条件。

只有这样才能做到像《气交变大论》所说的那样："善言天者，必应于人；善言古者，必验于今；善言气者，必彰于物；善言应者，同天地之化；善言化言变者，通神明之理。"

下面就具体谈谈运气学说在预测方面的具体应用：

一、预测气候

运气学说最直接地应用是对各年各月气候方面的预测。运为五运，气为六气。五运六气加临配合，首先反映了气候的变化情况，即自然变化中最紧关人的一面。

古代学者，以运气的推算，穷天极地，在对气候的预测方面，实例甚多。兹举一例，以便更好地领略该学说的奇妙、神异之处。

沈括在《梦溪笔谈》中，极精确又神异地预测了气候的事例。在该书"卷七象数一"中记载："熙宁中，京师久旱，祈祷备至；连日重阴，人谓必雨，一日骤晴，炎日赫然，予因事入对，上问雨期，予对曰：雨候已现，期在明日，众以谓频日晦暗，尚且不雨，如此赐燥，岂复有望？次日果大雨。"

沈括的预测的确高明，他敢于如此肯定而信心十足地预测了雨期，力排众议，正是因为他深深地掌握了运气的推算方法。

他所记载的事例中，先是天旱，人们求雨不得，终于等来了连日重阴，但虽阴天，雨并未下，这时重阴之后，天反而突然晴了起来，烈日炎炎，当头暴晒，人们不仅大失所望，这时沈括却说，下雨的征候已看到，而且明日一定下雨。这样的论断，确有惊世骇俗之嫌，众人都以为一连数日阴云密布，尚未成雨，今天大晴，怎能指望下雨？众人想法合平常情，难怪怀疑沈括的预测了。但事实上，不料被沈括言中了，第二天确实下了雨。

难道这仅仅是巧合吗？非也。沈括这样的预测，实际上包含极高深的运气推算。他是这样分析的："是时湿土用事，连日阴者，从气已效，但为厥阴所胜，未能成雨，后日骤晴者，燥金入候，厥阴当折，则太阴得伸，明日运气皆顺，以是知其必雨，此亦当处所与也。"这是多么精妙绝伦的分析。

沈括认为当时是太阴湿土用事，湿为阴，所以连日的阴天，正是这种运气的反映。太阴湿土用事，本来应该有雨，但当时的客气是厥阴风木，按阴阳五行理论，木克土，土不能伸，因此代表被克的土的雨水不能形成下来，故为"连日重阴"。随后，后日骤晴，晴为阴明燥金，代表阴明燥金显示在气候中，从五行上说，金克木，即所谓"厥阴当折"，金克住木之后，木克土的势力顿时锐减，这时便是土气开始恢复得伸时，即所谓"太阴得伸"，这时沈括预测明日运气皆顺，太阴湿土的作用将充分得到显示，故明日必定下雨。事实证明沈括是正确的。

再举现代的一例说明：

就是 1992 年，农历壬申年。该年初，人们盛传今年夏季将是少有的高温天气，其理由是上年刚发过洪水，天气较凉，按一张一弛的道理，今年夏季应暴热；二是根据认为与太阳黑子活动有关。但一开始却有运气学者向人们辟谣，认为这种说法毫无理论根据。为什么？

因按运气学说，壬申年年干为壬，丁壬化木，壬是阳干，故该年是木运太过之年，而壬申年的年支是申，壬申少相火司天，在泉之气是厥阴风木，岁运与在泉之五行属性一致，故该年又是同天符之年。根据六十甲子运气诠释可以查阅到，在夏天，因四之气之时，即在大暑以后至秋分以前，大约在农历六月下旬至八月上旬时段，"凉乃至，炎暑间化，白露降，民气平和"。其意思是在四之气所属时段，正值炎夏季节，加上少阳相火司天，厥阴风木在泉，气候本来应该偏热。但由于四之气是太阴湿土，客气是阳明燥金，太阴主湿，雨水偏多，阳明主凉，偏于清冷，在这种错综复杂的变化中，故炎热并非持续表现，而是时冷时热。"白露降"，指清冷的自然景气。"民气和平"指经过三之气的大热之后，天气较为清凉，金风送爽，在这种自然气候的自调状态下，人体状况感到相对良好。也就是说，一九九二年夏天虽有不少一段时间较热，但和历史上同期水平相比，还是较为清凉好过的。事实证明运气学者的判断是对的。

运气学说对天气预报的预测，大致可分以下两个方面：

1. 每年气候变化的一般情况

根据每年天干地支的不同，推算出其年份的大运，以及该年的主气、主运。大运是说明全年的一般情况，主运、主气是说明一年的四季如常的气候情况。

例如，大运是木运，这一年的气候变化情况与风的作用有关。这一年的大运是土运，其气候变化就多与湿的作用有关。这一年是金运，其气候变化就多与燥的作用有关。这一年是火运，其气候变化就多与热的作用有关。这一年是水运，就与寒的作用密切相关。

主气在每一年中都是一样的，正和主运一样，每年如常不变。

主运的初运为木，二运为火，三运为土，四运为金，终运是水。其情况正常春夏秋冬季节的变化一样。

主气与之类似，厥阴风木为初之气，少阴君火为二之气，少阳相火为三之气，太阴湿土为四之气，阳阴燥金为五之气，太阳寒水为终之气。以上都是预料各年年候总的一般的特点。

2. 每年气候的特殊情况

根据每年不同的天干地支，推算客运、客气、司天、在泉四气。根据客运可以说明一年之中各个季节的气候变化情况。

　　根据客气来预测每年气候的特殊变化。用客主加临方法可以对任何一笔任何一回的气候进行预测。

　　这些预测方法，诸如运气相结合等概念，实际上前面已经作了详细的说明，不再一一赘述。主要还应仔细阅读前文。

二、预测物候

　　根据六十甲子诠释，可以方便地知道任何一年中各季度植物、动物等的生长情况及收成如何。可以知道那一种植物在某一年长得较好，那一种长得较差。知道了这些情况，非常有用处。

　　比如：可以针对预测情况特点，选择农作物的种植，根据草药在某年长得好与不好的厚味或薄味，选择高质量的原药，制成高效高质量的成药，更有效地治疗疾病。还可以由此种预测知识，建立起更有效和更科学的养生学，在不同的年份选服食用不同的蔬菜食物。

　　例如，太阳司天之政中，从六十甲子诠释可查出："其谷玄黅，气政肃，其令徐"。

　　这就是说，由于太阳寒水司天，太阴湿土在泉，全年气候以寒湿偏旺为特点，因此玄谷（即黑色谷物）和黅谷（即黄色谷物）在生长上相对好些，因而玄谷黅谷是该年的"岁谷"。所谓"岁谷"，就是当年生长较好的谷物。太阳寒水司天之年，上半年偏冷，下半年偏湿，自然界一片清肃，植物生长相对较慢。

　　这一年还说"食岁谷以全为真"，这就是一种高明的养生学。

　　又如对于丙寅、丙申年，六十甲子诠释指出："其化上咸寒，中咸温，下辛温，所谓药食宜也"。这就说明，该两年为水运太过之年，少阳相火司天，厥阴风木在泉。上半年由于少阳相火司天，气候偏热，故在疾病的治疗和饮食的调理上，以咸味性寒的药、食为适宜，因咸可泻热，寒能降火。同样道理，根据运气分析，该两年应"中咸温""下辛温"。

三、预测灾变

　　天灾人祸，人们深感无能为力，一切只好听天由命。但是如果能大致知道未来的某年，什么年份，什么地区方位有灾变，就能够相应地进行防救措施，能够最大限度地避免灾变给我造成的损失。

　　运气学说正是提供预测灾变的一种极有实用价值的理论根据。在六十甲子运气诠释中可以查阅出大量的这种信息。

　　例如：乙丑、乙未年，"灾宫七"。就是说，该两年自然灾害主要发生在西方。"七宫"，根据《灵枢·九宫八风》篇的九宫图，位居西方。故该两年应该警惕西方发生灾变避免损失。

　　又如：丁卯·丁酉年，"灾宫三"。"三宫"，位居东方。即该两年自然灾害主要发生在东方。

这是因为，"七，西方兑宫也，金运不及，故灾及之"。"三宫，东方震宫，木正之方也，木运不及，故本方受灾"。

这就是从理论上解释了为何这样预测的原因和依据。还可以根据运和气的盛衰来分析各年灾变的可能性。

运生气或运克气都叫运盛气衰：气生运或气克运气便叫气盛运衰。气生运为顺化。气克运为天刑；运生气为小逆，运克气为不和。天刑之年气候变化特别剧烈，顺化之年较为平和。凡变化特别剧烈之年，灾变的可能性较大，意外情况较多。

另外，凡逢天符之年，变化较大，同天符之年同此。岁会之年，气候变化较小，同岁会之年同此。如逢太乙天符之年，则气候变化最烈。

四、预测病候

根据运气学说，可以推测每年病候的一般情况。这是以运气推算中主运主气变化的规律加以预测的。

从五运来说，木为初运，初运时间以每年的大寒节开始，至春分节前，相当于每年的春季。由于木在天为风，在人为肝，故每年春季在气候变化上便以风气变化较大，在人体便以肝气变化较大，肝病较多为特点。

火为二运，其时间从清明节开始至芒种节前，相当于每年的夏季。由于火在天为热，在人为心，因此每年夏季在气候变化上，便逐渐转热，在人体也以心气转旺，心病较多为特点。

土为三运，其时间是从每年的夏至节开始至处暑节前，相当于每年的夏秋之交间，由于土在天为湿，在人为脾，因此每年夏秋之间在气候变化上便以雨水较多，湿气偏重，在人体中，也以脾气较旺，肠胃疾病较多为特点。该段时间亦称长夏。

金为四运，其时间是从每年的白露节至立冬节前，相当于每年的秋季。由于金在天为燥，在人为肺，故每年秋季，气候变化便较为干燥，在人体中也以肺气较旺，呼吸道疾病多为特点。

水为五运，其时段是从每年的立冬节开始至大寒节前，相当于每年的冬季。由于水在天为寒，在人为肾，故每年的冬季气候变化多较寒冷，人体也以肾气较旺，骨节方面的疾病较多，容易感冒为特点。

从六气上来说，基本与五运相似。

主气的初之气为厥阴风木，时间包括大寒至惊蛰四个节气，相当于每年的初春，疾病流行多以肝病为主。

二之气为少阴君火，时间包括春分至立夏四个节气，相当于暮春初夏，其一般气候变化，亦以逐渐转热，疾病流行亦以心病较多为其特点。

三之气为少阳相火，时间包括小满至小暑四个节气，相当每年的夏季，其疾病流行也以天气甚热，心病暑病较多。

四之气为太阴湿土，时间包括大暑至白露四个节气，相当于每年的暮夏初秋，湿气较重，发病常以脾胃病较多为其特点。

五之气为阳明燥金，时间包括秋分至立冬四个节气，相当于每年的秋冬之间，其一般气候变化，亦以燥气为重，发病以肺病较多为特点。

终之气为太阳寒水，时间包括小雪至小寒四个节气，相当于每年的严冬，发病情况以关节病较多，容易感冒为特点。

由此可见，每年一般的发病情况是：春季肝病较多，夏季心病较多，长夏脾病较多，秋季肺病较多，冬季肾病较多。

五季轮转，周而复始，大致相同。

根据运气学说，进一步可进行每年病候特殊情况的推测。前已述及，每年一般的疾病流行情况，是年年如此，大致相同。

不过，在这一般情况之下，各个年份有时也有其特殊变化和表现，比如说，春天本来多肝病，但这年的春天吐泻病却很多；秋天本来多肺病，但那年秋天心病反而变得多了起来等等。像这样的情况，如与一般情况相对来说，即是属于反常，也就是所谓的特殊情况。

首先，可从值年大运上来推测各年的病候情况，具体推算方法有二：

1. 根据各年大运的五行属性来推算

甲己化土，乙庚化金，丙辛化水，丁壬化木，戊癸化火。

如果这一年的大运是土运，疾病方面则以脾病较多，春夏秋冬四季都可以在一般变化的基础上，表现出脾病病候来。大运是金，疾病多以肺病为多，四季都可以在一般变化的基础上，表现出多发肺病。其余类推。

2. 根据各年大运的太过不及及平气来推算

岁运太过之年在气候变化和疾病流行上，除考虑其岁运本身的影响外，还要根据五行生克的关系考虑它之所胜。

岁运不及之年，在气候变化和疾病流行上，除考虑其岁运本身的影响外，还要根据五行生克来考虑它之所不胜。

例如，辛丑年的值年大运是水运不及之年，病候变化以肾病为多为特点，考虑到不及之年它的年不胜，水不胜土，故该年除了在病候上考虑到寒的特点，肾病多发以外，还要考虑到脾病也会较多。

再如：戊子年值年大运为火运太过之年，在病候上以心病多为特点，太过之年除了考虑到火气偏胜之外，还要考虑到它之所胜，火克金，故该年在病候上除考虑到心病为多发的特点外，还要考虑到肺病也可多发。

除了以上两例所述之外，在太过不及的情况下，还要考虑到胜复的问题。所谓胜复，就是偏胜过度的情况下，自然界或人体中都会相应产生一种复气，以制止这种过度的岁运。

岁运太过之年，它要影响其所不胜，但这个影响到了一定程度，他便会产生复气来制止这个太过的岁运。例如，庚子年为金运太过，金可胜木，由于五行相制，火可克金，因此在木气被克过甚的情况下，火气便可以成为复气而产生异常。由于如此，在庚子年，在疾病上更考虑到肺病，肝病，同时也还要考虑到心病。

又如，辛丑年为水运不及，水不胜土，但由于五行相制，木气可便可以成为复气而产生异常，故该年在病候上可考虑到胃病、脾病，同时也可考虑到肝病。

由此可见，不论是岁运太过或岁运不及之年，一般都要考虑到本气，胜气，复气三方面。

太过之年，除本身之外，要考虑到我所胜和我所不胜。不及之年除本身以外，要考虑到我所不胜和胜我者所不胜。这些关系实际上也就是五行制化关系在运气中的具体运用。

除此之外，还可注意两点：

一是岁运太过之年，岁气来得较早。岁运不及之年，岁运来得较迟。

二是遇平气之年，不论是任何情况，其变化一般相对较小。

所有这些对病候的预测方法，对于预测气候是一脉同理的，可参照阅读，做到能举一反三。

推测各年气候和发病的特殊变化，还必须运用值年司天在泉的客气进行分析。这是因为各年气候和发病的特殊变化，与各年值年司天在泉之气密切相关，一般来说，司天之气主管上半年，在泉之气主管下半年。

仍以庚子年为例，年支是子，子午少阴君火司天；少阴是二阴，二阴司天必然是二阳在泉，故庚子年是阳明燥金在泉，故该年便是上半年君火火气用事，下半年是燥金燥气用事。在病候上上半年以热病心病较多，下半年便以燥病肺病较多。

不过值得注意，司天在泉之气虽然各主半年，但从总的情况来说，司天之气又可影响在泉之气和间气而主管全年。此外，也要考虑到司天在泉之气的五行属性相胜而作进一步的分析。

以庚子年为例，全年疾病除以燥热性质为特点外，并容易兼有风病肝病的表现。

每年气候和疾病流行的情况既然都可以应用上述计算方法加以推测，那么在预防疾病及将来诊断治疗上，当然就可以以之作为重要的参考。在预防方面，可以根据各年的气候和疾病的大致情况，做出各种预防措施。

比如说，庚子年按运气推算，天气应较燥热，热病偏多，易发抽风症状，疾病所属脏腑以心、肺、肝为主，故在该年可以根据这些情况采取相应措施，从而消除或减少对人体健康的不良影响。

运气所谈内容，如太过、不及、平气、天符、岁运……，都与预测、预防、诊断、治疗密切相关，只要灵活运用，必收意外妙效。

岁运太过与疾病的关系表

五运太过	木	火	土	金	水
气候特点	风气流行 云物飞动 草木不宁 甚者摇落	炎暑流行 火（火蒿）炳 水泉涸 物焦槁	雨湿流行 泉涌河衍 涸泽生鱼 风雨大至 土崩溃	燥气流行 肃杀而甚 草木敛 益干涸陨	寒气流行 大雨至 寒气早至 霜不时降
所伤	肝脾	心肺	脾胃	肺肝	肾心
症状表现	掉眩、善怒、巅疾、吐利、胁痛、食减、体重、烦闷	疟、少气、咳喘、血溢、血泄、注下、咽燥、耳聋、中热、肩背疼、谵妄、狂热、咳喘、息鸣、下热、泄泻	腹满、清厥、意不乐、体重烦满、（接左边）	两胁及少腹痛、目赤病疡、耳无所闻、胸痛，咳喘逆气	身热、烦心、躁悸、阴厥、上下中寒、谵妄、心痛腹大颈肿、咳喘、腹满肠鸣、流血、食不化

岁运不及与发病的关系表

五运不及	木	火	土	金	水
胜气	燥气大行	寒气大行	风气大行	炎火大行	湿气大行
复气	炎暑流火	大雨且至	肃杀霜霾	寒雨暴至	大风暴发
所伤脏	肝、肺、心	心、肾、肝	脾、肝、肺	肺、心、肾	肾、脾、肝
症状表现	中清胠胁挛、少腹挛、肠鸣、溏泄、寒热、疮疡、痈痤咳而衄	胸中痛，胁支满，膺背肩胛间两臂内痛，心痛、系瘀腹大、腹满、食饮不下、寒中、肠鸣、泄注腹满	飧泄霍乱、体重腹痛、肌肉酸、善怒胸胁暴痛、下引少腹、善太息、食少无味	血便注下、阴厥且格阳反上行头脑户痛、延及卤顶、发热口疮、甚则心痛	腹满身重、溏泄、寒疡流水、痛发、烦冤足痿清厥、跗肿、腹满浮肿、筋骨并辟、肉䐜息、目视䀮䀮、气并高中、痛于心腹

2012. 06

养 生 篇

部分古代养生歌诀诠释
《古代养生诗词歌赋》 选释

本人退休已整整十个年头了。自退休那天起，我就要求自己一定做到身退思想不退，牢记共产党员的宗旨，完全彻底为人民服务。作为一名中医，我首先用党和人民教给我的本领——医术，继续以毛主席的"老三篇"为指针，刻苦学习，努力实践，勤求古训，博采众长，树立良好医德，诚心救死扶伤。十余年来，我确实也这样做了，基本上按自己的"人生自律"行事："豁达乐观多兴趣，问心无愧少私欲。博爱情怀待他人，奉献举止处世事。"

在诊务频繁的同时，我忙里偷闲，辛勤笔耕，为传播中医的传统养生保健知识，博览群书，又根据自己的切身体验，编写了有"儒、道、释"三教的著名人物的养生之道，以及古今不少养生家的健身之道，其中不少篇幅已被县科学健身研究会编写出版的《金秋康乐漫谈》等书采用。实话实说，我每年都写几万字的有关文章。

去年6月13日，我又因上颚肿瘤，在中国医学科学院肿瘤医院作了较大的植骨手术，现在虽然牙未种、银、左小腿、足痛、麻、胀较严重，但精神尚好，头脑清晰，故我在戊子年伊始，动笔撰写有关养生健体方面的文章，计划含有散文、诗词及对中国古代养生诗词诠释等内容。拟名为《戊子年笔耕录》，约几万字。在身体许可的条件下，争取做到辛勤不懈，精心笔耕，深思熟虑，认真修正，以不断提高自己业务水平、知识范围，也为老朋友们增添阅读、欣赏、品味的保健资料，不亦快哉！

总之，我要充分利用人生有限的时间和精力，努力学习和工作，做到活到老，学到老，写到老，干到老，尽力发挥作用。

古代养生诗词歌赋选释

一、《三叟长寿歌》诠释

原诗

古有行道人①，陌上见三叟②；

年各百余岁，相与锄禾莠③；

住车④问三叟，何以得此寿？

上叟前致辞，内中妪貌丑⑤；

中叟前致辞，量腹节所受⑥；

下叟前致辞，夜卧不覆首⑦。

要哉三叟言⑧，所以能长久⑨。

2. 注释

①行道人：走路之人。

②三叟：三位老翁。

③相与：共同。相与锄禾莠：三位老翁尽管都已 100 岁，但还都在挥锄除草。

④住车：停车。

⑤内中：意为"家里"。古时称妻子为"内人"；妪：妇人，此指妻妾。

⑥量腹节所受：是说饮食要有节制，根据自己的肚量决定进食的多少。

⑦夜卧不覆首：此指在寒冷的夜晚，睡觉时不蒙头，要讲究姿势。

⑧要哉：即重要的意思。

⑨长久：活得长久，即长寿。

3. 诠释

本诗用"行道人"与"陌上三叟"的问答形式，告诉人们要想长寿必须注意的三点。因该诗做的时间较早，受时代限制，其内容比较简单，不够全面，但也颇合科学道理。为养生的重要因素。所以后人受了该诗的启发，又加以敷陈，演变成现代广为流传的《十叟诗》。

二、《十叟长寿诗》诠释

1. 原诗

昔有行路人，海滨逢十叟。

年皆百余岁，精神加倍有。

诚心前拜求，何以得高寿？

一叟捻须曰：我不湎旨酒①；

二叟笑莞尔②：饭后百步走；

三叟整衣袖：服务自动手③；

四叟柱木杖：安步当车久；

五叟摩巨鼻：清气通窗牖④；

六叟抚赤颊：沐日令颜黝⑤；

七叟稳回旋⑥：太极日月走⑦；

八叟理短鬓：早起亦早休；

九叟额首频：未作私利求；

十叟轩⑧双眉：坦坦无忧愁。

善哉十叟问，妙诀一一剖；

若能遵以行，定卜登上寿⑨。

2. 注释

①湎：沉醉；旨：滋味美。旨酒：美酒。

②莞尔：形容微笑。

③服务：从事劳动

④窗牖：窗户。

⑤颜黝：面色黑红，健康的表现。

⑥回旋：转身。

⑦日月走：白天晚上练。

⑧轩：高、扬。

⑨卜：预料。上寿：古时称100岁。

3. 诠释

该十叟长寿歌在民间广为流传。它还有其他一些版本，我发现多大同小异。其作者不详，大约是在读过《三叟长寿歌》后的基础上发挥而作。十位百岁老人，分别只用一句话介绍自己长寿秘诀。尽管如此，但十位百岁老人叙事时那神态、举止活灵活现，栩栩如生，让人感到颇有情趣。诗中的十位长寿老人的养生健体、益寿延年之道，归纳起来大概有以下几点：一是饮食清淡，不贪图美味佳肴，不嗜酒，平时的主要食物是各种蔬菜和五谷杂粮。二是坚持锻炼。饭后散步，出门安步当车，打太极拳，坚持活动筋骨，增强体质。三是生活自理，不懒惰，不养尊处优，能自己动手做的事，不让家人代劳。四是起居规律，不熬夜，不恋床，早睡早起，生活起居有规律。五是心胸坦荡，情绪稳定，遇事不愁，永远保持乐观、开朗的精神状态。应该说，这十位老人的养生保健经验是很符合现代养生科学的，且不难做到。谨望老朋友们认真汲取，坚持不懈，深信长寿定会伴随着您。

三、《登山》诠释

1. 原诗
峨峨①东岳②高，
秀极③冲间天。
岩中间虚宇④，
寂寞幽以玄⑤。
非工复非匠，
云构发自然⑥。
气象尔何物⑦？
遂令我屡迁⑧。
逝将宅斯宇⑨，
可以尽天年⑩。

2. 注释
①峨峨：形容山势高峻。
②东岳：指五岳之一泰山。
③秀极：极为壮丽。
④虚宇：指空房屋。
⑤玄：深奥，不可测度，幽以玄：幽静而且神秘。
⑥发自然：指泰山为大自然的创造，并非是人工开凿。
⑦气象：景色。尔：你。何物：为什么这样。
⑧屡迁：此指由于泰山景物非常奇妙，令诗人迁转观览不及。
⑨逝：离去。宅：住所。该句是说我将要离开我的住所，住进这个"虚宇"里去。
⑩天年：指自然界赋予人的岁数，古人认为应该是120岁。

3. 诠释
该诗的作者为东晋时期的谢道韫，著名女才子，安西将军谢奕之女，叔父乃淝水之战的指挥者谢安。她这首《登山》诗描写东岳景象，颇得自然之趣。诗中先写了泰山的险峻壮丽和幽静神秘，令人流连忘返，后写了诗人为这里的景色所迷，决心住到这里来，颐享天年。此诗借登山观景，说明了优美的自然环境对人的身心健康的重要性。

四、《忍字箴》诠释

1. 原诗
七情①之发，唯怒为遽②，众怒③之加，唯忍为是。忍之又忍，愈忍愈励④，过一百忍，为张公艺⑤。不乱大谋，乃其有济⑥，如其不忍，倾败立至。

2. 注释

①七情：中医所说的喜、怒、忧、思、悲、恐、惊七种情志。

②遽：突然，指其最容易伤害身体。

③众怒：各种怒气聚集在一起。

④励：劝勉。

⑤张公艺：历北齐、北周、隋、唐四代，寿九十九岁。张公艺自幼有成德之望，正德修身，礼让齐家，立义和广堂。制典则，设条教，以戒子孙，是以父慈子孝，兄友弟和，夫正妇顺，姑婉媳贤，九代同居，合家九百人，每日鸣鼓会食。唐时，高宗与武则天率文武大臣、宫妃命妇去泰山封禅。车驾过寿张（今鱼台县），闻张氏九世同居，问张何能如此，张答："老夫自幼接受家训，慈爱宽仁，无殊能，仅诚意待人，一'忍'字而已。"遂请纸笔，书百"忍"字以进。高宗连连称善，并赠绢百匹，以彰其事。

⑥乃其有济：《尚书》言"必有忍，其乃有济"，"济"指济世，即救济世人。

3. 诠释

该诗为明代著名思想家陈献章所著。

本诗主要是写了一个"忍"字的必要性和重要性。在所有情绪中，怒是最容易伤害身体的负性情志。中医讲："怒伤肝"，怒即常说的"生气"，中医又有"气为百病之源""气杀人"等说法。所以，遇有不公平和让人气恼之事，应该忍耐，在忍耐中锻炼自己的性情，在忍耐中修炼自己的涵养。只有不断地做到忍，才能成就大事，救济世人，也才能成为长寿者。如果不忍，失败和烦恼便顷刻而出。我登过祖国的不少大山，如峨眉山、青城山、武夷山、黄山、泰山、崂山等，其处均有古庙建筑，所有庙中常见有一大佛，门前大都写有一副颂佛的对联，即：大肚能容，容天下难容之事；开口便笑，笑世间可笑之人。我觉得这幅对联实成为我们修炼忍耐品行、培养宽容情操的座右铭。不过也应提醒，任何忍耐都是有限度的，这里仅指一切无关紧要和非原则的事情。而在大是大非面前，则需另当别论，绝不能以"忍"为由，放弃原则。

五、《莫恼歌》诠释

1. 原诗

莫要恼，莫要恼，烦恼之人容易老。

世间万事怎能全，可叹痴人愁不了。

任你富贵与王侯，年年处处埋荒草。

放着快活不会享，何苦自己寻烦恼。

莫要恼，莫要恼，明月阴晴尚难保。

双亲膝下俱承欢，一家大小都和好。

粗布衣，菜饭饱，这个快活那里讨？

富贵荣华眼前花，何苦自己找烦恼。

2. 诠释

该诗是清朝石成金所撰，内容浅显，无须注释。但对养生来说，这是一篇很有意义的短文。我在临床上常见不少人员因晋升、调工资、名利等不公，而患上很严重的脑血管病患，更有甚者，丢了性命。看了此文，古人尚且知道的气恼的严重后果，何况现代的我们呢？所以我劝老友们，欲求健康长寿，还是莫气恼为好。

六、《孙真人卫生歌》（节选）诠释

1. 原诗

天地之间人为贵，头像天兮足像地，父母遗体①宜保之，箕裘②五福③寿为最。卫生④切要知三戒，大怒大欲并大醉，三者若还有一焉，须防损其真元气。欲求长生先戒性⑤，人能戒性还延命。贪欲无穷忘却精，用心不已失元神⑥。劳形散尽中和气，更信何能保此身。心若太费费则竭，形若太劳劳则怯。神若大伤伤则虚，气若大损损则绝。世人欲识卫生道，喜乐有常嗔怒少，心诚意正思虑除，顺理修身去烦恼。春嘘⑦明目，夏呵⑧心，秋呬⑨，冬吹⑩肺肾安，三焦嘻出烦热停，四季常呼⑫脾化餐。切忌出声闻口耳，其功尤胜保神丹⑬。发宜常梳气宜炼，齿宜频叩津宜咽。子欲不死修昆仑⑭，双手指摩常在面。春月少酸宜食甘，冬月宜苦不宜咸。夏月增辛减却苦，秋月辛省便加酸。冬月少咸甘略戒，自然五脏各平安。若能全减⑮身康健，滋味偏多多病难。

春寒莫放绵衣薄，夏月汗多宜换著。秋冬衣冷渐加添，莫待病生才服药⑯。惟有夏月难调理，伏阴在内忌凉水，瓜桃生冷宜少餐，免致秋来成疟痢。日食须当去油腻，太饱伤神饥伤胃。太渴伤血并伤气，饥餐渴饮勿太过，免致膨脝⑰伤心肺。醉后强饮饱强食⑱，未有此生不成疾。人资饮食以养生，去其适者自安适。食时徐行百步多，手摩脐腹食消磨。夜半灵根灌清水⑲，丹田⑳浊气切须呵。

饮酒可以陶性情，大饮过多防有病。肺为华盖㉑倘受伤，咳嗽劳神能损命。慎勿将盐去点茶㉒，分明引贼入肾家。下焦虚冷令人瘦，伤肾伤脾防病加。坐卧切防脑后风，脑内入风人不寿。更兼醉饱卧风中，风才一入成灾咎。

身安寿永福如何，胸次平夷㉓积善多。惜命惜身兼惜气，请君熟玩卫生歌。

2. 注释

①遗体：父母给予子女的体格。

②箕裘：《礼记》曰："良冶之子，必学为裘；良弓之子，必学为箕。"良冶、良弓指善于冶金和造弓的人，意思是儿子往往继承父业。时因以"箕裘"比喻祖先的事业。在这里孙思邈以道家的思想、把人的寿命长短也看作是受之于父母，故用"箕裘"表相继之意。

③五福：《尚书·洪范》曰："五福：一曰寿，二曰富，三曰康宁，四曰攸好德，五曰考终命。"攸好德，谓所好者德；考终命，谓善终。

④卫生：保护生命。

⑤性：指暴躁的性格。

⑥元神：道家指经过修炼后得到的灵气或真气，可以冲出体外。

⑦～⑫ 春嘘、夏呵、秋呬、冬吹及嘻、呼等，是根据季节的不同，以不同的调息方法吐纳、引导之气。

⑬保神丹：并非是指实际的方子而是指保养精神的丹药。

⑭昆仑：人之脑袋。

⑮全减：都少吃

⑯莫待病时才服药：此句是论提早做好预防，不要等着得了病才服药。

⑰膨脝：指腹部胀大。

⑱醉后强饮饱强食：酒醉后依然继续喝，吃饱了还要继续吃。

⑲清水：指口中津液；灵根：指肾，夜半灵根清水：指夜半静坐，舌抵上腭，津液口中溢，咽下以补肾气。

⑳丹田：人身脐下三寸处。

㉑华盖：此指肺。

㉒慎勿将盐去点茶：不要把盐放在茶里去喝。

㉓平夷：平和坦荡。

3. 诠释

该诗为唐代大医学家、养生家孙思邈的中药养生文献。孙氏乃京兆东原（今陕西省耀县孙家塬）人，生于隋开皇元年（581 年），享年 102 岁。历史上被尊称为"药王"。

孙思邈是古今医德医术堪称一流的名家，是历代医家和百姓尊崇备至的伟大人物。他的名著《千金方》，将"大医精诚"的医德规范放在了极其重要的位置上专门立题，重点讨论，对后世影响极大，我本人的医德医风医术，均受到了孙氏的教诲所得。该诗提出了许多重要的养生思想，如四季饮食原则、卫生三戒、强调养性、注意避害、行善事等，至今仍颇有指导意义。全诗通俗易懂，不深奥，非常适合老年朋友们阅读和力行。

七、《孙真人养生铭》诠释

1. 原诗

怒盛偏伤气[1]，思多太伤神[2]；神疲心易役[3]，气弱病伤侵。勿使悲欢极，当令饮食均。再三防夜醉[4]，第一戒晨嗔[5]；夜静鸣云鼓[6]，晨兴漱玉津[7]；妖邪难犯己，精气自全身；若要无百病，常须节五辛[8]。安神当悦乐，借气保和纯。寿夭休论命，修行[9]本在人。若能遵此理，平地可朝真[10]。

2. 注释

①伤气：此指大怒损伤肝脏之气。

②伤神：指思虑过多容易耗伤人的精神。

③役：《说文》"戍边也"，引申为劳苦、劳倦。

④夜醉：是说夜间醉酒。因醉后入房，必大耗其精，造成精气亏乏，故要警惕夜醉。

⑤晨嗔：早晨的怨怒。作者认为如果早晨情绪不好，会对一天的身体健康有影响。

⑥鸣云鼓：亦称鸣天鼓，即用双手手掌捂住耳朵，食指压在中指上，不断地弹击后脑勺。此保健功法，宜在夜深人静时做。

⑦漱玉津：指不断地吞咽唾液。此亦为保健功法，宜在晨醒未起之时做。

⑧五辛：《本草纲目》指大蒜、小蒜、韭、芸苔、胡荽，此泛指各种辛辣食物。

⑨修行：原指佛教徒依据教义去实行，此指修身养性并实践。

⑩朝：水流归海曰朝，此引申为达到；真，本原也，自然之道也，此指人类本来应达到的自然寿命。平地可朝真：意谓平常之人亦可达到本来应享有的天年。

3. 诠释

该诗亦为孙思邈的作品。所谓"铭"：是指在器物碑碣等上面铸或刻的文字，在这里即有鞭策、勉励、提醒的意思。本诗提出了养生的一些具体措施，如不要发怒、调摄精神、放松情绪、功法锻炼、醉勿入房、节制辛辣食物等，这些主张即使现在看起来也是切实可行的。尤其是孙氏在诗的最后提出的"寿夭休论命，修行本在人"的观点，充满了唯物主义精神，在那古老的年代，真是难能可贵了。

八、《江村》诠释

1. 原诗

清江一曲抱村流[1]，

长夏②江村事事幽。

自去自来③梁上燕，

相亲相近④水中鸥。

老妻画纸为棋局⑤，

稚子敲针作钓钩。

但有故人供禄米⑥，

微躯此外更何求⑦？

2. 注释

①江：指浣花溪；抱：环绕。

②长夏：长长的夏季。

③自来自去：随意来去。

④相亲相近：形容鸥鸟和乐相依。

⑤画纸为棋局：把棋盘画在纸上。

⑥钓钩：鱼钩。

⑦禄米：生活用度。

⑧微屈：谦辞，微贱的身体。

3. 诠释

该诗的作者是唐代大诗人杜甫。本诗作于唐肃宗上元元年（公元760年）。此前，诗人经过四年的流离生活，从同州回到绵州，来到了尚未遭到战乱骚扰的成都郊外，浣花溪畔。时值初夏，江流曲折，水木清脆，一派恬静幽雅的田园景象。诗人因之借《江村》题诗，放笔咏怀。

该诗首联第二句"事事幽"三字，统领全篇。中间四句，紧紧扣住"事事幽"，一路叙下。梁间燕子，时来时去，自由自在；江上的鸥，忽远忽近，相亲相近，表现了一种忘机不疑、乐群适性的意趣。不仅美好夏景让人陶醉，家中的恬静也使诗人惬心快意；老妻画纸为棋局的痴情慈态，望而可亲；雅子敲针做钓钩的天真无邪，弥觉可爱。在诗人的眼中，一切都是那么优雅、恬静。长期的动荡生活使诗人深受离乱之苦，如今又找到安静之处、栖身之所，重与家人团聚，怎能不让诗人感到欣喜和满足呢？

人们皆知，幽雅的居住环境也是老年人养生的重要方面。杜甫在晚年选择了这样一个优雅、恬静的地方居住，显然对养生有益。愉快的心情有时与环境是息息相关的，可能很多老年人都有深刻体验吧？

九、《海漫漫》诠释

1. 原诗

海漫漫，直下无底旁无边①。云涛烟海最深处，人传中有三神山②；山上多生不死药，服之羽化③为天仙。秦皇汉武信此语，方士④年年采药去；

蓬莱今古但闻名，烟水茫茫无觅处。海漫漫，风浩浩，眼穿不见蓬莱岛；不见蓬莱不敢归，童男丱女丹中老⑤。徐福文成多诳诞⑥，上元太一虚祈祷⑦。君看骊山顶上茂陵头⑧，毕竟悲风吹蔓草！何况玄元圣祖五千言⑨；不言药，不言仙，不言白日升青天⑩。

2. 注解

①直下无底旁无边：是指海极深极广。

②三神山：指方丈、蓬莱、瀛洲这三座古来相传的海中三座神山。

③羽化：旧时迷信的人说仙人能飞升变化，把成仙称为羽化，如苏东坡的《前赤壁赋》中就有"飘飘手乎如遗世独立，羽化而登仙"的词句。

④方士：指有方术的人。

⑤丱女：此指童女。丱，音贯，指把头发束成两角的样子。

⑥徐福：秦时方士，秦始皇派他带童男丱女数千人，入海求仙；文成：汉时方士，以鼓吹鬼神方术为武帝所信任，后因骗局拆穿而遭杀戮。

⑦上元：即上元夫人，传说中高贵端庄的女仙；太一：即太乙，天帝神。虚祈祷：白白地祷告。该句是说对神仙的祷告是徒劳的。

⑧骊山：位于陕西临潼县南，秦始皇葬于此；茂陵：位于陕西兴平县东北，是汉武帝的坟。这句诗是说秦皇汉武一生追求长生不老，最后还是归入坟墓，如今他们坟头上的草在风中抖动。

⑨玄元圣祖：指老子，被唐朝皇族攀认为始祖，称其为"大圣祖高上大道阙玄天皇大帝。"五千言：指老子的《道德经》。

⑩白日升青天：为道教迷信之言，意思是人服了炼成的金丹，便能成仙，能够大白天飞上天空。

3. 诠释

该诗为唐代大诗人白居易所作。元和四年（公元809年），白居易住左拾遗，创作了大型讽喻性的组诗《新乐府》，共有五十首。《海漫漫》是其中的第四首。原序云："戒求仙也"，此为他创作这首诗的主导思想。自秦汉以来，方士神仙之说对人们一直有很大的吸引力。唐代迷信教徒，炼丹服药以求长生，更成为上层社会的风气，而与诗人同时代的唐宪宗李纯尤为信奉。诗人写秦始皇、汉武帝的求仙故事，从历史事实方面力斥信方士、求神仙之非，目的在于讽喻宪宗。但宪宗并未从中吸取教训、终于因此服金丹，精神失常而终为太监所杀。全诗以具体的描述揭示求仙之事纯属虚妄，死亡不可避免的道理。讽刺了以求仙博取长生的错误想法；同时说明了他自己"不言药，不言仙，不言白日升青天"的思想。

该诗言简意赅，语意警世，既足以使迷信者深省，又可使人们正确对待人生，走出"信巫不信医"的糊涂观念！

十、《摄养三字经》诠释

1. 原诗

薄滋味①，省思虑②，节嗜欲，戒喜怒，惜元气③，不苟言④，轻得失，破忧阻⑤，除妄想，远好恶，收视听⑥，勤内顾⑦。

2. 注解

①薄滋味：此指要饮食清淡。

②省思虑：指思虑不要太多。

③元气：又称为"原气""真气"，中医认为元气为人体最根本、最重要的气，是人体生命活动的原动力。

④不苟言：指说话要经过考虑，不轻浮狂妄。

⑤破忧阻：是说要避免过度忧愁。

⑥收视听：指耳不闻污秽之声，目不视淫秽之色。

⑦勤内顾：经常反省自己。

3. 诠释

该诗出自南宋张杲的《医贯》一书中。它提出了不少非常好的养生方法。但其主要讲的是精神方面的调养。如省思虑、戒喜怒、轻得失、破忧阻、除妄想、远好恶、勤内顾等，对老年人的养生确实有一定的知指意义。中医讲的情志防治，现在说的心理疗法，均与此相同。同时说明这些很有科学道理。

十一、《不致仕》诠释

1. 原诗

七十而致仕①，礼法②有明文；何乃③贪荣者，斯言如不闻？可怜八九十，齿坠双眸昏。朝露贪名利，夕阳忧子孙。挂冠顾翠緌④，悬车惜朱轮⑤。金章⑥腰不胜，伛偻入君门。谁不爱富贵？谁不恋君恩？年高须告老，名遂⑦合退身。少时共嗤诮⑧，晚岁多因循。贤哉汉二疏⑨，彼独是何人？寂寞东门路⑩，无人继去尘。

2. 注解

①致仕：退休。唐代规定，官员到了七十岁就应该退休了。

②礼法：规章。

③何乃：为何。

④翠緌：官帽上的装饰物。

⑤朱轮：红色的车轮。

⑥金章：挂在腰上表示官阶的标志。

⑦遂：成。

⑧嗤诮：讽刺责备。此句是说对于那些该退不退、贪恋官位的，人们在年轻的时都很鄙视，而自己到了晚年却对官位恋恋不舍。

⑨汉二疏：指汉代的疏广和疏受叔侄俩，自幼好学，博通经史。汉宣帝时，二叔任太子太傅、太子少傅，被称为贤大夫，后称病还乡，将皇帝和皇太后赐给的黄金散赠乡里贫寒之家。他们是古代主动退休的典范。

⑩东门路：二疏是从京城东门退休还乡的，所以后人就将东门泛指为退休之路。寂寞东门路，无人继去尘：此二句是说，像这样主动按时退休的道路却没有人跟着走，使东门"寂寞"令人叹息。

3. 诠释

在唐代时，一个高官若能在老年按时退休，享受着优厚的退休金和医疗福利的待遇，无任何公事牵挂，无忧无虑地安度晚年，这无疑为大多数人可望而不可及的福分，本应好好享受才对。但是有些年届退休高龄的高官却因为种种原因，贪恋官位，迟迟不肯退休，做了身在福中不享福的蠢事。诗人白居易有感于这种情况就写了这首《不致仕》的诗，对那些七、八十岁还不肯让位的官员进行了辛辣的嘲讽。诗人把那些年老体衰、耳聋眼花却仍占据高位的不肯退休的人的形象做了惟妙惟肖的描写，非常生动有趣，这让现实社会中害怕退休、影响食眠、有害身心健康的人，应该进行深深思考。

十二、《自觉》诠释

1. 原诗

四十未为老，忧伤早衰恶①。前岁二毛②生，今年一齿落。形骸日损耗，心事同萧索③。夜寝与朝餐，其间味亦薄。同岁崔舍人，容光方灼灼④。始知年与貌，衰盛随忧乐。畏老老转迫，忧病病弥缚⑤。不畏复不忧，是除老病药。

2. 注解

①衰恶：衰老的厉害。恶：厉害。

②二毛：花白的头发。

③萧索：缺乏生机，不热闹。心事同萧索，指思想越来越僵化，不活跃。

④灼灼：容光焕发的样子。

⑤缚：缠绕。

3. 诠释

这是白居易所作《自觉》诗之一。白氏不仅是一位忧国忧民的伟大诗人，而且是一位善于思考的养生专家。他把与自己同岁的崔舍人作了比较，为什么自己形骸一天一天损耗，而人家却容光焕发、精神灼灼呢？通过思考他发现，原来形体的盛衰和精神的忧乐有着极为密切的关系，你越是怕老，老却越逼近你，你越是担心病，病却更加来缠身。自己觉悟到这样一条道理：那就不用再怕老，也不用再忧病，实践证明这是一种除老祛病的良药。对此，我自己深有体会：虽然动过四次手术，开过十多刀，还患过急性黄疸型肝炎，但我从来不忧病，不怕老，故身尤健在，尚可诊病、写作呢！

十三、《永崇里观居》（节选）诠释

1. 原诗
何必待衰老，然后悟浮休①……
朝饥有蔬食，夜寒有布裘。
幸免冻与馁②，此外复何求。
寡欲虽少病③，乐天心不忧。
何以明吾志④，《周易》⑤在床头。

2. 注解
①浮休：生和死。或说即指"生死"。《庄子·刻意》："其生若浮，其死若休。"
②馁：饥饿。
③寡欲虽少病：欲望越少，虽然可以少患病（言外之意还不是最高境界，最高境界即指后边的"乐天"）。
④志：志向、志愿。
⑤《周易》：即《易经》，儒家经典著作之一，号称"群众之首"，其中有许多内容具有唯物辩证法思想。

3. 诠释
这是伟大诗人和养生家白居易的又一名著。

白居易的主要养生经验就是知足常乐、乐天不忧，这在该诗中表现得最为突出。他认为何必在衰老时才对生死有所感悟，饥饿时有粮食、蔬菜吃，寒冷时有毛皮衣服穿，不至于挨冻和挨饿，此外还有什么欲求之事呢？再进一步说，欲望不多可以少生病，但天天快乐更是可以让心里少生烦恼而少生疾病，这就是平时对生死的真切感悟。

白居易的这种乐天情绪，非常值得我们老年人效仿。因古云："乐天长寿"嘛！而现今的老年人，就拿我们县咨询委和县老年科学健身研究会的老友们来说，人人都有退休工资，可以毫不客气地说，吃、穿是根本不成问题的，还说什么"冻与饿"。但我们是否每天都能快乐的生活呢？有的人可能就没有做到这一点。他们经常为一些事情表现出不必要的烦恼，比如儿女、孙辈不如意的事情啦，退休工资的你多我少啦等等，忧虑不已，落落寡欢，使自己经常处于一种郁闷状态。这样的老人，我劝他最好读一读白居易的这首诗，定会对日常生活有一种新的感悟，对今天太平盛世，会感心满意足，从而获得诸多有益的启示。

十四、《负终日》诠释

1. 原诗

杲杲①冬日出，照我屋南隅。

负暄②闭目坐，和气生肌肤。

初似饮醇醪③，又如蛰者苏④。

外融百骸⑤畅，中适⑥一念无。

旷然忘所在，心与⑦虚空俱。

2. 注解

①杲杲：太阳很明亮的样子。

②负暄：晒太阳。

③醇醪：醇酒。

④蛰者苏：冬眠后苏醒。

⑤百骸：所有的关节、血脉

⑥适：相宜。

⑦与：随着。

3. 诠释

冬日严寒，此时的阳光温暖、亲切，诗人在诗中道出了冬日晒太阳并做导引术时的感受：初时如饮味道醇厚的美酒，使人陶醉；又如冬眠苏醒使人振奋；阳光温暖使人百骸通畅，又使人心境平和而不存杂念。这就是顺乎自然，又充满了盎然生机，它和诗人的整个心灵融成一片了。

其实，不仅要在冬季晒太阳，更科学的养生应该是一年四季都接受阳光的沐浴。阳光能提高人的肌肤免疫力，增强人体内荷尔蒙激素，清除身上的致病微生物。是一种增进健康、延缓衰老的健身方法。何不经常走入阳光中，享受这大自然的馈赠呢？当然，晒太阳要注意适度，以免太过晒伤皮肤。

至于导引术的意境，有的人好像觉得越玄越好，殊不知，他的绝妙之处在于返璞归真，顺乎自然，在于心无旁骛、排除一切杂念。白居易就达到了这种境界。难怪他的诗虽跨越了一千年多，至今仍有着极大的生命力。谈生，谨望诸多老友们，认真颂读、仔细品味，以从中汲取对我们自身有益的养生之道。

十五、《孙真人枕上记》诠释

1. 原诗

侵晨①一碗粥，晚饭莫教足。撞动景阳钟②，叩齿三十六。大寒与大热，且莫贪色欲。醉饱莫行房，五脏皆翻覆。欲火艾慢烧③，身争④独自宿。坐卧莫当风，频于暖处浴。食饱行百步，常以手摩腹。莫食无鳞鱼⑤，诸般禽兽肉。自死⑥禽与兽，食之多命促⑦。土木为形象⑧，求之有恩福。父精母生肉，那忍分南北？惜命惜身人，久白光如玉。

2. 注释

①侵：接近之意。侵晨：快到早晨。

②景阳钟：是说在南齐武帝以宫深不闻端门鼓漏声，置钟于景阳楼上。宫人闻钟声，早起装饰，后人称之为景阳钟，意为起床时。

③艾：艾绒，幔烧，比喻节欲。

④身争：自己争取。

⑤无鳞鱼：有人认为无鳞鱼是秽物，病人吃后会加重病情或诱发原有病情。其实无鳞鱼和有鳞鱼，只是鱼种不同而已，二者在营养价值上并无很大差别。当然，有的无鳞鱼可能胆固醇更多些。

⑥自死：指不是宰杀的。

⑦命促：生命短暂。

⑧土木为形象：形体像土木一样自然，比喻人的本来面目，不加修饰，即顺应自然。

3. 诠释

唐代伟大的医学家、养生家在本诗中，主要讲了晚饭不要吃得太饱，经常叩齿，房事避免过多，坐卧避风，饭后百步，不要吃有问题的鱼肉等。这些论述，都是养生的宝贵经验，对保证身体健康很有意义。当然，他的论述也有一定的局限性，这与当时的科学水平和养生意识有关。例如他提倡"身争独自宿"，这要分情况而定，我们主张老年人最好不要分居而卧，因为这对老两口的互相关照不利。

十六、《孙真人十二多》诠释

1. 原诗

多思则神殆①，多念则志散②。

多欲则志昏，多事则形劳。

多语则气亡，多笑则脏伤。

多愁则心慑③，多乐则语溢④。

多喜则志忘昏乱⑤，多怒则百脉不定⑥。

多好则专迷不理⑦，多恶⑧则憔悴⑨无厌。

2. 注解

①殆：危险不安。神殆：此指精神不振。

②志散：指意志涣散。

③慑：恐惧，害怕。

④溢：指水满外流，引申为过度、超出。语溢：指语言过度。

⑤昏乱：此指神志昏乱。原因是过喜伤心所致。中医讲："心藏神""心主神明""喜伤心"是也。

⑥百脉不定：这里是指气血运行紊乱。原因是大怒伤肝。中医讲"肝藏血"，"肝主疏泄"，故与人之气机有关，故肝气受损后，则气血运行紊乱。

⑦专迷不理：耽于爱好就缺乏理智。

⑧多恶：对什么事都讨厌做。

⑨憔悴：指面色不润泽、困顿萎靡貌。

3. 诠释

该文主要论述精神活动过滥时，对人体"神"的不良影响。中医讲"内伤七情"，是指七情虽为人之本能，但太过不及都是病。人身有三宝"精、气、神"也，神旺则身健，神疲则身怠。而人要养神，就一定做到恬淡虚无，志闲淡泊而少欲。欲、愁、怒等自然不应过多，一旦过之，就要立即自身调节；即使喜、笑、乐、好等所谓"好事"，也不能太过，"太过"为病，过犹不及，会走向反面。孙真人的这些论述，充满辩证法，对老年人养生很有指导意义。

十七、《病家十要》诠释

1. 原诗

一择名医，于病有裨①，不可不慎，生死相随。二肯服药，诸病可却，有等②愚人，自家担阁③。三宜早治，始则容易④，履霜不谨，坚冰即至⑤。四绝空房⑥，自然无疾，倘若犯之，神医无术。五戒恼怒，必须省悟，怒则火起，难以救护。六息妄想，须当静养，念虑一除，精神自娱。七节饮食；调理有则，过则伤神，过饱难克⑦，八慎起居，交际当法，稍若劳役，久气愈虚。九莫信邪，信之则差⑧，异端诳诱，惑乱人家。十勿惜费，惜之何谓，请问君家，命财孰贵⑨？

2. 注解

①裨（bì）：补益，帮助。

②有等：有这样一些。

③担阁：通耽搁，即耽误。

④始则容易：病情一开始往往容易医治。

⑤履霜不谨，坚冰即至：《易经·坤》："履霜坚冰至。"指踏上霜就知严冬快要到来。此句意为对疾病有所察觉时，如不早治，就会带来严重后果。

⑥绝空房：指在生病期间禁止同房。

⑦克：克制，消化。

⑧差：差错。

⑨孰：哪个。

3. 诠析

该诗的作者是龚廷贤，字子才，号云林，江西金溪人，明代著名医学家，著有《寿世保元》《药性歌括四百味》等书。该诗选自《万病回春》一书。通俗易懂，流传甚广，是极为重要的中医康复学文献。本书主要说明了作为一个病人，应怎样正确对待疾病及病后如何调养。原文中的一些康复措施，至今仍有重要意义。如节制房事、安心静养、饮食有节、起居有常等。特别是我认为诗中有几个观点非常值得病人借鉴：一是应请名医。名医都是在多年的临床实践中积累了丰富治疗经验的，请名医看病可以减少误诊率。二是有病早治，许多病都是早治效果好，尤其是恶性病变，到了晚期既是神医也无力回天。三是科学治病，不要盲目听信别人的"诱惑""诓骗"，当然尤其不要随便听信广告、小报，最好到大医院去看病，遵从医嘱。四是不要舍命不舍财，有病就要去医院看，不要心疼钱而不去看病，如此极易小病酿成大患。劝告老年朋友们，牢记上述告诫，珍惜自己的身体，做到身心康健、欢度晚年！

十八、《十寿歌》诠释

1. 原诗

一要寿，横逆之来①欢喜受；

二要寿，灵台②密闭无情窦③；

三要寿，艳舞娇歌④屏左右⑤；

四要寿，俭以保贫常守旧⑥；

五要寿，远离恩爱如仇寇⑦；

六要寿，平生莫遣⑧双眉皱；

七要寿，浮名不与人争斗；

八要寿，待客忘费娱清昼⑨；

九要寿，谨防坐卧风穿牖⑩；

十要寿，断酒莫教滋味厚。

2. 注解

①横逆之来：凶暴或无理的待遇。

②灵台：心灵。

③情窦：指情意的发生或男女爱悦之情的萌动。

④艳舞娇歌：年轻漂亮的女子跳舞唱歌。

⑤屏左右：不叫在身边发生

⑥守旧：指照从前贫困的生活方式过日子。

⑦仇寇：敌人。

⑧遣：让、叫。

⑨费：过去了，娱：娱乐，清：白。

⑩牖：宽广，全句是说不要在穿堂风的地方坐着和躺着。

3. 诠析

该诗的作者是清代著名史学家褚人获，小说《隋唐演义》的作者。本书提出了养生的十项原则。作者认为做到这些定能实现长寿。第一是讲对外界强加于自身的侮辱或意外灾祸，应不急不气不惊不慌。"欢喜"当然是夸张的说法，天下之人谁也不愿意受人侮辱，这些只是讲加强修养，善于忍受一些难忍的事情。第二、三、四条讲要绝情欲、戒女色、远离房事。古人认为，夫妻房事对男子会有损伤。这是古代养生学的认识，当然有其局限性。因按现代科学的观点来看，正常而有规律的夫妻生活会对人的身心有益，只要不纵欲即可。第五条讲要勤俭，勿奢侈。第六条讲要乐观，莫忧愁，对养生尤为重要。第七条讲不与人争名，含清心寡欲、淡泊名利之意。第八条讲与谈得来的客人聊天，不知不觉过了一整天，这是任人愉快的事情，每逢这时，人们都会感到心情特别好，身体也感到舒适。第九条谈起居要防风寒，第十条说戒酒及饮食要清淡，此为老生常谈，无须细讲。

本《十寿歌》讲的道理，浅显易懂，绝大多数与我们现在所宣传的养生保健知识相类似，我们老年人可以作为养身健体的参考资料。

十九、《养生三字经》诠释

1. 原诗

软蒸饭，烂煮肉①；温羹汤，厚毡褥②；少饮酒，惺惺宿③；缓缓行，双拳曲④；虚其心⑤，实其腹⑥；丧其耳⑦，立其目⑧；久久行，金丹熟⑨。

2. 注释

①烂煮肉：煮肉要烂，因老年人消化功能较差，肉必须煮得烂熟才能吃。前一句"软蒸饭"意同。

②厚毡褥：是说老年人盖的被褥应该厚实，以免着凉。当然，这里所说的"厚实"是相对的，也不能捂得满头大汗。

③惺惺宿：惺惺，醒悟，是说在不困的时候该睡觉也要睡，保证睡眠充足。

④双拳曲：曲，弯曲，指双手自然垂放，不要人为紧张地握着拳头。

⑤虚其心：指思虑、欲望要少。

⑥实其腹：是说多读书以充实自己。

⑦丧其耳：指耳不妄听没用的东西。

⑧立其目：指目不斜视。

⑨金丹熟：金丹炼好了。

3. 诠释

本诗的作者是北宋著名文学家苏轼。他与他的父亲苏洵、弟弟苏辙皆以文学名世，世称"三苏"，而其中尤以他的成就最为突出，是中国历史上少有的文学和艺术天才。本诗的主要精神是：老人由于消化能力差，所以饭要蒸得软些，肉要煮得烂些；并且喝的羹汤要热，衣着被褥要厚些，才不至于内外寒凉。酒要少喝，并要多多休息，谨慎，以防跌倒。且心境要放宽些，不要紧张，还要少用耳朵和眼睛。平时思虑和欲望要少，做到"非礼勿听，非礼勿视"，以清心寡欲，怡情养性。照此饮食起居，并持之以恒，定能有效地保养身体，健康长寿。

但本诗中也可看出苏东坡养生保健的局限性。即诗的最后一句"金丹熟"。不少读书人皆知，历史上的苏东坡崇尚道教，炼养金丹服食，渴望自己具有神仙那样的美学人格，展示无穷的审美意蕴，他这是受了当时社会风气的影响。从科学角度讲，这是不可取的。因服食金丹不但不会成仙得道，反而会损害身体，造成中毒。从历史的实践看，没有一人是通过炼丹和服食金丹而获得长寿的，对于这一点，我们老年人务必认识清楚，正确对待。

二十、《多少箴》诠释

1. 原诗

少饮酒，多吃粥；多茹①菜，少食肉；少开口，多闭目；多梳头，少沐浴；少群居，多独宿；多收书，少积玉②；少取名③，多忍辱；多行善，少干禄④。便宜勿再往，好事⑤不如没。

2. 注解

①茹：吃。

②玉：借指财务

③名：功名；取名：求取功名。

④干：追求；禄：利禄。

⑤好事：占便宜的事。

3. 诠释

该诗为清代褚人获《坚瓠三集》卷二中的一篇。这首歌概括了前人关于养生的经验，提出了八多八少的原则。分析起来，不无道理。第一条讲少饮酒，第二条讲多吃蔬菜，这是古代养生学一贯主张的素食原则，兹不多论。第三条讲少开口，意思是多言伤气，且祸从口出，会招惹是非。多闭目是取"闭目养神"之意，使元气不外泄，心神不受扰，这当然有利于健康。第四条多梳头是因为梳齿摩擦头皮，有益于头发的保养，且可以提神醒脑，有助于思维；少洗浴是因为古代浴室简陋，缺乏必要的保暖设施，冷天洗浴容易受寒。这也是不少养生学家的主张。孙思邈的《千金方》中就有"不欲数数沐浴"的话，元代丘处机的《摄生消息论》也说："冬月阳气在内，阴气在外，老人多有上热下寒之患，不宜沐浴。"用今天科学的观点来看，这一条值得商榷，如果浴室条件好，没有受寒的不利因素，多洗浴对促进肌肤与身体健康有利。第五条，古人不赞同群居，是因为群居时人员复杂，易于疾病传染，且多人同室呼吸，空气混浊。独宿有两重含义，一是有别于"群居"，独居时能有一个清静的环境，二是有别于"夫妇同房"，古人认为，夫妻同衾，难免煽起欲火，导致性生活无节制，损伤身体。第六条，多收书指读书可以明白道理，可以促进思维；少积玉指不要贪聚财物，防止骄奢淫逸对身心的危害。第七条多忍辱是古人修身养性的重要原则，意思是受辱时要有宽宏的肚量，不要因为激情而做出不冷静的事情以招致更大的祸患。少取名是指名高遭忌，不如不求闻达为稳便。第八条多行善是佛家与道家的一贯宗旨，其意义在于我与人为善，人人亦与我友好，从而造成有利于养生的人际关系，益于健身的良好环境。少干禄正是道家"无为"的主张，他们认为当官身心俱劳，而且官场复杂，仕途险恶，应酬多违心之事，轻者产生不愉快，重者引发祸端。尤其是年老多病时，应尽早解职归隐田园为上。比如白居易晚年时眼病严重，非常痛苦，他有诗说："医师尽功先停酒，道侣争教早罢官"，此语正符合这篇《多少箴》中所讲的第一、第八两条原则。全篇的末句说"便宜勿再往，好事不如没"，这是讲避免"占小便宜吃大亏"的道理，把养生的要点归结到清心寡欲上来。足见古人讲养生之道，不仅注重养形，更是注重养心。

《多少箴》是古代养生歌诀中比较典型的一篇，因为它概括得相当全面，其他各种歌诀阐明的原则有不少与此相同。故奉劝老友好好读之，以获裨益。

二十一、《四休居士①诗序》诠释

1. 原诗

粗茶淡饭饱即休②，

破被遮寒暖即休。

三平二满③过即休，

不贪不妒老即休④。

2. 注解

①居士：不出家而信佛的人，这里是自称。

②休：停止的意思。

③三平二满：古时俗语，是说日子平稳过得去。

④老即休：白头到老就行。

3. 诠释

此诗作者为宋代大诗人黄庭坚。全诗用两个字来概括，即"知足"。是说人生在世，不可过多奢望，比如虽说是粗茶淡饭，只要能吃饱就行；虽说是被子残破，只要暖和能遮寒就行；只要日子平稳过得去即可，千万不要为功名利禄所迷惑；一生不贪不妒，平平安安到老就行。这反映了一般平民百姓的淡泊心理，也是养生应该遵循的基本原则。孔子曾称赞他的学生颜回说："一小竹筐饭，一瓢水，住在偏僻狭小的巷子里，别人都不能忍受那种苦楚，颜回却不改变他的乐处。多么贤德啊，颜回！"物质生活是如此艰苦，任何人处于这种环境，心里的忧愁、烦恼都是吃不消的，但是颜回却不改其乐。为什么能做到这一步？就因为颜回是有大志向的人，他在生活上不追求高标准。孔子的这段话与黄庭坚的这首诗所倡导的观点是一致的，都推崇知足常乐，随遇而安。二者有异曲同工之妙。以毛泽东主席为代表的中共一代领导，在二万五千里长征时，爬雪山、过草地、吃草根、树皮，经历千难万险，当胜利的到达陕北时，不是"三军过后尽开颜"嘛！当然，现在生活条件很好了，但也不能太奢侈腐化，要牢记"两个务必"，保持乐观心态，才能心身健康，益寿延年。

二十二、《长生秘诀·养心六常诀》诠释

1. 原诗

常存安静心①，常存正常心②；
常存欢喜心③，常存良善心④；
常存和悦心⑤，常存安乐心⑥。

2. 注释

①安静心：主要是指少嗜欲，嗜欲少，心情自然就安宁。

②正常心：是说要以正胜邪，多些正气，少些邪念，对养生有益。

③欢喜心：是指经常保持乐观的情绪，能随遇而安，能经常知足，知足才能常乐。

④良善心：是要做利于人、无损于人的事，要"人邪我正、人恶我良；人生事，我息事；人害人，我为人"。心地善良，乃养生第一要务。没有良善之心，不但养生不成，还极易招惹灾祸。

⑤和悦心：指对人态度要和蔼，以平和愉悦的心情去处事。

⑥安乐心：是要在苦中求乐，在逆境中觅快意。其法"每遇不如意事，即将更甚者比之，心即坦然大乐矣"。

3. 诠释

此养生歌诀是清代名医石天基所作。石天基自幼多病，十六七岁身体仍瘦弱，常发眩晕。其父就教他读医书和养生的著作，他从 18 岁开始自加调

摄，过了20多年，不但大病没有，就是伤风感冒等小病也从未有过。于是，他根据自己的亲身体验写成《长生秘诀》一书，上面所载的"养心六常诀"即出于此。

诗中主要讲了人生应该常存恬淡、平和之心，要知足常乐，随遇而安，少些利欲，多些良善，用一颗平常心来看世界，这样才能获得健康长寿。全诗通俗易懂，均为大白话，无什么深奥之处，故能流传至今，启迪后人。

二十三、《戒好色》词诠释

1. 原词

红颜①虽好，精气神三宝，都被野狐②偷了。眉峰皱，腰肢袅，浓妆淡扫③，弄得君枯槁④。暗发一枝花箭⑤，射英雄，在弦倒。病魔缠绕，空去寻医祷⑥。房术误人不少，这烦恼，自家讨。填精补脑，下手应须早。把凡心打叠⑦，访仙翁，学不老。

2. 注释

①红颜：美女。

②野狐：犹如"狐狸精"。

③眉峰皱，腰肢袅，浓妆淡扫：指美女的神情、体态、化妆等。

④枯槁：憔悴，指不健康的样子。

⑤花箭：比喻令男子生病的根源。

⑥医祷：求医或求神。

⑦打叠：收拾起来。

3. 诠释

该词为明代著名文学家陈继儒所作。陈继儒，号美公，尤其擅长作小品文。他的这首《戒好色》词，广为后人传颂。

古代养生学家都主张节欲。人之欲望有多种，如耳乐淫声，目爱彩色，鼻悦芳馨，口贪美味，身恋车马，心贪金钱等等。各种欲望中，最强烈、最难节制的，还要数男女性欲。因此，古代的养生理论关于节制男女之间的性欲问题，议论得最多。陈氏这首词也是同样的主张，且写得生动有趣，非常令人喜读赏味。

词中说的认为年轻美貌的女人固然会令男人心醉，但她们确是损伤男子精、气、神的尤物，所以把她们比之为"野狐""花箭"。"花箭"一词，出自唐代高僧寒山之诗，诗云："人言是牡丹，佛说是花箭，射人入骨髓，死而不知怨"。这种观点，在古籍中实为常见，《三言》中亦有类似的论调。如《醒世恒言》里有诗云："二八佳人体好酥，腰中仗剑斩愚夫。虽然不见人头落，暗里教君骨髓枯"。诸如此类之谈，当然是夸张说法。这是古人把性爱视如猛虎的不科学的观点，但它却对无节制的性生活进行了劝诫，告诉人们这样会对身体造成严重伤害。这一说法还是符合健康要求的。我作为一个中医，认为房中术误人不少，全是自作自受，应该梦醒回头，多学些养生健体知识，才是健康长寿之道。词中提倡养生健体保健要早做，非常正确。古今医学均告诉我们，对疾病的防治越早越好，许多病早发现早治疗效果才好，如有耽搁，易造成终身不治。

不过需要说明，作者主张节欲很对，但引导世人去"访仙翁"，却不切实际，这也说明了作者在现实社会中受到挫折以后，所产生的一种消极遁世的思想倾向。我们现代看待该词，主要应从养生节欲的积极方面来体会作者的本意才对。

欲若善养生，须悟精气神

近年来，养生似乎成了风，电视、网络、媒体、报纸、杂志传闻、五花八门，比比皆是，尽管各有其理，每有其道，我觉得不可不信，却不能全信，人生先天基因多不同，后天供养又各异，更加自然环境，地理位置之影响，养生方法还是因人而异，自我选择，灵活学用为主，儒、道、释家论述，我有三学记，曾写过三家方面的养生之道，让人们学习参考，我学用中医半个多世纪，体会到"若欲善养生，须悟精气神"之真谛。兹以己所学，总结概括泛而述之，作为自己终生信奉的记录，或许对人们的修身养性延年益寿小有帮助。不过本人才疏学浅，知识浅薄，谬误不当，实属难免，恳请读者批评教正，不胜感谢。

几个月来，我在轮番阅读《听毛泽东讲中国》《毛泽东与国学》《毛泽东诗词新解》，如雷锋同志一样："毛主席的书我最爱读，千遍万遍下功夫"。毛主席在讲中国四大文学名著之一的《西游记》时说，读《西游记》要看到他们有个坚强的信仰。唐僧，孙悟空，猪八戒，沙和尚，他们一起上西天取经，虽然中途闹了点不团结，但是经过互相帮助，团结起来，终于克服了很多艰难险阻，战胜了妖魔鬼怪，到达了西天。取来了真经，成了佛。我也曾浏览过该书，但并未细读，毛主席一生喜欢读该书，并教导身边干部也读。这又启发了我重读《西游记》的决心，在读书的过程中，不料竟有"精气神"口诀，对我所拟题很有帮助，故录制于下："显密圆通真妙诀，惜修性命无他说。都来总是精气神，谨固牢藏休漏泄。休漏泄，体中藏，汝受吾传道自昌。口诀记来多有益，摒除邪欲得清凉。得清凉，光皎洁，好向丹台赏明月。月藏玉兔日藏乌，自有鬼蛇相盘结。相盘结，性命坚，却能火里种金莲。攒簇五行颠倒用，功完随作佛和仙"。该口诀含义颇深，我决心熟背，以备后用。

欲领悟"精气神",我认为首先要弄懂它的内涵,所以下面就详述之。

"精气神"是道家气功中的一个重要的概念,道家内丹修炼尤重精气神,《金丹四百字》序中对此说得十分明确:"精气神都是'气'这种物质,'精'不是交感之精,'气'不是呼吸之气,'神'非心思虑之神"。古人讲:"天有三宝日月星,地有三宝水火风,人有三宝精气神"。所谓三宝,"奉生而周于性命者也",是维持和强化人体生命运动的根本。那么究竟如何理解"精气神"的内涵,就从以下方面进行探讨吧。

所谓内涵是指一个概念所反映的事物的本质属性的总和,也就是概念的内容。而在逻辑学中,它既是某种概念所反映对象的特有的属性。至于精气神的内涵,如《黄庭经》中所说:"积精累气以成真",也就是说"精"和"气"的积累可以生"神",从而形成高级的"真气",人体的"精、气、神"源于先天而养于后天,统称为"气"。因为"精"在人体而言,是最基础的精微物质。人能藏其"精"则"血气"内固,邪不侵内。传统认为,"生之来谓之精""源于先天禀于父母",称为"元精",其次是水谷之"精",即通过食物的充养,获得后天的"精"。"精"是"气"的物质基础,"精化气"的过程,需要"精"之充足,"精"在人体生命运化中,被不断消耗,但善养生者懂得保"精"和聚"精"于体内。"元精"随身体之增长变化,不断地被消耗,只有水谷之精才可以得以补充,先天之精和水谷之精是有差别的。对生命运化起主要作用的是先天之精,丹家可以运用"聚精会神"的功法实现"精气神"内部机构的转化,增补体内之精,并提高其质量。《道经》上说:"精足不思欲",也成为"清心寡欲"的物质基础。

古代是从"形而上"的"气"物质层次上来研究世界万物的。"气"理论是传统文化的一个重要内核,也是传统道医的理论支柱。在人体内,不断地发生"精化气""气化形",进行着"气化"和物化的过程。从"形"与"气"的角度来看,则"气以充形,形以寓气"。"气"的过程并不能代替形质的过程,但"气"从内部控制上确定了形质的演化特征。虽说人体的形质演化与遗传基因有关,但基因数又与太极所分出的六十四数相合。《伍柳仙宗》指出:"人之生死大关只一气也。"有"气"则活,"气"去人亡。传统就是这样从"气"物质来理解和把握生命的运动。日常生活中时有某人没"气"了,就是指此人已经死了。

世界万物都是"气"物质聚合而成,而万物又要部分或全体的"气化",于是宇宙充满了"气",天地人的"气"相交融,而人顶天立地,处于天地之间。《黄帝内经·素问》云:"夫人生于地,悬命于天,天地合气,命之曰人。"这里所说之"气",是指生命的能量性。"气"是五行运化的推动力量,生命活力的来源。仅有"精"和"神",仍然是没有生命运动的。古人所谓:"气入身来为之生。"反之则了无生"气"。"人在气中,气在人中，自天地至于万物，无不赖气以生者也"。这里主要是指"气"的生命力。因此，丹家也有"气足不思会"，以至于有辟谷会气的说法和记载。总之，在"精气神"中，"气"是直接关系生命及其活力的一种内涵。

"神"在道家练功实践中占有重要地位。神关系着"精气神"，内涵的层次，关系着"五行"运化的级别。《胎息经》中说："气入身来为之生，神去离形为之死，若欲长生，神气相注。"所谓"得神者昌，失神者亡。"也是对"神"的充分估价。丹家所说："神足不思睡"，是神的一种外在表现。练功上主要靠以静养，"神"入静以后，情志活动减少，正像老子所云："为学日益，为道日损，损之又损，以至于无为。"从而使五脏之"气"安定，"气机"随之平和，"精气"才能化生"神"，并能有效地入静，只有进一步地养"神"，不断提高"精气神"的层次，才能不断地进步，获得越来越大的收益。

综上所述，精气神的"神"，一般指"气"的结构信息性的表现。"神"通常表现在人体五脏的运化能力。有"神"或得"神"，意思是运化的能力和效率的提高。广义来说，"神"是对"气"内部的结构、转化、运化的编码而言的。因此，"神"对于"气"物质而言，具有统帅和改变"气"物质内部结构的作用，内丹上的功夫大多与"神"有直接关系，明代医学家张介宾指出："神统驭精气，而为运用之主者。"练功进步的快慢，或者出现种种疑问和偏离，皆由"神"的掌握尺度而来。

"精气神"三者本是"阳中有阴，阴中有阳"，难以截然分开。重要的是三者可以互相转化。这一点非常关键。

《素问》指出："积气以成精"。是指"气"物质中能量性向物质性的转化。"精化为气"是指"气"中物质性向能量性转化。《景岳全书》中指出："由神以化气化精"，就是说"神"是"气"物质的物质性与能量性得以相互转化的条件和规定。因此，"神"又被看作是系统自组织和自组织程度的描述。在"精气神"中，"神"是主导，是"气"活力的表现，是生命的标志，也是练功的主要追求。当然"气"中的"神"并不是脱离其"精"和"气"的机械地独立表现。《素问》云："气和而生""神乃自生"。张景岳说："精气既，神自旺矣"。因此"神"本身与"精""气"是辩证的内部关系。"精气"的充足和和谐，可以导致"神"的产生和升级。"神"反过来对"精气"产生整体的主导影响。

精气神是"气"物质内部结构在物质性、能量性、信息性方面的倾向性表现，而不是截然分开的，所谓"你中有我，我中有你"。但是精、气、神三者，各有各的功能和效用。故古人有云："精不足思欲，气不足思食，神不足思眠"。又云："精满、气足、神旺"。丹家修炼里有三花聚顶，五气朝元之说。

一般来说，当谈到精时，它其实是指人体生命运动的精微物质。《黄帝内经·素问》中指出，"精者，身之本也"。"人始生先成精"。"精"是最基本的物质，是"精化气""气化形"的根据，道家认为先天之元精，是父母在情投意合时相合而成。"精"主要藏于肾脏之中，肾脏之精，称为"元精""元精"是气化状态的，不是可见的物质状态，又称为形而上。传统理论指出：肾为先天之本，脾胃为后天之本。肾脏中的"精"来自于先天，即决定于人出生时所得的多少。在后天的生活中肾"精"不断地消耗，用后天诸多方法，如药补，食补都难以增添进去。丹家几经实践认为诸补不如气补。但是下手兴功一定要得法，不能盲目修炼。丹经曰："五金八石皆为假，万草千方总是差"。后天的物质滋养主要靠脾胃，即食入水谷之"精"。再"饮入于胃，游溢精气""五脏藏其精气而不泄也"。不食水谷之"精"则生命难以维持。水谷之"精"也是由于"形"而下物质气化而成。清代程杏轩曰："食物入胃有气有质，得脾气一吸，则胃气有助，食物之精，得以尽留。至其有质无气，乃纵之使去"。后天之精，从地气中来，性属阴；只能充养形体，维持生命。先天之精，从天气中来，性属阳，能控制人体的生命发展运动。太极拳经中讲："命意源头在腰际"。道家曰："人有二肾，命门居二肾之中，即人身之太极，由太极生两仪，水火具焉，故为受生之初，为性命之本"。因此肾中之水，称为真水，肾中之火，称为真火。"人之大宝，只此一息真阳元精"。所以说"小修则小得，大修则大验"。内丹功是在先天之精中下功夫。《抱朴子·内篇》曰："夫所谓道，岂唯修养生之事而已乎？"穷理独见，识变通于常事之外。即可以发掘先天之精的生命潜力，减缓衰老的进程。以延长人体寿命。掌握性命度百岁乃去。所以说道家提出的"练精化气，练气化神，练神还虚"。是典型的内功实践和内功探索的规律。

我国古人发现宇宙间存在着一种"气"的物质，而这种"气"是组成世界万物的最精微的物质。传统理论认为"气"是常体，万物只不过是"气"的变化之客形，即非稳定的非常在的现象。佛家所谓不生不灭。不增不减是指宇宙之中的气。气聚散的原因和气的物质运动，表现为阴阳二种辩证统一的内部规律。阴性凝聚，阳性发散。因此气不能不聚而为万物，万物不能不散而为太虚。宋朝张载曰：太虚无形，气之本体。这种气的物质聚散过程，传统理论定义为自然。丹道修炼者也是从这个意义上来理解老子的道法自然的这一法则。气充塞于宇宙之中，"其大无外，其小无内。收回则深幽玄远，放之则一蔚蓝天。"清代王夫之曰："聚则显，显则谓之有；散则隐，隐则谓之无。"气的聚散原理揭示了有无相生，无中生有的运行规律。明代王弼曰："欲言无耶，而物由以成；欲言有耶，而不见其形"。实际上有与无，有形与无形，形而下与形而上，是同一含义，都是讲气物质的聚散变化。《庄子知北游》曰："人之气，气之聚也，聚之为生，散则为死"。可见气对修内功者之重要性。从这个意义上说，可知"天地合气命之曰人"。人身的九窍，三关，五脏，十二骨节，皆通于天气。"内外相贯，如环无端"（《黄帝内经·素问》）。孟子曰："志一则动气，气一则动志"。荀子曰："虚一而静，谓之大清明，坐于室而见四海。处于今而论久远，疏知万物而知其情"。所谓气大通神，是道家炼丹从宇宙以及宇宙与人来建立的丹学理论，即人要顺从自然，取法自然，道法自然。其修炼方法上往往模仿自然界，《天仙正理》曰："小周天者取象于子丑寅十二时，如周一日之天地也。道家也是通过太极理论来说明练功原理及练功过程的。丹道修炼就是这样形成的"。

道家提出了上、中、下三丹田的理论，并分出了练性功与练命功，其性功主要是开发人脑的潜力，从而获得智慧的提高，道家认为人脑中有识神与元神二部分的功能。其重点方法是退识神，显元神，退后天，返先天。其命功是身体健康和武功修为的方法。道家几经实践，确立性和命都得修炼，即性命双修，才能达到高级境界。丹道的修炼与老子的《道德经》有关，老子曰："在太极之上的气，吾不知其名，强字曰道。"并指出天下万物生于"有"，有生于无，以及"常无欲以观其妙，常有欲以观其窍"，是典型道家的气功修炼门径。

"神"在精、气、神中最重要，是起主导作用的。从"气"的结构来说，"神"是精、气、神三者运化关系、运化特征的确定和表现。"精化为气，精之与气，本自互生。精、气既足，神自旺矣。虽神自精气而生，所以统驭精气，而为运用之主者，则又在吾心之神"（《类经》）。神在精、气中自然产生，反过来又成为精气的主导。所谓"得神"，就是主导符合自然之道；所谓"失神"就是主导与自然之道相背，这种对"气"内部结构自组织是精、气、神动态平衡的结果。"神"足的"气"，在人体中形成五行运化的高级别，阴阳平衡的高级别。"神之与机，互相倚伏。故神有所主，机有所从；神有所决，机有所断；神为机之主，机为神之使"（《类经·图翼》）。机，指"气机"，气的动态分布。

精、气能否被神所充分地主导，是一个内功功夫问题。从理论上讲"精、气、神三宝合体，精养其气，补其气，神补其神，筑可成基，唯能合一则为基，不能合一则精、气、神不能长旺"（《伍柳仙宗》），《金丹大要》曰："三物相感，顺则成人，逆则生丹。何为顺？一生二，二生三，三生万物。故虚化神，神化气，气化精，精成形，形乃成人。何谓道，万物含三，三为二，二为一，知此道者，怡神守形，养形练精、积精、练气合神，练神还虚，金丹乃成。"练功的过程就是开发"元神"的过程，"元神"的概念现代人很少知道，而传统内功实践者早已发现并运用这一人脑的深层功能。运用"元神"的功能，充分统一精、气、神，在更高水平上"得神"，以便实现"气"中的内部转化，以气化精，充养和凝固肾精，进而从个体的人走向天、地、人的大系统，在这个层次上校正和统一"神"，加大"神"的信息量，从而用天地元气化精，添补人体真阳的损耗，在最大限度上控制和延长人体的寿命大限。到这个内功境界上，才能像《西升经》中所云："我命在我，不属天地。"或者像明代张介宾所述："致心于玄境，致身于寿域，气数可以挽回。"因此，内功上注重"精、气、神"的修炼，在初级阶段主要是以充足为目标。在高级阶段则是以统一为目标。老子曰："天得一以清，地得一以宁，神得一以灵。"在内功的高级阶段，特别是"后天返先天"的内丹功阶段，才能最终解决"精气神"的辩证统一。正所谓，"说破万源归一统，色身舍去道法同。"

有必要再论元神和神识

《黄帝内经·灵枢》云："生之来谓之精，两精相搏谓之神"。《神源储诠集都序》亦云："心真如是体，心生灭是用"。佛家之真如即道家之元神。道家说："以意领气""意道气到"。"意"，指意念。意念是什么？是不是思维呢？人脑的复杂性和奥秘性，即使在今天科学面前，仍是一大难解之题。但在道家理论上，确认人脑中存在二个功能组成部分：一为"元神"，二为"神识"。"神识"的功能是在生活中形成和积累起来的。后天知识的学习，后天实践的经验，使人脑的神识功能得到增长和完善。思维、情志等也归于"神识"的范围。而"元神"是人脑固有的功能，是人类进化的脑结构的必然。只有"元神"才可能与"气"直接发生关系。也就是说，"元神"相应的脑物质运动机制和编码，与"气"的编码和程序有相仿、相近之处。我们思维想象"气"的运动，"气"不见得接受这种指令；而我们通过"元神"，"气"则接受指挥，就是"意到气到"。认识气体悟道，即通过"真意"调动"气"物质或者"气"物质内部结构的改变，都是"元神"的功能。用现代术语来理解，"识神"近似于电子计算机的程序固化件。总之，思维不等于真意。

在人生的幼年、少年时代，"元神"相对于"神识"为活跃。随着后天生活的展开，"神识"相对于"元神"，表现得更为活跃。从某种意义上说。"神识"是对"形而下"物质的，"元神"是面对于"形而上"物质的。

情志活动，是人类思维活动之一。神志偏胜牵制人体五脏气机，原则上也要元神参与。当然情志活动本身是五脏气机的运动，并在神识范围内表现出来。五脏之中，心主神明。心气出现偏差，人体就会失去神识常态，例如神志昏迷等。传统医学只提到心，因为在这一层次上已经可以完好地处理人脑疾病，没有必要涉及元神问题。元神只是与"气"相联系，不存在知识情志问题。《性命主旨》中指出："真宰与气运合是谓天命之性。天命之性者元神也。气质之性者，识神也。故儒家有变化气质之言，神、宗有返识为智之法。"这里"真宰"是历史上的名词，表示天地元气对万物的聚散过程和自然运动的内部的控制作用。"气运"表示天地元气随时间的易变规律。"天命"，指"气"物质的内涵和变化。"气质"指对有形者的感受和认识。总之，元神和识神的提法，是道家学派的术语，但儒家学派，释家学派也同样注重人脑深层功能的开发，只是从不同的角度来探讨这一开发的技术。

元神除了认识"气"的功能外其运用的功能更为可观。也就是说，元神不仅可以认识"气"的世界，还可以改造"气"世界。内功的深远宝贵，内丹术的秘而不传，都在于此。元神本身也是"气化"物质，其中的"神"与"气"中的"神"相通。元神的"神"变化导致"气"的神气神结构发生变化，可以从内部控制作用上造成"形而下者"的变动。这一层功夫必须在养生实践中方能恍然大悟。意念是元神外围一种功能，气功实践者都懂得"以意领气，意到气到"。意念可以赋予和规定气产生一定的运动和作用，表现在对体外的"气"物质或者有形物质变化。传统的实践证实，真意是元神比意念更高层次的功能，意念要大幅度上改变精、气、神结构是困难的。意念一般持续在整个练功过程中。但"真意"可以全面改变精、气、神结构，并且在刹那间完成，可见"真意"是舍去神识，是深层次开发元神的唯一途径。

科学健身必须科学，经典养生需要经典

中医学历史悠久，渊源流长，是中国人民长期同疾病做斗争的极为丰富的经验总结。我潜心学用中医 50 年，临证、教学、著述都很爱好，尽管成绩无大起色，但收获总算不小。充分认识到人体是以五脏六腑为主宰，五脏为中心，结合六腑、奇恒之腑，以精、气、神、津液为物质基础，通过经络系统沟通形体、官窍而共同组成的一个有机整体。而人体与外界环境之间的平衡由内因、外因、不内外因遭受破坏，又得不到自行调节，及时恢复，机体就会发生疾病，健康自然受到影响。

人体的五脏六腑本性天真，处于一种浑然天成的和谐之中。它是一个最精确、最自足的组织结构，凭借自身能力，以无为的方式达到非常有为的状态。所以，所有的疾病都是人违背人体的本性而自造的，所谓"祸福无门，惟人自招""积劳成疾""习性造病"，甚至"不能尽终天年，度百岁乃去"。只有在了解了人体的本性之后，人的生活和生命才能真正改观。

我投身于岐黄之术，致力于健身养生半个世纪，数十年如一日，孜孜不倦，刻苦钻研。深刻体会到《黄帝内经》是传统医学之经典，中医的所有理论、理念均源于它。若没有它，中医就是无源之水、无本之木。它崇尚的是"医道即生存之道"，它强调的是对人类本性的深刻认知。大道从不远人，它始终熨贴着我们的生命，给予我们无尽的爱。迄至今日，我犹"心如老骥志千里"，天天于诊病之暇，依然手不释卷，诚陆游所谓"灯前目力虽非昔，犹课蝇头三万言"。《尚书·周书》云："功崇惟志，业广惟勤"，为了帮助广大老年朋友了解中医知识，提高养生方法，用以应如何保护我们的生命基本物质，以及如何针对病因来防病治病，同真正老来健康，完成老有所为的目的，从而达到老有所乐的快乐晚年。所以我决心编写《科学健身必须科学，经典养生需要经典》的辅导文章，供大家品味、消遣之余，有所裨益。首先介绍人之三宝——精、气、神。

一、中医论"精"

1. 精的基本含义

在中医学养生理论中，"精"是构成人体和维持生命活动的精微物质。一般所说的精是指人体的真阴（又称元阴）。阴精充盈不仅可以保持身体机能正常运转，更能提高抗病能力。

生命物质的定义：构成生命机体诸组织，并保证生命旺盛活力的各种物质成分和营养成分。从某种意义上来说，精就像另一种血液，是生命的基础。有精才有生命，无精则无生命；精足则生命力强，精亏则生命力弱。故《素问·金匮真言论》说："夫精者，身之本也"。

应该注意，精并非生理上的精液，二者之间虽有联系，但之间的联系犹如饥饿和新鲜空气与精之联系一样。人体内一般意义的精，有别于血液和津液一类液态精华物质，涵括生殖之精；五脏皆藏精，五脏之精有其特定的成分构成、存在形式和功能；肾精是五脏精之一，不能替代五脏之精或一身之精。

人体之精与人体之气是两个内涵独立而又有联系的概念，精是生命的本原，气是生命维系。精者如水，气者如水蒸气，精可化气，气可化精。故有炼精化气一说。精在人体内极其重要，身体中的所有器官，都是要依精的滋润方可正常运行。

2. 人体之精的代谢过程

可分为精的生成、贮藏和施泄三方面。

①精的生成从来源而言，有先后天之精。先天之精禀受于父母，是构成胚胎的原始物质；后天之精又称"水谷之精"，是指来源于饮食水谷，由脾胃运化功能化生的水谷之精，是人出生后赖以维持生命的精微物质。人体之精以先天之精为本，并得到后天之精的不断补充而成。

②精的贮藏和施泄：人体之精分藏于五脏，但主要藏于肾中。先天之精储藏于肾，是肾精的主要成分；五脏皆藏于先天之精和后天之精，但其内容不同。各脏所藏之精，是其功能活动的物质支撑。精的施泄有两种形式：一是分藏于全身各个脏腑之中，濡养脏腑，并化气以推动和调控各脏腑的机能；二是化为生殖之精而有度的排泄以繁衍生命。

二、先、后天之精的关系

根据"精"的来源、功能和作用，可分为"先天之精"和"后天之精"。其中，"先天之精"又叫"元精"，是人体生长发育的基础，主要来源于父母的精、血，被视为人体生命活动的原始微观物质。《黄帝内经》称："人始生，先成精"，即指先天之精。"后天之精"又称"脏腑之精"，主要来源于后天五谷饮食之营养，通过肺的呼吸调节、脾胃的消化吸收，从而将营养物质的精微部分转化到人体的各脏腑而成。

先、后天之精相互滋生、密切相关。人出生前，先天之精已为后天之精的加工、吸收、利用等准备了机能的物质基础；出生之后，脾胃所化生的后天水谷之精，不断输送至五脏六腑，转化为脏腑之精，脏腑之精充盛时，又输归于肾，以充养先天之精。

因此，"精"尽管存在"先天""后天"之别，但二者又是相辅相成的，互为依存的。"先天之精"要依靠"后天之精"的不断补充，"后天之精"则必须依赖"先天之精"的活力，而且它们还共同储存于人的两肾之中，形成所谓"肾精"。

三、人体之精的功能

除具有繁衍生命的重要作用外，还有濡养、化血、化气、化神等功能。

1. 繁衍生命

指人体生殖之精，具有繁衍生命的作用。由于具有遗传功能的先天之精主要藏于肾，并受脏腑之精以资助，故生殖之精是由肾精所化生。

2. 濡养作用

精能滋润濡养人体的脏腑形体和官窍。先后天之精充盛，则脏腑之精充盛，全身脏腑组织官窍得以充养，则各种生理机能得以正常发挥。

3. 化血作用

精可以转化为血，是血液生成来源之一。如说"精不泄，归精于肝而化血。"因而肾精充盈，则肝有所养，血有所充。故精血足则血旺，精亏则血虚。

4. 化气作用

精可以化生为气。先天之精可化生先天之气，即元气。水谷之精可化生谷气，再加上肺吸入的自然界清气，可生成宗气，结合而成一身之气，以推动和调控人体的新陈代谢，维系整体的生命活动。

5. 化神作用

精能化神，精是神志化生的物质基础。积精才能全神，这是生命存在和正常活动的根本保证。

四、干细胞与中医基础理论的先天之精

干细胞是一类具有自我更新与增殖分化能力的细胞，能产生表现型与基因型和自己完全相同的干细胞。该细胞还具有可塑性，能跨胚层转分化。干细胞在组织工程、治疗组织坏死性疾病及作为基因治疗的载体等方面有巨大的应用价值。根据干细胞的研究进展，发现从精的先天与后天的两大来源，以及精的繁衍生殖、生长发育、生髓化血、濡养五脏四大功能角度看，精与干细胞都有较大的相关性，尤其是先天之精它与干细胞直接相关。

从精的来源角度，先天之精，即禀受于父母的生殖之精。来自父母的精子和卵子结合而成的全能干细胞内的全部遗传物质及其蕴藏种属特异的发育信息。从功能角度，精的繁殖功能由干细胞完成。生长发育功能，与基因控制为主的成体干细胞的增殖、分化机制相关；生髓功能，与骨髓功能，与骨髓间充质干细胞相关；化血功能，完全由造血干细胞执行。

结论：干细胞与先天之精密切相关，同时新的学术观点被提出：干细胞具先天之精属性，是先天之精在细胞层次的存在形式。

五、五脏皆藏精

五脏所藏之精，实则为五脏之形质，皮肉经脉骨躯体以及精血津液，无不是精之存在及其盛衰的体现。

心藏神，神者心之精；肝藏魂，魂者肝之精；肺藏魄，魄者肺之精；肾藏精，藏先天之精；脾藏水谷之精，布散灌溉四旁。神，髓之精华；魂，血之精华；魄，气之精华。

《灵枢·本神》云："五脏主藏精者也，不可伤，伤则失守而阴虚，阴虚则无气，无气则死矣。"五脏主化生和贮藏精气。精气是维持生命活动所必须，如果精气被损，即会使五脏失其内守，而形成阴精虚损，进而导致气化无力。阴精元气两虚，病趋危重，甚至死亡。此条强调五脏精气对于维持生命活动的重要性，故养生延年及诊治疾病，均应十分注重保全之。如果病变深入五脏，以致五脏精气失守，是为病情重笃之证，甚至可能危及生命。

五脏藏精而不泄，六腑是泄而不藏。譬如肾精流失了，就叫肾虚，心液失多了，那就心虚了，肺气虚、肝血虚、脾气虚等，所以五脏只藏不能泄，一泄就虚。六腑是大、小肠、膀胱、胃、胆、三焦，是泄而不藏的，如果不

泄，人就活不了啦。

六、精藏于肾

元精禀于先天，受之于父母而与生俱来。当父母阴阳之精结合，在母体内形成胚胎，构成身形后，元精已藏于肾，成为维持生命活动的重要物质。生命诞生以后，该精又必须依赖后天水谷之精的充养，才能发挥生长、发育的作用。元精只有不断得到后天之精的供养，才能逐渐充盈，当充盈到一定程度，才能具有繁衍后代、保持种族和个体的能力。因此，肾精的构成，是以先天之精为基础，加之部分后天之精的充养而化成。

此外，当机体发育到一定阶段，生殖机能成熟时，肾精又可以为生殖之精而施泄。如肾气虚衰，闭藏精的功能减退，可导致精的无故流失，出现遗精、早泄等失精的病理变化，称为肾失封藏。但若肾气的激发作用减退，或肝气的疏泄功能失常，可致生殖之精不得化生和施泄的精淤病变。

七、肾乃先天之本

肾最主要的生理功能就是藏精。精是生命之源，肾对精气具有封藏功能。由于"先天之精"贮藏于肾中，为脏腑阴阳之本，生命之源，故有"肾为先天之本"之说。

肾为先天之本，主管先天之精。脾为后天之本，主管后天之精。没有先天之精的原始动力为推动，脾脏就不能行使后天的消化吸收功能；然而没有后天之精的养护，先天之精也就失去了活力。人只要活着，就不断地消耗先天之精，当人体的先天之精消耗殆尽时，就是人体的生命终结日。故保护肾精，就是保护生命，保持肾的健全，就是保持身体的健康。

所谓"肾虚"，就是肾精消耗过快、过多，寅吃卯粮，或者是过劳、生病、中毒等原因使肾精受到意外的损伤，而致肾精不足，人的体力、精力、能力都表现衰弱无力，就是"肾虚"。

肾精满足的人，体质强壮，精力旺盛，智力过人，生活的寿命也长。反之则不然。先天之精只能保而不能补，只能"节流"，不能"开源"。愿长命及体健者，慎之，慎之！

八、养肾就是养生机

肾精伴随人的一生，表现在人生的每一个时刻，人之一生，生长壮老已，从无到有，从少到盛，从盛到衰，又从有到无的生命全过程，皆受到一个无形的主宰——肾精的盛衰。

人从出生开始，肾精从少到多慢慢充盛，人体生长发育，生机旺盛，在七、八岁时，即出现脱掉乳牙，长出新牙，头发亦逐渐茂盛等生理变化。发育到十四五岁时，青春期开始，则随着"天癸"（相当于性激素）物质达到一定的水平，生殖机能成熟，开始具备生殖能力。青壮年时期，肾精旺盛，达到顶峰。所以，身体健壮，筋骨坚强，精神饱满，牙齿坚固，头发黑亮。

中年以后步入老年，肾精开始逐减，这样一个由多到少的过程，和肾中精气的逐渐衰减有关。这时，人的形体也逐渐衰老，生殖机能开始衰退，头发斑白，牙齿动摇，弯腰驼背，耳聋失聪，面憔无华等。人体的生长壮老已这样一个过程，反映了肾精的逐渐变化。肾精消耗得越多，就衰老的越快。故从养生的角度讲，保住一份肾精，就留住一份生机。

九、肾虚者的调养

肾之精气从作用来说可分为肾阴、肾阳两方面。肾阴也叫"元阴""真阴"，是人体阴液的根本，对各脏组织有着濡润、滋养的作用；肾阳也叫"元阳""真阳"，是人体阳气的根本，对各脏腑组织有着温煦、推动的作用。二者互相依赖，相互制约，维持人体的动态平衡。当这一平衡遭到破坏后，就会出现肾阴、肾阳偏衰或偏盛的病理变化。

中医认为，肾虚有肾阴虚、阳虚之分，补肾应针对阴、阳的不同，进行对症治疗。

肾阳虚的表现是面色苍白或黧黑，腰膝酸冷，四肢发凉，精神疲倦，浑身乏力；男子阳痿早泄，女人不孕，性欲减退；大便不成形或尿频、清长、夜尿多，舌淡苔白，五更泄等。

肾阴虚的表现是面色发红，腰膝酸软而痛，眩晕耳鸣，齿松发脱；男子遗精早泄，女子经少或闭经；失眠健忘，口咽干燥，烦躁，动则汗出，午后颧红，形体消瘦，小便黄少，舌红少苔或无苔。

肾阳虚的调养，因它相当于肾这部机器动力不足，比较怕冷，手脚易凉，舌胖嫩，苔白，易疲劳，精神疲怠，面色青白无光。可在饮食上多吃一些味道咸的食物来滋补（不宜过咸，否则会伤肾气）。药物上可服金匮肾气丸以滋补肾阳。冬天，肾阳虚之人，要早睡晚起，等太阳升起时再起来，否则来年春天会下肢无力，很难承受春天的生发之气。

肾阴虚者，冬天虽寒冷，因失于调养而生内热，内热又可伤阴，导致肾阴亏虚。表现一般比较怕热，手足心及内心燥热（五心烦热），午后明显加重，舌质色红，苔少而燥，烦热不安，颧红。饮食方面可吃一些滋补肾阴、养阴润燥的食物，平时可吃枸杞、山药，首乌炖肉以及黑色食物，如墨鱼、黑枣、黑芝麻、黑豆、黑米等。药物可服六味地黄丸。此外，还要节制嗜好和欲念，节欲才能保精。要注意保持后背，可多用热水泡脚。

十、精、气、神的关系

"精"是先天祖气之精微与后天水谷之精微所化生的物质；"气"是先天祖气与水谷之精气以及所吸入的大气合并而成的动力。"精"和"气"是人体一切生理活动的重要物质。"神"则是人体一切精神、思维活动的概括（体现）。

由此可见，"精"是养人生命的活动体现。有了精才能有气，有了气才能有神；无神就说明气虚，气虚就说明精少。"精气神"虽然各有所主，实为一个不可分割的整体，分之为三，合之为一。精化气，气化神，神化精，以生以长互相滋生，生生化化，无为休止而生命延长。三位一体，不可分离，存则俱存，亡则俱亡，因此古人有"精脱者死""气脱者死""失神者亦死"的论述。所以三者是人体生命存亡的关键，主要精足、气充、神全，自然能够摄生长寿，祛病延年。如何调养"精气神"呢？第一养精蓄锐，第二积精养气，第三聚精会神。由此看来，养精、积精、聚精是第一位的重要。

十一、节欲以保精

养精首先要节欲，是最关键的做法。因为太多泄精，会泄掉人的精气。依《黄帝内经》称为"积精全神"，认为追求长寿一定要把肾精蓄积好，作为生命的基石，就像水库里有水才能源源不断地滋养农田一样。该精藏于肾内，肾有"生髓主骨"的作用，主管养育大脑、骨髓，肾精丧失，骨头、大脑即受到损伤。

节欲不仅要节色欲，还要节情欲，少嗜，即减少和避免，如嗜烟、酒、荤等。色欲伤精，情欲伤心，烟伤肺，酒伤肝，"肥甘厚味，足生大丁，"或曰嗜食伤胃，这些久必伤肾，令肾精耗竭，元气大伤。《素问·上古天真论》说："今时之人不然也，以酒为浆，以妄为常，醉以入房，以欲竭其精，以耗散其真，不知持满，不时御神，务快其心，逆于生乐，起居无节，故半百而衰也"。这就是说毫无节制的房事，纵欲无度，性生活过频，最终就会导致肾精的耗竭，年过半百而衰。以酒为浆，虽伤胃损肝，其实质是损伤肾气，适量饮酒可起到一定的保健作用，但过多饮酒必导致肾气受损而影响健康。现代医学已证明长期大量饮酒能引起股骨头坏死。但节欲非言禁欲，欲之道，重在节、少、和。

十二、五志安和积精养神

"精"既然对人的大脑、生命延续如此重要，当然在调养上要以它为基础。气功家练的"内丹田"，武术家练的"内功"，均是以精为基础，所以它的初学功夫就是"筑基功",亦是"炼精化气"的初级阶段。因此勿过劳伤精,勿过耗精,勿过衰损精,要养、要积、要聚,只有精足才能气充,气充才能神全。

为此,除了适当调节食物营养外,诸如起居、生活工作及待人接物等方面都要进行调节,要顺乎自然规律,掌握好人与事物间的情和理,故提出饮食要有节制,不可偏食、过食,更不能嗜酒无度以致成癖。起居有常,生活有规律,工作劳逸适度,不可过于紧张疲倦,即做到"不妄作劳",更不能图一时之快而纵欲房事,"逆于生乐"。其情怀要舒缓,五志要安和,不急不躁,遇事冷静。这些在日常生活、工作环境中如能特别注意,并适时地调节个人情绪和心理,即能使"积精养神"得到根本保证。

当然,人总免不了生、老、病、死,肾精肾气在人体也是逐渐消耗的,当步入中老年时,可适当进补,晨起空腹金匮肾气丸以补肾阳,晚饭前或临睡前服用六味地黄丸以补肾阴,久服可使肾阴的协调平衡,以达益寿延年之效。

十三、精不内守人则无神

精不内守是现在很多人一个最大的毛病。男、女病人都会出现"精不内守"的现象。说男病人"精不内守",大家会一下就明白的,可女病人是如何"精不内守"的呢?

男人有精,女人也有精。一般讲无"精"之人,首先是眼睛没神。再者脸色发黑、发暗,脸上好像蒙上一层灰,仿佛没有洗脸似的。还有一个特点,就是有熊猫眼。眼圈周围特别黑。这都是女性"失精"的表现。

普通情况下,女人的精指的就是她阴道分泌润滑液,它在一定程度上有滋润和保护阴道黏膜的作用。当然在性爱生活中,亦起滑润作用。但是,如果这种"精"流失过多,或是有一些细菌、病毒感染导致阴道内不停地分泌这种黏液的话,她一样失精。所以,过度性交的女人也会失精。包括白、黄带分泌过多,阴道感染久治不愈,或者是女性宫颈糜烂,都是失精的表现。

还有就是早产和堕胎,会导致女性失精。正常的怀孕和生育对女人和孩子都是有好处的,是符合自然之道的。如果人为地终止妊娠,比如做药物和人工流产,是最大的失"精"。

十四、先"补"后"益",才能制止漏精

把宝贵的"精"守在体内,不让其外泄,这种制止漏精的方法就叫"补";而现在理解的"补"和其本义不同。常说的吃点补药,这个补其实是"益"的意思。

假如将人比作一口锅,锅破了,它会遗精、带下、出汗、流脓鼻涕、流口水,或者不停地出血,这都是遗精。先要像补锅一样,用补药把它补住,

这叫"补"；补好锅以后，再往锅内加水，这叫"益"。补、益相结合，才能让锅不漏。现在人把"补"和"益"已不分了。很多人可能都不知道"益"这个锅，全都以为往锅里加东西就是"补"。

如李东垣的名方"补中益气汤"，意思就是先把漏洞补住，否则往里面加就等于白加。"酒肉穿肠过"，加了又流走了。不少人吃了很多补药，长时间却不见效，结果发现尿中有蛋白或者是红的血球，这都是在漏。对于此情况，中医是先用补药把它补住，然后再用"益"，这就是往锅里加水的方法，来达到守住"肾精"的目的。

十五、敲肾经——激活先天之本

肾经与人体脏腑组织联系最多，它健康强大能激发身体的巨大潜能。与肾经相对应的是肾，肾主藏精，激发肾经，亦即激活了先天之本。所以每天搓脚心、做金鸡独立、泡脚之类的保健方法，其目的就是为了打通肾经，引火归原。

敲肾经一般人都能做。肾经在下肢内侧，肝经和脾经也都在下脚内侧。方法很简单：用手握成空拳，稍加用力敲打，当手停后感觉发热时就可以了。

太溪是肾经的原穴，能激发、调动身体的原动力，但调动起来后，一定把它储藏起来，即储藏到涌泉穴，这就有健康的根基了。很多人都知道足三里是强身要穴，但与太溪相比，它偏于补后天，太溪偏重于补先天，故要补先天之本必须从太溪开始。

建议大家在揉肾经时，最好结合揉心经，因心肾相通，这样做效果会更好。足少阴肾经、手少阴心经其实是一条经：在上肢的叫心经，属火；在下肢的叫肾经，属水。肾虚其实就是虚火上来了，为不使心火太大，最好的办法就是让下面的肾水再多一点，故两经要同时调节。

十六、长按涌泉穴可补肾固元

《黄帝内经》云："肾出于涌泉，涌泉者足心也"。故该穴在养生保健方面具有重要作用，经常按摩能起到补肾固元的功效。

1. 两种简单的按摩方法

①在手法上，除了点按之外，还可用拇指指腹从足跟推向足尖，每天100～150次。

②用手掌紧贴足心，快速摩擦至发热，两手交替进行。

2. 足底按摩保养肾精

宋代文学大师苏东坡特别喜欢按摩其脚，常年坚持按摩涌泉穴，并对其功效大加赞赏。

方法：先备必要工具，刮痧板（足疗棒）、刮痧油、足浴盆（最好选用木盆）、干毛巾，晚上睡觉前先用温水泡脚 15 分钟左右，促进血液循环，使经络通畅。然后擦干脚，在足底抹上刮痧油，用刮痧板以涌泉穴为中心，先左脚后右脚进行刮拭，以感酸麻胀痛为度，动作要均匀、流畅、有节奏。每次刮 10～20 分钟。重点是涌泉穴，只要坚持以常，必然是受益匪浅。

了解透析经典健康理念，指导运用防治养生思想

在说正题之前，为了与中青年同仁们激励治学，发奋读书，提高业务素质，增强医德风尚，特先拟录部分格言，同大家共勉，对尊道贵德、修身进业，均有裨益。

格言

①人生在世，事业为重。一息尚存，绝不松劲。欣逢盛世，时代更新。与时偕行，奋勇前进。

②有理想的人，生活总是火热的。

③人若无志，与禽兽同类。

④苦难总是人生的老师。

⑤一个人的价值，应当看他贡献什么，而不应当看他取得什么。

⑥只为家庭活着，是禽兽般的私心；只为一个人活着，是卑鄙；只为自己活着，是耻辱。

⑦"只要坚韧、认真、韧长"，总会做出成绩来的。

⑧如果缺乏努力和意志，如果不肯牺牲和劳动，就会一事无成。

⑨学习一事不在于有无人教你，更重要的是在于你自己有没有觉悟和恒心。

⑩耐心和持久性胜过激烈和狂热。

⑪懒惰和愚蠢在一起，勤劳和智慧在一起，消沉和失败在一起，毅力和胜利在一起。

⑫读书无嗜好，就不能尽其多；不先浏览群书，则会无所适从或失之偏好；广然后深，博然后专。

⑬颓笔如山未足珍，读书万卷始通神。

⑭书犹药也，善读之可以医愚。

⑮喜欢读书，就等于把生活中寂寞的辰光换成巨大享受的时刻。

⑯学然后知不足，学无止境。

⑰治学有三大原则：广见闻、多阅读、勤实践。

⑱回首昨天，问心无愧；面对今天，珍惜为贵；展望明天，信心百倍；

明白事理，忠职尽瘁。

⑲对自己，学而不厌；待他人，诲人不倦。

⑳学而时习之，不亦说乎，有朋自远方来，不亦乐乎，人不知而不愠，不亦君子乎。

七律：《愚翁拙拟》

> 岐黄路上尽坎坷，杏林前贤代咸多。
> 优出勤奋贵毅恒，劣由喜戏贪懒惰。
> 余嗜读书酷经典，广闻多识实践磨。
> 志存胸中化智愚，愿藏脑际悟机佗。

书归正传

中医学有四大经典：《黄帝内经》《神农本草经》《伤寒杂病论》《温病条辨》。拙文所取者《黄帝内经》也。该书确立的健康理念，积半个世纪的学用，我认为有四：即"天人合一""形神合一""阴平阳秘"和"正气为本"。此外，该书中将头发、牙齿、肌肉亦作为健康状况的重要标志。中医学理论的主要内容，从病因病机，到诊法辨证，直到防治养生，以及脏象、经络等各种理论，几乎都是围绕着中医学对健康理念的认识，而第次展开的。只要深入了解、全面透析中医经典的健康理念，就能用它指导运作我们的日常防治养生和调养。不揣浅陋，兹根据自己50余年的学用体会，如实简单的予以表述，供同仁好友参考，谬误不当，敬请大家批评指正，不胜感谢。

1. 天人合一的健康理念

《黄帝内经》中"天人合一"的概念，是中国古代哲学概念，是指人生活在天地之间，宇宙之中，一切活动与大自然息息相关，这就是"天人合一"的思想。中医学认为，人体有自己的活动规律，与自然界具有相通相应的关系，不论是日月运行，地理环境，还是四时气候，昼夜晨昏，各种变化都会对人体的生理、病理产生重要影响。例如：自然界的四时气候变化就能直接影响到人的情感、气血、脏腑以及疾病的产生。在这种思想的指导下中医养生学认为人类必须要掌握和了解四时气候变化规律和不同自然环境的特点，顺应自然，保持人与自然环境的协调统一，才能养生防病。这也是《黄帝内经》为什么要求医生"上知天文，下知地理，中知人事"的理由。所以我认为作为一个中医，要对四时、二十四节气、十二消息卦、五运六气、天干地支、河洛变化、道、儒、佛家学说等，都要熟知。当然唯一的方法是刻苦读书、认真学习、广采博取、不遗余力。

2. 形神合一的健康理念

《黄帝内经》的这一理论，始终都是建立在客观生理结构的基础上。首先从生命起源看，"人始生，先成精，精成而脑髓生"，即认为先有生命、形体，然后才有心理活动的产生。"形神合一"观认为：神是形的主宰，形是神的物质基础，二者既对立又统一。其中，形指躯体、身体，神指思想、思维。《黄帝内经》提出的"形神合一"是强调形与神的密切关系。只有当人的身体与精神紧密地结合在一起，即"形与神俱，形神合一"，才能保持与促进健康。现代研究表明：高血压、冠心病、糖尿病及癌症等，均与情绪焦躁、心态不平衡有着非常密切的关系，豁达乐观、性格开朗、心态平和是健康长寿的根本所在。这与"形神合一"健康理念可谓不谋而合。

3. 阴平阳秘的健康理念

对阴阳五行学说，我准备写专文详论之，在此仅简述也。阴阳是宇宙中相互关联的事物或现象对立双方属性的概括，阴阳分别代表一定属性的物质和功能，如人体的气为阳，血为阴，兴奋为阳，抑制为阴等。"平"是正常之意，"秘"是固守、固密之意。"阴平阳秘"表示阴阳既各自处于正常状态，也具有相互协调、配合关系。"阴平阳秘"作为人的健康状态，体现在生命活动的不同方面和不同层次上，如酸碱平衡、血糖平衡、代谢平衡等。此外，它还体现在人体活动的一种有序稳态上，这类似现代科学所指的"内稳态"。"内稳态"是指人体在生理上保持平衡状态的倾向，如人体的体温、血压、血液内的酸碱度、血糖浓度等均为"内稳态"所调控，如果我们的身体达到这种稳态的话，那就是健康状态，亦即中医所说的"阴平阳秘，精神乃治"。

4. 正气为本的健康理念

所谓正气，是相对邪气而言，是指人体的机能活动和对外界环境的适应能力、抗病能力及康复能力。中医认为，疾病发生和早衰的根本原因就在于机体正气盛衰。正气充足则人体阴阳协调、气血充盈、脏腑功能正常，能抵御外邪，免于生病。当邪气侵袭时，若邪气弱不足以与人体正气相抗衡时，则邪气被正气驱逐、消灭或暂时潜伏在体内，均不会发病；只有当邪气较重而能同正气抗争以引起较强烈的反应时，人体才出现证候（症状、体征等），即为发病。所以，《黄帝内经》说："邪之所凑，其气必虚"，"正气存内，邪不可干"。

2011.8.6 于忠信斋

宁静亦养心健身

养生之道有多种，适合自己方可行。而宁静对于养心健身，亦为一种良法。

宁静是人们生活中真实、善良、美好的体现，它恬和、安宁，如一泓秋水，映着明月。在日常生活中，能处处保持宁静的心态，不但可以静守窍，把握身体气血运行的全面畅通，阴阳燮和的动态平衡，以达养心健身的功效，且能沉淀出许多纷杂的浮躁，尽滤出浅薄、粗率等人性的杂质，使心身恬然平和，禅悟出生活的真谛，摒弃追逐功名利禄的贪婪之念，可以避免许多轻率、鲁莽、无聊荒谬的事情发生，活得轻松愉快。

人之欲生，往往繁衍得无穷无尽。面对竞争激烈的繁杂纷纭的社会生活，人无"静"，则陷于迷茫。如真的陷于迷茫，就事不清，理不明，容易把自己的生活搞糟。倘若把握不了自己，任由个性，小事生烟，大事冒火，视小利如泰山，视友情如草芥，也让周围的人感到危险，觉得不适应、不舒坦、不安全。结果是累了别人，害了自己。在繁忙紧张的生活中，人若能忙里偷闲，经常舒缓一下自己，让自己静下心来，全面仔细地考虑问题，认真冷静的处理好周围的一切事情，才可免遭焦虑、懊丧、烦恼、怨恨之苦。

《黄帝内经》云："动以养身，静以养性"，"恬淡虚无，真气从之。"指的就是在宁静的环境中，让人抛弃俗虑杂念，排除外界干扰，进行反思，明目省心，穷理悟道，从而达到陶冶性情，涵养德性，净化灵魂的目的。做人多一些"静"趣，少一些纷争；多一份祥和，少一分灾祸。能疏于功名利禄，讲人生烟云"静"而化之，是人生的一种境界，得其精髓者，人生则少有挫折，多有收获。诸葛亮曾说，宁静致远。他在《诫子书》中写道："学须静也，才须学也。非学无以广才，非静无以成学。"一个人只有排除杂念，静下心来，埋下头去，默默耕耘，才能有所创造，有所成就。齐白石闭门十载，"破壁"腾飞，终成中国画之巨擘。国画大师刘海粟再三告诫学生"要甘于寂寞"，巴金声明"闭门谢客"，费孝通则告示"关门盘点"，凡此无不努力为自己营造一个"结庐在人境，而无车马喧"的宁静天地。心净便是净土，一念虚妄便是一处陷阱。一刻清静即是一刻快乐。事实证明，只有清静，才能力戒虚妄，力戒焦虑，力戒脱离客观规律、客观实际，明明白白地做一些对自己、对家庭、对社会都有益的事情。

脸面可以整装，心境难得维修。儒家说的七情须有外界刺激而来，唯心静要有自身修炼所得；佛家崇奉"六根清净，万念归一"，中国道教之祖老子的"清静无为"就是说"清静能认识根源"，连气功师也追求静声敛气，意守丹田。凡此无不是说，人一旦进入"心静意净"的状态，无论花开花落，云卷云舒，都能保持心地的宁静，不因身外名利的诱惑而动摇。无论风平风紧，潮起潮落，都能清除私欲与杂念，所有日常的积尘、积怨、积郁、积胀、积忧、积乏，顷刻都会化作烟云，所得到的是一身的透亮、轻松，是一种超凡的飘逸和洒脱，使自己变得高尚起来。

宁静是福。细细品味，颇有道理。从哲学观点讲，静是相对的，动是绝对的，运动是永恒的。弄懂静与动的关系，对做人处事，保健都有好处。当工作受挫痛苦之时，当与人交往遇有不快之时，当自己的愿望一时达不到而失望、失落之时，只要保持一种超然清静的心境，守住一生温馨的宁静，就能静中思动，静而后博，去创造有价值，有作为的人生。生活也将会变得更加纯净，事业将会更加辉煌……

宁静是一种独到的意境，一种无害的氛围，一种冥冥中心领神会而来的美丽。置身繁华而执着一分宁静，并不孤寂。向往宁静是对生命的认真省视。宁静是超脱，而非消极遁世，更不是看破红尘，甘于沉沦。宁静不是平淡，更不是平庸，走进宁静，便是多一分思考。超脱而不绝俗，没有很大的勇气和毅力是做不到的。在喧闹中追求宁静，唯宁静才真正属于自己。宁静的人生有时会失去理解，却永远与潇洒同行。

宁静可致远，养性凭恬淡。

万念归一并，却识诗根源。

独到意境地，心身得康健。

甲申季春

要想长生，脑中常空

据科学研究，人之寿命应该是 125～145 岁。现在为什么很少有人能活到 100 岁呢？除了社会、医药、生活质量等因素外，就是与自我不能排除不良心理因素有关。常言说："要想长生，脑中常空"。特别是步入老年，消除一些不良心理对养生保健是十分必要的，常见有以下几种：

1. 忘掉年龄，保持旺盛活力

人的生理年龄是客观的，但心理年龄则不同，它反映了人的精神状态。有的人刚过花甲之年，就不断暗示自己老了。这种消极心理是健康长寿的大敌。"人不思老，老将不至"是有一定道理的。

2. 忘掉仇恨，宽容对事对人

一个人种下仇恨的种子，就想报复，甚至千方百计琢磨报复的办法、时机，使人一生不得安宁。忘掉仇恨就能心平气和，对长寿大有裨益。

3. 忘掉悲痛，从伤心中解脱出来

遇到天灾人祸，常使人沉浸在悲痛之中不能自拔，时间过长即会损害人的身体健康。因而遇到此类事时要想得开一些，从中解脱出来。

4. 忘掉气愤，想得开忘得快

人一想到急事，容易急躁，气血堵塞（郁滞），血压升高，心跳加快，甚至因气愤而导致死亡。

5. 忘掉忧愁，减少病痛缠身

多愁善感难免疾病抬头，现代医学认为，忧愁是抑郁病的主要根源。一生多愁善感会导致多种疾病缠身，最终让病魔夺去生命。

6. 忘掉悔恨，过去的已过去

凡是使人后悔的事都随着岁月的流逝而成为历史，应该提得起，忘得下。总去想追悔莫及的事情，日久只能伤心伤神，不利健康长寿。

7. 忘掉疾病，减轻精神压力

人得了病多数被疾病困扰，总想身上的病，甚至担心日子不多了，这样毫无益处。因为精神专注于病，会使免疫力下降，反而使疾病加重。得了病，泰然处之，就能从精神上战胜疾病。

8. 忘掉名利，活得更加潇洒

名利是人们一生都追求的，必须正确对待。尤其是老人，只有忘掉名利，知足常乐，做个乐天派，才能健康长寿。

七律

——读后舒怀

欲想长寿脑宜空，八大忘掉记心中。

年龄仇恨与悲痛，气愤忧愁悔恨统。

疾病名利无所谓，精神支柱莫放松。

乐天乐地乐山水，道法自然长寿经。

甲申　桃月

读书养生浅识

书乃智慧之源泉，亦为传播知识之工具。既是物质财富，也是一种知识财富。最至重者，读书与养生关系密切，对健康长寿大有裨益。

有人说过："勤于读书，利于康寿也。"此话颇有道理。因为读书写字可以移情易性，振奋精神，强身健体，延年益寿。自古以来，我国许多智者把读书、抄书、著书与养生结合起来，受益匪浅。春秋时期的大思想家、教育家孔子，自幼伴书读书，至年逾七旬。

西汉史学家司马迁，10岁便诵读经籍，后博览皇家藏书，笔耕不辍，写出不朽巨著，若非蒙冤入狱受折磨，必享高寿。

唐代诗圣杜甫的"读书破万卷，下笔如有神"，成了千古名言。

宋代大文豪苏东坡借抄贮之，曾三抄《汉书》，背诵如流。

明朝抗倭名将戚继光，有一副养生名联说得好："养性莫若修身，至乐无如读书。"

　　清代曲家、养生家李渔说："予先无他癖，惟好著书。忧藉以消，怒藉以释，牢骚不平之气，藉以铲除。喜怒哀乐，皆成文章。"

　　清代乾隆进士颐光旭养生联曰："万事莫如为善乐，百花争比读书香。"

　　清代康熙皇帝说："无一日不写字，无一日不看书。"

　　清吴嘉纪说："不读诗书形体陋"。

　　《抱朴子·勖学》载："人知药理病，不知学理身。"

　　《近思录集注》云："不学便老而终"等。

　　连外国人也深知读书与养生关系至重。

　　如罗曼·罗兰说："和书生活在一起，永远不会叹息。"

　　培根也说："读书足以怡情，足以博彩，足以长才。"

　　孟德斯鸠亦说："喜欢读书，就等于把生活中寂寞的辰光换成巨大的享受时刻。"

　　总之，古人认为书笔有味，乃美馔佳肴，可滋补养生。宋人李淑就有"三味"之论，认为书味同"太羹（肉汁），史书同折俎（肉食），于书味同脔（肉酱），读写是赏用各益于身体。"

　　女作家茹志鹃居堂挂着一条幅，上书"煮书"两个大字。她自解说："书，光看是不行的，看个故事情节，等于囫囵吞枣，应该精读，然而也还不够，进而要煮，煮则心身双益。"

　　我在报刊上见有一记载，别具一格的阅读疗法起源于 18 世纪的美国。当时美国一个叫本杰明的医生将读书治疗列入了心理疾病的疗程，以后匈牙利盛行阅读疗法。在这种医院里，为有文化的人准备了阅览室，病人在医生指导下阅读有关书籍，通过阅读来恢复和加强他们与自然、同伴及精神世界不同程度的内在联系，对身心大有益处。

　　在意大利的一些书店里可以买到同普通药品一样装潢的药盒，上面标有"主治""禁忌""服量"等项目。令人惊奇的是，盒内是印刷精美的诗篇，一个疗程往往须要"服用"一系列的诗篇，其配方均有病理学家和文学家精心设计。这种"诗药"可治疗抑郁病、精神分裂症等病。人口五千七百余万的意大利，有许多的"诗药"有限公司，还有一个研究中心。实践证明：书随着思绪的变化和转移，能起到调节情态、平衡阴阳的心理治疗作用，确是一味养生保健的妙药。

　　其实，这种读书疗法并非起源于美国，我国的南宋大诗人陆游，就用他写的诗治愈过朋友的病。虽然我国现在未见读书疗法的报道，但我曾亲自写诗或推荐文章，使患者的病促进痊愈，实例不少。

　　所以，我奉劝有阅读能力的老同志，要采取适当方式，有选择性地阅读书目。不过，老年人学习时间有限，身体状况欠佳，读书应从个人实际情况出发，不可勉强行事。

我觉得一是要少而精，不要广而杂。即指数量不要太多，但都要认真地读，每读一本，就要获得一定的知识。如果什么书都看，浅尝辄止，不求甚解，则尽管看的书不少，但由于思考少，所得必少。同时，不要专攻一个种类，因老年人读书不是为了成为某一知识领域的专家，所以要考虑到晚年读书的某种消遣性和娱乐性。对文艺、生活类书籍，可以任意选择。

畅销书可读否？这要做具体分析，有的所谓畅销书，其实内容平平，即使是真正有价值的"畅销书"，因其涉及的理论课题、知识领域、所反映的社会问题以及所运用的表述形式等，往往有特定的阅读对象，因此，大可不必去抢读，以免浪费宝贵的时间和精力。

读一些有实用价值的书，如有关老年人保健知识的书籍和思想修养问题的著作及相应报刊，一般地说，读这类书刊，对于老年人有意识地保养身体，调节精神，是有实用价值的。

精神内守，心情舒畅。

坚持读书，有益健康。

劳逸结合，莫受损伤。

淡泊名利，珍惜夕阳。

只有先养心　才能真强身

"心理平衡""心态良好"是健康长寿的基石。故谁有了心理平衡，良好心态，谁就拥有了健康和长寿。而"养心"就是拥有心理平衡、具备良好心态的重要方法。

什么是"养心"呢？《黄帝内经》说："恬淡虚无，真气从之。"就是说平淡宁静、乐观豁达、凝神自娱的心境。

为了叙说和理解的方便，下面我根据几十年来的学习心得和临床体验，从四方面谈"养心"。

1. 德者养心

多数有良知的人都知道"积德行善""养善成德"，就是说德的核心是多做善事。中医理论讲德高者"五脏淳厚""气血调和""阴平阳秘"，所以能"精神乃治"，健康长寿。历代名家亦多有说教。庄子说，有修养的人"平易恬淡，则忧患不能入，邪气不能袭"。管子言："人能正静，皮肤裕宽，耳目聪明，筋信而骨强。"荀子也说："有德则乐，乐则能久。"孔子精辟地指出："大德必得其寿。"唐代医家、养生家孙思邈则认为："德行不克，纵服玉液金丹，未能延年。""道德日全，不祈善而有福，不求寿而自延，此养生之大旨也。"反之，德劣者往往病多寿短。经本人数十余年的观察发现，有贪污受贿行为的人，癌症、心脏病、脑出血的发病率远远高于正常人群。足见，道德修养不仅是品质的要求，更是养生的手段。

2. 仁者养心

仁，是儒家思想的核心。其基本思想如《论语》所说："己欲立而立人，己欲达而达人。""己所不欲，勿施于人。"具体可概括为恭、宽、信、敏、惠、智、勇、忠、恕、效、弟等。恭，有谦逊、尊敬之义；宽，有宽容、宽大之义；信，有诚信、信用之义；敏，有勤勉之义；惠，有柔顺之义；智，有智慧、智谋之义；勇，即勇敢之义；忠，有忠诚、尽心竭力之义；恕，有仁爱、宽宥之义；孝，为善待父母；弟同悌，为敬爱、兄长之义。一个人如果能仁全至此，其心境必定是欣慰和宽松，而不会是懊恼、愤恨和作奸犯科后的恐惧，因此，"仁者寿"。善良者能获得内心的温暖，缓解内心的焦虑，故而少疾。恶意者终日生活在算计之中，气机逆乱，阴阳失衡，故多病而短寿。难怪《戒庵老人漫笔》曾记载："一士取科第不以正，然与正人相来往，外貌虽轩昂，而心中实馁，竟不一载而死"。

外国一大学调查研究中心曾对 2700 人进行跟踪调查，发现善恶会影响一个人寿命的长短。助人为乐，与他人相处融洽的人，寿命显著延长；而心怀恶意，损人利己，与他人相处不融洽的人，死亡率是正常人的 1.5 倍。正所谓"君子坦荡荡，小人长戚戚"。

3. 易性养心

人们多知，"笑口常开，青春常在。"然而，人生在世，难保无忧，关键是勿使太过，毋令不及。中医讲得"易性"养心法，是"对症"良方。所谓"易性"，就是通过学习、娱乐、交谈等方式，来排除内心的悲愤、忧愁等不良情绪的方法。具体方法和中医治病一样，要因人因事因地因时而异。如"取乐琴书，颐养神性"；或"看书解闷，听曲消愁，有胜于服药"；或"止怒莫若诗，去忧莫若乐"；或"劳则阳气衰，宜乘车马游玩"；或"情志不遂，……开怀谈笑可解"等等。事实上，看书、听音乐、绘画、种花、养鸟、垂钓等，均可起到培养情趣、陶冶性情的作用。

4. 哲理养心

要学会哲理养生，我认为主要是掌握辩证法，即对立统一和一分为二的观点。记得明末清初大哲学家王夫之总结与力行的"六然"与"四看"，实可借鉴。所谓"六然"，就是"自处超然"，即超凡脱俗，超然达观；"处人蔼然"，即与人为善，和蔼相亲；"无事澄然"，即澄然明志，宁静致远；"失意泰然"，即不灰心丧志，轻装上阵；"处事断然"，即不优柔寡断；"得意淡然"，即不居功自傲、忘乎所以。所谓四看，就是"大事难事看担当"，能担当起；"逆境顺境看襟怀"，能承受得起；"临喜临怒看涵养"，能荣辱不惊；"群行群止看识见"，能去留无意。这样才能做到"知足常乐，知足不辱，知止不殆，当行则行，当止则止"。哲理养生是高层次的保健医生，与德、仁相辅相成，异曲同工，只有在实践中反复磨炼可能做到，是道德品质、气质修养、文化水平、经验阅历的集中表现。事实上，正确待人待己，热爱本职工作，讲究生活质量，不仅是做人做事的基础，也是养生防病的前提。

自据题义及世情拙拟七言顺口溜以结尾：

养心德仁当为先，

"易性""哲理"合方全。

恭、宽、信、敏、惠、智、勇，

忠、恕、孝、悌记心间。

"以人为本"诚为贵，

奉行"科学发展观"。

幸福无关名利禄，

长寿得与善消遣。

2008 年国庆节

中医学中的保健观浅见
——如何理解中医之姊妹篇

当今世态，人们的保健意识相当浓厚和普遍，保健品布满媒体市场，保健器材充斥城市乡村，这是国泰民安、社会和谐的象征之一，的确令人称道，无可厚非。那么，中医学中的保健观又如何呢？兹根据本人近半个世纪的不断学研和深刻体验，表述管见，谬误不当之处，敬请同道及读者斧正、赐教。

所谓保健，就是保护健康。人生在世，健康居首。只要有了健康，就会拥有一切。更为要者，只有健康，属于自己，其余都是身外之物，所以说保健观至关重要、非常必要。

若讲中医学中的保健观，我觉得需从"治未病"和中医的特点"辨证施治""整体观念"三方面来理解。

一、治未病

治未病，实际上就是预防为主。中医的经典著作——《黄帝内经》说，一个真正高明的医生不是等患者有了病再去治疗，而是在未发病之前就开始预防，即预防胜于治疗。

《黄帝内经》的核心思想不仅仅是教人们怎么去治病，更重要的是教人们怎么不得病。书中说"圣人不治已病治未病，不治已乱治未乱。夫病已成而后药之，乱已成而后治之，譬犹渴而穿井，斗而铸锥，不亦晚乎？"就是病了再服药，乱了再用兵，已经晚了。这种比喻的说法，是教人们要防患于未然，对于健康，要"治未病"。

《黄帝内经》中"治未病"有三大法，或说分三个阶段。第一是未病先防，在没有病之前，就要防止得病，其核心就在于养生（也叫摄生）。它讲了三大法宝：一养精，二养气，三养神。为省笔墨，原文及解释从略；第二是病后防变。如果知道某个脏器受损了就要防止下一个脏器受损。《史记·扁鹊仓公列传》有一个很有名的故事：神医扁鹊一次到了蔡国，看到蔡桓公有病了，就告诉他说，你现在有病了，病在"腠理"，如不治要加深。蔡侯却说，我无病。过了十天，扁鹊又见到蔡侯，说你的病又加重了，已不在肌腠，而是到肌肉了。蔡侯仍不相信，又过了十天，扁鹊告知，你的病已到肠胃，蔡侯更加不高兴了，说这些医生都是在骗人，想以我捞取名誉。又过了十天，扁鹊又见到蔡侯，说你的病已到了骨髓，二话未说就走了。过了几天，蔡侯不舒服，派人去找扁鹊，可扁鹊早已逃之夭夭了，五天后，蔡桓公就死了。

《黄帝内经》说：病之变化疾如风雨。就是变化非常快，在开始阶段，一定要预防下一阶段。故《黄帝内经》有"见肝之病，知肝传脾，必先实脾。"清代温病四大家之一的叶天士，他每次用寒凉药来治温热病时，因为凉药多了肯定要伤及胃，进一步胃阴也会受损，所以他的方子里大多会加入养胃阴的药物。有兴趣者可参阅《叶氏指南》等书，会一目了然。

第三是病愈防复。病愈之后，怎么防止复发呢？当然还是像在病前一样：养精、养气、养神。

二、辨证施治

《黄帝内经》："治病必求与本"。又说："生之本，本于阴阳"。治病要治根本，根本在哪里呢？《黄帝内经》说生命的根本就在于"阴阳"。阴阳实际上就是"气"，而气又来于"精"，表现于"神"。这三者密不可分，谓人身之三宝。气可分为阴气和阳气。阴气和阳气再细分可以分出五行。阴气按多少、强弱可分出太阴、少阴；阳气按多少又可分出太阳和少阳。太阳属水，少阳属木，少阴属火，太阴属土，这四者中间还有金，将这四气统一起来，就是五行：木、火、土、金、水。阴阳五行都是生命的根本。这是《黄帝内经》体现的一个整体思想，一种求源、求本的思想。

在求本之后，又如何来治病呢？《黄帝内经》中的治病，其实治的不是病，治的是证。人患病了，病只是机体不正常的某一部位的反映，要治的是那个人。所谓辨证，证是指人体得病以后的各种病理变化状态的综合，按照阴阳五行进行的综合。

中医的"八纲辨证"，根据阴、阳、表、里、寒、热、虚、实这八个字，能辨别人得了什么证，这八个字，实际上却可以归纳为阴阳：表是阳，里是阴；实是阳，虚是阴；热是阳，寒是阴，故阴阳为总纲，分出了三个方面：表里定位，是在表还是在里；虚实定量，正气不足是虚，邪气太盛就是实；寒热定性，是寒症还是热证。《黄帝内经》通过"八纲"将人的证区分开来，而其手段就是望、闻、问、切四诊。望，就是看病人的状况，看病人的精气神。《黄帝内经》五色详细描述了怎么望面相，从面相中能反映出这个人的身体状况，望舌能看出虚、实、瘀等；闻，就是闻气味、听声音，通过对气味、声音的分辨也可以了解病人的信息；问，就是详细的询问病人的情况，包括饮食起居，尤其是二便，必须问仔细；切，即切脉，它是病人状况的全息反映。切脉就是切相应部位包括五脏六腑的状况。遗憾的是现在不少年轻中医医生对切脉不够重视了。中医通过四诊合参所收集到的信息综合起来，然后判断是"八纲"中的哪一类，属于哪个证。所以中医看病看的是证，而不是病或中医看的是人，而不是具体的病。因此有"上医医国，中医医人，下医医病"之说。中医从某种意义上说，是中等的医生，是治人的，也就是综合的医生，是调阴阳的。

一个人得感冒，让西医看都一样——上呼吸道感染，用药也基本一样。但如果中医看，就要分"风寒""风温""风热""风湿""气虚""血虚""阴虚""阳虚"等类型了，治疗起来就分辛温解表、化湿解表、益气解表、养血解表、助阳解表、滋阴解表等方法了。中医就是根据"证"来用药的，所以叫"辨证施治"。它反映了一个整体的病理信息。

所以，中医注意整体的病理信息，而不是"头痛医头，脚痛医脚，"可能是"病在上，下取之；病在下，高取之。"故有"同病异治，异病同治"之法。

三、整体观念

中医的另一特点是整体观念，就是说中医看的是整体的病，采用的治疗方法是整体调和的方法。《黄帝内经》把人体看作为万物的一员，所以叫"人身小天地，天地大人身，"或者"人身小宇宙，宇宙大人身。"人与自然是相互对应的。具体讲整体观反映在三个方面：

①人和自然是一个整体；

②人和人是一个整体；

③人的内在心身是一个整体。

人和自然是一一对应的。自然，最重要的是指一年四季的气候变化。寒热不同的气候特征，会影响别人的健康。而人内在的心身以及五脏六腑也是一个整体，也是不能随便割裂的。比如说肝经，它以肝为主，但又不单治肝病，别的与其相表里关系的脏器病也都能治，因五脏六腑是一个整体。在治疗方法上，与西医对抗性治疗完全不同，中医采用的是"调和"的方法。对西医来说，要是高血压，就吃降压药；高血糖，服降糖药；高血脂，服降脂药，就是把血压、血糖、血脂降下来，采用的是对抗疗法。但中医的调和方法却非如此，而是调整人身的免疫力和抗病能力，不是对着病毒、病灶去的。这一点特别重要，因为我们每个人都有自己的抗病能力，把它称为自组织能力或自调节能力。随着年龄的增长，外界各种因素的影响，抗病能力下降了，但通过养生，人的抗病能力又不断提升。中医所开的药方，本质上讲就是调动和激发人的正气的。

《黄帝内经》说："邪之所凑，其气必虚。""正气存内，邪不可干。"正气在里面，邪气就进不来，人就健康无病。比如癌症，西医就是主张把癌细胞杀灭，采用化疗、放疗等方法。确实效果很好，可以说，在对抗性治疗方面，西药的效果绝大多数比中药的效果好。然而，中医的优势在哪里呢？就在于通过整体调和，把内在的"正气"提升，把自己本来就有的抗病能力、自组织能力、自愈能力等提升起来，这样癌细胞不是被杀灭了，而是乖乖地呆在那里，听话了，不发作了。实际上，把人体内环境调好了，人体内不存在癌细胞生长的土壤了，自然就不发病了。现在，有的中医效仿这种对抗疗法性的处理方法治病，我认为是根本违背了《黄帝内经》的基本理论的，也可能是徒劳的。

精话中药理智养生
诚为老友身心健康

我退休十年来，因口腔患涎腺肿瘤，上颚肿瘤，先后在淄博、北京、县中医院动了七次较大手术。在北京的一次五昼夜不吃喝、不省人事。谁料我"命大难垂"，又被救活，且未被病魔吓倒，而是以坚强的毅力，充分的信心，边刻苦养、治己病，边为广大患者诊治疑难。值得提及的是努力学习，坚持不懈，手不释卷，忠于笔耕。为帮助老友们提高对养生保健、延年益寿的认识和自我司行的方法，每年精心撰写和笔录三、五万字的文字。计有《传统养生》《老年自我保健琐谈》《中国历代医家、养生家论心理养生》《我国古代养生诗词诠析》等。

以上所述诸文，多为理性方面，无非动、静、动静结合、气功、吐纳等。为了有助于老友们的身心健康，尽力做到老有所为，老有所乐，安度晚年，我想专门论述"中药养生"。

所谓中药养生，是指应用滋补中药的调养来保养生命的方法。中医学认为，儿童为幼稚之体，稚阴稚阳，正处于生长发育时期，应按正常规律成长，不可滥补，如服用补益药物，有拔苗助长之蔽，非但无益，反而有害。青壮年时期，气血方刚，机体强壮，无须服用补益药物。所以说，补益药物主要适用于那些身体确实虚弱的中老年人。

从中药养生角度来讲，滋补药的价格贵贱并不重要，重要的是所选购的补品适合自己的机体状况，如同"辨证论治"一样。所以，欲购买保健品时一定要根据自己身体的具体情况，科学合理的做出选择。近年来常见有报道，不少老年人服用保健品或滋补中药后，出现内分泌紊乱，血压升高，烦躁失眠等副作用。

凡能够补益正气、改善脏腑功能、增强体质，以提高抗病能力，治疗虚证的药，称谓补虚药或补益药。中医理论认为"阴平阳秘，精神乃治，""气血调和，病安从来"。所以不论治疗，还是养生，平衡阴阳，调和气血，是为要务。补益中药分四大类，即补阴药（亦称滋阴药）、补阳药（亦称助阳药、壮阳药）、补血药、补气药。下面就按类别较评论述，每类仅举两种代表性中药，以便于老友们参用。

一、补阴药

中药学认为，凡以滋养阴液、生津润燥为主要功效的药物，称为补阴药。由于补阴药的性味多属甘寒，质多滋润，而其作用又有强弱和部位的不同，故除补阴外，还有养阴、益阴、滋阴、生津等不同之说。

补阴药主要适用于阴虚证，最常见的有肺阴虚、胃阴虚、肝肾阴虚等。肺阴虚多见于干咳少痰、咳血、虚热、口干舌燥等；胃阴虚多见舌绛、苔剥、咽干口渴或不知饥饿等，或胃中嘈杂、呕哕或大便燥结等；肝阴虚多见两目干涩昏花、眩晕等；肾阴虚多见腰膝酸痛、手足心热、心烦失眠、遗精或盗汗、潮热等。本类药物包括：沙参、天冬、麦冬、银耳、石斛、玉竹、黄精、百合、枸杞子、桑葚、旱莲草、女贞子、龟版、鳖甲、黑芝麻等。它们各有所长，各有偏颇，应随症选用。本类药大多寒凉滋腻，故脾虚便溏、痰浊内阻者，尤其是老年人，均不宜应用。

代表性药物

1. 枸杞子

为茄科多年生灌木植物，其干燥成熟果实称"枸杞子"，性味甘质滋润，善于滋补肝肾之阴，且能阴中补阳，故治疗肝肾阴虚，阴不制阳而出现的腰膝酸软、眼花头晕等症。本品还有养血、生津、止渴之功，可治疗血虚所致的面色萎黄、须发早白、失眠多梦和消渴症（即糖尿病）。兼入肺经而滋阴润肺，用于阴虚劳嗽证。治疗用量为 5~15g，养生保健 5~10g。中老年人肝肾阴虚所致的头昏眼花、腰膝酸软、视力减退：①将枸杞子洗净，每日 1~10g 细细嚼服；②枸杞子 5~10g，用开水浸泡代茶饮，至味淡后将其嚼服；

③枸杞子100g，白酒500ml，将其洗净浸泡于白酒中，15天后每日早晚各饮用20～30ml。三种方法均有补益肝肾、滋阴明目之功效。中老年人肝肾不足，阴血亏虚所致的面色萎黄、须发早白、失眠健忘等，用枸杞子250g，龙眼肉250g，桑葚子100g，均洗净，加水适量，煎煮1～2个小时，停火捣成膏状，放入冰箱中，每日不拘时服用，每次一汤匙，有养血安神、益精乌发之功。

2. 银耳

又称雪耳、白木耳，为银耳科真菌银耳的子实体，性平味甘淡，归肺、胃经，有滋阴润燥、养胃生津之功效。适用于老年人虚劳干咳、少痰或痰中带血丝、口干咽燥、神经衰弱、失眠多梦等。银耳为药食两用之品，药性平和，服用安全，能清肺之热、养胃之阴，既能补脾开胃，又能益气清肺，有滋润而不滋滞、健脑而不兴奋之特点，有扶正固本、滋补强壮作用，非常适合于老年人长期服用。治疗用量为5～10g，养生用量为3～5g。兹介绍其几种服用方法：中老年人因阴虚肺燥引起的干咳少痰、痰中常血丝等：①银耳10g，百合5g，北沙参5g，冰糖适量，将诸药水煎2次，合并药液，口服前加冰糖少许，早中晚服用。有滋阴润肺、止咳化痰功效。②银耳10g，甜杏仁10g，川贝5g，冰糖少许。服用法同上，有润肺止咳之功。③银耳10g，百合10g，秋梨1只，冰糖适量。将秋梨洗净，去核切小块，加入水发银耳及百合、冰糖。放入碗中蒸1小时，服用，可滋阴润燥、止咳化痰。中老年人体质虚弱，咽干口燥，失眠多梦等，银耳10g，龙眼肉10g，大枣5枚、冰糖少许，用温水将银耳发开，切碎，龙眼肉及大枣洗净切碎，放入碗中蒸1小时食用。有滋阴养血、益气安神之功效。

二、补阳类药物

凡以温补肾阳为主要功效，治疗阳虚症候的药物，称为补阳药，又称为助阳药、壮阳药。其中一些药物兼能补肝肾、益精髓、健筋骨。其特点是能够扶助人的阳气、促进人体的气化功能，特别是肾阳不足有明显的增强作用。肾阳称元阳，为人身阳气之根本，全身各脏器的阳气有赖于肾阳的温煦和鼓舞。故肾阳虚，则全身温煦功能下降，出现畏寒怯冷，四肢不温及性功能减退的病症。本类药物包括：鹿茸、鹿角、鹿胶、鹿霜、山萸肉、杜仲、补骨脂、蛤蚧、巴戟天、肉苁蓉、淫羊藿、仙茅、狗脊、骨碎补、续断、益智仁、胡桃仁、菟丝子、沙苑子、冬虫夏草、锁阳、阳起石、紫河车等。

代表性药物

1. 鹿茸

本品为鹿科动物梅花鹿或马鹿的雄性未骨化密生茸毛的嫩角。前者称为"花鹿茸"，后者称为"马路茸"。鹿茸味甘咸湿，归肾、肝经，有补肾阳，益精血，强筋健骨，润冲任，托疮毒等功效。鹿茸为血肉有情之品，善补肾阳，益精血，充脑髓，壮精神等方面功效卓著，特别适合于老年人的肾阳不足、精血亏损证。中老年人肾阳不足，精血亏虚所致的体质虚弱，神疲乏力，头晕眼花，畏寒肢冷，腰膝酸软，性功能减退者，可用鹿茸粉 0.3 ~ 0.5g，温开水或温黄酒送服，每日 2 次，早晚服。或用鹿茸 50g，枸杞子 100g，白酒 1000ml，将鹿茸、枸杞子放入白酒中浸泡 15 天后饮用，每次 20 ~ 30ml，每日 1 ~ 2 次。酒饮完后，用所剩鹿茸、枸杞子炖牛、羊肉喝汤，有补肾益精、强化筋骨之功。

2. 冬虫夏草

该品可以说是目前炒得非常火热的药味，简称冬虫草。是指中华虫草菌感染蝙蝠蛾属昆虫的幼虫所形成的虫菌复合体。它与人参、鹿茸并列为三大名贵补品。

虫草味甘性温，有补肺益肾、止血化痰之功。适用于中老年虚损、久咳虚喘、腰膝酸痛、阳痿遗精等症。因其性温，补肾助阳，治疗以上诸症疗效较好。肺虚久咳、神疲乏力、喘咳气短或肾虚不纳气，咳喘气急或肺肾两虚，久咳不止，甚则劳嗽痰血等症。虫草益肾补肾、止血化痰，单用或配伍其他中药，均有疗效。下面介绍几个食疗养生法：

①冬虫夏草 5g，桂圆肉 10g，大枣 10 枚能补血安神，适用血虚证（各种贫血）的患者或老年人。

②冬虫夏草 3 ~ 5 个，老雄鸭一只，将鸭去毛及内脏洗净，劈开鸭头，放入虫草，炖煮 2 ~ 3 小时，食肉喝汤。有补虚健体之功，适于病后体虚、体倦乏力患者及老年虚者。

③虫草 3g，三七 5g，丹参 5g，鸡肉 100g，调料少许，洗净切小块，加水适量，炖煮 1 ~ 2 小时，食肉喝汤。有补虚活血功效，适于中老年冠心病患者。

三、补气类中药

凡以补益气虚为主要功效，治疗气虚证的药物，称为补气药。

本类药包括人参、人参叶、西洋参、党参、太子参、灵芝、白术、山药、扁豆、扁豆花、扁豆衣、大枣、蜂蜜、饴糖等。

本类药的特点：是对脾肺两脏的生理功能有显著的滋补强壮作用，主要适用于脾或肺气虚弱等证。中医认为："脾为后天之本"，"气血生化之源"，全身的气血有赖于脾气运化而产生，故中医非常注重脾胃的保养。脾气亏虚，则运化无力，生化无源，身体就会出现精神倦怠、四肢乏力、食欲不振，腹胀便溏，甚至脏器下垂等症。"肺主气"，肺气不足，即出现少气懒言，动则气喘，易出虚汗等症状。如果出现上述诸症，可选用补气药进行滋补。

代表性药物

1. 人参

中医认为，元气是人体内最主要的气，元气不足则机体虚弱，四肢无力，甚则虚脱休克。人参有大补元气之功，古人常用大剂量（30～50g）的人参，称独参汤，治疗气虚休克之人，取得良好效果，所以称"起死回生"之药。中老年人体质虚弱，四肢乏力，精神疲倦，心悸气短，少气懒言等症者，可以每天服人参1～2g滋补身体，疗效良好。

人参服用方法：

①噙化法：将人参薄片或参须直接放入口中，如糖慢慢含化，待无参味时嚼服。此法为清代宫廷服用人参的常用方法，如乾隆皇帝噙用人参，寿至八十九岁是中国历史上最长寿的帝王。

②泡茶服：将人参薄片或参须切成小段，用开水冲泡代茶饮用，待多次冲泡参味变淡后，将参渣嚼服（所谓泡茶服，是指将人参片或参须段采用日常泡茶的方法浸泡，然后如喝茶慢慢饮用，而不是将人参与茶共同泡服，切记！）。

③浸酒服：最好用全须生晒参或鲜参放入白酒中，浸泡一月后，待酒中有明显参味时再适量饮用。可随饮随加入新酒，待参味变淡时，将参取出蒸服。

④嚼服：将薄片人参或参须段放入口中细细咀嚼、连渣一起咽下。

⑤吞服：将人参干燥研成的粉，装入胶囊，用温开水送下。

2. 灵芝

又名灵芝草或瑞草。在我国民间有许多关于灵芝草的传说。其中流传最广也最有趣味的当属家喻户晓的《白蛇传》了。故事中的白娘子为了挽救丈夫的性命，冒着自己生命危险去南极仙翁所居住的昆仑山上盗取的"仙草"，使得许仙起死回生，这棵救命的"仙草"，就是灵芝。

灵芝制剂对冠心病患者有辅助治疗作用，同时还可用于高血脂症患者的辅助治疗。灵芝用于改善中老年人身体虚弱，食欲不振，神疲乏力等衰老症状，可选择合适的灵芝制剂适量长期服用，有扶正固本、滋补、强壮、健脑安神之功。药理学研究证实，灵芝具有广泛的抗衰老作用，如提高人体适应能力和抵御疾病能力，增强免疫功能，促进机体的核酸与蛋白质的合成与代谢，调节内分泌功能，抗过敏、抗辐射、降血糖、降血脂、保护肝脏等作用，最增强中老年人的体质和延缓衰老有益。

另外，对于肿瘤患者灵芝还可做辅助治疗。灵芝制剂还可用于放化疗后的肿瘤患者，有减轻放化疗的毒副作用，增强体质免疫功能，改善机体症状的作用，故有人称灵芝是放化疗的增效减毒剂。

用法用量：内服 1～3g 或配酒。

四、补血类药物

凡以滋补生血为主要功效的药物，称为补血药。

本品主要用于血虚证。其症状为面色萎黄，口唇指甲苍白，眩晕耳鸣，心悸怔忡、失眠健忘，以及妇女月经延后，量少，色淡，甚至经闭等。

运用该类药时，若血虚兼有阴虚者，常与补阴药同用。若气虚血少，常与补气药配用，以补气生血。

该品药物滋腻，有碍脾胃，故对于湿阻中焦，脘腹胀满，食少便溏者不宜应用。必要时可与健脾胃、助消化药相配伍，以免影响脾胃运化功能。本类药物包括熟地黄、何首乌、夜交藤、白芍、阿胶、桑葚、龙眼肉等。

代表药物介绍

1. 何首乌

是被历代医家所推崇的补益良药，如宋代的《开宝本草》称何首乌有"黑须发，悦颜色，久服长筋骨、益精髓、延年不老"的功效；明代的李时珍在其《本草纲目》中记载：何首乌"气温苦涩，苦则补肾，温补肝，能收敛精气，所以能养血益肝，固精益肾，健筋骨，乌鬓发，为滋补良药"；近代名医张山雷也在其著作《本草正义》中称："首乌，专入肝肾，补养真阴。"可见历代中医药名家对该品的偏爱。

何首乌善补肝肾，益精血，兼能收敛精气，而且有微温而不燥热，补虚而不滋腻的特点，实为滋补之良药。肝肾不足、精血亏虚可致头晕眼花、须发早白、腰膝酸软、遗精早泄等证者，用本品治疗效果好。

生首乌虽补精血作用较弱，但可润肠通便，用于精血不足，肠中津液亏乏，致使肠燥便秘、大便干结等症。何首乌的治疗用量为每日 10～30g，养生保健用量为每日 5～10g。生首乌仅用于中老年有肠燥便秘者，用量为10～20g。兹介绍几种常用验方：

①中老年人精血不足所致的头晕眼花、腰膝酸软、性功能减退等，用本品 10g，杜仲 10g，水煎 2 次，合并药液，早晚服用，有补肾壮阳，强身益精之效。

②治疗血脂，本品 10g，决明子 10g，山楂 5g，水煎 2 次，合并药液，代茶饮用，可补肾清肝、消食降脂。

③治疗高血压及高血脂：本品 20g，芹菜 50g，瘦肉 30g，大米 100g，将本品煎取药液，芹菜、瘦肉洗净切碎，与大米共同放入药液中煮成粥，加入少许调料，每晚食用。

④何首乌 20g，桑葚 20g，女贞子 10g，水煎代茶饮，有益精血、补肝肾、乌须发之功效。

2. 阿胶

为马科动物驴皮经煎煮、浓缩制成的固体胶。味甘性平，归肝、肾、肺经，能补血、止血、滋阴润肺，用于血虚症、各种出血症、阴虚证及虚劳咳喘、阴虚燥咳等证。本药为名贵的血肉有情之滋补品，甘平滋润，临床有良好的补血作用，适用各种血虚患者，特别是血虚心肝失养所致的面色苍白或萎黄、眩晕心悸者效果更佳。本品的止血作用，用于血虚证兼有出血的患者，如吐血、衄血、便血、崩漏等。阿胶即能滋阴养血，又能滋阴润肺，善治肝肾阴虚所致的形体消瘦、腰膝酸软、口燥咽干、视物昏花、眩晕耳鸣等，又能治疗肺阴不足所致的干咳少痰或痰中带血、口燥咽干、五心烦热等症。

本品对造血系统有良好的促进作用，能迅速增加红细胞和血红蛋白，其作用机理除促进机体的造血功能外，还能提供造血原料，故具有强大的补血功能，疗效优于常用的西药铁剂。阿胶不但能生血补血，还能通过提高血液内血小板的含量及胶原蛋白作用而促进血液的凝固而达到止血的目的。阿胶内较高的微量元素锌，对促进人体的生理功能，提高免疫功能，增强机体的耐受能力均有积极意义。阿胶对进行性营养不良症及休克等也有较好的治疗作用，还能促进机体对钙的吸收，对防治老年人的骨质增生和骨折的愈合有益。

阿胶的治疗用量为 5～10g，养生保健用量 3～5g。因其为动物皮熬制成，不能入汤剂煎煮，仅用于在开水或温黄酒中融化后服用。

兹介绍几种服用方法：

①血虚证（各种贫血病）：面色无华或萎黄、唇淡、头晕目眩、心悸等，用阿胶 5～10g 打碎，大枣 5 枚，红糖少许，放入碗中加水适量，隔水煮半小时服用，有较好的滋阴补血之功。

②血虚证的食疗方：阿胶 5g，鸡蛋 1 个，红糖少许，黄酒少许，水适量，搅拌均匀，隔水煮成蛋羹后服用。或阿胶 250g 打碎后放入大碗中，加入黄酒 50ml，红糖 50g，水 200ml，冰糖 200g，隔水煮 30 分钟，搅拌均匀，冷后成软糖样，切为 20 块，放入冰箱内保存，每日早晚空腹服用 1 块。

中药养生注意的问题

药物滥用是世界性问题，中药同样不能幸免。所谓"纯天然药物，无毒副作用"的商业性宣传，媒体及报刊等并不鲜见，但都是错误的。补益中药作为药品，同样具有不同程度的毒副作用，只不过较化学性药物的毒副反应少而已；"是药三分毒"不无道理。每年因中药而引起的毒副作用，甚至死亡的病例也不少见。我在临床中也常遇到不少对中药过敏的病例。

中药养生保健，一定要遵循中医药的理论原则，首先要辨证论治，审因用药，根据具体的征候进行调补。中医认为老年人的体质以虚为主，是自然规律不可抗拒，但虚证却有阴、阳、气、血之虚，所以滋补的方法、药物应有所异，必须针对个人机体的具体情况而调补阴阳气血，才能达到防治疾病，增强体质，养生保健的目的。

2012.06.01

传统养生选录

本人自幼勤奋好学，嗜读如命。虽动过几次较大手术，开过数刀，但自1999 年退休后，仍坚持不懈，废寝忘食，手不释书，忠于笔耕。为帮助中老年人提高对养生保健、益寿延年的正确认识和自我司行的方法，每年在为诸多疑难病患者诊治的余暇，精心撰写和笔录三、五万文字。2003 年，我将我国的宝贵文化遗产——传统养生学，包括先秦、汉唐直至宋、元、明、清的养生家的养生经验一一进行了精心辑录，结合自己的学用体会，计数万字，本文即从中精选出的一部分。

彭 祖

彭祖是我国古代颇具传奇色彩的长寿者和养生家。姓钱、名铿。相传为颛顼之玄孙。约生于夏代。据《神仙传》和《列仙传》所载，彭祖在殷商时仍健在，传说已数百岁。殷王以为大夫，但他却托病不问政事。中国向来以彭祖作为长寿的象征。诗文、医籍中有关传闻追述不少。屈原《楚辞·天问》中说："彭铿斟雉帝何飨，受寿永多夫何长久。"王逸注和洪兴祖补助都谓彭祖善调雉（山鸡）羹以侍帝尧，颇得赏识，封于彭城。一说彭祖西越雪山，传养生长寿之道于域外。

据后世有关文献所记载，彭祖养生注重"修"与"养"：

1. 修慎

起居衣食和行为都很注重调摄规范，无过无不及，亦即后世之中庸思想。如耳不极听，目不久视，行动不至疲劳，安歇不至懒散，勿过饥、过饱、过饮，衣着随气候的变化而更换，顺乎自然，淡泊而安。彭祖曰："到不在烦，但能不思衣食，不思声色，不思胜负，不思曲直，不思得失，不思荣辱；心不烦，形勿极，而兼之以导引，行气不已，亦可得长年"（《千金要方·调气法》）

2. 葆养

①保神：《彭祖摄生养性论》指出："极思之则志伤也……积忧不已则魂神伤矣，愤怒不已则魂神散矣。喜怒过多，神不归室，憎爱无定，神不守

形。汲而欲，神则烦；切切所思，神则败。"认为七情六欲，思虑过度，皆可伤神，神伤则损寿，故保神，为首要之摄生养性法。

②固精：固精不泄，是古代许多养生家所恪守的方法。《养性延命录》辑录了彭祖的名言："上士别床，中士异被，服药而裹，不如独卧。""美色妖丽，嫔妾盈房，以致虚损之祸。"这种理论观点对后世养生保健影响很为深远。

③养形：彭祖注重对身体的锻炼，提倡导引吐纳之功。《庄子·刻意》记载说："吹嘘呼吸，熊颈鸟伸，为寿而已矣。此导引之士，养形之人，彭祖寿考者所好也。"

由此推之，彭祖是位修炼有方，修养有素，道行很高的长寿者。他以自己的长寿实践和学术思想，在传统医学养生保健史上，树立了一座彪炳千秋的丰碑。

扁　鹊

扁鹊本是上古的一位颇具传奇色彩的医家。战国时代，渤海郑地的秦越人（约公元前 4 世纪），著名医家，医术高明，医德高尚。四处行医救人扶危，被人们誉为神医扁鹊。他的事迹与传闻，以秦汉文献和文物为最多，计有《战国策》《韩非子》《列子》《史记》《韩诗外传》《盐铁论》《淮南子》《世说新语》《说苑》及山东籍陕北的汉画像石等。后世托扁鹊秦越人之名而出的医书如《难经》等，许多医籍中辑录了扁鹊的医论和医术，还有山东、河北、河南、陕西各处有关他的胜迹纪念地，都是人们追求前贤、缅怀故人扁鹊的历史见证。由于历史资料的原因，向来研究扁鹊者均受采摘旧闻史料相互印证，来尽力反映这位伟大而不朽的医学家。扁鹊秦越人，师承长桑君又将医药保健的学术直接传授他的弟子子阳、子汉、子越、子豹等人。还传遍其形迹所至之处的黄河下游地区和汉水中游地区。其养生学术经验较为散在，辑有：

1. 精湛的诊测技艺与保健措施

如《史记·扁鹊传》中所记载之病案：即当生非死者苏醒时间的准确判断，通过症状对虢太子起死回生的诊疗与保健，以望齐桓侯之色劝诫及时采取果断措施的事，为人们所熟知。他虽然谙熟医理，精于脉法，以至于人们把他誉为脉学的祖师，但他也可以不用切脉，望气色，听声音，察形态，就可以正确地测断出疾病的发生部位和症状，犹如目睹，奇迹般的救人于危难之际。把保健与治疗有机地结合起来。在疾病初期，知微见著，防微杜渐，往往用汤剂、熨帖这类具有保健性方法来驱除浅表之病邪，以保证患者平安。在疾病发展过程中，不为暂时假象所迷惑，在治疗时严密的观察，辅之以必要的饮食调理及补养支持之药方。尤其是待疾病康复阶段，配合熏洗、热熨等物理保健的方法，注重于调理气血，使之痊愈。

2. 随俗为变，四处行医，把医药保健的方法广施天下

在扁鹊生活的时代，千里不同风，万里不同俗。人们对医学的需求心态也是有差异的，于是扁鹊及其弟子一行，根据各地人医疗保健的民俗而提供服务。他们到赵国的邯郸，听说当地人重视妇女，也可能多妇产科病，即为"带下医"；到周朝都城洛阳时，看到这里的人敬老尊老之风颇浓，即为"耳目痹医"；后到秦国，发现秦人爱小儿，即为"小儿医"。这在客观上也起到了交流和传播医药保健文化，采风地区医药保健民法的作用。古语云："有川于民则施之。""法施于民则施之"各地重复出现的扁鹊墓，就是人们纪念并仰慕扁鹊的象征。虽历经两千多年而不衰。难怪乎民俗故事中把秦越人神化成为传诵喜讯和福音的扁鹊。

3. 服禁方药养生，增强身心素质

《史记·扁鹊传》记载，长桑君在老年时传医术禁方给扁鹊，并指出要饮一种药，用未落地的水露调云云，可以提高人的各种机能，甚至激发出潜能，"扁鹊以其言饮药三十日，视见垣一方人，以此视病，尽见五脏症结。"联想扁鹊带弟子一行艰辛的行医活动，假若没有很健康的体魄是难以胜任的。有的文献追记说，扁鹊被原太医杀害时年事已高，年老而不衰与他平素的养生保健是分不开的。

华 佗

华佗（公元2世纪）是东汉杰出的医学家、养生家。字元化，名敷，沛国蕉（今安徽亳县）人。《后汉书·华佗传》记载他："游学徐士，兼通数经，晓养性之术。""年且百岁，面貌有壮容。"后被曹操杀害，享年90多岁，他的著作焚于狱中而未保留下来。依据史书记载，华佗在养生学上有两个突出贡献：

1. 五禽戏

这是华佗在继承整理前人导引养生术的基础上，创造的一套保健体操。它是仿效虎、鹿、熊、猿、鸟五种动物的动作锻炼身体的。这种方法的机理，正如他对弟子吴普所言："人体欲得劳动但不当使极耳。动摇则谷气得消，血脉流通。病不得生。譬犹户枢不朽也。"这是古代长寿人所倡导和传下来的导引术。这种五禽戏既可预防并除病，又可以增强自身素质。如果感到身体不舒服，就起来作一禽之戏，顿时身心爽快，饭量也会增加。实践也证明，五禽戏具有延年益寿，祛病强身的功效。华佗弟子吴普坚持五禽戏活到90多岁时仍耳聪目明，牙齿完好坚固。据研究，五禽戏各戏又有不同的特点和养神保健功能：虎戏勇猛力大，威武刚健，常练可使四肢粗壮，增强气力；鹿戏动作舒展，姿态动静相兼，常练可使腰腿灵活，神态自如，肢体

健美；熊戏步履沉稳，力撼山岳，常练可增强身体素质、抵抗能力和耐久力；猿戏机灵敏捷，跳跃自如，攀援轻盈，喜搓颜面，常练使人头脑清醒，反应灵敏，动作轻灵；鸟戏动作仿空中飞鸟，悠然自得，上下翻飞，或盘旋伏冲，或游摇羊角，常练可使人身心健康。五禽戏经长期的流传发展，迄今已有传统五禽戏，和自发五禽戏等不同的流派形式，传习者众。甚至一些疑难病症，不治之症，慢性消化性疾病患者，练五禽戏获奇效，有的竟不药而愈。

2. 养生长寿药

华佗对弟子樊阿传授了"漆叶青黏散"，这是华佗研制的一种养生长寿药，配制比例是："漆叶屑1斤，青黏屑14两"。这是两种极普通的草药，如漆叶到处都有，青黏就是在华佗及其弟子经常活动的地区也随处可采，这对民众来说，就地取材，经济简便又有良效。

据华佗说："久服（漆叶青黏散）去三虫，利五脏，轻体，使人头不白。"樊阿依师所言，坚持修炼服药饵，活了一百多岁。这些实践表明，传统医学养生保健中确有值得挖掘的瑰宝，有其科学理论和奇妙的功效。

陶弘景

陶弘景（公元456~536年）是南北朝时著名医学家、养生学家。字通明，晚号华阳隐士。人称"陶隐居""山中宰相"，丹阳陵（今南京市）人。《梁书·陶弘景传》记载说，他十多岁时博览群书，旁及诸艺。19岁为诸王侍读，42岁隐居容茅山，研究医药、养性及儒、道、佛，修行并著述。计有《神农本草经集注》《效验方》《医总诀》《补阙肘后百一方》《养生延命录》《养生经》等。其养生保健学术经验主要集中在《养生延命录》中，该书分别论述了调神、养性、保精、饮食、房室、导引、按摩等多种养生方法，集当时及前代人养生保健之大成，对后世产生了深远影响。

1. 总述养生学前贤的养生经验

列述了上至彭祖以来的历代养生学家的实践经验和著述，加以必要的阐发，使古典深奥的养生思想和方法，更便于人们理解和接受。例如《老子》所谓的"谷神不死，是为玄牝。"是比较隐晦费解的，并且有各种不同的解释。陶弘景引经据典说："谷，养也，能养则神不死。神，为五脏之神。肝藏魂，肺藏魄，心藏神，肾藏精，脾藏意。五脏尽伤，则五神去。""言不死之道，在于玄牝。玄，天也，天于人为鼻；牝，地也，地于人为口。天食人以气，从鼻入藏于心，五气轻微，为精神聪明，音声五性，其鬼曰魂，魂者雄也，出入人鼻，与天通，故鼻为玄也。地食人以五味，从口入藏于胃，五味浊滞，为形骸骨肉，血脉六情，其鬼曰魄，魄者雌也，出入于口，与地通，故口为牝也"。这是对古典经言比较通俗易懂的解释。还对《庄子》

《列子》《混元德经》《玄示》《老子指归》《大有经》《悼机》《小有经》《孔子家语》《黄庭经》《老军尹室内解》《忠经》《素问》《名医叙病论》《仙经》《养生记叙》等有关养生保健的文献进行了一定的解释。

2. 吐纳修炼与发声养生法

《养生延命录》指出：保气得道，得道则常存，保精则神明，神明则常生。欲保精气，须练习吐纳。时间要求是在夜半至日中（相当于现代北京时间零时至 12 点钟），此时为阳气升发阶段。姿势要求是仰卧、闭口、手势如婴儿拳手，四指压拇指。呼吸方式：闭气不息，于心中数至 200 而后吐气，每日延长闭气时间，或增加次数，如能达到 250 次，养生的奇效就显出来了。特别强调的是，吐气发声法："谓吹、呼、吸、呵、嘘、嘻"。具体应用是："时寒可吹，时温可呼，委曲治病，吹以去风，呼以去热，吸以去烦，呵以下气，嘘以散滞，嘻以解极"。这种修炼养生法迄今仍广为人们所传习。

3. 饮食不宜过量

《养生延命录》指出"养性之道，不欲饱食便卧，及终日久坐，皆损寿也"。"人食毕，当行步踌躇，有所修为，为快也。""故人不要夜食——食欲少而数，不欲顿多难消，常如饱中饥，饥中饱。故养性者，先饥乃食，先渴而饮，恐觉饥乃食，食必多，盛渴乃饮，饮必过。食毕当行，行毕使人以粉摩腹数百过，大益也"。还指出了过烫的饮食，生冷饮食皆伤身体，禁酗酒或酒后当风、扇风纳凉、行房。有性味相克相反的食物如蜜与李子等勿同时吃。

4. 常习导引按摩

陶弘景很推崇华佗的五禽戏，并且对具体的动作套路也有详细的记述。认为五禽戏可益气力、除百病、消谷气，使人健康长寿。其次要求人安坐，以手自摩身体或活动手足，或漱唾啄齿，干浴面，可活百脉，行气，保护牙齿，明目聪耳，美容颜，早晚勤梳头，可祛头风，令人发不白。

5. 节制性生活有益于健康

《养生延命录》引述说："人年六十，便当杜绝房内"。"春三日一施精，夏至秋月再施精，冬常闭精勿施。夫天道冬藏其阳，人能法之，故得长生。"禁忌醉饱后行房，忍小便交接，大怒后同雍，凡新沐头，远行疲倦也忌阴阳之事。日月晦朔，上下玄望，日月蚀，大风恶雨，地动，雷电霹雳，大寒暑，春夏秋冬节变之日，皆为房事禁日。但不可禁欲。如"女不可无男男不可无女，无女则意动，意动则神劳，神劳则损寿。""有强郁闭之，难持易失，使人漏精尿浊，以至鬼交之病。"相反，"奸淫所以使人不寿者，……直有用意俗猥，情动欲泻，务快彼心，竭力无厌，不以相生，反以相害，或惊狂消渴，或癫痴恶疮，为失精之谷"。这两种极端的方式都是有损无益的。由于男女两性的结合，还意谓种的延续，优生与种子往往也与下一代的健康素质有直接关系。《养生延命录》引述论："若欲求子，令子长命……取月宿日施精大佳"。又说"四季之月，戊、己，皆王相之日也，宜用嘉会，令人长生，有子心寿"。这些经验都对长寿医学有一定的参考价值。

孙思邈

孙思邈（公元581~682年）是唐代杰出的医药学家、养生家。人称孙真人、药王。京兆华原（今陕西省辉县孙家源）人。高寿百余岁，著述数十种，现存的主要有《备急千金要方》和《千金翼方》，两书如轺车工相济，运转无涯，似羽翼交飞，搏摇不测。所谓内容博大精深，有谓医学之百科全书。不但对中国，而且对日本、朝鲜、越南、欧美传统医学也有较大的影响。其中有关养生保健的内容在学术上占相当重要的位置，散在于全书各卷。而比较集中在《备急千金要方》卷27《养性》，尤其是《千金翼方》卷12《养性》、卷13《辟谷》、卷14《退居》、卷15《补益》等处。

1. 养性

关于养生（又称摄生、道生、卫生、保健、养性等），其主要含义是保养生命。而孙思邈所谓的养性，与养生有异同。《千金要方·养性》指出："夫养性者，欲所习以成性，性自为兽，不习无不利也。性既现自善，内外百病皆悉不生，祸乱灾害亦无由作，此养生之大经也。"就是要把养生的理论与经验方法付之于自己的人生实践中，使之日久成习惯，习惯成自然，成为人生不可缺少的心理与行为方式。养性的目的是为了却病延年。养性的内容与养生相同。

2. 服食

养生既是治未病，所以孙氏则要求人们在每季都要预付一些保健性药物。这些药有生地、天门冬、黄精、黄芪、松子等。药剂有春服的小续命汤，夏服的胃沥汤、枸杞酒，茯苓酥方、钟乳散。西岳真人灵飞散方等。可叹世上则有人"不信黄精之益寿"，"不知百药之济命"。倘若能宗此法则可百病不生，延年益寿。

3. 调气

即吐纳气功之术。孙思邈很推崇彭祖的调气学说，《调气法》指出："每旦夕面向正南，居两手于脚膝上，徐徐按捺肢节，口吐浊气，鼻引清气。良久以手左托、右托、上托、下托、前托、后托，瞑目张口，扣齿摩眼押头拔耳，咳嗽发阳振动也。双作只作，反手为之，然后制足仰振，数八十、九十而止。仰下徐徐定心，作禅视之法，闭目存思，想见空中太和元气，如紫云成盖，五色分明，下入毛际，渐渐入项，如雨初晴，云如山。透皮人肉，至骨至脑，渐渐下人腹中，四肢五脏皆受其润，如水渗入地、若彻则觉腹中有声泊泊然；意专愿存，不得外缘，其须即绝缘气达于气海，须臾则自达于涌泉，则觉身体振动，两脚蜷曲，亦令床坐有声拉拉然，则名一通。"如此，坚持修炼，就可以使精神悦泽，面色光辉，须发润泽，耳聪目明，身体强健，百病不生。除此之外，再加渲染，那就不足为信了。孙思邈所述的调气，已经包括了气功、导引、调心、调身、调气以及大小周天的通导修炼。

4. 按摩导引

在《千金要方·按摩》中例述中国传统的"老子按摩法"和天竺（古印度）的"婆罗门按摩法"。这两种按摩法实际是导引法，类似现代的医疗保健操。这两种按摩法的动作套路包括了四肢、躯干及全身运动，并且这都是古代社会中，只在上层或宗教界秘传的养生术。孙思邈把它们从神秘文化中挖掘出来，传播给广大民众，这种普及推广工作是难能可贵的。

5. 居处与养生

对于一般人来说，人生至少三分之一时间是在家中度过，居处的好坏对健康关系尤为重要。孙思邈在《居处》《退居》中所述的养生保健内容，还包括室内卫生、家庭保健、室内推拿、远行前的保健品准备、老年人的修养住处环境，以及居处的水质卫生，家庭养生禁忌等。住处宜在人野相近、心远地偏、背山临水、气候高爽、土质良沃、泉水清美的地方选择营造。周围有田地、草木，可供劳动、活动，室内既要避风又要通风，也可烧香静坐、按摩、艾灸穴位等。对于居家沐浴，孙思邈论述颇详。在《居处》中指出："凡居家不欲数沐浴，如沐浴必须密室，不得大热，也不可大冷，皆生百病。冬浴不可汗出霖霖，沐浴后不得能风冷；新沐发讫，勿当风，勿湿萦髻，使人头风眩闷，发秃面黑，齿痛耳聋，头生白屑。饥忌浴、饱忌浴，沐讫，须进少许食饮乃出。夜沐发，不食既卧，令人心虚、浇汗、多梦……新汗解，勿冷水洗浴，损心包不能复。"这些经验至今仍是有益的，可鉴的。

6. 房中术与养生，对已婚的男女来说，懂得房中术是很有益的

人在40岁以前，多有放态，而40岁以后就阳事衰退，同时疾病也多了起来，此时很有必要了解房中养生的方法。《房中补益》指出："必须先徐徐嬉戏，使神和意感良久，乃可得阴气，阴气推之，须臾自强，所谓弱而内迎，坚急出之，进退欲令疏迟，情动而止"。经验证明，中老年人适当的性生活，可延缓衰老。

7. 杂忌与养性

良好的养生保健习惯是多种多样的。心理时常保持安定平和，如清晨勿恶言，而多言善语好事。而大发雷霆、磋叹、叫骂，孙思邈谓此为"请祸"，力戒勿犯。养成不随地吐痰的习惯，勿视强光，以防伤损视力。《道林养性》记载："养性之道，莫久行久立，久坐久卧，久视久听。盖以久视伤血，久卧伤气，久立伤骨，久坐伤肉，久行伤筋也"。莫强食、莫强酒、莫强举重，莫忧思，莫大怒，莫悲愁，莫大惧，莫跳跃，莫多言，莫大笑；无汲汲于所

欲，勿涓涓怀忿恨，皆损寿命。如能不犯者则能长生也。故善摄生者，常少思、少念、少欲、少事、少语、少笑、少愁、少乐、少喜、少怒、少好、少恶。此十二少者，养性之都契也。

8. 妇幼保健。主要指明妊妇，产后保健事项及应注意之起居饮食，兹从略。

高　濂

高濂（约 1573 ~ 1620?）明代文学家、养生家，字深甫，别号瑞道人。钱塘（今浙江杭州）人，能诗文，懂戏曲，工乐府。曾任鸿肪寺管，后弃官归隐。由于他幼年体弱多病，又患疾，常怀忧生之叹，随留心医学，注意养生之道，通过养生保健而康复益壮。于是广征博引历代养生保健文献、参以自己的经验体会，撰成《遵生八笺》《仙灵卫生歌》等养生专集，其中以《遵生八笺》19 卷最有代表性。该书是一部综合性养生名著，由八笺组成，计有清修妙论和养生格言、四时调摄、起居安乐、延年祛病、饮撰服食、游乐逍遥、养生方药、养生名人事略等。美国人德贞（J·Dudgeon）曾将《遵生八笺》分节译成英文，收入其编辑的《功夫：道家健身术》一书，于1895 年在天津出版，传至国外。

1. 注重逐月养生

每月养生多从气候、脏腑生理、病理方面论理，方法以气功、导引、饮食、起居、推拿为养生手段。比较推崇《黄帝内经》《千金方》《灵剑子》《导引坐功图势》，引之以表述。

2. 每日起居有时

鸡鸣后即睡醒，呵气一二口，以出夜间积毒。然后以热手搓面，揉耳、鸣天鼓、叩齿漱津，活动四肢。穿衣后喝白开水一杯，"太和汤"三五口。次服平和健运脾胃的药饵。少顷饭、粥、菜，勿食生冷辛辣之品。再活动身体，开始劳作至午时。饭后宜以清茶漱口去牙缝积食宿气。下午修行或会朋友修心，但勿论是非、权势、名利之类的话题。娱乐健身，使心情舒畅，血脉流通。晚上少量饮酒勿令大醉。睡时服消痰导滞、利隔和中药物。"心头勿想过去未来，人物恶常，惟以一善为念。令人不生恶梦"。类似诸法是他本人经验之谈。

3. 四时游怡，一岁韶华

高濂结合自己的实践，对四时游览养生有精湛的论述："时值春阳，柔风和景，芳树鸣禽，邀朋郊外踏青，载酒湖头泛棹。问柳寻花，听鸟鸣与茂林看山寻水，修禊事于曲水。香堤艳尝，紫陌醉眠。杖钱沽酒，陶然欲沂舞风；茵草坐花，酣矣行歌踏月……此皆春朝乐事，将谓偷闲学少年时乎？夏月则披襟散发，白眼长歌，坐快松楸绿阴，舟泛芰荷清馥，宾主两忘，形骸无我……此乐何多！秋则凭高啸，临水赋诗，萧骚野趣，爽朗，较之他时，似更困难。冬季则杖慕爆背……探梅……雪则眼惊飞玉，取醉村醪……可了人间万事。"往事已时过境迁，但这种养生思想不无可取之处，在现代社会中，游览游乐有了新的内容与形式。

4. 养性之宜忌

《延年祛病笺》指出："故养生之方，首先节欲"。他广征博引，主旨说明色食之重要，宜节不易纵。并且以歌诀形式表达。"色欲知戒者，延年之效有十，阴阳好合，接御有度，可以延年；入房有术，对景能忘，可以延年；毋溺少艾，毋困倩童，可以延年；妖艳莫贪，市妆莫近，可以延年；惜精如金，惜身如宝，可以延年；勤服药物，补益下元，可以延年；外色莫贪，自心莫乱，可以延年；避色如仇，对欲如镜，可以延年"。就是男女房中当有节制，对养生保健有益，可以延年。而饮食也有补养之性与损害之性，怎样才能通过饮食以长寿？高濂所指出的 18 种饮食延年有效的情况，也是要求饮食当卫生，烹饪得法，粥菜多食，勿暴食暴饮等，基本是适用的，水酒莫贪杯，茶水常宜饮。他对茶的品类，茶叶的采摘、储藏、煎熬、择水、茶具等做了一一详述。他在《饮撰服食笺》中指出："人饮真茶，能止渴消食，除痰少睡，利水道，明目宜思，除烦去腻，人故不可一日无茶，然或有忌而不饮。每食已，辑以浓茶漱口，烦腻既去，而脾胃不损。凡肉在齿间者，得茶漱涤之，乃尽消缩，不觉脱去，不烦刺挑也。而齿性便苦，缘此渐坚密，疳蛀虫自已矣"。

5. 收藏、园艺养生

这是高濂养生学的重要内容之一。他称此为"燕闲清尝"。他主要是书籍、书法、绘画品的收藏与鉴赏。比较合文人养生。列举的藏书版本，书画的种类及各家、各派的特点与代表人物、代表作，使人们从这些艺术品、墨宝中得到陶冶。至于花卉、盆景他列属更详尽，这些都对美化环境、调适心理有好处。此为传统养中的一大特色，医籍中以往对此较略，高濂正好弥补了这一缺空，是其一大贡献。

尤 乘

清代医学家、养生家。字生洲，号无求学者，吴门（今江苏苏州）人。幼而好学，博及儒学、医学，曾随名医李士才等人学医，至太医院任御前侍直三年，归里与同学蒋仲芳共设诊所行医。增补前人医著甚多，辑有《寿世青编》两卷，为养生保健学专著。主要内容：

1. 注重心理保健

尤乘认为，人们惯常注意到身体上疾病的调治，而忽略了心理的保健。"治有病不若治于无病，疗身不若疗心。吾以为使人疗，尤不若先自疗也"。

安神定志的方法就是心药，用心药来治七情内伤，多可自疗，谓之"疗心"。他还引用了《林鉴堂安心诗》以述其要："安心心法有谁知，却把无形妙药医。医得此心能不病，翻身跳入太虚时。杂念山来业障多，憧憧忧忧意如何。驱魔自有玄微诀，引人尧夫安乐窝。""这也了时那也了，纷纷攘攘皆分晓"，"四海遨游养浩然，心连碧水水连天"。实际心理上的疾病，心理的早衰，是身体多病和早衰的内在因素。因而，心理的健康与身心保健至关重要。

2. 五脏保养

心为一身之主，而养心莫善于寡欲。一切顺其自然。"所以妄想一病，神仙莫医，正心之人，鬼神亦惮，养与不养故也"。"养肝之要，在乎戒忿，是摄生第一要法也"。脾为后天之本。脾土为万物之母，人一日不食则饥，七日不食则死。但贪嚼无厌，却能害生。补养脾脏"常令谷气少，则病不生"，吃素食好处较多。肺为华盖，主一身之气。喜则气缓，悲则气消，恐则气下，惊则气乱，劳则气耗，思则气结，其情之害都有气生。慎言语，节饮食，以防肺气耗散。肾为先天之本，是精与志的宅院。尽管人体元气有限，而情欲却无穷，补养肾脏在于保精。他介绍了"固精法""定神法"以养心肾，"食忌""食宜"以培脾土。

3. 推重气功导引健身法

运气当闭目静坐，鼻吸清气，通周天，调息是静功最上乘法。《调息》说："调息之法，不拘时候，平身端坐静衣缓代务令适然。口中舌搅数次，微微吐出浊气，不令有声，鼻微微纳之，或三五遍、二七遍，有津咽下。叩齿数遍，舌抵上颚，唇齿相着，两目垂帘，令胧胧然。渐次调息，不喘不粗……出人绵绵。若存若亡神气相依，是为真息。息息归根，自能多天地之造化，长生不死之妙通也"。同时介绍了静功六字诀：以嘘一肝，呵一心，呼一脾，吸一肺，吹一肾，嘻一三焦。口诀："喘嘘明目木扶肝，夏至呵心火自阑，枕吸定知肺金润，冬吹唯令肾中安。三焦嘻却除烦热，四季常呼脾化餐。"动动导引十二段包括叩齿、咽津、浴面、鸣天鼓、运膏肓、托天、左右开弓、摩丹田、擦内肾、摩挟脊、洒腿。尤乘认为，此法久久练之可健体强身除病。即使四季、十二时摄生也综合上述诸法。尤其是气功导引法，在《修养余言》中还语重心长地一一介绍了有关养生保健的良言警句、史迹典故。

徐文弼

清代养生家，字勷右，一字鸣峰，号苽山，又号超庐居士。丰城（今江西省丰城）人。幼习儒业，兼好医药保健书。曾为官吏。著有《寿石川镇》《洗心集要》《攒花易简良方》《新编救急奇方》等。《寿世传真》8 卷

（1771 年）先述气功导引，后为食补调养。本书对大量古文献进行整理，选择其实用者，为后世养生家所遵从。该书的序文有国子监司业百岁老人王世芳所撰，评赞《寿世传真》说："于颐性全真之道，却疾延年之方，莫不撷其精华，导以窾要，明白简易，本末具该，不出布帛菽栗之谈，尽力日用行习之事。"徐文弼养生学书的思想特色有二：

1. 修养以内外功结合

他认为"养形而至于祛病延年"是人力所能达到的。内外功修炼就是人主动来保养身体的行为。内功主要是气功修炼，他以图示内功修炼坐势及真气运行的周天循环经穴，要求每于子午时修炼，其方法于现代气功内养坐功相类。口诀是："气是延生药，心为使气神。能从调气法，便是永年人。"外功以十二段锦为主行功歌诀与气功六字诀相同。式样歌："肝用嘘时目睁睛（念嘘字要大睁两目），肺宜吸处手双擎（念吸字要两手如擎物），心呵顶上连叉手（念呵字要叉掌按顶），肾吹抱取膝头平（念吹字要两手抱膝坐），脾病呼时须撮口（念呼字要撮口），三焦有热卧嘻宁（念嘻字要仰面身卧）。"这六字与动作相配，有较好的健身祛病作用。修炼的目的在于保精气神这人身之宝。对养生保健的要求，徐文弼归纳为"十要""十忌""十八伤"，即面要常擦、目要常揩、耳要常弹、齿要常叩、背要常暖、胸要常护、腹要常磨、足要常挫、津要常咽、睡要常曲。忌早起头部受寒，忌阴室贪凉、忌湿地久坐、忌冷着汗衣、忌热着晒衣、忌出汗扇风、忌灯烛照睡、忌子时行房、忌夏月凉水抹席、忌冬月热火烘衣、忌久视演戏。久视伤精、久听伤神、久卧伤气、久坐伤脉、久立伤骨、久行伤筋、暴怒伤肝、思虑伤脾、极忧伤心、过悲伤肺、过饱伤胃、多恐伤肾、多笑伤腰、多言伤液、多唾伤津、多汗伤阳、多泪伤血、多交伤髓。这些都是养生保健的有益格言。

2. 饮食调理与养生保健

在《修养宜饮食调理》中他指出："饮食男女，人之大欲存焉，即人之死生系焉。举世之人皆知男女之事，纵欲必致伤生，即饮食之中，亦唯知纵酒过渡必致伐命，至于嗜味纵口，疾病丛蓄，甘陷溺于其中而少知警。"人们平素只知外感之气，内伤七情致病而很少意识到饮食对人健康的重要作用，他主张节食、素食，指出古今百岁长寿老人多出于民间，山区的人生活贫淡而身体健康，而那些整日膏粱厚味的人，早衰或多病。他列举了日常食物，如谷类、肉类、瓜类、果类、菜类，以及茶、水、酒、油、盐、酱、醋、调料、药膳食养之品甚祥，甚多，将这些饮食与防治疾病、养生保健紧密地结合起来，使传统养生保健普及化，贯穿于人们的日常生活之中。

中医论养生之道

中医药学是中华民族的国宝。早在两千多年前，我们的祖先便积极探索人类生命的运动规律，认真总结前人防老抗衰的预防措施，经过漫长时期的理论探讨和经验积累，进而提出了系统的防老抗衰，颐养天年的养生方法，从而形成了中医药学的预防学说和老年医学的理论特点，我们必须努力发掘，加以提高，身体力行，以助老年人减少病痛，延缓衰老，安度晚年。兹将中医论养生之道作一简介，以尽一个中医之责。

一、保养精气，为防老抗衰之关键

精气，是促进人体生长发育和生殖繁衍的基本物质。它原于先天，禀自父母，为"男女媾精"所成，故又称先天精气。因精能化气，人出生后，此精藏之于肾，须赖后天水谷精气的滋养补充，故《黄帝内经》亦称肾气。人之生长发育，生殖繁衍，全赖该精在发挥作用。如《素问·上古天真论》云："女子七岁，肾气盛，齿更发长；二七而天癸至，任脉通，太冲脉盛，月事以时下，故有子；……五七，阳明脉衰，发始堕，……七七，任脉虚，太冲脉衰少，天癸竭，地道不通，故形坏而无子也。丈夫八岁，肾气盛，发长齿更；二八，肾气盛，天癸至，精气溢泄，阴阳和，故能有子……五八，肾气衰，发堕齿槁……八八，天癸竭，精少，肾藏衰，形体皆极，则齿发去"。可见，人之生长、发育、壮盛和衰老的整个生命活动过程，都是肾精在发挥作用。因此，古代养生家非常重视保养精气。即通过养生之道，使精不妄耗，永远保持精力充满，就可以增强人体的生活机能，达到防病健身，延年益寿的目的。这就是《素问·上古天真论》所谓："夫道者，能却老而全形"。"道"指养生之道，"却老"指能防止、延缓衰老。又谓"积精全神，益其寿命"。《延年却病笺》谓："圣人爱精重施，则髓满骨坚"。"无劳尔形，无摇尔精，归心寂静，可以长生"。《千金要方》说："凡精少则衰，精尽则死"。这里"积精""爱精""无摇尔精"，均指通过养生方法来保养精气，使精不妄泄，保持充满。至于通过何种途径来保养精气，古人确实积累了丰富的经验和养生措施，下面就此加以讨论。

二、养生的重要方法，在于调摄精气

中医学认为，通过调摄精神的方法，能使阳气平和，阴平阳秘，"无摇尔精"，从而起到保养精气，增强气化功能，达到防老抗衰的目的。这就是《黄帝内经》所谓的"恬淡虚无，真气从之，精神内守，病安从来"。此为

《黄帝内经》养生学说的理论核心。可以看出，"恬淡虚无""精神内守"，讲的是调摄精神的方法，它主要指出，一是日常生活中，精神上要排除外界事物的干扰，不要妄动七情，要少生私欲杂念；二是指练气功时的意守入静，以神御气而言。"真气从之""病安从来"，是阐述调摄精神能起到精神变物质，物质变动力，使人体内的元真之气充沛旺盛，从而起到防病健身，延缓衰老的积极作用。它充分反映了中医养生学说的理论特点。下面进一步阐述其具体方法的运用和理论实质。

1. 涵养精神，培养乐观情绪

日常生活中，保持乐观情绪和豁达开朗的精神状态，对增进健康，延长寿命至关重要。马克思曾说过："一种美好的心情比十副良药更能解除生理上的疲惫和痛楚"。巴普洛夫在研究精神状态和长寿的关系时也谈道：一切顽固沉重的忧悒和焦虑，足以给各种疾病大开方便之门。中医学对精神因素与疾病的关系，认识更为深刻。认为情志失调是导致内伤疾病的主要致病因素。如《黄帝内经》中谈道："余知百病生于气也，怒则气上，喜则气缓，悲则气消，恐则气下，惊则其乱，思则气结"。又谓："暴怒伤阴，暴喜伤阳……喜怒不节，生乃不固。"它明确指出"百病生于气"的论点，把情志失调看成是导致疾病发生的致病因素。所以，中医学非常重视涵养精神，培养乐观情绪对防病健身，防老抗衰所起的积极作用。

究竟怎样涵养精神、陶冶性情呢？中医药学在这方面有其独到的认识。如《素问·阴阳应象大论》谓："是以圣人为无为之事，乐恬淡之能，以欲快老于虚无之守，故寿命无穷，与天地终，此圣人之治身也"。即说在日常生活中，要保持精神乐观，意念纯正，清静寡欲，无争无贪，听凭自然。如此就能起到培养阳气，保持精气，达到防老抗衰的目的。这实际上是老庄道家的无为思想的养生哲学。即《史记·老子传》所谓："老子无为自化，清净自正"。庄子所谓："天无为以之清，地无为以之宁，故两无为相合，万物皆化……故曰天地无为也，而无不为也"。当然，老庄道家无为思想的人生观，在一定程度上代表了春秋战国时期没落贵族阶级的消极颓废思想。但是，《黄帝内经》是从养生防病，健身益寿的角度出发接受了这一学说，并且把它作为调摄精神的方法，用这种方法指导气功静坐，这对养生防病，防老抗衰就起到了积极作用。

自《黄帝内经》之后，历代著名医家和养生家，对调摄精神这一独具特色的养生之道，结合自己的实践体会，发表过不少精辟论述，丰富了中医药养生学说的理论内容。如明代医家张介宾对上述《黄帝内经》中"圣人为无为之事"的解释贴切充当，颇有发挥。他说："但能于动中藏静，忙里偷闲，致远钩深，遮乎近矣"。又说："镜以察物，物去而镜自镜，心以应事，事去而心自心，此养心之道也"。这是老庄道家的无为思想，又赋予它积极的思想内涵。唐代著名医家孙思邈在《孙真人卫生歌》中云："世人欲知卫生道，喜乐有常嗔怒少，心正意诚思虑除，顺理修身去烦恼"。

另外，养生之道离不开养性与养心，培养高尚情操，加强伦理道德的观念。古人在这方面论述颇多，如《七步要语》谓："人之禀受，性情具焉。性之所感者情也，情之所感者欲也。情出于性，而情违性；欲出于情，而欲言情"。《洗心论》谓："患生于多欲，祸生于多贪，过失于轻慢，罪生于不仁"。《真观论》谓："人居尘世，难免营求。虽有营求之事，而无得失之心，即有得无得，心常安泰"。《清修妙论笺》有列举百"病"以警人，列举百"药"以治"病"。其谓"病"：亡义取利是一病；好色坏德是一病；毁人自誉是一病；乘权纵横是一病；以私乱公是一病；轻慢老少是一病；两舌无信是一病；教人作恶是一病等。其谓"药"：动静有礼是一药；起居有度是一药；心无嫉妒是一药；扶接老幼是一药；怜孤恤寡是一药；语言谦虚是一药；不好阴谋是一药；灾病自咎是一药；施不望报是一药；不念旧恶是一药；会药救疾是一药；随事不慢是一药等。总之，如果把养生分为"心""身"两大方面的话，养性主要指养心，并指导养身，即"养生首养心，调形先调神"。如果我们将调情志，摄精神，戒嗜欲，重修养的原则作为日常生活中的一举一动，一言一行必须遵守的规范，久而久之就会形成高尚的情操，为抗老防衰，延长寿命奠定基础。

2. 意守入静，以神御气——真气运行法

《黄帝内经》中的"恬淡虚无"，"精神内守"，不仅指日常生活中要安闲清静，排除杂念妄想，不受外界事物的干扰，万虑俱空。而且，实际也是指导中国独具特色的气功练法的理论原则。就是说练气功时必须运用凝思守神，意守丹田，吐纳胎息，以意导气的方法，这又叫作真气运行法，亦即《素问·上古天真论》所谓："呼吸精气，独立守神，肌肉若一"。对练气功有高度修养的人，练功到一定程度，就会感到有一股气在身上流动，或出现"内功""热感"。现在通过实验证明，这时人体气的数量、质量有明显的提高。这就是《黄帝内经》所谓"真气从之"。这说明神与气的关系，神可以指挥气，统御气，而起到强化人体气化功能的效果，达到自控的目的，这说明精神的作用，可以通过自身调节，使精神变物质，物质变动力，从而在人体产生能动作用与抗衰老作用。气功练法在春秋战国时期早已有之，源于老庄道家的养生方法。真气运行气功基本没有什么区别，所不同的就是真气运行法在调息方面，有其分段进行，定期取效和通督脉的特点，并容易掌握，见效迅速。气功练法的机理主要在于以意导气，引气下行，息息归根，使气聚丹田，以充实下元，发挥其气的潜能作用。明·冷谦启在《修龄要指》中把练气功的基本方法总结为十六个字："一吸便捷，气气归脐；一提便咽，水火相见"。并强调姿势与呼吸，意念的结合。指出："朝夕定心闭目，调息守中"，静中求动，可以达到"通利上下，分理阴阳，去旧生新，充实五脏，驱外感之诸邪，消内生之百症，补不足，泻有余"，却病延年的效果。近年来，气功对防老的作用，日益为世界医学所重视，今后将对探索人类生命奥秘，促进世界老年医学的发展，起到积极的推动作用。我们老龄人为了常葆青春，延缓衰老，为振兴中华贡献余热，应把这一传统方法作为自己的养生之道，拜师求教，以法练功，有病可治，无病可防，实乃健身延年之良法也。

三、传统体育与健康长寿

传统的保健体育主要指武术。我国体育门派甚多，但主要是少林、武当两大派。每派又分许多门，如通臂拳、臂挂、猴拳、霍元甲打的迷踪拳等都属于少林派的，而太极、八卦、形意等拳术属于武当派。少林派武功的风格大体是以刚为主，刚柔相济，突出勇敢轻捷的特点，有爆发力，常显示出一种对抗的精神；武当则更讲究"气"，以柔为主，外柔内刚，动作较舒缓柔韧。

我们的祖先早就认为武术有强壮体魄，抗衰防老的作用。如庄子说："吹嘘呼吸，吐故纳新，熊胫鸟伸，为寿而已矣"。东汉华佗以"户枢不蠹，流水不腐"的运动观为理论基础，模仿虎的凶猛，鹿的矫捷，猿的敏捷，熊的沉稳，鸟的展翅飞翔，创立了五禽戏，此为我国武术的雏形。后来经过千百年来的发展，我国武术形成了民族特色。它既有舞蹈的审美价值，又有体操的健美功效，同时，更有防病康复，延长寿命，防身御辱等舞蹈、体操不可替代的作用。

另外，武术还有锤炼意志，陶冶情操，涵养精神的作用。就拿练太极拳来说，在练的时候，必须意志坚强，心情舒缓，凝思守神，以身统气，以意导气，方能气随意至，其气充沛，达到锻炼的目的。此仍以上述《黄帝内经》中"恬淡虚无，真气从之"，"呼吸精气，独立神守，肌肉若一"的理论为指导，是传统养生，体育保健的理论基础。

传统体育的锻炼形式是多种多样的，可根据每个人的不同年龄，身体状况和志趣而考虑灵活选择，关键是持之以恒，长久坚持下去，对健身防病，却老延衰，会收到意想不到的效果。

四、饮食五味，适当调节

古云："民以食为天"。饮食五味是人类赖以维持生命活动的物质基础，气血津液生化的源泉。如《素问·藏气法时论》说："五谷为养，五果为助，五畜为益，五菜为充，气味合而服之，以补益精气"。所以，古代医家非常重视对饮食五味的调节，认为这是养生保健的主要方法之一。正如《素问·

生气通天论》所说："是故谨和五味，骨正筋柔，气血以充，腠理以密，如是，则骨气以精，谨道如法，长有天命"。就是说日常生活中，能注意调和饮食五味，则寿命之长，可享受自然寿命，"度百岁乃去"。但是，饮食五味，必须调用适当，如果调用不当，饮食无节，寒湿失调，反而会导致疾病的发生，成为致病的主要因素。可见，饮食五味对人类具有正反两方面的作用。即《素问·至真要大论》所说："夫五味入胃，各归所喜，故酸先入肝，苦先入心，甘先入脾，咸先入肾，辛先入肺。久而增气，物化之常也，气增而久，夭之由也"。《素问·阴阳应象大论》亦谓："味归形""味伤形"。现在世界上研究老年医学者也认为，人的正常寿命应活到百岁以上，所以如此，一个主要原因，就是因为适当调节饮食五味。中医药学有关适当调节饮食五味的方法，概括如下：

1. 根据五味入五脏的道理，不论药疗或食疗，对五味要调用得当，不要久嗜偏食。此即上述"久而增气，物化之常也，气增而久，夭之由也"之意。另外，五脏对五味各有宜、忌。如《素问·宣明五气论》所谓："气病无多食辛""血病无多食咸""骨病无多食苦""肉病无多食甘""筋病无多食酸"。《灵枢·五味篇》所谓："肝病禁辛、心病禁咸、脾病禁酸、肾病禁甘、肺病禁苦"。这些独具特色的理论原则，是值得深入探讨和精心研究的。

2. 日常饮食，宜多食清淡，不宜肥甘厚味与辛辣油腻之品。因肥性滞，多食易助湿生热，腻滞生痰，痰浊阻滞脉道，蒙蔽清窍，易患中风，偏枯或消渴之症。即《素问·奇病论》所谓："此人必数食甘美而多肥也，肥者令人内热，甘者令人中满，故其气上溢，转为消渴"。其他如嗜酒、嗜茶太过，均对身体有一定的影响。

3. 要饮食有节，勿过饥过饱，过寒过热。过饥则摄食不足，营养缺乏，过饱则增加胃肠负担，易致消化不良，久之可导致胃病。过食生冷，则易损伤脾阳，而致寒湿内生，腹痛泄泻。饮食过热或贪食辛辣之品，亦可使胃肠积热，而致大便秘结或酿成痔疮下血等症。

有人总结前人的长寿秘诀，认为在饮食上要做到：少烟多茶；少酒多水；少食多嚼；少盐多醋；少肉多菜；少糖多果。这样的饮食习惯，有益于增进健康，防老抗衰。

五、节制情欲，生活规律

此亦是防老抗衰的主要养生方法之一。《素问·上古天真论》谓："饮食有节，起居有常，不妄作劳"。即指人的生活要规律，做到饮食有节，起居作息循乎常规，在劳作中，循法守变，劳逸结合。倘能如此，就能做到："故能形与神俱，而尽终其天年，度百岁乃去"。《寿世保元·延年良箴》亦谓："坐卧有时，勿令身羔，可以延年。动止有常，言谈有节，可以延年"。

中医学的养生学说，特别强调要注意节情欲，慎房劳。认为纵情色欲，不知持满，对防老抗衰极为有害。如《素问·上古天真论》谓："醉以入房，以欲竭其精，以耗散其真，不知持满……故半百而衰也"。《延年却病笺》谓："故养生之方，首先节欲"。《阴符经》谓："淫声美色，破骨之斧锯也"。《摄生三要》谓："元精在体，如木之有脂，神依之如鱼得水，气依之如雾复渊。不知持满，不能保啬，所生有限，所损无穷，未至中年，五衰尽见，百脉俱枯矣，是以养生者，务实其精"。古代养生家所以重视对此生殖之精的保养，是因为精是构成生命活动的基本物质，人之生长发育，生殖繁衍全赖此精发挥作用。因此，通过节欲持满，使精不妄泄，保持充盛，精能化气，气能化神，精盈则气盛，气盛则神全，就能起到防老抗衰的作用。故古代养生家称精、气、神为人身之三宝。而此三宝，是以精为基础。当然，节欲持满，不是教人们绝对禁欲，而是以"适度"为贵。如《延年却病笺》说："人年六十，当秘精勿泄，若气力尚壮，不可强忍，久而不泄，致成痈疾"。葛洪《抱朴子·极言卷》亦说："不欲甚劳甚逸，适度为贵，能中和者必久寿"。由此可见，节制情欲，是以适度为贵，不是教人们离开生活，陷入禁欲主义。

总之，中医学关于养生之道的文献，卷宗浩瀚，内容甚丰，既有独具特色的理论系统，又有切实可行的养生措施。所以日本人称中医为"养生医学"，确有道理。世界卫生组织认为："所谓健康，不仅是没有疾病，而且在精神上、社会各方面的正常态度"。这恰又为中医防老抗衰的学术观点提供了有力的佐证。

综上所述，可知要达到健康长寿的方法很多，在日常生活中，只要我们认真地去身体力行，掌握一种或几种养生健身之术，把握养生之道中心与身、形与神的辩证关系，就一定能取到防病健身之效，而且能够延年益寿的。

深研《易经》中医开悟人体生命

"医易相通"，"易医同源"，从智慧学的意义而言，二者均为启开人体生命的钥匙。《易经》中医，理论深奥，千头万绪，博大精全，实难探研。兹根据本人五十余年的不断深研，从人体科学的视角，思考医易中的几个理论问题，不当之处，谨望同道指正。

一、人体生命的全息论

人体生命的奥妙，实为当代研究的重大课题。揭开这一奥秘，离不开《易经》和中医这两把钥匙。为什么这样说呢？因为这两者中蕴涵着丰富的人体生命的全息论的科学方法论。

1. 阴阳二气是人体生命之气

《易经》和中医均以太极为核心，以阴阳为基础，这是我国最古老也是最完整的辩证思想，是人体生命理论的科学方法论。地球上为何有人类生命？因宇宙中有太阳、地球和月亮。如无此三者，绝不会有人类生命。太阳、地球和月亮可谓三个宇宙星体。老子云："道生一，一生二，二生三，三生万物"，由此构成了人类的基本系统。

什么是人体生命之气？从汉字结构而言，"气"字上面是个"人"字，下面是个"二"，即阴阳，且阴阳的不断运化，"二"下面的一笔用"乙"，正是表示阴阳二气的不断运化。从运动力学的意义讲，一动一静交替运化谓之气；一呼一吸谓之气。从道易理论而言，阴阳交会谓之气。人的生命有气则生，无气而亡。俗话说，那人没气了，即是说他已经死了。气是物质，有可知性。

2. 人体生命在于全息

太阳和月亮离我们都非常遥远，然而与我们的关系却非常密切。阳光和月光均为太极之气，太阴之气和太阳之气合为宇宙近人类之气，宇宙全息看人体的生命，离人们更遥远的北极星及围绕其运化的七星（勺子星）产生强大的宇宙场并影响人类的七情。人类并非被动地接受宇宙之气。宇宙全息着人体生命，人类也全息着宇宙之气。人体经络是一个复杂而灵敏度相当高的信息系统，是人体"气"的系统。气功的奥秘就在这个人体全息系统之中，人不仅可以接受信息，而且可以传播信息，不仅可以接受能量，且可以产生能量和发挥能量的作用。人类所以从必然王国走向自由王国，在于人类对宇宙的全息。人之所以为万物之灵，在于人具有全息宇宙之功能，在于人具有灵通之气，并且能够运化灵通之气。

二、人体生命运化的模拟系统

在《易经》和中医人体学中，阴阳五行乃基本理论。木、火、土、金、水构成了人体生命运化的模拟系统。宇宙中有木星、火星、土星、金星和水星。五行与人体五脏相联系，肝主木，心主火，脾主土，肺主金，肾主水。五行运化，生克乘侮，周而复始。古人以木、火、土、金、水作喻，模拟万物之运化。中医习以五行论五脏，以五行运化论及病症，是中医思维的基本方法。素有不知易，不可为医也。可以说易经是中医思维的方法论，只有知易之深，才能医病之易。

经脉为人体生命运化的信号系统，阴阳五行运化，皆显于脉。因此，真知脉象者，知时令对人的具体影响，知人体状况的具体变化，知生死定夺。《黄帝内经》《中藏经》《八十一难经》，皆以脉象知人体阴阳五行运化，知人之生死。譬如《素问·阴阳别论》云："脉有阴阳，知阳者知阴，知阴者知阳"。"所谓阴者，真藏也，见则为败，败必死也；所谓阳者，胃脘之阳也，别于阳者，知病处也。别于阴者，知死生之期"。一般地说，在生死问题上，形有余不补脉不足，而脉有余能补形不足。何谓之有余，无病为有余。《难经·二十一难》云："经言人形病，脉不病，曰生，脉病，形不病，曰死"。可见脉象在定夺生死方面是非常重要的。诊脉是中医全息信息的基本方法，贵乎精深。今有诊脉而不知脉者，弃而不用，非诊脉无用，实则不善于应用。

三、人体生命的中枢

人体有一个生命系统。从中医理论而言，人体生命系统有几个子系统组成。即经络系统：十二经脉、十二别络、十五络脉、奇经八脉等。脏腑系统：心、肝、脾、肺、肾、胆、胃、大肠、小肠、三焦。生殖系统：胞络为最。神经系统：脑、脊髓等等。在人体生命系统中，腰肾是人体生命的中枢。

1. 直立行走，人体生命的体位发生变化

这一变化促使人体发生质的变化，一是促使了大脑和脊髓的发展，同时也促使了人类的神经系统发达了；二是体位重心由横脊下位变成竖脊下位，这就促使了人类下肢的发展，同时也促使了上肢双手的灵巧化；三是人类的经络立体化：督脉、任脉、冲脉、阳跷脉、阳维脉等呈立式，带脉络呈横平圈，与地球磁场相一致。这为人类沟通天地之气创造了体元素质；四是五脏六腑立式化，为人体运化周期创造了有利条件，易气之运行，易水之运转。

2. 腰是人体生命的中枢，腰为人体生命之府

腰肾为藏精之府，生命之门，主周身气、水运化。命门、神阙、气海，为生命之穴。胞络为生命形成之府，腰为力之源，腰无力则周身无力。腰主骨架，腰折则体瘫。腰精者，腰脊髓之精液也，上达于胸脊，下通尾椎，主血液。

3. 五脏六腑，肾为本

腰肾有二：左主周身之气，谓之命门；右主周身之水。腰生腰精，故肾生髓也，故肾主血。肾气为诸气之王，故肾主血。肾气为主气之王，故肾理肝气，肝为将军，故理肺腑，肺主一身之气府，故胸闷者，肝气郁结也。胃为营卫之气，肝气郁胃气不通，肝气理顺，胃气自顺。万物无水而不生，肾水润，则毛发润，肌肤燥。肾水滋脾土，润脾土则当补肾水。肾水枯竭，则脾水无源。肾水滋肝木，木无水而枯燥。腰肾之气，为元神之气。肾气衰则心气弱，则目无神，目无神则志昏。心主血，血无肾水则枯，肠不润者亡。胞络为腰肾气水所养，无气无水，则胞络萎缩，男不生精，女不生育。腰肾

为生命之门，损肾则衰。

四、中药对人体生命的调节

在人们的主体意识中，中医能治本，中药能治病。随着社会的发展，中医药亦将不断地发展。中药对人体生命的调节作用也将越来越大，人们把疑难杂症的康复希望寄托在中医身上，临床实践证明，中药对人体的调节作用是非常明显的。譬如中药在治疗甲肝、乙肝、老年便秘、男女不孕、淋病、脑血栓、牛皮癣、心脏病、胃病、骨质疏松、骨质增生、糖尿病、癌症等疾病，疗效都较明显。其原因主要是：

1. 自然的伟大特征

中药的最基本性就是自然性，即中药来自于自然，疗效自然显著。中药来自于自然，诸如本草：根、茎、叶、花、皮、果；动物：角、鳞、甲、壳、肉、毛、血、精、屎、尿；矿石、金属、泥、水等。无不来与自然，甚至于声、光、色、震、磁等可以用来调节人体。中药从自然来，大自然对人类的恩赐是无限的，然而人类对大自然的认识是有限的。可以说，中药没有不能医治的病，只要出现了某种疾病，就一定有某些中药能治疗它。目前，人类已发现的中药有上万种，有些疾病，不能及时有效的医治，很可能治疗这种病的中药就在身边，也可能人们虽然发现了某些中药，甚至于经常用这些中药治病，但对这些中药的药用价值却未完全明了，因而不能充分发挥其作用。譬如：紫草、黄芪、黄芩、远志、茯苓、熟地、杏仁、当归、人参、大黄、苍术、茜草、甘草、升麻、吴茱萸、五味子、莱菔子、白芷、车前子、柴胡、桂枝等，在施用中组方多，应用广，然而这些中药究竟有多少功效，人们未尽知之。实际上许多中药本身就有很多奥秘。因此，中药学的研究是无止境的，对人体生命科学的意义也是重大的，毫不夸张地说，中药学是人体生命科学中的重要组成部分，因它源于自然，所以中药全息自然。

2. 《周易》与中药是对孪生子，两者同出于中华

阴阳五行是全息大自然的基本理论，中药来源于大自然，中药配伍中也蕴涵着阴阳五行理论。同时也体现出了该理论，实践着该理论。而该理论有助于人们认识、掌握和运用中药。其可谓：玄而又玄兮，悟出智慧；入于中药兮，深奥无边；相辅相成兮，作用于人类；寻求其止境兮，在无极间。

3. 中药配伍，博大精深

中药配伍是组合的智慧，是调节人体生命的方法论。万种中药以无限的组合方式进行运化，那是多么庞大的数据啊！其中又有多少奥妙啊！那是多么大的生命力啊！阴阳五行运化中药，中药调节身心，全息身心，其中关键是配伍。同是几味或十几味中药，由于剂量不同，对人体的调节功能和效果截然不同，一味中药由于剂量不同，其药性和药效也截然不同。譬如：牵

牛，少用则补，多用则泻。一味中药，由于炮制不同，其药性和药效截然不同，如黑豆，炒则涩，煮则润也。中药玄妙，贵乎配伍，君、臣、佐、使，相生相克，或畏或反，寒、热、温、凉，性味归经、毒性、新鲜、陈旧、干湿、产地、色形、大小等。中药配伍，无不为象。对症下药，贵乎精良。用药如用兵，关乎生杀。故中医用药，小心谨慎，用药精当，妙手回春，用药不慎，伤身亡人。可见中药配伍的科学性非常之强。

五、人体生命的能量

中药、针灸、推拿、按摩、气功都是中医的基本疗法，都是人体生命的能量。

1. 中药是自然性生命的能量

中药有强大的生命能量，自从人类发现了中药能治病，这种人体生命的能量对人类就发挥着巨大作用。《神农本草经》载：上药120种为君，上养命以应天，无毒，多服久服不伤人。欲轻身益气，不忘延年者，本上经。其实，主养命以应天的中药远不只120种，至少有数千种之多。

2. 针灸，天人合一的经络仪

针灸的针，非常简单，它是九九归一的一，但却可用它解决人体复杂疑难的问题。针灸的奥妙在于使人体的不自然回归于自然。人体者，生命之会也。十二经脉全息，一年四季，365个基本穴位全息365天。穴者，人体经脉之门户。针灸之技，运针于穴，通经活络，理气活血，平衡阴阳，调节身心，回归六神。此经络仪，可谓一也。可生阴阳，运化于黄极，和之阴阳，可谓三，三生万物，运化人体生息。

3. 气功是人体生命的能量

是道德和智慧的综合产物。无德无功；无智无功；有德有功，有智有功。大德大智慧者当成大功。功高德高，功高智高，功出于德智而益于德智。

气功是物质，无形而有光，有热，有色，有度，有可知可感性，气功是生命之源，源于元阳（即太阳）、元本（即人体清元神）。功成于三合，三合于自然；功到自然成。

万物无气而不生化。一动一静，动静交替，一呼一吸，自自然然，谓之息。现代汉语中的"息"，自在于心自在于火，自在于水，自在于身心。谓生气、生息。

气功能够健身，能够治病，能够全息，能够运化。气存无形运化出于有形。有气则生，无气则死。对于气的奥秘，当深入探讨。气贵于顺，顺则气通，通则无逆，无逆则顺。顺则无阻，无阻则无碍，无碍则无痛，无痛无疾，无患殉。无者，太也，有中生有，譬如有病生健。气实质上也是有中生有。譬如挥臂伸手，存于空焉，空或取物，有中生有，气来也。有气感，运化周身，痛身轻焉，舒焉，心亦乐焉，神亦足焉，力亦强焉，运化病患之身，病也消焉，胜似吃药，痛去之，乐生之，疾除而身自然也。气行于经络而运化五脏六腑，全息人体各部，运化血、液、津、精，顺者行也，阻者止也。气又可冲破阻，解郁行气，气行郁解，郁破结散，则顺通无阻。中药辅助，发挥其理气之功。气功理气，是自然于自然之中，自自然然，生焉，存焉，长焉，文焉。气不息，生而不止。

2009.5.4　于忠信斋

诗 联 篇

诗联习作择录

本人酷爱读书，除专业书籍之外，经史子集、古今贤文、诗词歌赋等，亦多涉猎。吟诵研读之余还兴好撰拟诗联。今择录数则，供爱好者品味、指正。

党的十六大胜利闭幕已半个月。会上，江泽民同志作了非常有现实和长远意义的报告。大会开幕时，我聆听了一遍．自接到报告全文，又反复认真地仔细阅读了数遍。我觉得该报告是对马克思列宁主义毛泽东思想和邓小平理论的深入发展。它高屋建瓴，催人奋进。特别是对邓小平同志"发展才是硬道理"这一哲理，更是活用不厌其详，比比皆是。报告的字里行间，共有224处提及"发展"二字。我一定积极参与深化改革，与时俱进，继续刻苦钻研业务，自立良好的道德医风，又红又专，为人民不断增长的健康需求，鞠躬尽瘁，死而后已。故拙拟"七言句"以记之。

七 言 句

"发展才是硬道理"，小平理论树旗帜。

党的大会十六开，"长篇报告"①受鼓舞。

十大部分系为纲，诸多内容方是目。

史无前例开先河，"三个基本"②永牢记。

"四个尊重"③意义大，"三个代表"④立宗旨。

前进方向靠"四人"⑤，全面小康绘蓝图。

祥云瑞霭耀东方，继往开来昂雄狮。

目注寰球拯人类，胸怀华夏锤镰举。

与时俱进察国情，实事求是体民意。

新旧交替顺利转，社会主义特色启。

解放思想勇创新，科教兴国力无比。

注：①长篇报告：指江泽民同志在中国共产党第十六次全国代表大会上所作题为"全面建设小康社会，开创中国特色社会主义事业新局面"的报告。

②三个基本：指党的基本理论，基本路线和基本纲领。

③四个尊重：尊重劳动，尊重知识，尊重人才，尊重创造。

④三个代表：代表中国先进生产力的发展要求，代表中国先进文化的前进方向，代表中国最广大人民的根本利益。

⑤四人：坚持以科学的理论武装人，以正确的舆论引导人，以高尚的精神塑造人，以优秀的作品鼓舞人。

七言句
藏首"老干部之家真正好"
——读"家刊"有感
老骥伏枥志千里
干劲满怀心百足
部门团结兴盛世
之间协作起宏图
家齐国治天下平
真理在握乾坤举
正气永存昌国运
好德常在寿人体

甲申年孟冬

七言句

——学习有感
学会学习最根要，一切会来诚韬略。
学习能力"原动力"，成功之母需知晓。
失败成功靠再学，永恒成功法律条。
欲胜人者先自胜，善于学习直到老。

七言句

——县科学健身研究会成立抒怀
济济鬓霜一堂聚，科学健身九神气。
昔时携手兴事业，今日并肩昌晚志。
陶冶情操德长存，修身养性寿永驻。
莫言甲稀暮桑榆，子牙现象垂盛世。

七言句

——夕阳抒怀

信之杏林少特长，痴心岐黄多读想。
不求名利余晖献，只为济世活人忙。
灿烂青春望难老，火红晚景盼留常。
白首不忘救死事，丹心永奉扶伤场。

七 律

——县咨询委成立 15 周年感怀

中国特色道路宽，科学民主决策先。
县委县府启慧目，老干老技作高参。
咨询服务十五载，建议论文四百篇。
豁达情怀寄垂暮，夕阳为霞亦漫天。

七 律

——春游

三春乐伴老妻游，梁邹山川眼底收。
黄鹤清黛①山水美，醴寺唐李②古色秀。
工业园区景林立，山南新域风抖擞。
县城一幅娇妍貌，心旷神怡自寻谋。
注：①指黄山鹤伴山小清河黛溪河。
　　②指醴泉寺唐李庵。

七 律

——晨练有感

黎明初卯正衣冠，扑面凉风拂晨练。
枕上不眠南柯国，梦中高唱心身健。
坚持数年佳益得，步行五千好处见。
轻松顿觉道通天，更喜朝阳红烂漫。

五 言 句

——初夏晨作

树梢绿叶响，顷刻风来爽。
核樱二桃旺，蔷薇沾露长。

青椒结嫩纽，伏韭新苔芒。
莫负春夏时，解意健身强。

七绝六首

一、学习有得

痴心岐黄五十春，悟奉橘杏传效孙①。
古今中外书均读，笔写诵吟乐开心。
注：①孙：指学效孙思邈。

二、余兴

信之乙丑值古稀，诗词歌赋伴施医。
今生已跨双世纪，夕阳无限盈桑姿。

三、述怀

无悔风雨坎坷路，皆忘宠辱恩怨事。
常效华扁仲景①技，频学真人②德风立。
注：①指华佗扁鹊张仲景。
②指孙思邈。

五、初夏喜赋

积习斋下学易医，夙愿世上行善事。
顽病痼疾非难疗，德高艺精岂不愈？

六、合家生肖

龙虎相斗交益亲，申酉喜戏情笃深。
丁兴财盛和气生，银蛇乐天利身心。

五言句

——建院二十年

建院二十年，道路甚坎坷。
改革与开放，带来新气焰。
建设与日进，科学在发展。
拙拟"七言句"，四首忆往前

一

辰星转动移时光，人逢盛世得心畅。
当年白手来起家，而今院貌日弘昌。
因奉改革又开放，为行救死及扶伤。
莫道循规桑榆晚，把酒醉乐杏林香。

二

时值恰逢桂正芳，金风送爽沐华光。

诗题红叶择余兴，酒酿黄花飘露香。

莫道廿载弹指间，且看数据日增商。

痴心岐黄奉橘杏①，何惧皎首鬓染霜。

注：①橘杏：指"橘井""杏林"两个典故。

三

医途未尽忆诊程，往事如烟脑际萦。

五秩杏林时日促，古稀庸碌建树平。

华年曾怀桑扁志，暮岁却浮景真情。

莫道桑榆磨砺迟，夕阳尚可映霞红。

四

年逾古稀惊时短，身处盛世盼岁长。

天地万物何为贵，唯是知识与健康。

建院廿载吾尤兴，千秋公德放眼量。

但愿白发皆增寿，多留人间阅时光。

七言句

——赏"书打油诗"答老友

孔孟圣言发齐鲁，礼仪贤学出教育。

忘年相交凭缘分，海天比邻靠切偲。

君子之交淡如水，小人之交甘若醴。

老友作画清秀丽，"静"以养性心身利。

七　律

——院图书馆建立有感

本院新建图书馆，信之喜立慰心田。

良师好学富场所，益友善悟饱阅览。

青朋雄心万河长，老年壮志千里远。

医德效法药"真人"，技艺承诺"机桑扁"。

七　律

——颂改革

县委县府政策良，全国经济跻百强。

招商引资生意隆，农村城市民营忙。

治水栽山根本固，架桥铺路富道长。
高天放彩欢大年，厚地回春乐小康。

七言句

——乙酉年春节颂二首

之一

爆竹声中佳节临，欣逢盛世丽日新。
金猴引退百强留，雄鸡报晓万户春。
政通人和运昌隆，策良法对国气伸。
农村城市倍畅怀，群众干部尽顺心。

之二

自从开放美宏图，跨入百强满国瞩。
魏棉争雄添异彩，西王奋进呈奇葩。
工业园区繁荣貌，山南新境昌盛奇。
安定团结小康乐，狠抓机遇大步举。

七绝二首

——瑞雪兆丰年

之一

猴年冬至舞琼花，梁邹素银预兆佳。
瞬即转来春意闹，跨越景象谁不夸。

之二

甲申冬至瑞雪飘，梁邹儿女热气高。
你扫我铲街道净，全国卫生县城交。

春联习作

※值春深思习佳对　适暖熟虑作妙联
※对对千言数堪少　联联万句量何多
※春暖墨书改革景　夜深笔写开放情
※申岁兴猴姿　酉年旺鸡雄
※金猴清玉宇　雄鸡唱乾坤
※猴年勇创新奇迹，鸡岁敢做大文章
※大地回春山河翠　梁邹跨强人心齐
※乙酉春色鼎浩荡　梁邹业绩更辉煌

※百强县喜庆党风廉政　梁邹城欢歌国运盛昌

※春风报喜邹平跨入全国经济百强县

　节日联欢百姓跃进华夏繁荣小康城

※春风送暖三阳开泰　好雨滋润万物复苏

※猴年万般皆成功　鸡岁一定更胜利

※金猴辞胜岁　雄鸡唱阳春

※年年廉洁治党纪　岁岁勤俭兴政风

※春风随岁至　好运伴年来

※乙酉全奋进　鸡年尽拼搏

※春来凝和气　日出浴祥光

※路通神州保富　春和赤县护强

※春风和煦禄四方　善政仁致富九州

※百强县春光无限　小康家福远正红

※日照神州人杰地灵　春临赤县国富民强

※春燕南来喜气临千户　冬寒北去财运到万家

※英花争春满天呈光华

　雄鸡报晨全地现锦绣

※迎春三阳开泰运　辞岁九州贺吉祥

※春风送暖桃李尽艳丽

　旭日沐和城乡多富饶

※两袖清风人民公仆人民敬

　一身正气盛世新风盛世兴

※跨百强县沐浴春风

　步小康家欣逢盛世

※荡荡乾坤年年振

　堂堂华夏岁岁兴

※强县喜庆丰收岁

　梁邹欢歌胜利年

※文明建业百强县

　科技兴农小康家

※辞旧岁人民团结跨百强

　迎新年经济腾飞步小康

※县满春风春满县

　人盈喜气喜盈人

※红灯悬门千家红

　新春盈第万户春

※强国善政满域外
　富民良策遍中华
※党引春风开万紫
　政兴特色放千红
※德高心慈必起疴
　医善药神定回春
※丽日融瑞雪
　春风化润雨
※猴年贺民富
　鸡岁庆国强
※县满歌声歌满县
　人富精神精富人
※千村笑谱百强县
　万户欢歌小康城
※高歌百强联千首
　亢欢小康诗万篇
※红灯高照辞甲申
　朱联平展迎乙酉
※人寿年丰春潮荡
　国富民强旭日昭
※彩影春水满地绿
　霞射景色全山红
※春回人间遍地绿
　联贴宅第满门红
※物华天宝春满园
　人杰地灵福全家
※和风入户尽大喜
　细雨喜春皆小康
※黄山春花千彩秀
　黛溪绿水一色清
※修心莫若寡欲
　至乐无如读书
※才能济世何须名
　学不活人枉为医
※弘扬传统文化
　传承易医精神

乘车观光抒怀

　　11 月 12 日，随县咨询委参观山东君晖高效农业生态园、好生镇十大社区建设、大明现代牧厂、山东芳绿现代化农业生态园等，真是百闻不如一见，受益匪浅。深刻体会到我县科学发展日新月异，所以倍受国人羡慕，世人赞誉。故拙拟七言句五首以记之，恳请高贤教正。

　　一、综合绿色农牧园，玉宇琼阁矗山巅。
　　　　有机瓜菜供赏用，家畜珍禽养殖全。
　　　　立冬始过朔风起，园区气候似春暖。
　　　　美不胜收景色艳，赏心悦目令忘返。
　　二、科学规划好生镇，全面发展阔步进。
　　　　十大社区起规模，和谐小康呈奇勋。
　　　　春华秋实结硕果，喜庆丰收擎金樽。
　　　　朔风临窗高歌唱，干群抖臂扭乾坤。
　　三、大明现代牧厂建，科学管理活龙现。
　　　　食饲喂养机械化，一切操作全用电。
　　　　牛粪废料不扬弃，循环利用作宝看。
　　　　今秋喜获丰收果，明年更有捷报传。
　　四、有幸初登菇仙园，古今配建尽超范。
　　　　雅室涵蕴廿四节，天人合一养生全。
　　　　古云仁义礼智信，今看众多职工员。
　　　　感谢中央总书记，亲临示教一周年。
　　五、乘车观光景致鲜，科学发展谱异篇。
　　　　生产建设与时进，百废俱兴换新天。
　　　　全国百强非虚言，经政交流殊频繁。
　　　　梁邹朋友遍天下，形势大好喜空前。

拙拟一至十五言宝塔式对联

康
健
益寿
延年
学岐黄
习医易
朝彩灿烂

晚霞辉煌

诗联舒心志

翰墨写情怀

甘献暮年博劲

愿作老骥奋蹄

精神愉快春常在

豁达乐观福自宽

闲阅经典勤求古训

暇览医籍博采众方

皎首抒怀且将盛世赞

华发怡情犹把新风扬

退别医院仍在济世活人

休离岗位还行救死扶伤

退犹未退爱将诗联咏盛世

休乃弗休喜以翰墨歌春秋

深夜编诗联常有老伴来做伴

白昼忙诊务岂因善心去慈心

一颗红心常怀患者身退心不退

满腔热血永献病人职让医常施

离岗在野医风犹存胸怀亦应今日

退位还宿术德仍记心中不减当年

离职并非闲梁邹大地处处协力跨越

退休仍有责医药战线时时尽心耕耘

附录 痴心岐黄，悟奉橘杏

　　光阴荏苒，日月如俊，转瞬我已学用中医药学 49 个春秋之多。值庚寅金秋，思今追昔，感慨万千。我近半个世纪的亲身经历、诸实见证、风雨历程、追求探索、火红年月、沧桑巨变，的确是汗水之浇灌，拼搏之必然。因极度热爱、万分信奉中医，故做到了勤求博采，研古探今，由经典理论，到临证实践、日积月累，渐达医高德勋，因泛学妙识，才悟奉了"橘井""杏林"两个典故中主人公的善行。我的文题"痴心岐黄，悟奉橘杏"和自律"豁达乐观多兴趣，问心无愧少私欲。博爱情怀待他人，奉献举止处世事"，意出一辙，涵蕴深刻。

中医之路 唯痴唯勤

一、取法乎上 高屋建瓴

　　1961 年高中毕业后，我就学于山东中医学院医疗系。6 年的中医学院正规教育，得刘惠民、张珍玉、李克绍等名家诸老亲炙，系统掌握了中医药学基础理论、各科临床医学和西医学知识，为深入发掘研究中医药学这个伟大宝库，奠定了坚实的理论基础和临床知识。

　　古人云："取法乎上，得法乎中；取法乎中，得法乎下"。欲精于医，须得法乎上，"上"即全面系统地掌握医学基础理论。我常说"临证如临阵，用药如用兵，必须明辨证候，详慎组方，灵活用药；不知医理，即难辨证，辨证不明，无从立法，用药临阵，难以愈疾。故古今名医多自明理始，学以由深出浅法。明理之法，首重读书。"中医院校教材提纲挈领，示人以规范，自可为初学入门之必读书。然欲求精进，尚须遍读历代典籍名著。经典著作是祖国医学之根本，是必须精读熟读之书。熟读《黄帝内经》增人智慧，于病理可左右逢源；熟读《本草》则方由我出，不受古方局限；熟读《伤寒》《金匮》则辨证论治有法可循。

　　"读书百遍，其义自见"。我认为，一本书只读一遍，其真正价值不可能理解得透彻，很多地方往往被忽略过去；如忽略之处恰好是全书精华之所在，则难免有买椟还珠之虞。反复研读经典著作及名家各派的代表著作，乃古今名医有所建树、卓有成效的途径。因此，在对医籍的博览上，每得一医书，便如获珍宝，靡不废寝忘食，读熟后快。如此数十年如一日，上至

《内》《难》《本草》《伤寒》《金匮》以及晋唐以后各家学说，下至明、清医学及近代医林名著，莫不博览精研，颇具心得。

读书之法，强调要信、要静、要细、要深、要博。"信"即要相信中医，正确认识中医药在防病治病过程中的特色和优势，本着继承和发扬的原则读书，重在吸收其营养和精华，对未能理解的地方暂先存疑，以待探讨，断不可采取讨，断不可采取虚无主义态度；"静"即读书要心静，有计划有顺序地反复研读、潜心摸索，知其然，更当究其所以然，再静观摸索地使心之本性与医学之本性自然契合；"细"即以把握全貌为基础，剔除异处，淘汰衍说，辨别讹字，点面结合；"深"即要深入探究，识其本质，别有会心，形成独到见解；"博"即要求博彩精取扩大眼界，善于互参，识其正旨。知其隅反，读书如此，方能去伪存真，无远勿届，无往匪适，了然于心，以此指导临床，即可高屋建瓴，切中肯綮。

医哲同步，中医药学就是在广泛地吸收各种科学文化知识，尤其在古代哲学的指导下形成和发展起来的，并伴随着中国古代哲学的发展以及医哲结合的不断深化而不断发展与演变。我认为取法乎上，"上"，当包括哲学在内。虽先学唯物辩证法于中医学院，后又不懈涉猎古代哲学于临床之中，然仍有未登堂奥之感。20世纪80年代，医易研究热风行全国，面对这一关系到中医学能否真正振兴和发展的根本问题，我立即以饱满的热情投身到研究中，与全国同仁一道攻读《周易》，并形成了自己的观点，先后撰写了十几篇学术论文予以发微。如在《＜周易＞卦爻象义浅见》一文中，从象与义识、卦与爻浅识、卦象与卦爻浅识、爻象与爻义浅识等四个方面，论述了《周易》为中医学基础理论之源泉；在《周易、阴阳、中医泛说》一文中，通过《周易》中的阴阳学说及阴阳学说与中医的探讨，说明了阴阳观为《周易》和中医基础理论的核心和重点，中医学阴阳学说实乃源出于《周易》；在《数术与中医》一文中，以太极、阴阳、三才、四象、五行、六爻、八卦、干支、河图洛书等具体理论说明其对中医学理论体系的重大影响；而在《医易相通话阴阳》一文中，不仅认为医易相通重在阴阳，而且得出医易之阴阳均源于中国古代文化的结论。

20世纪80年代后期至90年代，医易研究取得了蜕变出唯象中医学和中国象数医学两大新理论体系的重大成果，我均参与其事，并成为中坚力量。现在，我正作为中国象数医学创始人柳少逸先生的同道挚友，探赜取精，钩沉致远，为发展柳少逸先生创立的中国象数医学理论体系而耕耘。

二、博采精取 深入实践

实践是检验真理的唯一标准。中医药学源远流长，基础理论博大精深，医学典籍汗牛充栋，诸家学说各有千秋，如金元四大家、伤寒学派、温病学派、温补学派等。而这些理论正确与否，适应范围如何，则必须通过临床实践来检验。我的临证过程就是理论→实践→再理论→再实践的过程。

我的临床道路，可以说是学校出身的人走过的"常路"，即"泛读各科，浅涉各家，莫衷一是，结果是蜻蜓点水，广而不深"。在《齐鲁名医学术思想荟萃》一书征稿期间，我在给编者的信中说："自己是杂家派，什么病也看，可谓样样通，样样松，什么也会治，什么也不精……虽'学业不短'，但因天资愚钝，又不好学善读，故只是充数也。"并要求编者在撰稿时"要实事求是，切莫过誉称道，更不能胡言八扯。慎之，慎之。"

我常说，中医学术之奥秘在于临床。自习医之始，即把临床作为主攻方向，在学习系统的临床知识之余，曾通读过许多古今临床著作。然临证之初，仍感无从入手，实际病证与书本知识难以对证，似是而非，不易抓住纲领，更难彼此鉴别，切中一是，辨证立法，遣方用药，"不名一家"，作辍无恒，深感"书到用时方恨少"，益信古人所谓"读书三年，便谓天下无病可治；治病三年，乃知天下无方可用"之言不虚。于是进一步广泛阅读各家论著，涉猎各家医案医话，增广临床知识，使理论与实践密切结合。经过数年临床摸索，渐能融会贯通，举一反三，临床运用灵活自如，不再问津无路。此时方悟学习中医既要取法乎上，注重理论学习，又须理论联系实际，加强临床锻炼，如此方可进退有据，左右逢源，既可临证以医一时之疾，又能研究以救一论之弊。于是学业倍进，声名渐起。

读书之感豁，临证之效失，病家之愁乐，使我倍增临证之兴趣，益加坚定了现身学术之信心。医林跬步四十余年，旁参广征，奄揽众长，商量旧学，发皇新义，逐渐形成了自己的学术思想和临床经验。临证之际，静聆病家主诉，偶然发问，洞中病情，要言不烦，所谓"其人不言，言必有中"，望闻问切，一丝不苟，全神贯注，苦心探索；全面精察，综合分析，究其要言，切中肯綮，灵活运用，谨密掌握，立方谨严，用药精当；不执一药而论方，不执一方以论病；不徇一家之好而有失，不肆一派之专而致误；师古而有方圆，创新而有规矩；药味严淡而有出奇制胜之妙，潜心默察而无瞻前顾后之虞——遂有杂家派之风。精于内科，擅治心脑、糖尿病、肝肾病、妇科等疑难杂证；长于方药，熟谙针灸、推拿、正骨、心理等非药物疗法。临床常常以药物疗法为主，或针药兼施，或内外合治，切中病机，三因制宜，屡起沉疴，疗效卓著。再加医风端正，医德高尚，急病人之所急，想病人之所想，遂声名鹊起，噪于一方。

三、教学相长 管理有方

1968 年 7 月我被分配至博兴县工作，先后在乔庄、寨郝医院工作。1975年 3 月调至博兴县城，创办县卫生学校，先任主讲教师，后任党支部书记。

我对自己严格要求，以身作则；对学生循循善诱，诲人不倦。在课堂上深入浅出，所讲生动易懂，注意启发学生思考问题，重视理论联系实际，因为中医理论基础扎实，临床经验丰富，谈锋甚健，诙谐成趣，妙语连珠，口若悬河，备受学员欢迎。共培训学员 700 多人次。1993 年荣获山东半岛中医药研究基金会第二届"齐鲁杏苑伯乐奖"。

1982 年我调至邹平县城关医院，1983 年 4 月改为邹平县中医院。当时全院仅有 27 间土坯房，固定资产 42000 元，药品周转金 5700 元，医疗设备只有一台 30 毫安 X 光机和一台旧显微镜，医院濒临瘫痪。我临危受命，出任中医院院长兼党支部书记，带领全院职工艰苦创业，锐意改革，勇于进取，实行科室核算。短短 10 年，把医院建设成为初具规模的县级中医院，三大效益年年有较大提高。到 1994 年，医院固定资产 250 万元，为改建时的 60 余倍；业务收入由年 3 万元增至 200 万元，为改建时的 70 倍；医疗设备价值 37 万元。由于成绩突出，医院连续 6 年被评为省级文明单位，1988 年被卫生部评为"全国卫生文明建设先进集体"。我也被评为 1986 年山东省卫生先进工作者，1987 年全国卫生先进工作者，省、地优秀医务工作者，获"富民兴鲁""振兴惠民"五一劳动奖章，地区优秀知识分子称号。1986～1988 年，连续 3 年别评为县劳动模范。1988 年被评为滨州地区劳动模范。党和人民政府给予我的荣誉，激励着我努力为振兴中医药事业贡献力量。

岐黄之学 终生为之
——《黄帝内经》主要观点浅见

《黄帝内经》是中医学的经典著作，成书年代历经战国至西汉，非一人一时之作。它的问世，奠定了中医学的理论体系，且数千年来就是指导中医临床实践和学术发展的圭臬。我接触《黄帝内经》，进行学研，始于 20 世纪 60 年代初，迄今 40 余载，总感学而不厌，痴心难舍，手不释卷。《黄帝内经》文字古奥，含义晦涩，本人不敏，才疏学浅，尽管学之有年，受益匪浅，然对该古典医籍，未能识透，粗而不精，故不揣简陋，仅就其主要观点，拙述浅见，谬误之处，谨请同道贤达予以斧正，不胜感谢。

一、《黄帝内经》主要观点简述

1. 天人相应观

人生活在天地之中，因之自然界是人类赖以生存的必要条件，其变化可直接或间接地影响着人类，从而使机体产生相应的反应。故《灵枢·邪客》说："人与天地相应也。"《灵枢·岁露》也说："人与天地相参也，与日月相应也。"这里的"天、地""日、月"都是指自然界而言。古人说的"人与自然息息相关"，就是这个意思。

自然界中，一年四时，气候变化，甚为规律：春暖、夏热、长夏湿、秋燥、冬寒。生物在气候变化影响下，即成为春生、夏长、长夏化、秋收、冬藏的相应变化。人虽为万物之灵，但亦为万物中的一种，必然同样受到自然界生化规律的影响，产生相应变化。如《灵枢·五癃津液别》说："天暑衣厚则腠理开，故汗出；天寒则腠理闭，气涩不行，水下流于膀胱，则为溺与气。"春夏阳气发泄，气血容易趋向于表，汗孔开张，故疏泄多汗；秋冬阳气潜藏，气血趋于里，皮肤致密，少汗多尿。人体通过适应性调节，以维持人与自然界的协调。四时气候变化可影响人体气血运行，脉象亦发生相应变化。如《素问·脉要精微论》说："四变之动，脉与之上下。"是说四时气候的变动，使脉象发生相应的浮沉变化。该篇还具体描绘了脉象的状态："春日浮，如鱼之游在波，夏日在肤，泛泛乎万物有余；秋日下跌，蛰虫将去，冬日在骨，蛰虫周密。"原理为人的气血阴阳随自然界四季阴阳之气的消长而发生相应的变化。同样之例，《素问·八正神明论》亦说："天温日明，则人血淖液而卫气浮，故血易泻，气易行；天寒日阴，则人血凝泣而卫气沉。"天气温和，人体气血运行流畅；天气寒冷，人体气血运行容易凝泣不畅。为什么冠心病容易在冬天寒冷季节出现心肌梗死，高血压容易在冬季并发中风，道理就在于此。《素问·异法方宜论》也记载了地区不同、气候不同、人的生活习惯不同，在一定程度上影响着人的生理活动。如北方多燥寒，人体汗孔多致密，江南多湿热，人体汗孔疏泄多汗。由于地质不同，体质不同，其发病亦多不相同。

《黄帝内经》认为人体只有保持与自然环境的协调统一，才能维护健康，否则就会生病。所生疾病，又常与季节气候相关。如《素问·金匮真言论》说："故春病善鼽衄，仲夏善病胸胁，长夏善病洞泻寒中，秋善病风疟，冬善病痹厥。"可见，古人已认识到人体具有季节性的多发病，这是人与自然气候失调的结果。正是这种"天人相应"的观点，指导医生在治病时，要遵循"因时制宜"原则，准确分析自然环境变化与病理变化之间的内在联系，从而确定出适时的恰当治疗方案。此外，在养生保健中要顺应自然，协调人与自然的关系，做到"春夏养阳，秋冬养阴"，才能达到健康长寿的目的。

2. 形神合一观

形指形体，包括脏腑、经络、精血、津液、皮肉、筋骨等有形器官组织；神乃指人之生命机能，含人的生理功能和心理活动。《黄帝内经》认为，形为神之基宅，神为形之功用，二者不可分割。形神合一观，是《黄帝内经》的生命观。形神和谐，是健康的象征；形神失调，为疾病的标志；形神分离，即生命的终结。形本于神而生。《灵枢·本神》说："两精相搏为之神。""两精"，指男女生殖之精的结合，从而产生具有生命活力的形体。"神"是指新的形体的生命活力。《灵枢·天年》说："何者为神？岐伯曰：

气血已和，荣卫已通，五脏已成，神气舍心，魂魄毕具，乃成为人。"其意有二：一是说明"神"的产生，是建立在血气和、荣卫通、五脏成的基础上；二是说明一个完整的人应具备脏腑营卫气血及神气魂魄两个方面的活动，才成为人，亦即形神具备，乃成为人。《素问·上古天真论》还说："形与神俱，而尽终其天年。"意为保持形神和谐，就能健康长寿，尽终天年。

形神关系，本质讲是心与身、精神与肉体的关系。《黄帝内经》其形神观充分体现了物质第一性、精神第二性的唯物史观，承认神是建立于形之上，同时也承认神对形有一定的反作用。如《黄帝内经》将其精神情志因素作为致病的内因，诊察疾病强调"得神者昌，失神者亡"，治疗中把"治神"置于针药治病之先等，体现了形神之间的辩证关系。

3. 五脏主体观

《黄帝内经》其理论体系把各种脏器，按其功能特性概括为五脏、六腑、奇恒之府三类型，且按其功能活动联系之规律，分别构成了以五脏为主体的五个功能系统。人体这一以五脏为主体的功能活动系统，是通过经络的沟通、气血的通达、脏腑的联络来实现的。它的联系结构可简示如下：

肝系统：肝－胆－筋－目－魂－木。

心系统：心－小肠－血脉－舌－神－火。

脾系统：脾－胃－肌肉皮肤－口－意－土。

肺系统：肺－大肠－皮毛－鼻－悲忧－金。

肾系统：肾－膀胱－骨－耳－惊恐－水。

该五系统彼此间非各自为政，而是通过经脉的络属、五行生克制化，沟通气血的往来，进行着调节和控制，从而维持一定的稳定状态，构成一个有机的生命整体。五者之间的调节和控制，是用五行学说的生克制化关系来阐明的。生理情况下，五脏之间相互联系，相互滋生，相互制约。构成一个有机整体。病理情况下，一脏有病可以影响到其他脏腑，他脏有病，亦可波及我脏，同时由整体观念出发，分析病证的病理机制时，亦当首先着眼于局部病变所引起的整体病理反应，将局部病理变化与整体病理反应统一起来，既重视局部病变和与它直接相关的脏腑经络，又不忽视病变的脏腑经络对其他脏腑、经络产生的影响。治疗时，局部的病变也必须从整体出发，制定相应的措施。

4. 邪正相争观

《黄帝内经》认为，疾病的过程从邪正关系来说，就是正和邪相互斗争的过程。其中，邪虽然是引起疾病的主要因素，然非唯一因素，尚取决于人体自身的抗病能力。故不论何种疾病，在其发生发展过程中，虽然有千变万化的临床表现，却总不外乎邪正斗争的形式，亦即"邪正相搏"。《黄帝内经》并就邪正斗争的结果做了两种归纳："正气存内，邪不可干"，"邪之所凑，其气必虚"。强调了邪正斗争的胜负，对疾病的发生与转归起决定性作用。故《黄帝内经》既注重在生病时扶助正气，去除邪气，以改变双方的力量对比，有利于疾病向痊愈方面转化；更注重在未生病的情况下，保持正气，尽量避免邪气的入侵，以减少疾病发生的机会。《黄帝内经》中的邪正斗争的病理观，可以概括为疾病的发生、发展及其转归和预后，对后世病因病机学说的发展，具有十分重要的指导价值。

5. 以平为期观

《黄帝内经》认为，人与自然、形与神、脏腑与阴阳气血等的和谐，是健康的标志；反之，人体就会发生疾病。所以，从整体而言，所谓治病，就是协调人体内（包括形与神、脏腑之间、阴阳之间）及其外环境（包括自然和社会环境）之间的关系，以求得新的平衡和谐。故《素问·至真要大论》强调说："谨察阴阳所在而调之，以平为期。"协调阴阳为概括之词，除了调整阴阳的偏盛偏衰，恢复阴阳的相对平衡，达到"阴平阳秘"的效果外，也包括协调表里、内外、脏腑、气血、形神的关系，以及气机升降出入运动等方面的内容。故《素问·至真要大论》又说："疏其气血，令其调达，而致和平。""和平"就是和谐、平衡之意。经文再次强调，疏通脏腑气血，使之通畅、条达，对于疾病的康复有重要意义。《黄帝内经》所载治疗方法颇多，"以平为期"可以认为是对各种治疗目的的概括。

6. 未病养生观

自古至今，"预防为主"已成为我国传统医学的指导思想。早在先秦时期，许多医家就提倡"上工治未病"，认为未病先防，乃医生的首要任务，且为衡量其医术是否高明的重要标志。如《素问·四气调神大论》说："圣人不治已病治未病，不治已乱治未乱，此之谓也。夫病已成而后药之，乱已成而后治之，譬犹渴而穿井，斗而铸锥，不亦晚乎？"这生动地指出了治未病的意义。明代医家张景岳更为具体地做出了解释："古人的预防之道，由于始于未形，所以用力少而成功多。"故未病先防是防止疾病发生最积极的有效措施。

《黄帝内经》还具体概括了"治未病"的养生措施，包括顺应自然、调畅情志，包括食饮有节、起居有常、谨戒房事、导引吐纳等诸多观点和方法，对我们今天研究预防医学、老年医学、康复医学等均具有重要的价值。限于篇幅，诸多原文不一一选录评释，愿与同道坚持不懈地攻研之，以为中医学的发扬光大做出贡献。

二、阴阳学说及其应用愚识

阴阳学说是我国古代朴素的唯物主义自然观，为辨证的事物运动变化运动规律的系统学说。笔者在拙著《数术与中医》《医易相通话阴阳》两文中，分别从阴阳的概念、渊源、演进及历代诸贤对阴阳的论述等方面，引经据典，广收诸家，结合个人认识、心得体会，反复论证了该学说对研究天文、地理、人事等各种预测所取得的重大成果，指出"谨熟阴阳，无与众谋"及"善诊者，察色按脉。先别阴阳"的道理，故不再赘述。只讲中医药学运用中医理论，阐明人体的生理功能、发病机制、病理变化以及治疗原则，结合我 40 余年的治疗心得，举其代表性实例，以记印证。

1. "阳气者闭塞，地气者冒明，云雾不精，则上应白露不下。"(《素问·四气调神大论》)

古人认为，自然界的"阳气"即"天气"，"阴气"即"地气"。若阳气在空间失于流通，则阴气就会向上空干扰。甚至充盈宇内。故经文云："阳气者闭塞，地气者冒明。"古人还认为，自然界的云和雾，是从地而起的，雨和露是从天而降的。如《素问·阴阳应象大论》所说："地气上为云，天气下为雨。"如果地气不上腾，则天气不肃降。故经云："云雾不精，则上应白露不下。"将这些自然现象体验于人体，亦可从临床病例得到证实。如肺为华盖，位居膈上，其体轻虚。象天，而其气以肃降下行为顺。如果肺气失于肃降，不但会发生咳嗽、喘逆等症，同时还会影响到二便失利。观古书所载，治疗便秘，用紫菀清开肺气而大便得通，朱丹溪用吐法治膈上而利小便。我在临证中曾多次用"济川煎"治疗大便秘结，而哮喘病随即缓解或向愈。这均是从"阳气者闭塞，地气者冒明""云雾不精，上应白露不下"的经文悟出来的。临床采用宣上导下之法，启上闸而开支流，疗效可靠。否则，二便闭结既久，势必有浊阴上逆而痞满呕吐等"地气冒明"之象。医圣张仲景以大黄甘草汤治食已即吐，地气通而上逆自去。清代医家尤在泾在《医学读书记》中说："肺气象天，病则多及下阴，大小肠象地，病则多及上焦。"可与本节经文及所举病例相印证。

另据文献记载，阳气闭塞，地气冒明的病变现象，更有甚于已所举者。如清代医家喻嘉言在《医门法律》中说："阴邪横发，上干清道必显畏寒、腹痛呕逆、自汗、肉瞤筋惕等证。如果浊阴从胸而上则咽喉肿痹、舌胀睛突；浊阴从背而上，则颈筋粗大，其项若冰，甚或浑身青紫而死。"他还认为这完全是"地气加天之劫厄"。治疗方法，前者采用真武汤，后者急用干姜、附子。说得更实际的，要推清代医家周学海，他在《读医随记》中说："肝肾内冷，阴气鼓动水邪，上掩心肺生阳（说明阳气闭塞，地气冒明的道理），逼闷率厥，神昏不醒，舌张不语，口眼喎邪，四肢拘急（说明阳气闭塞，地气冒明的病证）；治宜温宣（清阳）重镇（浊阴），如黑锡丹之类。"同时并拟出宣通心肺清阳、温化肝肾浊阴的方药。

此外，"阳气闭塞，地气冒明"的另一病变，还可表现在"寒疝"及"气冲"两方面。寒疝病机，正如尤在泾所说："卫气与胃阳并衰，外寒与内寒并发，阴反无畏而上冲，阳反不治而下伏。"治以金匮大建中汤及大乌头汤。关于冲气，明代御医盛启东在《医经秘旨》中说："冲气上逼，有上腐烂阳气不足而阴气上干者。"喻嘉言在《医门法律》中也认为："脚气入腹，而见上气喘急，呕吐自汗，地气已加于天，治取朱章仪八味汤。"纯阳照当空，则阴翳冒明的地气，自然消退。

本节经文，经过古今大量的实践应用及在生理、病理、治疗上多方面的印证，较为切合实际，绝非空然无物。

2. "清阳出上窍，浊阴出下窍"（《素问·阴阳应象大论》）

"上窍"，谓耳、目、口、鼻七窍；"下窍"，谓前后二阴。古人认为，气本乎天者亲上，气本乎地者亲下。人体内应当阳气在上，阴气在下，故有"清阳出上窍，浊阴出下窍"之说。该现象是人体生理功能的正常现象，亦即耳目聪明（含口能知味，鼻能闻香臭），二便通利。然此正常的生理现象若发生障碍或反常，则从生理走向病理了。清阳不出上窍，则发生耳鸣或耳聋，眼目昏花；浊阴不出下窍，则发生二便不利或癃闭。临床如遇这些病情，就要考虑清阳是否上升，浊阴是否下降？继之考虑"升清""降浊"的治疗方法。清末医家王燕昌（汉皋）以四君子汤加柴胡治阳气不畅的耳聋（《王氏医案》）；元代医家罗天益（谦甫）以人参益气汤治目左视而白睛多（《卫生宝鉴》）；明代医家江应宿以升阳散火汤治鼻塞不利（《名医类案》）。我在临床中常用补中益气汤加味治疗头目昏沉及阳虚外感证，收效颇佳。这均是根据"清阳出上窍"的生理情况，采用"升清阳"的方法，治疗阳不升于上窍的病变，正如金元四大家之一的李东垣所说："诸经脉络，皆走于面而行空窍，其清气散于目而为精，走于耳而为听。"充分说明了"清阳出上窍"的具体作用。由此可知，清阳不升则耳聋不聪，从而可推知浊阴必须降了。浊阴不降而下窍不通的病变，主要是二便秘闭。古人之治，以三承气汤为寒下之柔剂；白散、备急丸为热下之刚剂，附子泻心汤、大黄附子泻心汤为寒热互结刚柔并济之和剂，使浊阴从大便而出。而李东垣的滋胃丸治不渴而小便涩痛，是使浊阴从小便排出。我在临证中，遵照"师古不泥古，创新不离宗"原则，机圆法活，灵巧变通，救活了不少重危之患。从而可以从生理之常，测知病理之变，亦可从治疗病变的机转中，认识古人所谓"清阳出上窍，浊阴出下窍"的实际意义。

3. "清气在下，则生飧泄；浊气在上，则生䐜胀。"（《素问·阴阳应象大论》）

"清气"和"浊气"亦即"清阳"和"浊阴"。"飧泄"，乃食物未经完全消化而泻出；"䐜胀"，为胸脯痞满。经文之意是说，清阳本为上升，如果陷在下面，则运化失常，因成飧泄；浊阴本应下降，若凝滞在上，必然胀满。唐代医家王冰注曰："热气在下则谷不化，故飧泄；寒气在上则气不散，故膜胀。何者也？以阴静而阳躁也。"后世据此经文，从其病理变化中制定出"升清阳"而治泄泻，首推李东垣之经验，他以此法治愈自己由于阳气衰弱不得畅伸，伏匿于阴中的泄利(《脾胃论·下卷》)。笔者临证，仿其法而应用于气虚下陷的久泄证，每获良效。不过升举阳气以治泄泻，实非始自东垣，汉代张仲景在《伤寒论》少阴篇中已有先例，只是非内服药而是温灸法而已。原文曰："少阴病，下利……当温其上，灸之。"明代医家方有执在《伤寒论条辨》中释谓"上，谓顶，是百会也"。因百会穴属督脉，位于颠顶，主一身之阳气；凡属阳气下陷的泄泻或泻久而元气将脱者灸百会，能使阳气健行，泄泻自止。说明飧泄的病理是清阳下陷，升举清阳治飧泄，是恢复生理之常的治法之一。但清阳下陷之疾，非一定限于飧泄，亦可能便血、脱肛。故后人根据升清阳治飧泄的启示，投治同一发病机理的便血和脱肛。至于散浊阴以治膜胀，李东垣采用内外兼治的方法，先灸中脘引胃中升发之气上行清道，继用木香顺气汤使浊阴之气下降。明代医家周慎斋则更有亲身经验，他针对"浊气在上则生膜胀"的病机，制定和中丸，主药为干姜、肉桂、吴萸，另加人参、益智仁、青陈皮、紫苏、泽泻、小茴香、破故纸、苡仁、芍药煎汁拌炒（详见《慎斋遗书》）。喻嘉言创温中降浊法，先服理中汤接服旋覆代赭汤，以治浊阴上逆的膈证和哕证。清代温病四大家之一的王士雄更加活用，仿其法以治噫气。

总之，他们的治法无非使在上的浊阴下降或疏散，则膜胀、膈、哕、噫气等患自隐。举例非多，均系受经文的启发而得。

4. "阴者，藏精而起亟也；阳者，卫外而为固也。"（《素问·生气通天论》）

本经文宗旨，是指出阴的性能是蕴藏精气而供给养料，阳的性能是保卫外层而使其巩固。正如《素问·阴阳应象大论》所云："阴在内，阳之守也；阳在外，阴之使也。"就是说，属于营养性的阴精，必须要具备生化运动和卫外功能的阳气，才能发挥它在外所起的保卫作用，正因为阴阳是相互为用的，才能保持机体的健康。反之，内在的阴不能蕴藏精气，势必养料亏损，渐成内伤因素；卫外之阳失于保卫，则肌腠不固，易遭受外邪侵袭。前者即"营阴虚"，后者即"卫阳虚"。营阴虚之象为脉虚无力，口咽干燥，内热便结，还会伴发失眠、健忘或梦遗等；卫阳虚之象为脉大无力，少气懒言，畏风怕冷，食少，便溏等。此乃二者虚的一般情况。

然而，阴失藏精和阳失卫外两病机，仍为阴阳的某一方面失其凭依，或不相为用，形成"阴不为阳守"和"阳不受阴使"的反常局面，则所见症状就非如阴失藏精和阳失卫外那样的简单了。

"阴不为阳守"的病变，在大泻久泻或大出血之后最为常见。由于大泻久泻或大出血使阴伤于内不能为阳守，临床必见脉微、目闭、唇白、面㿠，或气喘不得卧；进一步发展到阴尽阳无所附而汗出肢冷。"阳不受阴使"的病变，在虚劳或老年人误发其汗最为常见。由于不应汗而强责其汗，或大汗不止，则亡阳于外，《伤寒论》第 20 条桂枝加附子汤和 68 条芍药甘草附子汤证，均为典型病例。汗多亡阳、下多亡阴的病理机制，充分反映出"阴在内""阳在外"的生理现象。

　　总之，"阴精内藏，卫阳外固"，是阴阳各尽其职："阴为阳守，阳为阴使"，是阴阳相互为用，均是人体生理的正常表现。反常方面，病理机制有二：轻者是"阴精失藏"或"卫阳失固"；重者是"阴不为阳守"或"阳不受阴使"，酿成"亡阳""亡阴"的危笃证候。如不救治便成为"阴阳离决"一蹶不振的绝证了。至于治法，盛启东在《医经秘旨》中曾扼要指出："过用阴精而阴脱于下，暴汗伤阳而阳脱于上，则各补其阴阳。"又说："阴虚阳无所附，法当峻补其阴以摄纳其阳；阳虚而阴无所依，法当峻补其阳以承领其阴。"此治疗措施，前者适用于"阴精失藏"或"卫阳失固"的病机；后者适用于"阴不为阳守"或"阳不受阴使"的严重局面。设得其当，救治及时，或可使反常的病理回复正常的生理状况。

　　5. "阴胜则阳病，阳胜则阴病。阳胜则热，阴胜则寒。"（《素问·阴阳应象大论》）

　　如前一再述及，人体内阴阳只有维持相对平衡，才能保证健康无疾。如果阴或阳偏胜，就会影响到相对一面而发生病变。阳之属性为热，阳胜了势必发热；阴之属性为寒，阴胜了自然怕冷。但体内阳偏胜为病的机理，是由少火而壮火而元阳。阳热伤阴，势所必然。若阴胜则非如此，它是由于阴寒盛汩没元阳，或由阳不足而导致阴胜。故本条经文句首的"阴胜"和"阳胜"应以"阴寒胜"或"阳热胜"来理解，不能认为体内的阴阳正气旺盛；而句末的"阳病"和"阴病"，则是指体内的正气受伤的病变现象。正如经文所说："阴胜则寒，阳胜则热。"对其具体症状及转归，为便于叙述，据经文旨意分析如下：

阴偏胜的症状　→身寒—阴胜则寒
　　　　　　　　→汗出—阳虚表不固
　　　　　　　　→身常清数寒栗—阴盛阳虚
　　　　　　　　→寒则厥—寒后不能发热，更进入厥逆阶段
　　　　　　　　→厥则腹满死—阴寒内结，无阳气以运化
阳偏胜的症状　→身热—阳胜则热
　　　　　　　　→腠理闭—阳胜表实
　　　　　　　　→喘粗为之俯仰—阳实于胸呼吸湍急，不能安卧
　　　　　　　　→汗不出而热—阴液受浊不能作汗（即所谓干汗）
　　　　　　　　→烦冤腹满死—胸中烦实内结

上面经文举出两个病例的症状，与临床所见完全相符。但"阴胜则阳病"和"阳胜则阴病"的病变，在临证时往往有几种不同的表现。

"阴胜则阳病"：基本证候轻则形寒怕冷，四肢倦怠，食不化，大便溏，脉大无力；甚则肢冷自汗，腹痛吐泻。久之则脾肾阳衰，变证为胀满（脏寒生满病）或水肿。另有"阴胜而阳尚不病的"，可分两种情况：一为表寒证，头痛，项强，发热恶寒，无汗，骨节顽痛，脉紧舌苔薄白；一为里寒证，形寒肢冷，脉迟缓，苔白不渴，呕吐，腹痛便泻；甚或肢厥脉微下利清谷。

"阳胜则阴病"：主要表现在温热病液灼阴伤阶段。最甚为热陷肝肾之候。证见昼轻夜重，口干消渴，饥不欲食，食则吐蚘，腰酸足冷，烦躁不寐，小便涩痛甚或癃闭，舌绛无苔或干黏带紫绛色；次为热陷冲任之候，证见朝凉暮热，冲任脉动，少腹里急，阴中拘挛，甚或舌卷囊缩，小便涩痛，男子遗精腰痛，女子带下如注，舌质焦紫起刺如杨梅，或舌红无苔而胶黏。另有"阳胜阴尚不病者"，临床所见亦有两端：最轻为热在气分怫郁之候，证见胸胁满痛，按之热甚，咽燥喉痛，小便色黄，舌苔黄腻而燥。或见红点或有裂纹。次为热在营卫之候，症见身热汗自出，不恶寒反恶热，烦躁口渴，唇燥，鼻孔干，目珠胀，舌苔白而底绛，或身热反减或恶热反甚。

在"阳胜则热，阴胜则寒"的同时，临床上还可以看到"阳胜则实，阴胜则虚"之象，前者可联系《伤寒论》表实的麻黄汤证和里实的三承气汤证；后者可联系到太阴病有关诸条。由此可知，中医药学所运用的阴阳学说，本源于实践，临床印证，实得觉悟。

6. "阳虚则外寒，阴虚则内热，阳胜则内热，阴胜则内寒。"（《素问·调经论》）

以上所举"阳胜则热，阴胜则寒"，说明寒和热的病象，是随着阴阳偏胜而出现，故临床症状亦随着它们的不同属性而反映出来。但"热"并非一定是本身的"阳"胜所致，其中可能因阴不足而产生；"寒"也非一定是本身的"阴"胜所形成，其中也可能因阳不足所导致。在相互错综的病理机制中，古人是通过无数次的临证观察而得出的辨证经验，从"内热""外热""外寒""内寒"的现象中，区别出"阳胜""阴虚""阳虚""阴胜"的机转。鉴别诊断方法：阳虚的外寒与表邪的外寒不同，前者是不发热或微热，脉大无力，舌淡口和；后者多发热头痛，无汗，脉浮有力，并见骨节烦痛；同时，阳虚的外寒也不等于阴盛的内寒，阳虚外寒的冷感轻，阴胜内寒的冷感重。而且阳虚的外寒，多有自汗畏风。阴盛的内寒多有下利清谷。至于阴虚的内热和阳胜的外热也有区别，前者是肾阴素亏，虚火渐炽，而成骨蒸内热；后者是寒邪郁于肌肤，汗不得泄，形成体若焦炭的表热证。实际上，经文所说的"阳胜则外热"，是由于表受寒邪，导致阳气怫郁而发热，不是真的阳胜，真正阳胜的外热，表现在"中暑""暑湿""中暍"等证候里，在伤寒太阴、阳明经证中，亦有之。

7. "故重阴必阳，重阳必阴。"（《素问·阴阳应象大论》）

"阴胜则阳病，阳盛则阴病"，是病理变化上的正常现象，即阴阳偏胜之常病；而"重阴必阳，重阳必阴"，则是病理变化的反常现象，系阴阳偏胜趋于极点所导致。其机理与《灵枢·论疾诊尺篇》所说的"重寒则热，重热则寒"和"寒甚则热，热甚则寒"相一致。联系到临床方面。即是"阴胜格阳，阳胜格阴"的证候，亦即"真寒假热，真热假寒"的本质与现象问题。兹就其临床表现，分析如下：

（1）重寒则热（阴极似阳）

例如，身热面红。口渴喜冷，手足躁扰，语言谵妄，类似阳证，但身炽热而喜得衣被，口渴喜冷而不欲咽，手足虽躁扰而神却静，语言虽谵妄而声微。此乃里真寒而外假热，亦即是阴胜于内，逼阳于外的"格阳"证。另有一种"戴阳"证，其病机也是真寒假热，但"格阳"的真寒假热，表现在体内和体表，"戴阳"的真寒假热，表现在下部与上部，其症状是：气短息促，头晕心悸，足冷尿清，大便或溏或泻，面色娇红带白，口燥齿衄或鼻衄，甚则烦躁或去衣被。此为阴竭于下，阳越于上，上假热而下真寒的"戴阳"证，临床多见于肾阳不足、虚阳上越的患者。

（2）重热则寒（阳极似阴）

例如，手足厥冷，身热如焚，类似阴证，但审其内证则口燥舌干，苔起芒刺，渴欲饮冷，喜寒恶热，小便赤涩，大便秘结，或自利清水，臭气极重，此乃里真热而表假寒，亦即阳胜格阴的证候。其中肢之厥冷，上肢必冷不过肘，下肢冷不过膝，不像真寒证的肢冷过肘膝。以上现象，多见于伤寒热甚，失于汗下，或温病伏热深沉，不得外达的患者。

总之，"重寒则热，重热则寒"，均为阴阳偏胜的实证，因而症状也错综复杂，充分体现了现象与本质的特殊矛盾。按照古人的经验，要认识阴盛格阳的关键，先从脉象上去找，由于本证病机是阴寒内盛，逼迫真阳散越于外，外象虽呈种种假热象，而脉搏必浮数，按之欲散或浮大满指，按之则豁然空。辨别阳盛格阴的关键则要注意辨舌，因此证是阳郁于内，仅见"胜己之化"于外，虽见肢冷脉伏，吴又可称为"肢厥脉厥"；故脉象难凭，而察舌较为可靠。其舌质必干燥不润，边尖红赤而不淡白，且多呈黄苔或黄糙苔。因附于此，以丰富"重阴必阳，重阳必阴"在临床上的应用。

8. "诸寒之而热者取之阴，诸热之而寒者取之阳。"（《素问·阴阳应象大论》）

前条"重阴必阳，重阳必阴"，说明了阴阳偏盛的病理机制；本条则指出了"阴阳偏衰"的治法。经文认为，某些热证如果通过苦寒药治疗而热仍不退，那就要考虑此"热"非为阳邪盛而是真阴衰，应当养阴以退热；某些寒证，如果用辛热药治疗而寒仍不除，即要考虑此"寒"非阴邪盛而是真阳衰，应补阳以除寒。《素问·阴阳应象大论》中的"阳病治阴，阴病治阳"就是此意。王冰注曰："言益火之源，以消阴翳，壮水之主，以制阳光，故曰求其属也。"这种从病的根本上探求治疗法则，既恰当，又有效。盛启东更把它申述说："黄连、苦参，久服而反热，附子、干姜多饮而反寒；虽云久而增气，反招见化之忧，究不外寒之不寒，是无水也，热之不热，是无火也。"则更言之有物了。

兹举例说明，凡肾阴不足虚火上炎之患者，虽见热证，如目赤、口干、舌红、咽痛等，却不通用苦寒直折其火，而宜壮水滋阴，使真阴渐复，虚热自退。又如真阳不足的患者，证见形寒畏风，腰背觉冷，四肢不温，却不能用纯辛热以祛其寒，须用金匮肾气丸之类补水中之火，使真阳充足，寒象自除。此为临床的一般证治。

由此可以联想到，下多亡阴而阳脱，或汗多亡阳而阴脱，则脱阳者当补真阴，脱阴者当补真阳（从亡阴到脱阳，从亡阳到脱阴，二者均是相互为用，其来自有的），故古方真武汤重用芍药，生脉散必用人参，意义非常明显。前人治例，阳脱由于真阴下竭的，清代名医俞根初在《通俗伤寒论》中用龙牡复脉汤固护元气，敛阴益液，摄纳真阴，镇潜虚阳；阴脱由于元阳外泄的，清初医家冯兆张（楚瞻）在《冯氏锦囊秘录》中用"全真一气汤"，以大剂滋阴药经参附助长气化，使上能散于肺，下能输津于肾。这一病理机制及治疗方法，与经文"寒之而热取之阴，热之而寒取之阳"可融会贯通，即所谓"求其属也"。

以上所述八条，首条从自然现象的正、反两个方面，印证到人体生理、病理及其治疗；二至四条，从生理的阴阳印证到病理的阴阳；五、六两条，从"寒"或"热"的病理反应中分析出阴阳的偏衰和偏胜，并加以对比互勘；第七条说明阴阳的偏胜造成特殊病变时，不能只从寒热现象上去观察，而要从寒热转化过程中勘出其本质；第八条则说明阴阳偏衰的证候与治法。

三、病案范例　以少胜多

古云："熟读王叔和，不如临证多。"是说临床多实践，积累经验，是治愈疾病的必要途径。对此我一直坚持，始终厉行。虽患有数病，动过10余次手术，且患过急性黄疸型肝炎，贫血严重时血色素仅5.5～7g，至多也只是9g左右。但我的一贯特点是对自己的病根本不在意，总是关心别人的病。即使病重时躺在铺上输血或输液，如有患者找我看病，总是愉快接受，精心诊治。在县卫校和中医院担任领导时，虽事物实多，工作繁忙，亦从未脱离临床，影响拯疾扶危，治病救人。经40多年的不断磨炼，逐步提高，基础理论水平日益飞跃，医疗技术显著进展。临证中，不论内、外、妇、儿病证，还是针灸、正骨、心理等治疗，均以中医传统理论为指导，力求突出中医特色，体现中医优势，以古今名家经验统纲，经方时方活用，辨证论治，整体推敲，力求准确；遣方用药，务实精当，推陈出新，发扬光大。对常见病、多发病诸多病例，无须详录，以省笔墨，仅记取部分疑难危重病案，以少事多，供同仁参阅并指教。

1. 病案举例

赵某，男，12 岁，邹平县明集镇兰芝里村人，1994 年 8 月初诊。因急性肾炎在某医院治疗 10 余日，效不显而托熟人送往济南铁路医院就诊，住院治疗近半年，经输液、青霉素、激素治疗等，不仅毫无效验，且病情愈加严重，自动出院返家，找我诊治。患儿面白胖嫩（严重激素面），周身悉肿，纳呆呕恶，脘腹胀满，尿少便溏，胸腹腔积液，下肢按之凹陷不起，舌红胖无苔，舌面点状糜烂，脉来细数无力。家长云仍服利尿药，每日还服用强的松 12 片，维生素 C6 片等。我辨证为脾肾阳虚，气阴双亏，三焦气化失司，水湿泛滥。治法：首先嘱告其家长，停用西药，强的松每 5 天减用 2 片，尽量少食盐、肥腻食物，忌食辛辣，慎防感冒。即予健脾益气、开胃消胀，佐以养阴，以香砂六君子汤加黄芪、炒扁豆、青蒿、薄荷，服用 6 剂，呕恶胀满得消，水肿如故。更真武汤合五苓散加大腹皮，尿量增加，下肢浮肿略减。斟酌再三，系脾肾阳虚，中焦虚寒，影响气机升降，遂改用实脾饮合五苓散加减：党参、黄芪、白术各 12g，熟附片、干姜各 8g，桂枝、木香、厚朴、草蔻、陈皮各 6g，茯苓、泽泻、大腹皮、木瓜各 10g，葶苈子、车前子（均包）各 15g，水煎分 2 次服，日 1 剂。随症时稍作加减，服药 2 个月，胸腹水全消，检查肾功能复常。随访至今未复发，已结婚，今年春天其妻喜生一女婴。

慢性肾炎非中医病名，多由急性肾炎失治、误治转变而成，可分为肾病型（水肿或无水肿期）、隐匿型（蛋白尿为主）、高血压型、混合型等，诸型可相互转化。不论何型，都要辨证论治，灵活遣方用药。如水肿型，《黄帝内经》云："饮入于胃，游溢精气，上输于脾，脾气散精，上归于肺，通调水道，下输膀胱，水精四布，五经并行。"该论述不仅文字精彩，寓意更深，说明三焦气化功能全赖肺脾肾之阳气生化水气，运行于体内各组织间隙，如三脏阳气虚弱，蒸化失职，则制约水气功能失司，水气妄行，发为水肿。故肺、脾、肾在三焦是统一整体，不可分割。具体到临床，又可分为肺失宣降，脾运失司，三焦气化不利，治宜宣肺通阳，升降肺气，运化脾阳，通利三焦，我多用越婢加术汤加杏仁升上利下，以治咳喘利水消肿；加连翘、赤小豆清热解毒利水，重用白茅根，既清热凉血，又止血清除尿中红细胞，且能利水消肿。再是肾病型，又细分为脾肾阳虚、水湿泛滥及后期（低血浆蛋白性水肿）。我都是按阴阳盛衰、五行生克制化理论，精审细酌，随症治之。常用真武汤、实脾饮、萆薢分清饮、五苓散等加减。菟丝子、冬瓜皮、生芡实、桑白皮及疏肝、柔肝、清心药，亦常随症加用。治愈患者达数百例之多，尤以青少年为最，不少都已成婚生子，找我致谢，不一一列举。

2. 癥瘤治验

癥瘤临证常见、多发，由于病机复杂，病因多端，治疗棘手，难以获愈，故人多畏之，认为是不治之症。我从事中医工作近半个世纪，诊治该病确实不少，认为其发展规律，除共性外，各有其特殊性，且易复发和转移。但只要严遵辨证论治，谨守理法方药，和阴阳，调气血。扶正达邪，"以平为期"，并非不可治愈。即该病初期，邪正俱实，攻逐无碍，实邪呈威，攻不可缓；中期邪实正虚，宜攻补兼施，扶正祛邪，以逸待劳；后期正气衰败，病邪亦渐缓，治当固守元气，匡扶正气，以带病延年。肝癌、肺癌、胃癌、子宫癌、乳腺癌等经治而缓解、向愈者，多达数十人，兹举3例如下：

（1）崔某，男，58岁，邹平县韩店镇肖镇村人。1983年3月初诊。主诉：时有胃脘胀痛、纳呆、呕恶已十五六年，每生气、劳累即发作，服用木香顺气丸、舒肝和胃丸即缓解。近2个多月来，诸症加重，伴有呕吐，形体消瘦迅速，体重下降20公斤左右，经服用上药无效。遂赴148医院诊治。经钡透、胃镜检查，确诊为胃癌，动员其手术治疗。患者惧怕，回家请我诊治。辨证：胃脘胀痛，恶心呕吐，纳呆，眠差，便秘，形体消瘦，舌淡胖苔浊，脉弦滑略数稍无力。"胃以和为顺"，此乃肝胃不和，气机逆乱，故先用理气行滞，分导引流为法，以香砂六君汤合小柴胡汤加减：春柴胡24g，条黄芩12g，台党参24g，清半夏12g，广木香10g，川厚朴10g，炒枳壳15g，壳砂仁10g，大腹皮12g，玫瑰花6g，甘草6g，生姜6g，水煎分2次温服，日1剂。并嘱咐忌食辛辣油腻，勿生气，节饮食，莫劳累。服用6剂，诸症显减，呕恶已消，饮食有加，唯仍便秘，效不更方，守上方加炒卜子30g，大白片10g，再服6剂，药后诸症消失，精神振奋。只是周身乏力，更用补中益气汤加鸡内金、生龙牡各24g，因舌暗脉弦涩，酌加三七粉、炮山甲各6g（冲服），连用15剂，体重增加，体力渐复，随症适当加减，共服药两个月，至148医院复查，未见癥瘤。继之由参加轻度劳动，到完全参加各种农活，已如常人。10多年后又患坐骨神经痛（寒痹），经用三痹汤加减10余剂而愈。后凡家中人生病，都由我诊治。2003年夏病逝，享年85岁。

（2）李某，男，52岁，高青县青城镇人。2008年秋初诊。主诉：述10年前曾患肺结核，经注射链霉素和服用抗结核药，基本治愈。经对症服药半年多，体力渐复，能参加各种劳作。不料4月初，卒感胸闷痛，左侧甚，咳嗽，痰中少量血丝，呼吸较困难，伴有发热。经针、药治疗，发热退，余症不见好转，遂赴148医院治疗，经胸透、拍片，确诊为肺癌，不同意手术。回家找了一个中医治疗。该医生说治疗该病很有把握，1年包好，遂开了1

个月的药，价格 1480 多元，诸症似有所减轻，便又取了半个月的药，价近800 元，不料仅服用 2 剂，咳嗽加重，大口咯血，胸闷痛亦加重，便想找该医生询问缘故，恰逢我当班，便叙说了病之过程。查寻前医用药，多为清热解毒之品，如全虫、蜈蚣、蛇舌草、双花、连翘、半枝莲、鱼腥草等及益气养血药共 20 多味。我对前医之治疗，未加评说，只是告诉病人可能病情发展，不必惊慌，遂征其同意，重新让我诊治。辨证：咳嗽，血痰，时大口鲜血咯出，左胸痛，呼吸困促，面色㿠白（贫血貌），纳可，眠差，二便尚调，舌淡胖有瘀斑点，苔少，脉弦细无力。遵"急则治其标"法则，以张锡纯前辈之"补络补管汤"加白茅根予服：生龙牡（捣细）各 30g，净萸肉 30g，三七粉（药汁送服）6g，白茅根 60g，水煎 2 次温服，日 1 剂。开药 4 剂，花钱 76 元。药后咳血已减大半，诸症尚存，大便稍秘，守上方加生赭石（轧细）20g，藕节 15g，再服 3 剂，药后咳血得止，考虑原有肺结核，病史较久，参辨诸症，五行生克制化，脾肾双亏，遂改用益气健脾、温补脾肾，以补中益气汤、金匮肾气丸等随症加减。共服用 3 个多月。复如常人。今春夫妻二人前来致谢：李院长，谢谢你治好了我的新病、陈病，俺一辈子也忘不了您。我说这是应该做的，让病人起死回生、转危为安、身体康复、全家幸福，是我的责任，更是我的心愿。

运用中医辨证论治之特色，理法方药之优势，治疗诸多疑难杂症、危重症，是中医药发展的重要课题。通过数十年的实践探索，我感悟颇深，体验甚多。还是以西医所谓的肺癌为例来说吧，我认为该病的症状无非是局部和全身两种。一般早期主要是肺部以外表现，如全身乏力，骨及关节肥大，常呈对称性、游走性，关节亦可有红肿热痛及活动受限，杵状指，皮肤瘙痒性皮疹，皮肌炎，肌肉萎缩，糖尿病，下肢浮肿，男性可表现为乳房肥大、睾丸萎缩等。局部症则主要为咳嗽、血痰或咯血、胸痛、呼吸困难、发热等。而以中医理论辨之，则多为痰热壅盛、阴虚毒热、气滞血瘀、肺肾两虚所致。经云：谨守病机，勿失气宜。痰热壅盛治宜清热化痰、软坚散结，用海藻玉壶汤加减；阴虚热盛则宜养阴生津、清肺化痰，方用清燥救肺汤加减；若气滞血痕瘀则宜行气宽中，活血止痛，血府逐瘀汤主之；脾肾两虚者，当健脾益气，温补脾肾，以补中益气汤、金匮肾气丸化裁为要。

（3）今年 8 月份。邹平县长山镇卢某，女性，因肺癌已化疗两个月，效不显，请我诊治。经辨证为气滞血瘀，遂用血府逐瘀汤加炮山甲、夏枯草、生牡蛎予服，6 剂后诸症有减，饮食稍增，自觉精力爽快，随症加减，服药1 个月，停服 10 天，更健脾益气、宣肺滋肾以治本，现病人一切稳定，尚在进一步药物、精神治疗中。因其夫李某 15 年前因病住周村 148 医院治疗，病已垂危，带吸氧袋回家待时，经我诊治后病获痊愈，这也是其夫带其来要我诊治之因。

　　不过古人认为，"肺为娇脏""肺为贮痰之器""虚若蜂窠""得水则浮""熟而复沉"。故临床凡峻猛攻坚破瘀之药，实当慎施，不可滥用，而最适宜者还是化痰软坚、益气生津、宣降肺气、健脾滋肾等和缓温润之品，我还喜欢重加炒卜子、鸡内金、白茅根、全瓜蒌等品，以补土生金、化痰润肺宽胸、凉血利水等，茅根且有止血之功，经多年实践证实，对增强疗效大有裨益。

　　总之，我对中医内科教材新列的 49 种病，外科的诸多病，尤其儿科的诸多病，妇科的经带胎产、脏躁、乳疾，骨科的指、腕、肘、肩、上颌关节脱臼的手法复位、针灸、药物等治疗手法，都取得了很多治疗经验，大多效果良好，可彻底治愈，病人得以康复，各种化验指标恢复正常。

　　因我工作认真，热心服务，勤于磨炼，乐于读书，手不释卷，攻研医易，频于临床，应诊不暇，虽未经媒体广告宣传，只是病人口口相传，至今仍然忙碌不闲，所以虽几十年愈人无算，却难以写出完整病例，不便一一列举。常有大量治愈后的患者登门致谢，叙旧谈心，已颇感欣慰。

　　我虽已年逾古稀，仍渴望为中医药事业做一些力所能及的事情，为传承晚辈努力，并誓愿做到鞠躬尽瘁，死而后已！

庚寅年重阳节

于忠信斋

录自《名老中医之路续编》第三辑（384—409 页）